D1727795

Thomas Steck

Praxis der Fortpflanzungs- medizin

Thomas Steck

Praxis der Fortpflanzungsmedizin

Mit 54 Abbildungen und
271 Tabellen

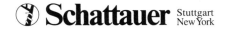 Schattauer Stuttgart New York

Herausgeber

Prof. Dr. med. Thomas Steck
Universitäts-Frauenklinik
Josef-Schneider-Str. 4
97080 Würzburg

Tel. 0931/201-3621
Fax 0931/201-3406
eMail: thomas.steck@mail.uni-wuerzburg.de

Die Deutsche Bibliothek – CIP Einheitsaufnahme
Ein Titeldatensatz für diese Publikation ist bei der
Deutschen Bibliothek erhältlich.

Besonderer Hinweis: Die Medizin unterliegt einem
fortwährenden Entwicklungsprozeß, so dass alle Angaben, insbesondere zu diagnostischen und therapeutischen Verfahren, immer nur dem Wissensstand
zum Zeitpunkt der Drucklegung des Buches entsprechen können. Hinsichtlich der angegebenen Empfehlungen zur Therapie und der Auswahl sowie Dosierung von Medikamenten wurde die größtmögliche
Sorgfalt beachtet. Gleichwohl werden die Benutzer
aufgefordert, die Beipackzettel und Fachinformatio-
nen der Hersteller zur Kontrolle heranzuziehen und
im Zweifelsfall einen Spezialisten zu konsultieren.
Fragliche Unstimmigkeiten sollten bitte im allgemeinen Interesse dem Verlag mitgeteilt werden. Der
Benutzer selbst bleibt verantwortlich für jede diagnostische oder therapeutische Applikation, Medikation und Dosierung.

In diesem Buch sind eingetragene Warenzeichen (ge-
schützte Warennamen) nicht besonders kenntlich gemacht. Es kann also aus dem Fehlen eines entsprechenden Hinweises nicht geschlossen werden, dass
es sich um einen freien Warennamen handelt.

© 2001 by Schattauer Verlag GmbH, Hölderlinstraße 3,
70174 Stuttgart, Germany
Internet http://www.schattauer.de
Printed in Germany

Planung: Dr. med Thomas Wolffgram, Stuttgart
Lektorat: Uta Wörner, Karlsruhe; Eva Wallstein,
Stuttgart
Umschlaggestaltung: Bernd Burkart
Satz: Typomedia Satztechnik GmbH, Ostfildern
Druck und Einband: Druckhaus Köthen GmbH,
Köthen
Gedruckt auf chlor- und säurefrei gebleichtem
Papier.

ISBN 3-7945-2091-2

Geleitwort

Der Anteil der Frauen, die bewusst oder unbewusst kinderlos bleiben, wächst in den hoch entwickelten Ländern ständig. Hinzu kommt, dass das Durchschnittsalter der Frau bei der Geburt des ersten Kindes ebenfalls ansteigt. Dieser Trend hängt wiederum damit zusammen, dass Schwangerschaft und Geburt in zunehmendem Maße geplant und nicht dem Zufall überlassen werden. Nach der Ausbildungsplanung, Karriereplanung und Partnerplanung folgt die Familien- beziehungsweise Schwangerschaftsplanung. Dieser Weg erfordert Zeit. Diese Zeit geht unter Umständen der Biologie der Fortpflanzung verloren, da äußere und innere Einflüsse wirksam werden können, die diesem Ziel entgegenstehen. Dabei kann sich der Verlust an fertilitätsfähiger Zeit verdoppeln, da immer zwei verschiedene Gameten diesem Ablauf unterliegen.

Um so wichtiger wird hier die Aufgabe der Fortpflanzungsmedizin. Mit der Geburt von Louise Brown 1978 ist die extrakorporale Befruchtung möglich geworden. Damit wurde die im Laufe der Evolution nach Millionen von Jahren etablierte intrakorporale Fertilisation wieder außerhalb der Genitalorgane vollzogen. Dieser im Sinne der Evolution rückgewandte Schritt revolutionierte die Fortpflanzungsmedizin. Der Blick richtete sich nun mehr auf die Gameten selbst und ließ die beteiligten Organe, insbesondere die Eileiter, in den Hintergrund treten. Da gerade die Tuben als Transportorgane der befruchteten und unbefruchteten Eizellen besonderen äußeren und inneren Einflüssen ausgesetzt sind, konnte durch die In-vitro-Fertilisation dieses eventuelle Transporthindernis umgangen werden. Die Fortpflanzungsmedizin berührt viele Aspekte unserer Gesellschaft. Durch die Beteiligung von Mann und Frau ist die sozialpsychologische Dimension ständig gegenwärtig. Der Arzt hat Einblick in die intimsten Bereiche menschlichen Zusammenlebens. Daher muss er gerade in der Reproduktionsmedizin mit Respekt und der angemessenen Zurückhaltung dem Paar gegenübertreten. Diskretion und Intimität müssen in einem ausgewogenen Verhältnis zueinander stehen. Es darf niemals zu einer Art Fließband-Behandlung kommen, bei der jedweder humane Geist verloren gegangen ist und nur noch der Markt die Therapie bestimmt.

Für eine optimale Behandlung des Kinderwunsches braucht man Kompetenz. Diese Kompetenz kann man sich erwerben durch Übung und Erfahrung. Hinzukommen muss die Begeisterung für die Geheimnisse der Fortpflanzung. Wenn beides, Kompetenz und Begeisterung, ineinander fließen, dann besitzt der Arzt die nötige Ausstrahlung, die er für eine erfolgreiche und auch für ihn selbst befriedigende Tätigkeit in der Kinderwunschbehandlung braucht.

Die vorgelegte Monographie ist eine hervorragende Handreichung für den Reproduktionsmediziner, um in der Praxis der Fortpflanzungsmedizin in den modernen Methoden und Richtlinien auf dem neuesten Stand zu sein. Sie erfüllt alle Ansprüche, die man an ein aktuelles Werk stellen muss, und vermittelt den derzeitigen Wissensstand.

Ich wünsche dem Verfasser die dem Werk gebührende, weite Verbreitung letztlich im Interesse unserer Frauen und Männer, damit diese kompetent und mit Würde behandelt werden.

Würzburg, im Oktober 2000

Johannes Dietl

Vorwort

Seit der Geburt des ersten Retortenbabys in Deutschland im Jahre 1981 (in Erlangen) hat die Fortpflanzungsmedizin, wie kaum ein anderes Teilgebiet in der Frauenheilkunde, rasche und in ihrer Qualität kaum für möglich gehaltene Entwicklungen bei der Behandlung ungewollt kinderloser Paare erlebt. Heute schließen weder ein beidseitiger Tubenverschluß noch eine Azoospermie die Erfüllung des Kinderwunsches aus, auch die Verwendung von Spermien aus einer Hodenbiopsie zählt mittlerweile zur Behandlungsroutine.

Ziel dieses Buches ist eine Bestandsaufnahme der aktuellen Praxis der Fortpflanzungsmedizin in der Bundesrepublik Deutschland. Das Buch gibt eine differenzierte und praxisbezogene Anleitung zur Durchführung der etablierten Methoden der modernen Kinderwunschbehandlung. Es wendet sich damit gleichermaßen an Studierende der Medizin in ihrer praktischen Ausbildung, an Kollegen in der Weiterbildung zum Frauenarzt und in der fakultativen Weiterbildung in Gynäkologischer Endokrinologie und Reproduktionsmedizin, aber auch in Klinik und in Praxis tätige Frauenärzte. Für niedergelassene Frauenärzte, die selbst kinderlose Paare behandeln oder die mit einem reproduktionsmedizinischen Zentrum kooperieren, stellt es eine wesentliche Hilfe dar. Auch in einer reproduktionsmedizinischen Praxis tätige Ärzte und Naturwissenschaftler finden noch manche Anregung. Die besondere Betonung des Buches liegt auf seiner Nähe zur Anwendung in der täglichen Praxis, sowohl bei der Überwachung hormonell stimulierter oder substituierter Zyklen als auch beim Umgang mit Gameten, Zygoten und Embryonen im Labor. Das Buch wendet sich auch an interessierte deutschsprachige Leser außerhalb Deutschlands, so daß es einige Behandlungsmöglichkeiten beschreibt, die hierzulande zur Zeit verboten sind, in den europäischen Nachbarländern jedoch praktiziert werden.

Besonders bedanken möchte ich mich bei den Embryologen im Labor für assistierte Fortpflanzung der Universitäts-Frauenklinik Würzburg, Dr. Jürgen Liebermann und Klaus-Peter Zollner, die zahlreiche Anregungen gegeben und Fragen beantwortet haben sowie bei Dr. Jürgen Liebermann für seine Hilfe bei der fotographischen Wiedergabe der Abbildungen von Gameten und Embryonen.

Nicht zuletzt danke ich dem Schattauer Verlag für die hervorragende Unterstützung bei der Realisierung dieses Buches, insbesondere Herrn Dr. Thomas Wolffgram, Frau Uta Wörner und Frau Dipl. Biol. Eva Wallstein.

Würzburg, im Dezember 2000

Thomas Steck

Inhalt

Anhang

Grundlagen

1 Begriffsbestimmungen

Die *Fortpflanzungsmedizin* oder *Reproduktionsmedizin* stellt ein junges und komplexes Teilgebiet der Gynäkologie dar, das in den letzten beiden Jahrzehnten eine rasche Fortentwicklung erfahren hat. Es umfaßt folgende Teilbereiche, die heute routinemäßig angewendet werden:

- hormonelle Stimulation und Substitution des Zyklus
- Überwachung des stimulierten Zyklus und Monitoring der Ovulation
- Aufbereitung des Spermas und Insemination
- Samenspende
- Eizellentnahme
- In-vitro-Fertilisation (IVF) und Embryokultur
- intrazytoplasmatische Spermieninjektion (ICSI)
- Kryokonservierung von Eizellen, imprägnierten Eizellen und Spermien
- Transfer von Eizellen, Zygoten und Embryonen
- operative Spermiengewinnung

Darüber hinaus befinden sich die In-vitro-Kultivierung von Eizellen, die Mikromanipulation an Embryonen („assisted hatching", AH) und die Blastozystenkultur in der Erprobung. Im Ausland werden außerdem weitere Methoden angewendet, die in Deutschland aufgrund der Bestimmungen des Embryonenschutzgesetzes derzeit untersagt sind. Dazu zählen die Eizell- oder Embryonenspende, die genetische Präimplantationsdiagnostik (PGD) und die Leihmutterschaft.

Zur *Kinderwunschbehandlung* im weiteren Sinn gehören daneben noch medikamentöse Maßnahmen bei der Frau (Ausgleich endokriner Störungen), die andrologische Therapie, operative rekonstruktive Eingriffe bei der Frau und beim Mann sowie die Psychotherapie.

Zu den *Maßnahmen der künstlichen Befruchtung* nach dem Fünften Buch des Sozialgesetzbuchs (SGB V) und den zugehörigen Richtlinien des Bundesausschusses der Ärzte und Krankenkassen (von 1990, s. Anhang, S. 318) gehören:

- Insemination im Spontanzyklus ohne Polyovulation
- Insemination nach hormoneller Stimulation zur Polyovulation
- In-vitro-Fertilisation mit Embryotransfer (ET) oder Zygotentransfer
- intratubarer Gametentransfer (GIFT)

Zu den *Methoden der assistierten Reproduktion* nach den Richtlinien der Bundesärztekammer (von 1998, s. Anhang, S. 324) zählen:

- intratubarer Gametentransfer
- intratubarer Zygoten- und Embryotransfer
- In-vitro-Fertilisation mit Embryotransfer
- intrazytoplasmatische Spermieninjektion (als Zusatzmethode bei IVF/ET)
- Kryokonservierung von imprägnierten Eizellen (Vorkernstadien) und Embryonen
- und verwandte Verfahren

2 Rechtliche und organisatorische Voraussetzungen

Art und Umfang der erlaubten Maßnahmen im Bereich der Fortpflanzungsmedizin sind durch das *Embryonenschutzgesetz* (1990, s. Kap. 21, S. 315) grob geregelt. Dabei gilt als Embryo nach dem Gesetz die befruchtete, entwicklungsfähige Eizelle vom Zeitpunkt der Kernverschmelzung an sowie jede einem Embryo entnommene totipotente Zelle. Nur ein Arzt darf die künstliche Befruchtung vornehmen. Explizit *untersagt* das Gesetz die Eizell- und Embryonenspende, die Leihmutterschaft, die künstliche Veränderung menschlicher Keimbahnzellen, die Klonierung und die Geschlechtswahl (außer zur Vermeidung einer schweren geschlechtsgebundenen Erbkrankheit). Ferner verbietet es, eine Eizelle zu einem anderen Zweck künstlich zu befruchten oder extrakorporal zu kultivieren als zur Herbeiführung einer Schwangerschaft bei der Frau, von der die Eizelle stammt, innerhalb eines Zyklus mehr als drei Embryonen zu übertragen und mehr Eizellen zu befruchten, als innerhalb eines Zyklus übertragen werden sollen.

Das Gesetz verbietet die *genetische Präimplantationsdiagnostik* (PGD) nicht ausdrücklich, zumal eine solche zum Zeitpunkt seiner Verabschiedung wissenschaftlich noch nicht praktikabel war. Jedoch ergibt sich aus der Bestimmung, daß eine dem Embryo entnommene totipotente Zelle rechtlich dem Embryo gleichgestellt ist, und aus dem Verbot des „Verbrauchs" von Embryonen, daß eine PGD derzeit in Deutschland jedenfalls nicht im Stadium der Totipotenz der Blastomeren (zumindest bis zum Achtzeller) möglich ist. Darüber hinaus wird bei der PGD bewußt in Kauf genommen, einen nachweislich genetisch erkrankten Embryo vom Transfer auszuschließen, um die Geburt eines Kindes mit dieser Erbkrankheit unmöglich zu machen, so daß diese Embryonen nicht zum Zweck der Herbeiführung einer Schwangerschaft befruchtet werden. Angesichts dieser Rechtslage wurde die Durchführung einer PGD (im konkreten Fall bei einem Paar mit einem an Mukoviszidose verstorbenen Kind und mehreren Schwangerschaften mit positiver Pränataldiagnostik) von der Ethikkommission der Universität Lübeck bereits 1996 abgelehnt.

Eine Bestimmung, daß Maßnahmen zur künstlichen Befruchtung nur bei *verheirateten* Paaren angewendet werden dürfen, ist im Embryonenschutzgesetz nicht enthalten. Jedoch schreiben die *Richtlinien der Bundesärztekammer zur Durchführung der assistierten Reproduktion* (von 1998, s. Kap. 21, S. 324) im Abschnitt „Elterliche Voraussetzungen" vor, daß grundsätzlich nur Samen des Ehepartners Verwendung finden darf. Bei nicht verheirateten Paaren in stabiler Partnerschaft darf eine assistierte Reproduktion nur nach vorheriger Beratung und Zustimmung einer bei der zuständigen Ärztekammer eingerichteten Kommission angewendet werden. Diese Einschränkung wird mit dem, in der Verfassung verankerten, besonderen Schutz von Ehe und Familie begründet. Im Anhang zu den Richtlinien wird ein zustimmendes *Votum der Kommission* zur Durchführung einer assistierten Reproduktion bei einem *nicht verheirateten Paar* von einer stabilen und auf Dauer angelegten Partnerschaft und von der Zusicherung, die Vaterschaft des zukünftigen Kindes anzuerkennen, abhängig gemacht. Für eine assistierte Reproduktion bei einem *Ehepaar unter Verwendung einer Samenspende* werden folgende Bedingungen genannt:

- Aufgrund der Unfruchtbarkeit des Ehemannes scheidet eine assistierte Reproduktion im homologen System aus.
- Eine Verwendung von Mischsperma ist ausgeschlossen, da dadurch die spätere Identifikation des biologischen Vaters erschwert würde.
- Der Samenspender erklärt sich mit der Bekanntgabe seiner Identität an das später geborene Kind ausdrücklich einverstanden.
- Die Partner und der Samenspender wurden über die Möglichkeit der Anfechtung der Ehelichkeit/Vaterschaft und die sich hieraus ergebenden Rechtsfolgen aufgeklärt.

Im Hinblick auf das Kindswohl verbieten die Richtlinien im übrigen ausdrücklich die Durchführung einer assistierten Reproduktion bei einer alleinstehenden Frau oder bei einem gleichgeschlechtlichen Paar. In den genannten Fällen besteht kein Anspruch auf Anwendung der Methoden gegen den Arzt, da es kein positives Recht auf „nichteheliche Fortpflanzung" gibt. Analoge Regelungen über die Durchführung einer assistierten Reproduktion bei nicht verheirateten Paaren sind in einigen Bundesländern bereits in den Berufsordnungen enthalten (z.B. Berufsordnung für die Ärzte Bayerns von 1994, s. Kap. 21, S. 321). Es ist zu erwarten, daß die Richtlinien der Bundesärztekammer zur assistierten Reproduktion nach Verabschiedung durch die Ärztetage im gesamten Bundesgebiet Eingang in das Standesrecht finden. Eine *Insemination bei einem nicht verheirateten Paar* oder eine *heterologe Insemination* unter Verwendung einer Samenspende, sei es im spontanen oder im stimulierten Zyklus, stellt im übrigen keine Maßnahme der assistierten Reproduktion dar, so daß diese Richtlinien keine Anwendung finden.

Hinsichtlich der *Zahl der zu transferierenden Embryonen* bei der assistierten Reproduktion gehen die Richtlinien der Bundesärztekammer unter das im Embryonenschutzgesetz enthaltene Limit von drei. Tatsächlich wird angeraten, bei Frauen unter 35 Jahren nur zwei Embryonen zu transferieren. Begründet wird diese Beschränkung mit der wünschenswerten Reduzierung der Rate an höhergradigen Mehrlingen (Drillingen). Wenn von dem Paar die Übertragung von drei Embryonen gewünscht wird, so sollte dies nach Aufklärung über das Drillingsrisiko und den damit einhergehenden Problemen dokumentiert werden. Allerdings läßt sich aus den großen Sammelstatistiken ablesen, daß die Schwangerschaftsrate generell und über alle Altersgruppen nach dem Transfer von zwei Embryonen um einen geringen Prozentsatz niedriger ausfällt als nach dem Transfer von drei Embryonen, so daß die gewünschte Senkung der Rate an Drillingsschwangerschaften mit einer, wenn auch geringfügig, reduzierten Aussicht auf den Eintritt einer Schwangerschaft erkauft wird.

Die *Genehmigung zur Durchführung künstlicher Befruchtungen* wird durch die zuständige Landesbehörde an niedergelassene Vertragsärzte, ermächtigte Krankenhausärzte oder ärztlich geleitete Einrichtungen sowie zugelassene Krankenhäuser erteilt (§ 121 a SGB V, 1990, s. Kap. 21, S. 318). Ein Rechtsanspruch auf Genehmigung besteht nicht. Sie setzt voraus, daß Ärzte oder Einrichtungen über die notwendigen diagnostischen und therapeutischen Möglichkeiten verfügen, nach wissenschaftlich anerkannten Methoden arbeiten und Gewähr für eine bedarfsgerechte, leistungsfähige und wirtschaftliche Durchführung bieten. Die *Mindestanforderungen* für die Zulassung sind in den Richtlinien der Bundesärztekammer von 1998 und in den Berufsordnungen der Länder näher erläutert. Der *Leiter der Arbeitsgruppe* muß Frauenarzt sein und über die *fakultative Weiterbildung „Gynäkologische Endokrinologie und Reproduktionsmedizin"* verfügen. Mitglieder der Arbeitsgruppe müssen Kenntnisse und Erfahrungen in einer Reihe von *Bereichen* nachweisen (Tab. 2-1), wobei jeweils nur zwei gleichzeitig

Tab. 2-1 Nachzuweisende Kenntnisse und Erfahrungen zur Durchführung der assistierten Reproduktion (Richtlinien der Bundesärztekammer).

- Endokrinologie der Reproduktion
- gynäkologische Sonographie
- operative Gynäkologie
- Reproduktionsbiologie mit dem Schwerpunkt In-vitro-Kultur
- Andrologie
- psychosomatische Grundversorgung

von einem Arzt oder Wissenschaftler verantwortlich geführt werden können.

Zusätzlich muß eine Kooperation mit Psychotherapeuten, Humangenetikern und andrologisch qualifizierten Ärzten (z.B. Dermatologen, Urologen, Internisten mit Schwerpunkt Endokrinologie) gewährleistet sein.

Ein Labor für Hormonanalysen, Spermiendiagnostik und -präparation, In-vitro-Fertilisation, In-vitro-Kultur und Mikroinjektion, Ultraschalldiagnostik, Operationsbereitschaft mit Anästhesie-Team und EDV-gestützte Datenerfassung müssen ständig verfügbar sein. Zur Qualitätssicherung ist ferner die Teilnahme am *„Deutsches IVF-Register" (DIR)* verbindlich vorgeschrieben.

Die Voraussetzungen, nach denen eine künstliche Befruchtung zum *Leistungskatalog der gesetzlichen Krankenkassen* gehören, sind in § 27 a SGB V (1990, s. Kap. 21, S. 317) und in den Richtlinien des Bundesausschusses der Ärzte und Krankenkassen (1990) festgelegt. Dazu müssen die Partner miteinander verheiratet sein und ausschließlich Ei- und Samenzellen der Ehegatten verwendet werden. Nach einer Sterilisation besteht grundsätzlich kein Anspruch auf Kostenübernahme. Die künstliche Befruchtung soll bei Frauen über 40 Jahren nur noch in Ausnahmefällen und nach vorheriger Genehmigung der Krankenkasse, in keinem Fall aber nach Beendigung des 45. Lebensjahres durchgeführt werden. Insemination nach Polyovulation, IVF und GIFT dürfen nur nach vorheriger „Beratung über die medizinischen, psychischen und sozialen Aspekte der

künstlichen Befruchtung" (§ 27 a Abs. 1 SGB V) durch einen Frauenarzt oder einen auf dem Gebiet der Reproduktionsmedizin erfahrenen Arzt, der zur Teilnahme an der psychosomatischen Grundversorgung berechtigt ist und die Maßnahmen nicht selbst durchführt, vorgenommen und abgerechnet werden. Damit ist die künstliche Befruchtung nach der derzeitigen Rechtslage die einzige *beratungspflichtige* Behandlungsform neben dem Schwangerschaftsabbruch. Ferner dürfen die Behandlungen nur nach Überweisung in Anspruch genommen werden.

Voraussetzung für die Kostenübernahme durch die Krankenkassen ist ferner das Vorliegen einer medizinischen Indikation und eine hinreichende Erfolgsaussicht. Die *Zahl der jeweils erstattungsfähigen Behandlungszyklen* ist verbindlich festgelegt (Tab. 2-2). Nach Durchführung einer entsprechenden Zahl von Versuchen ist die Leistungspflicht der Krankenkasse zunächst erschöpft; darüber hinausgehende Versuche können auf begründeten Antrag genehmigt werden.

Dabei gilt bei der IVF der Zyklus nach Ansetzen der Eizellkultur (Insemination der Eizellen) als durchgeführt. Im Falle eines wiederholten Fertilisationsversagens erlischt die Kostenübernahme nach zwei IVF-Versuchen. Nach der Geburt eines Kindes besteht ein erneuter Anspruch auf die genannte Zahl von Behandlungszyklen.

Die im SGB V und den zugehörigen Richtlinien des Bundesausschusses der Ärzte und Krankenkassen enthaltenen Regelungen gelten nur für den Bereich der gesetzlichen Krankenversicherung (GKV). In medizinischen

Tab. 2-2 Höchstzahlen der erstattungsfähigen Behandlungszyklen (Richtlinien des Bundesausschusses der Ärzte und Krankenkassen).

- bis zu 8 Zyklen Insemination im Spontanzyklus
- bis zu 6 Zyklen Insemination im stimulierten Zyklus
- bis zu 4 Zyklen In-vitro-Fertilisation
- bis zu 2 Zyklen intratubarer Gametentransfer

Belangen, wie z.B. Indikation, Altersgrenze, Zahl der Behandlungszyklen, lehnen sich jedoch viele *private Krankenversicherungen* (PKV) an die Regelungen der GKV an. Im Einzelfall maßgeblich sind die Bedingungen des Versicherungsvertrages. Allerdings besteht zwischen der Praxis der Kostenübernahme bei der GKV und der Erstattung bei der PKV, im Bereich der Fortpflanzungsmedizin, ein wesentlicher Unterschied. Während die gesetzlichen Krankenkassen generell für diejenigen Leistungen zuständig sind, die bei ihren Versicherten erbracht werden, richtet sich die Erstattung der PKV nach dem *„Verursacherprinzip"*, d.h. die privaten Krankenversicherungen übernehmen die Kosten der Behandlung nur dann, wenn der bei dem jeweiligen Versicherungsunternehmen versicherte Partner auch für die Kinderlosigkeit verantwortlich ist. Diese Haltung führt in der Praxis der Kostenerstattung immer wieder zu Problemen, da in vielen Fällen einer Ehesterilität gar nicht zweifelsfrei geklärt werden kann, welcher der beiden Partner für die Kinderlosigkeit ausschließlich oder überwiegend verantwortlich ist. Zum anderen kann es bei einem Paar, bei dem der eine Partner gesetzlich und der andere Partner privat krankenversichert ist, zu einem gegenseitigen Leistungsausschluß kommen. Beispielsweise würde bei einem Paar mit ausschließlich andrologisch bedingter Ehesterilität, bei dem die Frau bei einem Unternehmen der PKV und der Mann bei einer gesetzlichen Krankenkasse versichert ist, die private Krankenversicherung der Frau die Übernahme der Behandlungskosten komplett ablehnen, da der bei der PKV versicherte

Partner gesund und nicht der „Verursacher" der Kinderlosigkeit ist. Andererseits würde die gesetzliche Krankenkasse des Mannes den Teil der Behandlungskosten, die auf die Frau entfallen (Zyklusstimulation, Eizellentnahme, Anästhesie, Embryotransfer usw.) ebenfalls nicht übernehmen, da diese Maßnahmen nicht bei ihrem Versicherten durchgeführt wurden.

Nicht zum Leistungskatalog der gesetzlichen Krankenkassen gehören die Kryokonservierung von Spermien, Eizellen und befruchteten Eizellen und die intrazytoplasmatische Spermatozoeninjektion (ICSI). Die ICSI war wiederholt Gegenstand von Beratungen im Arbeitskreis Familienplanung des Bundesausschusses der Ärzte und Krankenkassen, der 1997 feststellte, daß die Methode bis zur Erbringung gesicherter Daten, die ihre Unbedenklichkeit belegen, nicht im Rahmen der kassenärztlichen Versorgung erbracht und abgerechnet werden kann. Dieser Beschluß wurde 1998 erneut bekräftigt und mit dem nach wie vor bestehenden Restrisiko von Mißbildungen und genetischen Anomalien bei den nach ICSI geborenen Kindern begründet. Da die ICSI in nennenswertem Umfang national und international erst seit etwa 1994 angewendet wird, kann ein Risiko hinsichtlich der Weitergabe genetischer Erkrankungen durch dieses noch junge Verfahren in den vorliegenden Studien zwar weitgehend, aber nicht mit letzter Sicherheit ausgeschlossen werden. Jedoch darf man annehmen, daß bei dem Entschluß des Bundesausschusses, die ICSI weiterhin aus der Leistungspflicht der gesetzlichen Krankenkassen herauszunehmen, finanzielle Gesichtspunkte eine erhebliche Rolle gespielt haben.

3 Epidemiologie und Vorbedingungen

3.1 Epidemiologie

Die *epidemiologische Bedeutung* der ungewollten Kinderlosigkeit hat in den zurückliegenden zwei bis drei Jahrzehnten stark zugenommen. Der Anteil der Paare mit dauernder oder vorübergehender ungewollter Kinderlosigkeit von unterschiedlich langer Dauer in Deutschland dürfte etwa 15 % betragen. Davon sind weniger als 5 % absolut unfruchtbar (steril), bei der Mehrzahl ist die Wahrscheinlichkeit einer Konzeption in unterschiedlichem Ausmaß herabgesetzt (subfertil bzw. relativ steril). Unterstellt man, daß etwa der Hälfte der betroffenen Paare durch gezielte Diagnostik und Therapie zu einem Kind verholfen werden kann, so wird offenkundig, daß die Sterilität ein weit verbreitetes medizinisches Problem darstellt. Die *Ursachen* für die zahlenmäßige Zunahme der ungewollten Kinderlosigkeit in den letzten Jahrzehnten sind vielschichtig: Verschiebung der reproduktiven Phase in das höhere Lebensalter der Frau, Zunahme von entzündlichen Adnexerkrankungen und von Tubargraviditäten, Änderung des Sexualverhaltens mit einer Zunahme der Zahl der Geschlechtspartner und damit einhergehend erhöhter Exposition gegenüber sexuell übertragbaren Infektionen (z.B. Chlamydien), Belastung mit Schadstoffen (Schwermetalle, Pestizide, Östrogene im Abwasser), Änderung der Lebensgewohnheiten (Genußmittel und Drogen). Eine kontinuierliche Abnahme der Spermienkonzentration im Ejakulat in den entwickelten Ländern wird zudem diskutiert. Darüber hinaus hat die Akzeptanz einer diagnostischen Abklärung und Behandlung der Kinderlosigkeit deutlich zugenommen.

Die *reduzierte Wahrscheinlichkeit einer spontanen Konzeption* bestimmt ganz wesentlich den Entschluß zur aktiven Kinderwunschbehandlung. Die kumulative Konzeptionsrate eines normal fertilen Paares ohne Anwendung von Maßnahmen der Empfängnisverhütung beträgt etwa 25 – 30 % im ersten Monat , etwa 85 % nach einem Jahr und etwa 90–95 % nach zwei Jahren. Diese Rate ist abhängig von der Koitusfrequenz, der Parität und sinkt mit zunehmendem Alter der Frau (besonders > 35 Jahre) und des Mannes (> 30 Jahre) sowie mit längerer Dauer des konzeptionsfreien Intervalls. Die Chance eines Paares, nach zweijähriger ungewollter Kinderlosigkeit ohne Behandlung zu konzipieren, dürfte somit selbst in günstigen Fällen etwa 15 % nicht übersteigen. Bezieht man diese kumulative Rate auf den einzelnen Zyklus, so liegt die spontane Konzeptionsrate eines zwei Jahre sterilen Paares bei wenigen Prozent pro Ovulation, in ungünstigen Fällen bei unter einem Prozent. Ein weiteres Abwarten ist bei einer derart niedrigen Chance auf eine spontane Schwangerschaft nicht mehr zumutbar, so daß in der Regel nach einem Intervall von 18 bis 24 Monaten mit der diagnostischen Abklärung von Sterilitätsursachen begonnen wird. Im Vergleich mit der natürlichen Fruchtbarkeit (Konzeptionsrate von 20-25 % pro Ovulation) wird das Ausmaß der Einschränkung der Fekundität (= Schwangerschaftsrate pro Zyklus) eines langjährig ungewollt kinderlosen Paares eindrucksvoll deutlich.

Von Kritikern der Fortpflanzungsmedizin

wird häufig deren zahlenmäßig niedrige „Erfolgsrate" (= Schwangerschaftsrate) angeführt. In der Praxis läßt sich jedoch die Effektivität einer Therapie durch Angabe der Wahrscheinlichkeit einer Konzeption (z.B. Verzwanzigfachung von < 1 % auf 20–25 % pro Zyklus bei der IVF) eindeutig belegen.

3.2 Unfruchtbarkeit als Krankheit

Der Begriff der *Sterilität* (Unfruchtbarkeit) ist nach der „Scientific Group on the Epidemiology of Infertility" der WHO definiert als das Ausbleiben einer klinischen Schwangerschaft über zwei Jahre bei einem sexuell aktiven Paar ohne Anwendung von Empfängnisverhütung. Sie wird in Deutschland nach dem Urteil des BGH von 1986 als *Krankheit* im versicherungsrechtlichen Sinn bewertet. Im praktischen Sinn handelt es sich wohl eher um eine Funktionseinschränkung mit im Einzelfall schwerer Frustration und psychosozialen Folgen bis hin zu Depression und Suizidgefahr. In der Praxis ist es in manchen Fällen durchaus sinnvoll, den *Beginn der Behandlung* bereits vor Ablauf der genannten Zweijahresfrist zu indizieren. Einem Paar mit offenkundigen und schwerwiegenden Fertilitätseinschränkungen (z.B. Tubenverschluß) ist es nicht zuzumuten, eine ohnehin notwendige Therapie derart lange aufzuschieben. Andererseits ist es beim Vorliegen von Sterilitätsfaktoren geringen Ausmaßes und bei ungeklärter (funktioneller) Sterilität durchaus ratsam, mit einer Behandlung erst nach einem konzeptionsfreien Intervall von zwei Jahren zu beginnen, da in diesen Fällen eher mit dem Eintreten einer spontanen Schwangerschaft innerhalb dieser Frist zu rechnen ist. Bei der Überlegung über den im Einzelfall sinnvollen Zeitpunkt der Einleitung diagnostischer und therapeutischer Maßnahmen spielt ferner das Alter der Frau eine wesentliche Rolle. Gerade Frauen über 35 Jahren sind aus Zeitdruck häufig nicht

gewillt, die Frist abzuwarten, wozu auch die Tatsache beitragen dürfte, daß Maßnahmen zur künstlichen Befruchtung nur bei Frauen vor Beendigung des 40. Lebensjahrs zum Leistungskatalog der gesetzlichen Krankenversicherung gehören. Insbesondere bei Frauen unter 25 Jahren mit Subfertilität eines Partners sollte wegen der in dieser Altersgruppe hohen natürlichen Fruchtbarkeit strikt auf der Einhaltung der Zweijahresfrist bestanden werden. Die Einleitung reproduktionsmedizinischer Maßnahmen bei subfertilen Paaren erst nach mehrjähriger Kinderlosigkeit trägt auch dazu bei, das Auftreten von spontanen Schwangerschaften bei Paaren in entsprechenden Programmen (z.B. IVF) zu reduzieren.

3.3 Altersgrenze

Die *Altersgrenze* nach oben wird bestimmt durch die Reduktion der Funktionsreserve der Ovarien und den Beginn des Klimateriums (im Mittel im 42. bis 44. Lebensjahr). Jenseits des 42. Lebensjahres wird eine reproduktionsmedizinische Maßnahme nur noch in Ausnahmefällen in Betracht kommen, da die natürliche Fruchtbarkeit wie auch die Schwangerschaftsrate bei den verschiedenen Verfahren in der Altersgruppe über 39 Jahren nur etwa die Hälfte der bei Frauen unter 30 Jahren beträgt und bei Überschreitung des 40. Lebensjahres weiter rasch abnimmt. Damit einhergehend ist bei Frauen über 40 Jahren die Rate an spontanen Aborten auf das Doppelte bis Dreifache erhöht. Im Fall einer Schwangerschaft ist mit einem erhöhten Vorkommen fetaler Chromosomenanomalien zu rechnen. Beispielsweise ist bei einer 45jährigen Frau im Vergleich mit einer 35jährigen Frau das Risiko für eine chromosomale Störung des Feten auf etwa das 10fache gesteigert. Ferner sind die Schwangerschaften in dieser Altersgruppe häufig mit anderen *Komplikationen* behaftet, so daß mit zunehmendem Alter der Frau die Chance auf die Geburt eines gesunden Kindes überproportional absinkt im Vergleich zur ohnehin schon reduzierten Wahrscheinlichkeit des Eintritts einer klinischen Schwangerschaft (Tab. 3-1).

Eine exakte Altersgrenze, bei deren Erreichen die erhöhte Rate an Schwangerschaftskomplikationen und die gleichzeitig reduzierte Schwangerschaftsrate die Durchführung einer Kinderwunschbehandlung generell als nicht mehr vertretbar erscheinen lassen, gibt es nicht. Vielmehr soll diese in einem Beratungsgespräch unter Berücksichtigung der Umstände (Art der zugrundeliegenden Störung, Zeitpunkt des Eintritts der letzten Schwangerschaft usw.) individuell festgelegt werden. Generell dürften die assistierte Reproduktion nach Ende des 42. Lebensjahrs und andere, weniger aufwendige und belastende Verfahren der Kinderwunschbehandlung nach Ende des 45. Lebensjahrs nur in Ausnahmefällen indiziert sein. Diese Limitierung gilt auch für Frauen mit einem noch stabilen ovulatorischen Zyklus und fehlenden Symptomen des beginnenden Klimakteriums.

Bei der *vorzeitigen Menopause* (vor dem 40. Lebensjahr) bzw. beim vorzeitigen Klimakterium ist mit großer Wahrscheinlichkeit eine absolute Sterilität anzunehmen. Bei der *hypergonadotropen vorzeitigen Ovarialinsuffizienz* können in Abhängigkeit vom Follikelvorrat durchaus noch sporadische Ovulationen mit der Möglichkeit zur Konzeption auftreten. Jedoch ist bei wiederholt erhöhten Serumspiegeln von FSH (> 15 U/l) die Wahrscheinlichkeit für den Eintritt einer Schwangerschaft auch unter Anwendung von hochdosierten Protokollen zur Ovarstimulation äußerst gering (wenige Prozent pro Zyklus) bei zugleich

Tab. 3-1 Schwangerschaftskomplikationen bei Frauen über 40 Jahren nach spontaner und assistierter Konzeption.

- Abort, Totgeburt
- fetale Chromosomenanomalie
- Präeklampsie, Wachstumsretardierung, Frühgeburt

erhöhter Abortrate, so daß den betroffenen Frauen keine realistische Hoffnung auf eine Erfüllung ihres Kinderwunsches gemacht werden sollte. Von manchen Arbeitsgruppen wurde bei vorzeitiger Ovarialinsuffizienz eine Vorbehandlung mit einer Kombinationspille zur Senkung der zuvor erhöhten Gonadotropinspiegel empfohlen; die berichteten Erfolge hinsichtlich der Rate ausgetragener Schwangerschaften sind mehr als bescheiden. Das exogen zugeführte FSH führt nur zu einer marginalen Steigerung der bereits exzessiv erhöhten endogenen Spiegel, so daß die Wirkung auf die Ovarien in der Regel von untergeordneter Bedeutung sein dürfte. Beispielsweise würde sich bei einem Verteilungsvolumen von 75 l durch die Zufuhr einer Ampulle zu 75 IU FSH der Serumspiegel nur um maximal 1 U/l erhöhen, was bei ohnehin gesteigerter hypophysärer Produktion mit hoher Serumkonzentration (> 15 U/l) kaum ins Gewicht fallen würde. Entschließt man sich in diesen Fällen doch zum Versuch einer Zyklusstimulation mit Gonadotropinen, so ist erfahrungsgemäß mit der Entstehung von Defektzyklen (mangelhafte Follikelreifung, vorzeitige Luteinisierung, Lutealinsuffizienz) zu rechnen.

Besteht anhand der Vorgeschichte (frühere Ovarteilentfernung oder einseitige Ovarektomie), der Klinik (Polymenorrhö, klimakterische Ausfallserscheinungen) oder der Verläufe stimulierter Zyklen (niedrige Spitzenkonzentrationen von Östradiol, ausbleibende Follikelbildung) der Verdacht auf eine vorzeitige Ovarialinsuffizienz, so empfiehlt sich zur Beurteilung der ovariellen Funktionsreserve die *Messung der Gonadotropine* (FSH, LH) in der frühen Follikelphase eines spontanen Zyklus (Tab. 3-2). Erhöhte Serumspiegel von FSH (> 15–20 U/l, je nach verwendetem Kit) belegen eine vorzeitige Erschöpfung der Ovarien mit entsprechend ungünstiger Prognose für die Fertilität. Normale FSH-Spiegel (< 8–10 U/l) lassen ein gutes Ansprechen der Ovarien auf die Zyklusstimulation annehmen, wobei dann durch die Bestimmung der Ratio FSH/LH die

Tab. 3-2 Indikationen für die Bestimmung von FSH und LH in der frühen Follikelphase zur Beurteilung der ovariellen Funktionsreserve.

- Alter der Frau über 35 Jahre
- klinischer Verdacht auf vorzeitiges Klimakterium
- vorausgegangene Ovarteilentfernung oder einseitige Ovarektomie
- mangelhafte ovarielle Antwort bei der Zyklusstimulation

ovarielle Antwort näher eingeschätzt werden kann. Bei einer Erhöhung der Ratio FSH/LH (> 3,6) ist mit einer reduzierten Follikelbildung zu rechnen. Aufgrund der bekannten episodischen und zyklusabhängigen Schwankungen der Gonadotropinspiegel sind mehrfache Bestimmungen in aufeinanderfolgenden Zyklen zur sicheren Beurteilung empfehlenswert. Von vielen Arbeitsgruppen werden generell bei Frauen über 35 Jahren vor Beginn einer assistierten Reproduktion die Serumspiegel von FSH und LH am 3. bis 5. Zyklustag zur Beurteilung der ovariellen Funktionsreserve bestimmt, mit der Konsequenz des Verzichts auf die Behandlung bei erhöhtem FSH bzw. einer Dosissteigerung der applizierten Gonadotropine bei FSH-Spiegeln im Grenzbereich (8–15 U/l). Die Durchführung eines LHRH-Tests (FSH und LH nach Gabe von LHRH) am 3. bis 5. Zyklustag erlaubt im Vergleich zur alleinigen Bestimmung der Basalwerte keine verbesserte Abschätzung der ovariellen Antwort unter der Zyklusstimulation. Weitere endokrine Parameter, wie z.B. die Bestimmung von Östradiol in der späten Follikelphase oder die Durchführung eines Clomiphentests (Vergleich des Anstiegs von Östradiol im Serum zwischen dem 2. und dem 10. Zyklustag unter Gabe von Clomiphen über 5 Tage) besitzen ebenfalls eine gewisse Vorhersagekraft für das ovarielle Anspechen, haben sich in der Praxis aber nicht durchsetzen können.
Eine definierte *Altersgrenze nach unten* für reproduktionsmedizinische Behandlungen

gibt es nicht. Wir indizieren eine Therapie bei Frauen in der Altersgruppe unter 25 Jahren in der Regel nur beim Vorliegen schwerwiegender Sterilitätsfaktoren, wie z.B. Amenorrhö oder Tubenschaden auf der weiblichen oder Oligoasthenoteratozoospermie (OAT-Syndrom) auf der männlichen Seite, aber kaum bei funktioneller Sterilität, da aufgrund der hohen natürlichen Fruchtbarkeit mit einem beträchtlichen Mehrlingsrisiko auch unter milder Zyklusstimulation zu rechnen ist. Tatsächlich gehört die Mehrzahl der Frauen, die mit Ovarstimulation oder verschiedenen Methoden der assistierten Reproduktion behandelt wird, zur Altersgruppe zwischen 30 und 40 Jahren.

3.4 Medizinische Voraussetzungen

Eine Behandlung ist mit den heute in Deutschland zur Verfügung stehenden und erlaubten Methoden *unmöglich* beim Fehlen des Uterus (Aplasie, nach Hysterektomie), beim Fehlen beider Ovarien (Gonadendysgenesie, nach chirurgischer Kastration) und bei der definitiven vorzeitigen Menopause (idiopathisch, nach Polychemotherapie oder nach Bestrahlung des kleinen Beckens). In anderen Ländern kann bei funktionsfähigem Uterus durch eine Eizell- oder Embryospende noch eine Schwangerschaft erzielt und ausgetragen werden.
Absolute Kontraindikationen von reproduktionsmedizischen Maßnahmen sind sehr selten und beschränken sich auf Situationen, in denen der Eintritt einer Schwangerschaft aus medizinischen Gründen höchst unerwünscht ist (Tab. 3-3). Vor einer Behandlung sollte immer geprüft werden, ob *Medikamente* mit einem erhöhten Teratogenitätsrisiko eingenommen werden; in vielen Fällen ist eine Umstellung möglich (z.B. Kumarine auf Heparin).
Relative Kontraindikationen gegen eine Behandlung stellen alle Zustände dar, bei denen

eine Schwangerschaft mit einem erhöhten Risiko für Mutter oder Kind behaftet ist. In diese Kategorie fallen eine Reihe von Erkrankungen, die sich während der Schwangerschaft verschlechtern oder Komplikationen hervorrufen können. Hier ist generell vor Einleitung einer aktiven Kinderwunschbehandlung die Hinzuziehung der entsprechenden Fachdisziplinen zur genauen Bezifferung des Risikos und Diskussion der präventiven Möglichkeiten empfehlenswert. Ferner können schwere Komplikationen in vorangegangenen Schwangerschaften mit einem erhöhten Wiederholungsrisiko eine relative Kontraindikation darstellen (Tab. 3-3). Der Übergang zum normalen maternalen und fetalen Risiko ist hier in vielen Fällen fließend (z.B. Zustand nach Resectio). Beim Vorliegen bekannter chromosomaler oder anderer genetischer Erkrankungen eines oder beider Elternteile ist vor Therapie eine weiterführende genetische Beratung und ggf. eine weitere Diagnostik ratsam. Es ist Aufgabe eines gründlichen Erstgespräches mit ausführlicher Anamnese, diese Risikofaktoren zu erkennen und zu bewerten. Die Entscheidung, in den Fällen einer relativen Kontraindikation eine assistierte Reproduktion durchzuführen oder von ihr Abstand zu nehmen, kann nur individuell, nach Beratung und Dokumentation sowie nach Diskussion der präventiven und therapeutischen Möglichkeiten erfolgen.

Auf *psychosomatischem Gebiet* sind ebenfalls Kontraindikationen denkbar (z.B. schwere neurotische Erkrankungen, ambivalenter oder hochgradig konflikthafter Kinderwunsch, reaktive Depression, gefährdete Partnerschaft), die es ratsam erscheinen lassen, vor der Aufnahme in entsprechende Programme zunächst eine gründliche Abklärung der psychischen Situation des Paares mit ggf. psychotherapeutischer Behandlung vorzunehmen.

3.5 Voruntersuchungen

Vor Einleitung einer assistierten Reproduktion ist es sinnvoll, ein *Screening bestimmter Infektionen* durchzuführen. Zur Vermeidung einer späteren Rötelnembryopathie sollte eine Immunität gegen *Röteln* bei der Frau vorliegen; ergibt die serologische Untersuchung keinen ausreichenden Rötelntiter, ist eine Impfung empfehlenswert mit nachfolgender serologischer Kontrolle. Ferner ist die Durchführung eines *HIV*-Tests bei beiden Partnern indiziert. Im Falle des positiven Ausfalls des HIV-Tests bei der Frau würde wohl die Mehrzahl der Arbeitsgruppen, angesichts des fetalen Risikos, der möglichen Verschlechterung der Infektion in der Schwangerschaft und der Frage der Erziehung des Kindes eine Behandlung ablehnen. Allerdings gibt es keine verbindlichen

Tab. 3-3   Absolute und relative Kontraindikationen gegen eine assistierte Reproduktion.

absolute Kontraindikationen	• akute Psychose • Malignome unter chemo- oder radiotherapeutischer Behandlung • bestimmte Pharmaka (z.B. Kumarine)
relative Kontraindikationen	• Erkrankungen mit dem Risiko der Verschlechterung in der Schwangerschaft (z.B. Cor pulmonale, Vitium cordis, HIV) • erhöhtes Risiko von Schwangerschaftskomplikationen (z.B. chronische Nierenerkrankungen, Zustand nach Nierentransplantation, hereditäre Thromboseneigung, Epilepsie) • Wiederholungsrisiko (z.B. Eklampsie, Uterusruptur, Rhesusunverträglichkeit) • chromosomale oder andere genetische Erkrankungen eines Elternteils mit fetalem Risiko (z.B. balancierte Translokation, Hämophilie, Mukoviszidose)

Richtlinien für das Verhalten in dieser Situation. Bei konsequentem Einsatz der antiretroviralen Prophylaxe und Indikation zur Schnittentbindung vor Wehenbeginn kann heute das Risiko einer Transmission von HIV von der Mutter auf den Feten auf wenige Prozent gesenkt werden. Von manchen Arbeitsgruppen wird eine aktive Kinderwunschbehandlung bei einem HIV-diskordanten Paar (Frau negativ, Mann positiv) für vertretbar gehalten, wenn in der verwendeten Spermiensuspension HIV-Viruspartikel nicht nachweisbar sind, da dann das Risiko der Übertragung der Infektion auf die Frau relativ gering (< 1 %) sein dürfte. Tatsächlich ist zu vermuten, daß durch die Insemination mit einer Spermiensuspension, aus der die HIV-haltigen mononukleären Zellen eliminiert wurden, das Risiko einer HIV-Übertragung auf die Partnerin geringer ist als bei ungeschützten sexuellen Kontakten. In den Richtlinien des Bundesausschusses der Ärzte und Krankenkassen (1990, s. Kap. 21, S. 318) wird eine ausreichende Rötelnimmunität bei der Frau und ein negativer HIV-Test bei beiden Ehepartnern als Voraussetzung für die Übernahme der Kosten der künstlichen Befruchtung durch die gesetzlichen Krankenkassen genannt.

Darüber hinaus ist ein Screening auf *Hepatitis B* in Form der Bestimmung des HBsAg bei beiden Partnern vor einer Therapie ratsam. Ohnehin ist die Untersuchung von HBsAg in der Schwangerschaft heute obligater Bestandteil der Mutterschaftsvorsorge. Der Nachweis einer infektiösen Hepatitis B bei der Frau stellt keine Kontraindikation gegen eine künstliche Befruchtung dar, da kein Teratogenitätsrisiko besteht, die Infektion des Feten in der Regel erst peripartal erfolgt und die Erkrankung des Neugeborenen durch eine aktive und passive Simultanimpfung verhindert werden kann. Generell sollte bei einem Hepatitis B-diskordanten Paar der nicht infizierte Partner geimpft werden, um einer Übertragung der Infektion sowohl bei spontaner als auch bei assistierter Reproduktion vorzubeugen. Bei der *Hepatitis C* kommen sowohl eine se-

xuelle als auch eine vertikale Transmission vor, wenn auch weniger häufig als bei Hepatitis B, so daß von manchen Arbeitsgruppen routinemäßig Anti-HCV vor Behandlung bestimmt wird. Allerdings bliebe der Nachweis von Hepatitis C bei einem der beiden Partner ohne therapeutische Konsequenz, da einer infizierten Frau nicht generell von einer Schwangerschaft abgeraten wird und eine Impfung derzeit noch nicht verfügbar ist.

Aufgrund der Assoziation mit entzündlichen Adnexerkrankungen und der kausalen Rolle bei der Auslösung einer Frühgeburt und eines vorzeitigen Blasensprungs ist ferner ein generelles Screening auf *Chlamydien* vor reproduktionsmedizinischer Behandlung durchzuführen. Hierzu stehen mehrere Nachweismethoden zur Verfügung (direkt, serologisch, PCR oder LCR), wobei der spezifische serologische Nachweis von Antikörpern gegen Chlamydien von seiner Handhabung her als Suchmethode wohl am geeignetsten ist. Bei Nachweis einer Chlamydieninfektion sollten beide Partner antibiotisch behandelt werden (Tetrazykline, Erythromycin).

Voraussetzung für eine reproduktionsmedizinische Behandlung ist ferner, daß keine (konservative, operative oder psychotherapeutische) *Alternative* mit einer vergleichbaren Aussicht auf Eintritt einer Schwangerschaft gegeben ist. In Abhängigkeit von der Dauer und Intensität des Kinderwunsches und den anderen Befunden empfiehlt es sich, alternative Therapieversuche zeitlich auf etwa 6 bis 18 Monate zu limitieren, um dann im Falle des Ausbleibens der gewünschten Schwangerschaft eine Zyklusstimulation mit Polyovulation oder assistierter Reproduktion anbieten zu können.

3.6 Gynäkologische Zusatzbefunde

Gynäkologische *Zusatzbefunde*, die die Fertilität nachteilig beeinflussen, die Abortrate er-

Tab. 3-4 Gynäkologische Befunde mit nachteiliger Beeinflussung der Fertilität oder erhöhter Abortrate.

- fortgeschrittene Endometriose
- Hydro-, Saktosalpinx
- Myom (abhängig von Lokalisation und Größe)
- Uterusseptum

höhen oder bei der Durchführung von Techniken der assistierten Reproduktion störend wirken, sollten in Abhängigkeit von Lokalisation und Größe zuvor operativ saniert bzw. korrigiert werden (Tab. 3-4).

Eine Reihe von Argumenten spricht dafür, bei Kinderlosigkeit in Kombination mit einer fortgeschrittenen *Endometriose*, besonders bei Vorliegen von Endometriosezysten in den Ovarien, zunächst eine operative Exzision bzw. Ablation der Endometrioseherde vorzunehmen. In Sammelstatistiken zeigte sich, daß durch eine chirurgische Sanierung der mittelgradigen bis schweren Endometriose (Stadien III und IV der ASRM[1]) die Fekundität (= Schwangerschaftsrate pro Zyklus) verbessert werden kann und diese Sanierung medikamentösen Therapieformen überlegen ist. Aber auch bei einer leicht- bis mittelgradigen Endometriose ist nach operativer Entfernung der sichtbaren Herde eine doppelt so hohe spontane Schwangerschaftsrate zu erwarten. Die Entscheidung, ob nach operativer Sanierung der Endometriose eine realistische Aussicht auf eine spontane Konzeption besteht, oder ob gleich eine IVF indiziert werden sollte, ist vom Ausmaß der Veränderungen an Tuben und Ovarien (Adhäsionen, Tubenverschluß) abhängig zu machen. Für eine operative Sanierung von Endometriosezysten vor geplanter assistierter Reproduktion spricht auch, daß Endometrioseherde unter den hohen Serumspiegeln von Östradiol, wie sie üblicherweise im Verlauf einer hochdosierten Zyklusstimulation entstehen, zu raschem Wachstum angeregt werden und große Endometriome in den

Ovarien durch die lokale Verdrängung bei der Eizellentnahme hinderlich sein können. Schließlich ist eine Resektion größerer Endometrioseherde auch unter dem Aspekt der Linderung pelviner Schmerzen durchaus sinnvoll.

Eine *Hydro- oder Saktosalpinx* beeinflußt die Implantations- und Schwangerschaftsrate bei der IVF mit Embryotransfer (IVF/ET) ausgesprochen ungünstig, so daß in diesen Fällen vor einer assistierten Reproduktion eine (bevorzugt endoskopische) Salpingektomie erfolgen sollte. Die Ursache für den schlechten IVF-Erfolg beim Vorliegen einer Hydrosalpinx dürfte in chronisch-rezidivierenden Entzündungsschüben liegen. In vielen Fällen läßt sich in der bakteriologischen Kultur der in der Hydrosalpinx enthaltenen Flüssigkeit das Wachstum pathogener Keime nachweisen. Über eine embryotoxische Wirkung und eine Reduktion der Spermienmotilität durch die in der Hydrosalpinx enthaltene Flüssigkeit wurde zudem berichtet. Nach Entfernung der, ohnehin funktionslosen, zystisch erweiterten Tube entspricht die Konzeptionsrate nach IVF/ET der bei sonstiger tubarer Indikation.

Uterine *Myome* können ebenfalls, in Abhängigkeit von Größe und Lokalisation, die Implantations- und Schwangerschaftsrate nach spontaner und assistierter Reproduktion nachteilig beeinflussen. Allerdings wurde dieser Effekt nur für submukös gelegene, das Cavum uteri deformierende Myome oder über 6–7 cm große Myome nachgewiesen, so daß diese vor der Aufnahme in entsprechende Programme operativ entfernt werden sollten (Myomektomie). Kleinere, ausschließlich intramural oder subserös gelegene Myomknoten sind für die Fertilität wahrscheinlich ohne Relevanz. Das Vorhandensein von Myomen wurde ferner mit einem erhöhten Risiko für Aborte und anderen Schwangerschaftskomplikationen (Frühgeburten, Anomalien der Lage und Poleinstellung, vorzeitige Plazentalösung) in Verbindung gebracht.

Bei den verschiedenen angeborenen *Anomalien des Uterus* (Uterus unicornis mit oder

---

1   American Society for Reproductive Medicine

ohne rudimentäres Horn, Uterus bicornis, septus und subseptus, didelphys, arcuatus) wurde eine deutlich erniedrigte Implantationsrate nach IVF/ET beobachtet, die durch eine operative Korrektur der Mißbildung verbessert werden konnte. Ferner ist mit einem erhöhten Abortrisiko zu rechnen, das von der Breite der Kavumspalte und der Länge des Septums abhängt. Darüber hinaus besteht bei den unkorrigierten Anomalien ein erhöhtes Risiko für Schwangerschaftskomplikationen (Zervixinsuffizienz, Frühgeburt, Anomalien der Lage und Poleinstellung, Wachstumsretardierung). Während der Uterus unicornis einer operativen Korrektur nicht zugänglich ist, können die symmetrischen Mißbildungen operativ behoben werden (hysteroskopische Septumresektion beim Uterus septus und subseptus, Vereinigung beider uteriner Hörner beim Uterus bicornis und didelphys). Die Raten an ausgetragenen Schwangerschaften nach solchen Operationen sind überwiegend hoch. Vor einer assistierten Reproduktion ist daher generell eine operative Abtragung des Septums empfehlenswert.

Literatur

Adamson GD, Pasta DJ. Surgical treatment of endometriosis-associated infertility: meta-analysis compared with survival analysis. Am J Obstet Gynecol 1994; 171: 1488–505.

Falcone T, Goldberg JM, Miller KF. Endometriosis: medical and surgical intervention. Curr Opin Obstet Gynecol 1996; 8: 178–83.

Lavergne N, Aristizibal J, Zarka V, Erny R, Hedon B. Uterine anomalies in in-vitro fertilization: what are the results? Eur J Obstet Gynecol Reprod Biol 1996; 68: 29–34.

Marcoux S, Maheux R, Berube S. Laparoscopic surgery in infertile women with minimal or mild endometriosis. N Engl J Med 1997; 337: 217–22.

Mukherjee T, Sandler B, Copperman AB, Bustillo M, Lapinski R, Grunfeld L. An elevated day three follicle-stimulating hormone : luteinizing hormone ratio (FSH : LH) in the presence of normal day 3 FSH predicts a poor response to ovarian hyperstimulation. Fertil Steril 1996; 65: 588–93.

Murray DL, Sagoskin AW, Widra EA, Levy MJ. The adverse effect of hydrosalpinges on in-vitro fertilization pregnancy rates and the benefit of surgical correction. Fertil Steril 1998; 69: 41–5.

Nackley AC, Muasher SJ. The significance of hydrosalpinx in in-vitro fertilization. Fertil Steril 1998; 69: 373–84.

Oghuetuoma J, Polson DW, Troup SA, Lieberman BA. Are follicle stimulating hormone measurements predictive of ovarian response to hyperstimulation with human menopausal gonadotropin? J Obstet Gynecol 1997; 17: 188–91.

Olaitan A, Reid W, Mocroft A, McCarthy K, Madge S, Johnson M. Infertility among human immunodeficiency virus-positive women: incidence and treatment dilemmas. Hum Reprod 1996; 11: 2793–6.

Ramzy AM, Sattar M, Amin Y, Mansour RT, Serour GI, Aboulghar MA. Uterine myomata and outcome of assisted reproduction. Hum Reprod 1998; 13: 198–202.

Steck T, Würfel W, Albert PJ. Diagnostische Aspekte von FSH und LH bei der In-vitro-Fertilisation. Diagnose & Labor 1992; 42: 20–7.

Stovall DW, Parrish SB, van Voorhis BJ, Halm SJ, Sparks AE, Syrop CH. Uterine leiomyomas reduce the efficacy of assisted reproduction cycles: results of a matched follow-up study. Hum Reprod 1998; 13: 192–7.

Toner JP, Flood JT. Fertility after the age of 40. Obstet Gynecol Clin North Am 1993; 20: 261–72.

4 Anamnese und Erstgespräch

4.1 Erstgespräch

Die Diagnostik und Therapie der ungewollten Kinderlosigkeit bezieht immer beide Partner ein. Trotz der vielfältigen, heute zur Verfügung stehenden medikamentösen und apparativen Möglichkeiten ist Sterilitätsmedizin zunächst und in erster Linie eine *sprechende Medizin*. Eine Kinderwunschbehandlung kann sich über Jahre hinziehen, aus verschiedenen Abschnitten einer mehr oder weniger aktiven Therapie bestehen, unterbrochen von diagnostischen Schritten, Reflexionen zwischen Paar und Therapeut über den bisherigen Verlauf und Diskussion zukünftiger Maßnahmen. Im Verlauf einer derart langen Interaktion können die Haltungen und Sichtweisen sowohl auf der Seite des Paares als auch auf der des Therapeuten erheblichen Wandlungen unterworfen sein. Der Verlauf der Behandlung ist wesentlich geprägt durch das partnerschaftliche, berufliche und soziale *Umfeld* des Paares, die eigene Biographie und Lebensplanung, das Alter und die unterschiedlichen *weltanschaulichen und religiösen Einstellungen* der Partner. Schließlich spielen vorhandene *Vorinformationen* hinsichtlich der fruchtbaren Tage, sexueller Abläufe oder der Akzeptanz diagnostischer oder therapeutischer Maßnahmen eine wesentliche Rolle. Vor diesem Hintergrund kann der Wert eines ungestörten und informativen *Erstgesprächs* unter Einbeziehung beider Partner gar nicht hoch genug eingeschätzt werden (Tab. 4-1). Wir planen üblicherweise für ein Erstgespräch mit einem Paar etwa eine Stunde konzentrierter Interaktion

Tab. 4-1 Aufgaben des Erstgesprächs.

- Vermittlung sachlicher Informationen
- Beschreibung der Motive für den Kinderwunsch
- Ausrichtung der Lebensumstände
- Erkennung partnerschaftlicher Probleme
- Ausschluß eines überwertigen oder konflikthaften Kinderwunsches
- Beschreibung des Umfelds und der Psychodynamik der Partner
- Einleitung erster diagnostischer und therapeutischer Maßnahmen

ein. Eine der wesentlichen Aufgaben des Erstgesprächs stellt sicherlich das Vermitteln von *Informationen* dar, anhand derer meist erste konkrete diagnostische oder sogar therapeutische Schritte eingeleitet werden können. Mindestens ebenso wichtig ist aber das Aufbauen einer auch für die Zukunft tragfähigen emotionalen Vertrauensbasis zwischen Paar und Therapeut.

4.2 Motivation

Die *Motivation* für den Kinderwunsch ist nicht selten bei den Partnern unterschiedlich. Neben dem menschlich nachvollziehbaren Wunsch nach einem Kind werden zahlreiche weitere Motive genannt, wie Erfolgsdruck durch die eigene Familie oder Freunde, das Kind als Mittel gegen Alleinsein oder als Lebensaufgabe, soziales Prestige der Frau mit Kindern, Fehlen eines Erben, Flucht aus der

Stiefmutterrolle, Bindung des Partners oder Flucht aus der Umklammerung durch den Partner. Häufig stellt der Kinderwunsch ein Ziel dar, das mit Leistung erreicht werden soll; aber während die Pläne im Verlauf des bisherigen Lebens in der Regel durch Beharrlichkeit und Zielstrebigkeit zu realisieren waren, verweigert der Körper nun plötzlich den Gehorsam. Die Übergänge zum pathologischen oder übersteigerten Kinderwunsch können fließend sein. Dieser kann sich in einer Unterordnung aller anderen Lebensbereiche oder einer Idealisierung des Kindes (z.B. durch Ausstatten des Kinderzimmers im neu erbauten Haus) äußern. Die Frage, ob wegen einer zweifelhaften Motivation oder ambivalenten Haltung eines Partners zum zukünftigen Kind eine an sich indizierte reproduktionsmedizinische Behandlung aufgeschoben oder sogar abgelehnt werden soll, ist in der Praxis schwer zu beantworten, zumal Kombinationen mehrerer Motive häufig sind. Sicherlich sollen Paare mit schweren neurotischen Störungen, partnerschaftlichen Problemen oder hochgradig konflikthaftem Kinderwunsch in erster Linie einer psycho- oder paartherapeutischen Behandlung zugeführt werden. Andererseits sollte es der Therapeut vermeiden, sich in die Position des Richters über die Motivation des Paares zum eigenen Kind als Voraussetzung für die Zulassung zur Kinderwunschbehandlung zu begeben.

Häufig beobachtet man bei ungewollt kinderlosen Paaren bereits vor dem Aufsuchen entsprechender therapeutischer Zentren eine erhebliche *Ausrichtung der äußeren und inneren Lebensumstände.* Beispielsweise kann es im Hinblick auf den Eintritt einer Schwangerschaft zu einer Beschränkung der sexuellen Kontakte auf die fruchtbaren Tage gekommen sein mit entsprechend langen Perioden von Enthaltsamkeit, Veränderungen im sexuellen Erleben werden berichtet, das Zyklusgeschehen wird über lange Zeiträume genau beobachtet oder die Ernährung umgestellt. Auch wird bei manchen Paaren das erwünschte Kind bereits in der Lebenssituation vorweggenommen, z.B. durch Wechsel oder Aufgabe der beruflichen Tätigkeit, Änderung in der Art und Häufigkeit sozialer Kontakte oder Umzug in eine andere, meist größere, Wohnung. Solche Änderungen in den Lebensgewohnheiten sind dazu geeignet, den Erwartungs- und Erfolgsdruck eines Paares hinsichtlich einer Kinderwunschbehandlung ganz erheblich zu steigern und können daher den Verlauf und die psychische Führung des Paares unter der Therapie beeinflussen. Je ausgeprägter die Erwartungshaltung ist, desto mehr wird auf eine möglichst schnelle Realisierung des Kinderwunsches gedrängt unter möglichst frühzeitigem Einsatz invasiver Techniken bei gleichzeitiger Gefahr der raschen Enttäuschung nach den ersten fehlgeschlagenen Behandlungszyklen. Es ist daher von großer Wichtigkeit, diese Zusammenhänge möglichst bereits während des Erstgesprächs zu erkennen und den Partnern bewußt zu machen.

4.3 Partnerschaft, Arbeitsplatz und Umfeld

Das Problem des *ungleichen Kinderwunsches* wird in der Regel bereits beim Erstgespräch offenkundig. Man versteht darunter einen starken Kinderwunsch bei einem Partner, meist der Frau, bei gleichzeitig eher ambivalenter Haltung des anderen Partners, meist des Mannes. Der ungleiche Kinderwunsch kann aus der Biographie verständlich werden, wenn ein Partner bereits Kinder aus einer anderen Beziehung hat, oder den Lebensumständen des betreffenden Partners entsprechen, der vielleicht beruflich stark in Anspruch genommen wird. Eine solche Situation kann jedoch die konsequente Verfolgung einer Behandlung erschweren oder unmöglich machen. In der Praxis wird sich der eine Partner mit starkem Kinderwunsch rasch alleingelassen und überfordert fühlen, während der andere (ambivalente) Partner nur widerwillig mitmacht. Andere *partnerschaftliche Probleme*, wie Machtkämpfe, Schuldzuweisungen, übermäßige Aggressivität oder Passivität bei einem Partner oder eine Tabuisierung des Kinderwunsches können ebenfalls erhebliche Schwierigkeiten bei der praktischen Durchführung oder psychischen Führung unter der Therapie zur Folge haben. Tatsächlich ist das Bedürfnis, über den Kinderwunsch und die damit zusammenhängenden Probleme zu sprechen, bei beiden Partnern häufig unterschiedlich ausgeprägt. Wir haben es sogar erlebt, daß Paare, deren Beziehung emotional zerrüttet oder durch kühle Distanz gefährdet ist, die letzte Rettung für die Beziehung in einem gemeinsamen Kind suchten. In all den genannten Fällen ist äußerste Behutsamkeit bei der Auswahl reproduktionsmedizinischer Therapien und der psychischen Begleitung angebracht; im Zweifel sollten diagnostische und therapeutische Maßnahmen bis zur Stabilisierung der Partnerschaft aufgeschoben werden. Probleme in der Partnerschaft, Depressivität und psychosomatische Erkrankungen können jedoch auch die *Folge* einer jahrelang unterdrückten oder erfolglos behandelten Kinderlosigkeit sein, so daß bei der kausalen Bewertung durch den Therapeuten Zurückhaltung angebracht erscheint.

Das persönliche, berufliche und soziale *Umfeld* hat einen wesentlichen Einfluß darauf, ob sich ein Paar überhaupt zu einer reproduktionsmedizinischen Behandlung entschließt und wie lange und mit welcher Intensität es diese weiterverfolgt. Die aus der Umwelt (z.B. fehlende Akzeptanz ohne Kind, behindertes Kind im Familien- oder Bekanntenkreis), der beruflichen Sphäre (z.B. Kind als Karriereknick, Angst um den Arbeitsplatz, zeitlich ausfüllende berufliche Tätigkeit), der eigenen Familie und der Partnerschaft kommenden Belastungen können häufig nicht offen angesprochen werden, erhöhen jedoch die psychische Belastung und führen andererseits zu dem Bestreben, sowohl den Kinderwunsch als auch die Behandlung möglichst lange geheimzuhalten. Der *Wunsch nach Geheimhaltung* kann bisweilen groteske Formen annehmen.

Wir erleben es häufig, daß telefonische Kontakte in Zusammenhang mit einer Behandlung nur über öffentliche Fernsprecher erfolgen, bei der Zusendung von Rezepten oder der Bescheinigung von Arbeitsunfähigkeit das Anbringen des Stempels des behandelnden Zentrums nicht gewünscht wird oder Termine zur ambulanten Kontrolle bei Zyklusstimulation aus Angst vor Nachfragen nicht eingehalten werden. Viele Frauen neigen dazu, auch eine langwierige Behandlung gegenüber ihrem Arbeitgeber zu verheimlichen, da sie angesichts der ihnen zustehenden sozialen Rechte während und nach einer künftigen Schwangerschaft (Kündigungsverbot, Mutterschutzfrist, Erziehungsurlaub usw.) um die Sicherheit ihres Arbeitsplatzes fürchten, wenn sie sich zu ihrem Kinderwunsch offen bekennen. Es empfiehlt sich daher, bereits im Rahmen des Erstgespräches vor einer geplanten reproduktionsmedizinischen Therapie die möglicherweise aus dem Umfeld kommenden Belastungen anzusprechen. Sind diese Faktoren auch überwiegend durch das betroffene Paar nicht beeinflußbar, so gibt es doch im Einzelfall geeignete Mittel und Wege, den hieraus resultierenden psychischen Streß abzumildern, etwa durch Veränderungen im Bekanntenkreis oder die Durchführung eines Behandlungszyklus in einer Zeit verminderter beruflicher Inanspruchnahme. Dabei kann eine Vermeidung von negativer Beeinflussung durchaus gravierende und einschneidende Veränderungen erforderlich machen, die bis zur Reduzierung der Intensität des Umganges mit den eigenen Eltern reichen können, wenn durch diese ein spezifischer und als besonders negativ erlebter Erwartungsdruck aufgebaut wird, oder zur Aufgabe der beruflichen Tätigkeit führen.

4.4 Anamnese

Wichtiger Bestandteil des Erstgespräches ist die Erhebung einer möglichst umfassenden

Anamnese bei beiden Partnern (Tab. 4-2). Bei uns hat sich ein mehrseitiger Fragebogen zu Vorgeschichte und -befunden bewährt, der alle relevanten Details abfragt und von beiden Partnern gemeinsam im Wartezimmer ausgefüllt wird. Die *Dauer des Kinderwunsches* hat einen wesentlichen Einfluß auf die Art der einzuleitenden Therapie. *Körpergewicht und - größe* sind von erheblicher Bedeutung für die Dosierung der Gonadotropinbehandlung. Die Assoziation von Übergewicht mit ovulatorischer Dysfunktion und mit Hyperandrogenämie ist seit langem bekannt; durch Normalisierung von Über- oder Untergewicht läßt sich nachweislich der menstruelle Zyklus stabilisieren. Bei extremer *Adipositas* mit den bekannten metabolischen Veränderungen ist es empfehlenswert, vor der Einleitung reproduktionsmedizinischer Maßnahmen auf einer nachhaltigen Gewichtsreduktion zu bestehen, auch im Hinblick auf das erhöhte Risiko von Komplikationen während der Schwangerschaft (Hypertonie, Gestationsdiabetes, Makrosomie) und bei der Geburt (Probleme bei der fetalen Überwachung, erhöhtes operatives Risiko bei Sectio caesarea). Mehr als die Hälfte der Frauen mit *Anorexie oder Bulimie* weisen Zyklusstörungen auf, die von der Amenorrhö bis zum Lutealdefekt reichen. Bei der überwiegenden Mehrzahl der Frauen mit Anorexie oder anorektischer Reaktion kommt es nach Normalisierung des Körpergewichts und Wiederkehr ovulatorischer Zyklen im späteren Verlauf zum Eintritt einer Schwangerschaft, wenn eine solche gewünscht ist, so daß reproduktionsmedizinische Maßnahmen zunächst zurückstehen sollten. Die Ovarfunktion ist gegenüber einer Verringerung der Nahrungsaufnahme und des Körpergewichts recht anfällig, auch wenn diese Schwankungen während eines Diätfastens oder einer vorübergehenden psychischen Belastungssituation auftreten.

Frauen mit *vorangegangenen Schwangerschaften* (d.h. mit sekundärer Sterilität) besitzen generell eine erhöhte Chance auf eine erneute Konzeption unter Therapie als Frauen mit primärer Sterilität. Der spontane Eintritt einer intrauterinen Schwangerschaft (Geburt oder Abort) beweist zwar die Durchgängigkeit mindestens einer Tube zum Zeitpunkt der Konzeption, generell ist jedoch eine erneute Tubenprüfung angezeigt, wenn die Konzeption schon einige Jahre zurückliegt. Bei der Schwangerschaftsanamnese ist das erhöhte Wiederholungsrisiko für Aborte, Früh- und Totgeburten sowie Tubargraviditäten zu beachten. Bei Frauen mit *wiederholten Aborten* (drei oder mehr in Serie, wobei auch eine Tubargravidität als Abort gezählt wird) ist ein Screening auf Abortursachen (uterine Anomalien, Antiphospholipid-AK, Anti-Cardiolipin, hereditäre Gerinnungsstörungen, Chromosomenanalyse beider Partner, Progesteron luteal) empfehlenswert, da bei Zustand nach drei Aborten die Chance auf eine ausgetragene Schwangerschaft ohne Abortprophylaxe im Mittel nur etwa 65 % erreicht. Das Wiederholungsrisiko nach *tubenerhaltend behandelter Tubargravidität* beträgt im Durchschnitt der publizierten Studien etwa 10 bis 20 % in Abhängigkeit von der Operationsmethode, steigt jedoch mit dem Ausmaß vorhandener entzündlicher Tubenschäden weiter an. Dieses Risiko kann durch eine IVF wesentlich gesenkt werden. Nach zwei Tubargraviditäten liegt die Chance auf den spontanen Eintritt einer intrauterinen Schwangerschaft nur noch bei 10 %. Aber auch bei noch offenen Tuben wird aufgrund des erheblich erhöhten Wiederholungsrisikos eine IVF generell für indiziert gehalten. Findet sich in der Anamnese ein Kind mit einer genetischen Erkrankung oder Mißbildung, ist vor einer Kinderwunschbehandlung eine weitergehende genetische Beratung zur Quantifizierung des Risikos für zukünftige Schwangerschaften empfehlenswert. Frühere Anwendung eines *Intrauterinpessars* stellt einen Risikofaktor für entzündliche Tubenschäden und Tubargraviditäten dar. Von großer Bedeutung ist die Frage nach früheren oder aktuellen Erkrankungen, die kausal an der Auslösung der Kinderlosigkeit beteiligt sein oder sich in der Schwangerschaft wiederholen oder verschlechtern können (Tab. 4-2). Hier ist im Einzelfall die konsiliarische Hinzuziehung von Ärzten aus anderen Fachdisziplinen sinnvoll. In der Regel dürfte das Risiko der Verschlechterung einer Vorerkrankung oder der Wiederholung einer Komplikation in der Schwangerschaft niedrig sein, so daß nach entsprechender Aufklärung der Durchführung reproduktionsmedizinischer Maßnahmen nichts entgegensteht.

Aus der Kenntnis *vorangegangener operativer Eingriffe im kleinen Becken* ergibt sich häufig bereits eine Ursache für die Kinderlosigkeit. Tatsächlich stellt die gynäkologische Chirurgie einen der wichtigsten ätiologischen Faktoren für die spätere Ausbildung einer organisch bedingten Sterilität dar. Nach einseitiger Salpingektomie oder Adnexektomie ist bei 30–45 % der Frauen mit einer definitiven Sterilität zu rechnen, abhängig vom Zugangsweg (Laparoskopie oder Laparotomie). Ähnlich häufig ist nach tubenerhaltender Operation einer Tubargravidität mit dem Ausbleiben weiterer Schwangerschaften zu rechnen. Nach Myomentfernung dürfte die Aussicht auf eine spontane Konzeption 60–80 % betragen, abhängig von Zahl, Größe und Lokalisation der Myome und dem Zugangsweg bei der Operation. Die beobachtete Reduktion der Rate spontaner Konzeptionen nach organerhaltenden Eingriffen am inneren Genitale ist im wesentlichen auf die *Bildung postoperativer Adhäsionen* zurückzuführen. So wurden in 50–75 % der Fälle nach Myomektomie und in 40–65 % nach organerhaltenden Ovareingriffen pelvine Adhäsionen in unterschiedlicher Ausprägung und Dichte beobachtet, die in Abhängigkeit von der Lokalisation durchaus die Konzeption nachteilig beeinflussen können. Die Häufigkeit postoperativer Adhäsionen im Bereich von Ovar und Tube nach Appendektomie dürfte etwa 35 % betragen. Das Adhäsionsrisiko ist tendenziell niedriger nach endoskopischen Eingriffen als nach Laparotomien und läßt sich durch die Anwendung von Barrieremethoden zwar reduzieren, jedoch nicht völlig eliminieren. Bei umfangreich oder mehrfach voroperierten Frauen ist mit hoher Wahrscheinlichkeit davon auszugehen, daß pelvine Adhäsionen als relatives oder absolutes Konzeptionshindernis vorhanden sind. In Zweifelsfällen empfiehlt es sich, Operationsberichte bei den vorbehandelnden Ärzten anzufordern, da Art und Umfang der durchgeführten Eingriffe häufig nicht genau bekannt sind.

Raucherinnen haben generell eine reduzierte Aussicht auf eine Konzeption sowohl im

Tab. 4-2 Detaillierte Erhebung der Anamnese im Rahmen des Erstgesprächs.

- vorangegangene Schwangerschaften (Lebendgeburt, Totgeburt, Frühgeburt, Abort, Tubargravidität, Malformationen und genetische Anomalien, nach spontaner Konzeption oder Behandlung, aus dieser oder einer früheren Partnerschaft, Komplikationen während der Schwangerschaft und der Geburt mit Wiederholungsrisiko)
- Regeltempo (Alter bei Menarche, Periodenintervall, Blutungsdauer, Zwischenblutungen, zyklusabhängige Schmerzen, prämenstruelles Syndrom)
- relevante frühere oder aktuelle Erkrankungen (Anorexie oder Bulimie, Depression, Thrombembolien, Diabetes mellitus, Hypertonie, Nierenleiden, Epilepsie, Hyper- oder Hypothyreose, Erkrankungen der Nebenniere und Hypophyse, Präkanzerosen und Malignome)
- gynäkologische Erkrankungen (Salpingitis und Folgezustände, Endometriose, Myome, Präkanzerosen und Malignome)
- Operationen im kleinen Becken (Adnexeingriffe, Myomektomie, Appendektomie, andere Darmeingriffe, Zugangswege)
- frühere Kinderwunschbehandlung (Voruntersuchungen, Art und Umfang der Therapie, Zahl und Verläufe der stimulierten Zyklen, Fertilisationsmethode, Eintritt einer Schwangerschaft, Überstimulation)
- Abusus (Nikotin, Alkohol, Drogen)
- sexuell übertragbare Erkrankungen (Gonorrhö, Hepatitis B und C, HIV)
- Medikamente (Neuroleptika, Antidepressiva, Antiepileptika, Kumarine, hochdosierte Kortikosteroide)

spontanen als auch im stimulierten Zyklus, so daß Nikotinkonsum einen eigenständigen Sterilitätsfaktor darstellt. In IVF-Programmen war bei Raucherinnen ein Rückgang sowohl der Zahl der gefundenen Eizellen als auch der Schwangerschaftsrate (Fekundität) pro Zyklus auf etwa $^2/_3$ der von Nichtraucherinnen zu beobachten, bei gleichzeitig erhöhtem Verbrauch an gonadotropen Hormonen bis zur Induktion der Ovulation. Vor der Einleitung reproduktionsmedizinischer Maßnahmen ist daher eine Verringerung oder Einstellung des Nikotinkonsums empfehlenswert. Allerdings sollte angesichts der bekannten Schwierigkeiten, nach langjährigem Konsum das Rauchen zu beenden, eine völlige Abstinenz nicht zur Vorbedingung für eine Therapie gemacht werden. Bei Frauen mit chronischem *Alkoholkonsum* wurde das gehäufte Auftreten von Zyklusstörungen beobachtet. Auch der Abusus anderer Substanzen, wie etwa Kokain, wirkt sich negativ auf das reproduktive System aus. Bei der Einnahme von *Medikamenten* ist insbesondere nach solchen mit Relevanz für das Zyklusgeschehen (z.B. Neuroleptika mit Erhöhung des Prolaktinspiegels) und nach solchen mit einem erhöhten Teratogenitätsrisiko (z.B. Kumarine, Antiepileptika) zu fragen.

Schließlich ist auch die Frage, ob das Paar *verheiratet* ist, erforderlich, da Maßnahmen der künstlichen Befruchtung nur bei Ehepaaren zu Lasten der gesetzlichen Krankenversicherung abgerechnet und die extrakorporale Befruchtung und verwandte Verfahren, von Ausnahmefällen mit besonderer Genehmigung durch eine Kommission bei der Ärztekammer abgesehen, generell nur bei Ehepaaren durchgeführt werden dürfen. Von den meisten Paaren wird diese Frage bereitwillig akzeptiert, der Wahrheitsgehalt der Antwort ist allerdings nur durch die Vorlage der Heiratsurkunde überprüfbar.

4.5 Vorbehandlung

Von zentraler Bedeutung ist die Frage nach *Art und Umfang bereits durchgeführter Kinderwunschbehandlungen,* einschließlich der Voruntersuchungen, Zahl und Verläufe stimulierter Zyklen, dem Eintritt einer Schwangerschaft und dem Auftreten von Komplikationen (z.B. ovarielle Überstimulation). Die Vorbehandlung hat einen wesentlichen Einfluß auf die Indikationsstellung, da Maßnahmen der Fortpflanzungsmedizin nur in beschränkter Zahl zum Leistungskatalog gesetzlicher Krankenkassen gehören und andererseits die Schwangerschaftsrate einer bestimmten Maßnahme mit der Zahl der bereits durchgeführten Zyklen gleicher Art kontinuierlich abnimmt. Als Richtschnur kann gelten, daß eine therapeutische Strategie, in Abhängigkeit von den zur Verfügung stehenden Alternativen, nur für etwa 3 bis 6 Zyklen beibehalten werden sollte. Auch für die Wahl der optimalen Dosis an zugeführtem Gonadotropin und des Stimulationsprotokolls ist es häufig von Vorteil, Details der bisher durchgeführten Behandlungszyklen zu kennen, wie z.B. verwendete Medikamente, Zugabe von Agonisten oder Antagonisten des GnRH, Serumspiegel von Östradiol und Zahl und Größe der Follikel unter Stimulation, Stimulationsdauer und Ampullenverbrauch. Ferner können für die Wahl der Fertilisationsmethode (Insemination, IVF, ICSI) Informationen über früher durchgeführte Ejakulatanalysen, Spermienaufbereitungen und Laborprotokolle über extrakorporale Befruchtung hilfreich sein.

Es gibt übrigens durchaus Frauen, die in dem Wissen, daß die Kostenübernahme der Krankenkasse z.B. bei der IVF auf vier Versuche beschränkt ist, aus menschlich nachvollziehbaren Gründen beim Aufsuchen eines Zentrums bewußt die Tatsache verschweigen, daß bereits anderenorts derartige Zyklen durchgeführt wurden. Nach dem derzeitigen Stand könnte eine solche bewußte Irreführung der Ärzte des neu in Anspruch genommenen reproduktionsmedizinischen Zentrums nur durch eine Nachfrage bei der Krankenkasse aufgedeckt werden. Um Doppeluntersuchungen bei kostspieligen oder invasiven diagnostischen Maßnahmen (z.B. Tubenprüfung, serologische Untersuchungen, Hormonanalyse, Karyotypisierung) zu vermeiden, empfiehlt es sich, Unterlagen bei den vorbehandelnden Ärzten anzufordern.

Literatur

Angood C, Duckitt K, Templeton AA. Smoking and female infertility. A systematic review and meta-analysis. Hum Reprod 1998; 13: 1532– 9.

Bougain A, Isnard V, Gillet JY. Obesity in obstetrics and gynecology. Eur J Obstet Gynecol Reprod Biol 1998; 77: 217–28.

Clark AM, Ledger W, Galletly C, Tomlinson L, Blaney F, Wang X, Norman RJ. Weight loss results in significant improvement in pregnancy and ovulation rates in anovulatory obese women. Hum Reprod 1995; 10: 2705–12.

Clausen I. Conservative versus radical surgery for tubal pregnancy. A review. Acta Obstet Gynecol Scand 1996; 75: 8–12.

Duru NK, Atay V, Ergun A, Pabuccu R, Dilek S, Aydin BA, Tobac G. Incidence of recurrent ectopic pregnancy in relation to operative technique. Gynaecol Endosc 1997; 6: 169–72.

Fernandez H, Marchal L, Vincent Y. Fertility after radical surgery for tubal pregnancy. Fertil Steril 1998; 70: 680–6.

Keckstein J, Ulrich U, Sasse V, Roth A, Karageorgieva E. Reduction of postoperative adhesion formation after laparoscopic cystectomy. Hum Reprod 1996; 11: 579–82.

Kemeter P, Fiegl J. Das psychosomatisch orientierte Gespräch im Rahmen der Sterilitätsbehandlung-Eine Quantifizierung der Gesprächsschwerpunkte und der therapeutischen Strategien. J Fertil Reprod 1999; 9: 23–31.

Lehmann-Willenbrock E, Mecke H, Riedel HH. Sequelae of appendectomy, with special reference to intra-abdominal adhesions, chronic abdominal pain, and infertility. Gynecol Obstet Invest 1990; 29: 241–5.

Rock CL, Gorenflo DW, Drenowski A, Demitrack MA. Nutritional characteristics, eating pathology, and hormonal status in young women. Am J Clin Nutr 1996; 64: 566–71.

Skjeldestad FE, Hadgu A, Eriksson N. Epidemiology of repeat ectopic pregnancy: a population-based prospective cohort study. Obstet Gynecol 1998; 91: 129–35.

Somkuti SG. Environmental and behavioral factors associated with decreased female fertility. Infertil Reprod Med Clin North Am 1995; 6: 77–93.

Stoleru S, Teglas JP, Spira A, Magnin F, Fermanian J. Psychological characteristics of infertile patients: discriminating etiological factors from reactive changes. J Psychosom Obstet Gynecol 1996; 172: 103–18.

Sudik R, Husch K, Steller J, Daume E. Fertility and pregnancy outcome after myomectomy in sterility patients. Eur J Obstet Gynecol Reprod Biol 1996; 65: 209–14.

5 Diagnostik bei Frau und Mann

5.1 Diagnostik bei der Frau

Vor jeder reproduktionsmedizinischen Maßnahme ist eine Untersuchung der Frau obligat. Entsprechend der Häufigkeit der unterschiedlichen Sterilitätsfaktoren konzentriert sich diese auf die Untersuchung des Zyklusgeschehens und die Abklärung der Durchgängigkeit und Funktionalität der genitalen Wege. Andere Sterilitätsfaktoren, etwa auf der Ebene des Uterus, der Zervix oder der Vagina oder extragenitale Störungen sind zahlenmäßig von untergeordneter Bedeutung und stehen daher nicht am Anfang des diagnostischen Prozesses.

5.1.1 Zeitpunkt und Dauer

Die Schnelligkeit, mit der eine Diagnostik durchgeführt wird, hängt von der Dauer der Kinderlosigkeit, vom Alter der Frau, von den Resultaten der bereits durchgeführten Untersuchungen und von den Vorstellungen und Wünschen des Paares ab. Es ist sicherlich möglich, eine komplette Abklärung einschließlich Tubenprüfung in ein bis zwei Zyklen abzuschließen. Andererseits kann es bei jungen Paaren mit relativ kurzer Dauer der Kinderlosigkeit oder mit ambivalenter Haltung gegenüber invasiven therapeutischen Strategien sinnvoll sein, die Diagnostik auf mehrere Zyklen zu verteilen. Hier besteht andererseits die Gefahr, durch eine Intensivierung und zeitliche Ausdehnung diagnostischer Prozeduren bereits Frustrationen auszulösen,

bevor mit einer Therapie begonnen wird. Es empfiehlt sich daher, bereits im Rahmen des Erstgesprächs einen zeitlichen Rahmen für Untersuchungen festzulegen und diesen auch einzuhalten.

5.1.2 Abklärung des inneren Genitale

Obligat ist eine routinemäßige gynäkologische Untersuchung mit Entnahme der *Portiozytologie* und orientierender vaginaler Sonographie mit der Anomalien des Uterus (Doppelbildungen, Septum, Myome, Adenomyosis), der Tuben (Hydrosalpinx) und der Ovarien (Teratome, Zystadenome, Funktionsgebilde) ausgeschlossen werden sollen. Bei bis zu 5 % der Frauen in einem Kinderwunschkollektiv ist mit dem Vorhandensein einer zervikalen intraepithelialen Neoplasie (CIN) zu rechnen, die zwar kausal nicht für die Kinderlosigkeit verantwortlich ist, jedoch durch Biopsie histologisch gesichert werden sollte. Bei leichten Formen ist ein abwartendes Management unter regelmäßigen zytologischen und kolposkopischen Kontrollen in der begründeten Hoffnung auf ein spontanes Verschwinden zu vertreten. Obwohl auch bei den schweren Ausprägungen und sogar beim Carcinoma in situ der Portio noch die Möglichkeit der Rückbildung besteht, ist in diesen Fällen doch eine Exzision, entweder als „large loop excision of the transformation zone" (LLETZ) oder als Messerkonisation, indiziert.

5.1.3 Beurteilung des Zyklus

Bei der Beurteilung des *Zyklusgeschehens* interessiert neben der Frage, ob überhaupt Ovulationen stattfinden auch das Aufspüren von Zyklusdefekten (Follikelreifungsstörung, Corpus-luteum-Insuffizienz, luteinisierter unrupturierter Follikel). Neben der Beachtung des Regeltempos sollte auf eine gut geführte Basaltemperaturkurve (BTK) über mindestens drei, maximal sechs Monate, aus der die Länge der Follikel- und Lutealphase und der Zeitpunkt der Ovulation gut ablesbar sind, besonderer Wert gelegt werden. Die Aussagekraft der BTK wird limitiert durch Probleme bei der Interpretation (z.B. treppenförmiger Anstieg) und Fehlerquellen (z.B. Fieber, Tätigkeit im Schichtdienst). Darüber hinaus eignen sich für den Nachweis der Ovulation serielle *LH-Urinteste*, die den präovulatorischen LH-Gipfel im spontanen oder clomiphenstimulierten Zyklus nachweisen (Tab. 5-1). Die Urinmessung beginnt einige Tage vor der vermuteten Zyklusmitte und kann beim Nachweis eines eindeutigen LH-Anstiegs beendet werden, da die LH-Konzentration im Serum und Urin periovulatorisch einige Tage erhöht bleibt. Solche Urinteste sind z.B. als Ovuquick (R) oder Clearplan (R) im Handel. Die Ovulation ist dann etwa 36–38 Stunden nach dem Beginn und etwa 20 Stunden nach dem Gipfel des LH-Anstiegs zu erwarten. Die wohl am meisten praktizierte Art des Monitorings besteht in täglichen LH-Messungen, wodurch allerdings nicht die Tages-

zeit der Ovulation festgelegt werden kann. Diese zeitlichen Zusammenhänge sind von Wichtigkeit bei der Terminierung von Inseminationen, bei der extrakorporalen Befruchtung im spontanen oder clomiphenstimulierten Zyklus oder bei der Verwendung des Spontanzyklus zum Transfer kryokonservierter Pronukleusstadien (Kryotransfer). In der Praxis ist mit den LH-Urintesten in den meisten Fällen – aber nicht immer – eine sichere Vorhersage der Ovulation möglich. Fehler bei der Interpretation der Teststreifen können auf Schwankungen in der Konzentrierung des Urins, auf bereits basal erhöhte LH-Spiegel oder auf Zyklusdefekten mit nur schwachem präovulatorischem LH-Gipfel beruhen. Bei stark wechselndem Tag der Ovulation oder bei Spätovulationen sind die LH-Urinteste zur Vorhersage wenig und nur in Kombination mit anderen Methoden geeignet.

Zum prospektiven Monitoring der Ovulation eignet sich ferner hervorragend die *vaginale Sonographie*, in der nicht nur ein präovulatorischer Follikel (Größe 18–20 mm), sondern auch ein aufgebautes Endometrium (Dicke > 10 mm) mit entsprechenden sonographischen Kriterien dargestellt werden können. Die stattgefundene Ovulation ist dann am Nachweis wenig freier Flüssigkeit, dem Verschwinden des Follikels und einige Tage später am Erscheinen eines Corpus luteum erkennbar. Kurz vor der Ovulation sind sogar die entsprechenden Veränderungen an der Follikelwand für das geübte Auge sonographisch sichtbar. Das sonographische Monitoring beginnt üblicherweise einige Tage vor dem frühesten Ovulationstermin in der BTK, in der Regel nicht vor dem 10. Zyklustag, und wird in Abhängigkeit von den Befunden alle zwei bis drei Tage wiederholt. Unter Clomiphenbehandlung ist das Endometrium üblicherweise dünner als im Spontanzyklus, die Follikelgröße kann, als Ausdruck der gesteigerten LH-Ausschüttung in der Follikelphase, bis zu 24 mm erreichen. Auch die *Bestimmung des Zervikalscore (nach Insler)* eignet sich zur Bestimmung der Zyklusphase. Allerdings ist

Tab. 5-1 Empfehlungen zur Zyklusdiagnostik.

- Führen einer Basaltemperaturkurve über mindestens drei Monate
- Monitoring des präovulatorischen Gipfels von LH über LH-Urinteste
- sonographisches Monitoring (Follikelgröße, Endometriumdicke, freie Flüssigkeit)
- Zervikalscore (Muttermundsweite, Menge des Zervikalschleims, Spinnbarkeit, Farnkraut)
- Bestimmung von Progesteron in der Lutealphase

der Zervikalscore (Menge des Zervikalschleims, Weite des Muttermunds, Spinnbarkeit, Farnkraut) zu ungenau, um den Tag der Ovulation präzise vorhersagen zu können. Ein hoher Score ist lediglich Ausdruck der peripheren Wirkung hoher Serumspiegel von Östradiol, wie sie üblicherweise in der späten Follikelphase kurz vor der Ovulation auftreten, so daß es auch in einem anovulatorischen Zyklus mit relativ hohen Östrogenkonzentrationen, bei Follikelpersistenz oder unter exogener Östrogenzufuhr zu einem positiven Ausfall des Zervikalscores kommen kann. Unter Therapie mit Clomiphen oder anderen Antiöstrogenen wird die zervikale Schleimproduktion üblicherweise abgeschwächt. Die Bestimmung der Vaginalzytologie zur Zyklusdiagnostik hat heute nur noch historische Bedeutung. Ein vollständiges *Zyklusmonitoring* besteht aus mehrfacher vaginaler Sonographie (Follikelgröße, Endometriumdicke und -struktur), Zervikalscore und Hormonbestimmungen (Östradiol, LH, Progesteron, evtl. FSH), ergänzt durch mehrmalige Messung von Progesteron während der mittleren und späten Lutealphase. Es stellt wohl die umfassendste Beschreibung des Zyklusgeschehens dar, wird aber aufgrund des enormen zeitlichen und labortechnischen Aufwands nur selten durchgeführt. Aufgrund der pulsatilen Freisetzung von Progesteron aus dem Corpus luteum mit mehr als 10fachen Variationen ist eine einmalige Bestimmung von Progesteron zur Charakterisierung der Lutealphase nur wenig geeignet. Die histologische Diagnose des sogenannten Lutealdefektes in Form einer verspäteten (> 2 Tage) sekretorischen Umwandlung des Endometriums, gemessen an der chronologischen Zyklusphase, besitzt eine diagnostische Genauigkeit von allenfalls 35 %, so daß die routinemäßige Durchführung einer Endometriumbiopsie bei der Abklärung des sterilen Paares nicht empfohlen werden kann. Der Wert einer solch aufwendigen Zyklusdiagnostik wird auch durch die Beobachtung relativiert, daß bei vielen Frauen hinsichtlich des Tages der Ovulation, der Höhe der präovulatorischen Spiegel von Östradiol, der Dauer der hyperthermen Phase und der mittlutealen Spiegel von Progesteron eine erhebliche Variabilität von Zyklus zu Zyklus besteht, so daß die über die Dynamik eines Zyklus gewonnenen Erkenntnisse nur mit großen Einschränkungen auf spätere Zyklen übertragbar sind.

5.1.4 Basale Hormonanalyse

Die Durchführung einer *basalen Hormonanalyse* ist nicht generell vor der Einleitung reproduktionsmedinischer Behandlungen indiziert, sondern nur bei bestimmten anamnestischen oder klinischen Konstellationen. Allenfalls findet sich noch für das generelle Screening des basalen TSH und von Prolaktin eine gewisse Rechtfertigung. Ein normales basales *TSH* schließt sowohl eine latente als auch eine manifeste Hypothyreose aus. Zwar dürfte die Häufigkeit einer unkorrigierten Hypothyreose bei Frauen mit Kinderwunsch nur wenige Prozent betragen, jedoch geht sie häufig mit Hyperprolaktinämie und Zyklusstörungen einher, kann sich in der Schwangerschaft verschlechtern und ist zudem durch Substitution leicht korrigierbar. Da bis zu 20 % der Frauen mit Zyklusdefekten und ein etwa ebenso hoher Prozentsatz von Frauen mit Kinderwunsch eine Hyperprolaktinämie aufweisen, ist bei Frauen mit Kinderwunsch eine generelle Bestimmung des basalen *Prolaktins* vor Einleitung einer Zyklusstimulation zu vertreten. Beim Nachweis einer hyperprolaktinämischen Funktionsstörung der Ovarien kann durch Medikation mit Prolaktinhemmern (Bromocriptin, Metergolin, Cabergolin, Quinagolid) der ovulatorische Zyklus in der Regel wiederhergestellt werden, so daß sich, wenn keine zusätzlichen Steriliätsfaktoren vorliegen, die Einleitung reproduktionsmedizinischer Maßnahmen erübrigt. Andererseits ist zu bedenken, daß eine Ovarstimulation mit Gonadotropinen (hMG oder FSH) auch bei exzessiv erhöhten Prolaktinwerten und sogar beim Vorliegen eines Prolaktinoms mit gutem Erfolg durchführbar ist. Entschließt man sich zu einer Gonadotropinstimulation bei gleichzeitigem Bestehen einer hyperprolaktinämischen Zyklusstörung, so wird die Qualität des stimulierten Zyklus durch die Zugabe eines Prolaktinhemmers nicht verbessert, so daß die Medikation während eines Stimulationszyklus entfallen kann. Im Gegenteil, es gibt sogar Hinweise, daß hohe Prolaktinspiegel, wie sie etwa nach Absetzen eines Prolaktinhemmers auftreten, für die Zahl der Embryonen und die Schwangerschaftsrate nach IVF von Vorteil sind.

Im übrigen erscheint es nach Abwägung des Aufwandes und des therapeutischen Nutzens empfehlenswert, eine endokrinologische Abklärung auf bestimmte Indikationen zu beschränken, wie z.B. Zyklusdefekte, Androgenisierung, polyzystische Ovarien, Störungen der Nebenniere und der Schilddrüse, Verdacht auf vorzeitige (vor dem 35. Lebensjahr) oder frühzeitige (vor dem 40. Lebensjahr) Ovarialinsuffizienz (Menopause) sowie Über- oder Untergewicht. Hierbei sind auch anamnestische Hinweise (frühere Adnexeingriffe mit Verlust von Ovargewebe, Anorexie oder Bulimie, Voroperationen an Schilddrüse oder Hypophyse, Bestrahlung und Zytostase) und die Einnahme von Medikamenten und Hormonen zu beachten (Tab. 5-2).

Der *Umfang der Hormonanalyse* bei diesen Indikationen sollte zumindest aus der Bestimmung der Gonadotropine, von Prolaktin, TSH, mehrerer Androgene sowie von Östradiol und Progesteron bestehen. Die Bestimmung von *FSH und LH* ist erforderlich zur Klassifizierung der Amenorrhö nach der Stadieneinteilung der WHO (normo-, hypo- oder hypergonadotrop), für den Nachweis oder Ausschluß eines vorzeitigen Klimateriums und einer Hypersekretion von LH, die ohne oder in Kombination mit dem Syndrom der polyzystischen Ovarien vorkommen kann. Der Quotient LH/FSH ist beim Syndrom der polyzystischen Ovarien erhöht, jedoch wird die Interpretation dadurch erschwert, daß der Normalbereich des Quotienten nicht eindeutig

festgelegt ist (Werte > 2 sind eindeutig erhöht). Die Messung von *Prolaktin* erlaubt die Diagnose oder den Ausschluß eines Prolaktinoms, das erst bei Serumspiegeln über 50 ng/ml anzunehmen ist, und der funktionellen Hyperprolaktinämie. Bei der Androgenbestimmung empfiehlt sich zumindest die Messung des gesamten Testosterons (T), das überwiegend ovariellen Ursprungs ist und beim Syndrom der polyzystischen Ovarien, der Hyperthekose und androgenproduzierenden Ovarialtumoren erhöht ist, sowie von DHEA-S, das fast ausschließlich in der Nebennierenrinde gebildet wird und bei funktioneller Hyperplasie, aber auch bei Adenomen und Karzinomen in stark erhöhter Konzentration vorliegt. Darüber hinaus kann der Androgenvorläufer Androstendion (A), der aus den Ovarien, der Nebennierenrinde und dem Fettgewebe stammt, bestimmt werden. Aus den genannten drei Substanzen kann der Ursprungsort des Androgenüberschusses abgeschätzt werden. Anstelle des gesamten Testosteron (T) kann auch dessen nicht proteingebundener Anteil, das freie Testosteron (fT), als direkter Parameter für die *Androgenaktivität*, gemessen werden. Die Serumspiegel von fT sind zwar positiv mit denen von T korreliert, aber fT wird auch bei Adipositas erhöht ge-

Tab. 5-2 Indikationen für basale Hormonanalysen.

- Oligomenorrhö (Regeltempo > 42 Tage), Amenorrhö (Regeltempo > 90 Tage)
- Polymenorrhö (Regeltempo < 21 Tage), Zyklusdefekte
- Androgenisierung (Hirsutismus, Akne, Alopezie, Klitorishypertrophie)
- sonographischer Nachweis polyzystischer Ovarien (Anordnung kleiner Zysten von 6–8 mm Größe entweder verstreut oder kranzförmig unter der Tunica albuginea, gesteigertes Volumen des ovariellen Stromas)
- Störungen der Nebenniere, Schilddrüse, Hypophyse
- Verdacht auf vorzeitige oder frühzeitige Ovarialinsuffizienz oder Menopause
- Über- oder Untergewicht

funden. Eine gleichzeitige Messung von T und fT dürfte, von wissenschaftlichen Fragestellungen abgesehen, entbehrlich sein, ebenso die routinemäßige Messung des Trägerproteins SHBG, das generell bei Adipositas und bei Hyperthyreose erniedrigt ist, und die Berechnung des „freien Androgen-Index" (FAI) als Quotient T/SHBG, für den zudem in der Literatur unterschiedliche Normalbereiche angegeben werden.

Mehrere Aspekte sprechen für die routinemäßige Messung von *17-Hydroxyprogesteron* zum Ausschluß eines (homozygoten) klassischen oder nichtklassischen 21-Hydroxylasedefekts, die häufigste Form eines adrenogenitalen Syndroms (AGS), bei Frauen mit Androgenisierung. Zum einen ist bei Frauen mit homozygoten Enzymdefekten im Sinne eines AGS eine langfristige Substitution mit Hydrocortison indiziert, durch die die Androgenisierung therapeutisch angehbar ist, die aber auch die Zyklusdefekte bessert, so daß unter sachgerechter Substitution auf reproduktionsmedizinische Maßnahmen verzichtet werden kann. Zum anderen besteht, wenn auch der Partner heterozygoter Merkmalsträger ist, ein fetales Risiko hinsichtlich eines angeborenen AGS. Durch die Bestimmung des basalen 17-Hydroxyprogesteron können die anderen Formen des AGS (11β-Hydroxylasedefekt, 3β-Hydroxysteroiddehydrogenasedefekt) nicht und die häufigen heterozygoten Merkmalsträger des 21-Hydroxylasedefekts nur eingeschränkt erfaßt werden. Im übrigen ist selbst beim Nachweis eines heterozygoten 21-Hydroxylasedefekts eine Substitution (Hydrocortison oder Dexamethason) nicht zwingend erforderlich, eine Langzeittherapie mit Glukokortikoiden an der Cushing-Schwellendosis ist überdies mit dem Risiko von Nebenwirkungen behaftet.

Darüber hinaus empfiehlt sich bei der Hormonanalyse grundsätzlich die Messung von Östradiol und Progesteron, um einen Hinweis auf den ovariellen Funktionszustand zu haben, aber auch zur Charakterisierung der Zyklusphase, in der die Bestimmung erfolgte (s. S.

28). Weiterführende endokrinologische Analysen, wie etwa die Messung von Cortisol oder Wachstumshormon, sind speziellen Indikationen vorbehalten, so daß diese Parameter nicht in das Hormonscreening vor reproduktionsmedizinischen Behandlungen einbezogen werden sollten. Auch die zahlreichen, in der Literatur beschriebenen, *Stimulations- und Suppressionsteste*, sollten nur bei besonderer Fragestellung durchgeführt werden (Tab. 5-3). Bei der Wahl des *Zeitpunkts* und der *Umstände* für die Hormonuntersuchungen ist die Abhängigkeit vieler Parameter von der *Zyklusphase* und der *Tageszeit* zu bedenken (Tab. 5-4). Die Konzentrationen von FSH und LH weisen periovulatorische Gipfel auf, die Konzentration von Testosteron ist ebenfalls zur Zeit der Ovulation höher als während der Follikel- oder Lutealphase, und die Spiegel von Prolaktin sind in der Lutealphase physiologischerweise höher als in der Follikelphase. Die ausgeprägten Zyklusabhängigkeiten der Konzentrationen von Östradiol und Progesteron sind bekannt, die Progesteronsekretion beginnt bereits etwa 24–36 Stunden vor der Ovulation mit dem präovulatorischen LH-Anstieg. DHEA-S weist ebenfalls deutliche zyklische, aber geringe tageszeitliche Veränderungen auf. 17-Hydroxyprogesteron ist periovulatorisch und in der Lutealphase gegenüber der Follikelphase erhöht, ferner unterliegt es einer ausgeprägten zirkadianen Rhythmik (Werte morgens höher als abends), so daß die Blutentnahme morgens erfolgen sollte. Auch die Spiegel von Testosteron und von Androstendion unterliegen tageszeitlichen Schwankungen, wobei morgens die Werte um etwa 20 % höher liegen als abends. Diese Tagesschwankungen können durchaus bei Spiegeln im Grenzbereich die Interpretation beeinflussen, so daß Blutentnahmen möglichst immer zur gleichen Zeit erfolgen sollten. Die Konzentration von Prolaktin steigt im Schlaf an, so daß die Blutentnahme nicht vor 8:00 Uhr morgens und nicht nach 18:00 Uhr abends durchgeführt werden sollte. Die Palpation der Mammae resultiert in einer erhöhten Prolak-

Tab. 5-3   Stimulations- und Suppressionsteste zur weiterführenden endokrinologischen Diagnostik.

Test	Bewertung
17-Hydroxyprogesteron und Cortisol vor und 60 Minuten nach ACTH-Gabe	laborchemisches Korrelat des heterozygoten AGS, ohne Relevanz für die Fertilität
Prolaktin vor und 30 Minuten nach TRH-Gabe oder Metoclopramid	Diagnose der sog. latenten Hyperprolaktinämie, ohne therapeutische Relevanz
LH vor und 30 Minuten nach LHRH-Gabe	Überprüfung der Gonadotropinreserve, stimulierter und basaler Wert proportional
TSH vor und 30 Minuten nach TRH-Gabe	Diagnose der latenten Hypothyreose, bei Frauen mit Kinderwunsch selten
Kortisol vor und am Morgen nach Gabe von 1–2 mg DEX	Diagnose des Cushing-Syndroms (internistischer Endokrinologe)
Androgensuppression vor und nach Gabe von 0,5 mg DEX abends über mehrere Tage	Supprimierbarkeit erhöhter Serumandrogene durch Dexamethason

Tab. 5-4   Tageszeitliche und zyklusabhängige Schwankungen endokriner Meßgrößen.

Parameter	Schwankungen
FSH, LH	zyklische Dynamik, periovulatorische Gipfel
Prolaktin	im Schlaf erhöht, in der Lutealphase höher als in der Follikelphase, streßabhängig
Testosteron	morgens höher als abends, periovulatorisch erhöht, streßabhängig
Androstendion	morgens höher als abends
DHEA-S	zyklische Dynamik, streßabhängig
17-Hydroxyprogesteron	morgens höher als abends, periovulatorisch und in der Lutealphase erhöht, streßabhängig

tinsekretion. Streß im weitesten Sinne kann die Konzentrationen von Prolaktin, Testosteron, DHEA-S und 17-Hydroxyprogesteron erhöhen. Ferner sind Nüchternheit und zeitlicher Abstand zur letzten Mahlzeit zum Zeitpunkt der Blutentnahme von Interesse, zum Beispiel bei der Bestimmung von Prolaktin. Aus all diesen Einflußgrößen ergibt sich die Forderung, zur verbesserten Interpretierbarkeit der Werte, die Blutentnahmen für Hormonbestimmungen möglichst unter standardisierten Bedingungen hinsichtlich Zyklusphase, Tageszeit, Nüchternheit und Ausschluß von Stressoren vorzunehmen, z.B. morgens nüchtern in der Follikelphase. Nach Absetzen eines hormonellen Kontrazeptivums sollte ein Abstand von einigen Wochen bis zur Blutentnahme eingehalten werden. Beim Vorliegen einer Amenorrhö sollte keine Blutung induziert werden, da durch die üblicherweise verwendeten Östrogen-Gestagen-Gemische eine Suppression der gonadotropen Achse und der ovariellen Androgenproduktion eintreten kann.

Die praktische *Relevanz* der Hormonbestimmungen für Auswahl und Durchführung einer reproduktionsmedizinischen Behandlung hat mehrere Aspekte. Zum einen können Störungen identifiziert werden, die mit geringerem Aufwand und Risiko ausgeglichen werden können als mit einer Zyklusstimulation, so daß therapeutische Alternativen zur Verfügung stehen. Zum anderen erlauben die Resultate eine gewisse Vorhersage auf die ovarielle Antwort bei der Zyklusstimulation (schlechtes ovarielles Ansprechen bei erhöhtem FSH und LH, überschießende ovarielle Antwort und hohes Risiko der Überstimulation bei erhöhtem T). Schließlich haben die Resultate Bedeutung für die Wahl der Medikamente der Ovarstimulation (hMG-Zyklus bei hypogonadotroper Amenorrhö, FSH-Therapie bei Hypersekretion von LH, Verzicht auf GnRH-Agonisten oder -Antagonisten bei hypogonadotroper Amenorrhö).

5.1.5 Screening auf genitale Infektionen

Generell empfiehlt sich ein Screening der Frau auf *Chlamydia trachomatis* vor der Aufnahme in ein IVF-Programm oder vor anderen reproduktionsmedizinischen Verfahren. Bei Frauen mit tubarer Sterilität ist in mehr als der Hälfte, in manchen Studien sogar mehr als 70 % der Fälle mit positiven Titern (1 : 16 oder höher) von Antikörpern gegen C. trachomatis im Serum zu rechnen (Tab. 5-5). Damit ist die *Prävalenz positiver Antikörperbefunde* bei tubarer Sterilität eindeutig erhöht gegenüber fertilen Frauen. Da positive Titer von Antikörpern gegen C. trachomatis auch aus einer

lange zurückliegenden und ausreichend behandelten Infektion stammen können und keineswegs für die aktive Besiedelung des Genitaltraktes beweisend sind, bedeutet ein positiver Antikörpernachweis zunächst nicht unbedingt eine Verschlechterung der Prognose bezüglich des Eintritts einer Schwangerschaft nach IVF. Dennoch sollten alle Frauen mit erhöhten Titern und auch deren Partner sicherheitshalber vor einer Aufnahme in das IVF-Programm antibiotisch behandelt werden (z.B. Doxycyclin 200 mg oral über 10 Tage, alternativ auch Erythromycin). Manche Zentren empfehlen sogar eine generelle antibiotische Vorbehandlung aller Frauen, die aus tubarer Indikation in ein IVF-Programm aufgenommen werden sollen und begründen diese prophylaktische antibiotische Therapie mit der hohen Prävalenz positiver Antikörperbefunde. Allerdings sind sowohl bei der serologischen Diagnostik als auch beim direkten Nachweis von C. trachomatis durch kommerziell erhältliche Kits die Unterschiede hinsichtlich der Sensitivität und Spezifität zwischen den einzelnen Herstellern zu beachten. Bei Frauen mit tubarer Sterilität ist bei 6 bis 14 % mit einer *akuten Besiedelung* der Zervix und/oder des oberen Genitaltrakts durch C. trachomatis zu rechnen, die durch Direktnachweis (Immunfluoreszenztest) oder durch die höchst sensitive PCR gesichert werden kann. In Abhängigkeit vom untersuchten Kollektiv schwanken die Angaben für die diagnostische Sensitivität der Direktnachweise zwischen 60 und 100 % bei einer Spezifität von 80–90 %.

Tab. 5-5 Unterschiedliche Relevanz der akuten Besiedelung und der überstandenen Infektion durch Chlamydien.

	akute Besiedelung	überstandene Infektion
serologische Tests	hochtitrig positiv (IgG, auch IgM)	positiv („Seronarbe")
Prävalenz bei tubarer Sterilität	6–14 %	> 50 %
Effekt auf die Schwangerschaftsrate nach IVF	ungünstig	kein Effekt
antibiotische Behandlung (Partnerbehandlung)	notwendig	fraglicher Nutzen

Neuerdings steht auch der sehr empfindliche Nachweis aus dem Urin über LCR zur Verfügung. Bei positivem Nachweis einer Besiedelung der Zervix und/oder des oberen Genitaltraktes mit C. trachomatis ist eine deutliche Verschlechterung der Schwangerschaftsrate nach IVF bei gleichzeitig erhöhter Abortrate zu erwarten, so daß in diesen Fällen das Paar *antibiotisch behandelt* und die Aufnahme in das IVF-Programm solange zurückgestellt werden sollte, bis der Erfolg der antibiotischen Therapie durch ein negatives Resultat der Chlamydiendiagnostik überprüft worden ist.

Ein zervikaler Befall mit *Ureaplasma urealyticum* wurde bei rund 15 % der Frauen in einem IVF-Programm nachgewiesen. Ein Screening bei sterilen Frauen wird jedoch nicht empfohlen, da die kausale Rolle des Erregers an der Kinderlosigkeit nicht erwiesen ist. Für die generelle Durchführung einer mikrobiologischen Diagnostik der Zervix vor einer extrakorporalen Befruchtung gibt es keine Indikation, da die von dort regelhaft nachweisbaren Keime der Scheidenflora den Erfolg des Embryotransfers nicht beeinträchtigen. Die *Gonorrhö* als Ursache einer Adnexentzündung mit Tubenverschluß ist ein hoch fieberhaftes Krankheitsbild, das jedoch in Mitteleuropa, anders als in den Entwicklungsländern, selten geworden ist. Ein generelles Screening auf Gonokokken von der Zervix bei asymptomatischen Frauen vor der Aufnahme in ein IVF-Programm kann daher nicht empfohlen werden.

5.1.6 Untersuchung des Cavum uteri

Die Häufigkeit *intrauteriner Anomalien* (Synechien, Polypen, Hyperplasie, Myome) bei Frauen dürfte zwischen 11 und 18 % betragen, wobei nur ein Teil der beschriebenen Befunde einen nachweisbaren negativen Effekt auf die Konzeptionsrate hat. Eine Abklärung des Ca-

vum uteri vor der Einleitung reproduktionsmedizinischer Maßnahmen ist daher sinnvoll. Für diese Diagnostik stehen verschiedene Methoden zur Verfügung (Tab. 5-6).

Nach wie vor gilt die diagnostische *Hysteroskopie* in dieser Hinsicht als der „gold standard", da sie im Vergleich zu den anderen Verfahren die höchste diagnostische Präzision aufweist. Von einigen Ärzten wurde empfohlen, zumindest nach zwei erfolglosen Zyklen einer IVF mit Transfer von Embryonen guter Qualität, eine hysteroskopische Diagnostik durchzuführen. Andere gehen sogar noch weiter und raten prinzipiell zur Durchführung einer diagnostischen Hysteroskopie vor der Aufnahme in das IVF-Programm. Die Hysteroskopie ist ambulant und in vielen Fällen in Lokalanästhesie oder Parazervikalblock durchführbar. Nachteilig ist die Invasivität des Eingriffs und der, besonders bei der Videohysteroskopie, hohe apparative Aufwand. Zur Beseitigung intrauteriner Befunde (Abtragung von Polypen oder submuköser Myome, Lösen von Synechien) kann in der gleichen Sitzung eine operative Hysteroskopie mit Distension durch Flüssigkeit angeschlossen werden. Zur Diagnose intrauteriner Adhäsionen (Synechien), die häufig auf vorangegangene Aborte mit Kürettage zurückzuführen sind, ist die Hysteroskopie die Methode der Wahl. Weitere diagnostische Verfahren, die jedoch nicht therapeutisch genutzt werden können, sind die Hysterosalpingographie, die Hysterokontrastsonographie und – mit gewissen Einschränkungen – die vaginale Sonographie.

Die *Hysterokontrastsonographie* zur Darstellung des Cavum uteri alleine oder in Kombi-

Tab. 5-6 Möglichkeiten der Abklärung des Cavum uteri.

- vaginale Sonographie (zweidimensional, dreidimensional)
- Hysterosalpingokontrastsonographie (HSKS)
- Hysterosalpingographie (HSG)
- Hysteroskopie

nation mit der sonographischen Tubenprüfung (Hysterosalpingokontrastsonographie, HSKS) hat in den letzten Jahren eine hohe Popularität erlangt. Dabei werden nach Anlage eines Portioadaptors, der das Zurücklaufen des Kontrastmittels verhindert, wenige ml einer im Sonogramm kontrastgebenden Flüssigkeit in das Cavum injiziert. Bewährt hat sich die Verwendung von Echovist (R) 200 als Kontrastmittel. Die Methode besitzt eine hohe Sensitivität, von den hysteroskopisch erkannten intrauterinen Befunden können etwa 90 % mit der HSKS nachvollzogen werden. Das Verfahren ist ambulant, ohne Dilatation der Zervix und entweder ohne Analgesie oder nach leichter Sedierung durchführbar. Der technische und apparative Aufwand und die Kosten sind erheblich geringer als bei der Hysteroskopie. Allerdings ist die korrekte Befundung der endosonographischen Bilder in hohem Maß von der Erfahrung des Untersuchers abhängig.

Die diagnostische Präzision der *Hysterosalpingographie* (HSG) bei der korrekten Erfassung intrauteriner Anomalien ist deutlich niedriger als die der Hysteroskopie und der HSKS, da hier das mit wasserlöslichem Röntgenkontrastmittel gefüllte Cavum uteri nur in einer Ebene durchleuchtet wird. Nur etwa 70 % der hysteroskopisch diagnostizierten Befunde wurden auch von der HSG erfaßt. Bei der HSG ist die Strahlenbelastung für die Ovarien von Nachteil. Die Anwendung der HSG ist in den letzten Jahren stark rückläufig. Sie wurde weitgehend durch die HSKS ersetzt, wozu auch die Tatsache beitragen dürfte, daß die HSG nicht in der gynäkologischen Praxis, sondern nur in einer radiologischen Einrichtung mit der Möglichkeit der Durchleuchtung vorgenommen werden kann.

Die sicherlich einfachste Methode zur Abklärung des Cavum uteri ist die konventionelle *vaginale Sonographie*. Die Sensitivität und diagnostische Genauigkeit der nativen Sonographie in der Hand eines geübten Untersuchers und mit einem modernen hochauflösenden Ultraschallgerät steht der HSKS nicht

viel nach. Seit kurzem steht zudem für die exakte Beschreibung der Ausdehnung intrauteriner Befunde der dreidimensionale Ultraschall zur Verfügung. Bei der konventionellen Sonographie entfällt das mit einem intrauterinen Eingriff immer verbundene Risiko einer aufsteigenden Genitalinfektion und die Schmerzhaftigkeit.

Entgegen den Empfehlungen in der Literatur, grundsätzlich eine Hysteroskopie zur Abklärung intrauteriner Befunde vor dem Beginn reproduktionsmedizinischer Verfahren durchzuführen, erscheint nach Abwägung der Häufigkeit und der Relevanz der zu erwartenden Befunde, des Aufwands und der Risiken auch eine *dem Risikostatus angepaßte Kombination* der oben genannten diagnostischen Verfahren vertretbar. Ohnehin sollen alle Frauen eine vaginale Sonographie als Screeningmethode erhalten, zusätzlich wird zur Tubenprüfung mit gleichzeitiger Darstellung des Cavum uteri großzügig die wenig invasive HSKS eingesetzt. Die Hysteroskopie bleibt dann den Fällen vorbehalten, in denen sonographisch auffällige Befunde weiter überprüft und behoben werden sollen. Ebenfalls ist eine Hysteroskopie indiziert, wenn aufgrund der Vorgeschichte (zwei oder mehrere Aborte oder intrauterine Eingriffe) mit einem hohen Risiko für intrauterine Adhäsionen zu rechnen ist, da diese durch kein anderes diagnostisches Verfahren annähernd sicher erkannt und zudem in gleicher Sitzung auch gelöst werden können.

5.1.7 Interaktion zwischen Spermien und zervikalem Mukus

In etwa 70 bis 90 % der Zentren in Europa wird auch die Durchführung eines *Postkoitaltests* (PCT) in die routinemäßige Abklärung eines kinderlosen Paares einbezogen. Allerdings ist der Test, bei dem ein Tropfen des präovulatorischen Zervikalsekrets 2 bis 12 Stunden nach Verkehr auf das Vorhandensein mobiler Spermien untersucht wird, hinsichtlich der Vorbedingungen und der Trennschärfe zwischen normalen und abnormalen Resultaten *nicht gut standardisiert*. Eine Umfrage ergab erhebliche Unterschiede zwischen den Zentren bezüglich des Zyklustages, an dem der PCT bevorzugt durchgeführt werden sollte, des zeitlichen Intervalls nach dem Koitus und der lichtmikroskopischen Vergrößerung zur Beurteilung (häufig 400fach). Selbst wenn die Paare über das Timing des Tests genau instruiert werden, ist damit zu rechnen, daß etwa die Hälfte der Paare diese Bedingungen (Zyklustag, Intervall nach dem Koitus) nicht einhalten. Auch die Reproduzierbarkeit der erhobenen Resultate durch andere Untersucher und/oder in späteren Zyklen erwies sich als mäßig bis schlecht. Schließlich ist die Frage der *Unterscheidung zwischen normalen und abnormalen Resultaten* strittig. Von vielen Ärzten wurde ein normaler PCT definiert als das Vorhandensein von mindestens 5 bis 7 motilen Spermien pro Gesichtsfeld. Jedoch dürfte die Vorhersagekraft eines abnormalen Tests hinsichtlich des Ausbleibens einer Schwangerschaft am besten sein, wenn weniger als ein motiles Spermium pro Gesichtsfeld gesichtet wird. Angesichts dieser Probleme werden zu Recht Zweifel an der Effektivität und Validität des PCT im Rahmen des Screenings ungewollt kinderloser Paare angemeldet. Hinzu kommt, daß der PCT, der ein Instrument zur Untersuchung des „zervikalen Faktors" und damit der zervikal/immunologisch bedingten Sterilität darstellen soll, in Wirklichkeit *gar nicht zur Beurteilung der Interaktion zwischen Spermien und zervikalem Mukus geeignet* sein dürfte. Tatsächlich korreliert der Ausfall des Tests hinsichtlich der Zahl beweglicher Spermien pro Gesichtsfeld nur mit den andrologischen Parametern (Konzentration und Motilität der Spermien im Ejakulat), seine Vorhersage bezüglich des späteren Eintritts einer Schwangerschaft ist schlecht. Als Instrument zur Untersuchung einer „zervikalen Sterilität", was auch immer man darunter verstehen mag, könnte sich der Test somit nur bei Paaren mit normalen Parametern

in der andrologischen Untersuchung eignen. Schließlich sind auch die weiteren diagnostischen und therapeutischen Konsequenzen, die in den verschiedenen Zentren aus dem pathologischen Ausfall des PCT gezogen werden, nicht einheitlich. Daher ist eine kritische Hinterfragung des PCT durchaus berechtigt, und es ist zu vermuten, daß manchen Paaren ohne die Durchführung des PCT besser geholfen wäre als mit einem zweifelhaften oder pathologischen Ausfall des Tests und den sich daraus ergebenden Konsequenzen (Tab. 5-7).

Antispermienantikörper (ASA) werden nach Exposition gegenüber spermatischen Antigenen im Genitaltrakt der Frau gebildet, gehören meist zur Klasse der IgA und sind gegen eine Vielzahl spermatischer Epitope gerichtet. Lokale ASA im zervikalen Mukus setzen die Motilität der Spermien herab (sog. immobilisierende Antikörper) und behindern die Interaktion zwischen Spermium und Eizelle. Offensichtlich stellen die Antikörper nur bei wenigen Frauen ein tatsächliches, die Fertilität minderndes Problem dar. Auch fertile Frauen bilden ASA, die aber von zugleich produzierten antiidiotypischen Antikörpern weitgehend neutralisiert werden. Der Nachweis von ASA im Serum (indirekter Immunobead-Test, ELISA) ist von fraglicher Relevanz, da aus den Serumtitern nicht die, für die Fertilität eigentlich relevante, Antikörperwirkung im

Tab. 5-7 Probleme bei der Durchführung des Postkoitaltests.

- Standardisierung (Zyklustag, Intervall zwischen Koitus und Durchführung des Tests)
- Normalbereich (Trennschärfe normaler/ abnormaler Resultate)
- Reproduzierbarkeit (andere Untersucher, späterer Zyklus)
- Validität (Ausfall des Tests korreliert mit den andrologischen Parametern, Instrument zur Untersuchung einer „zervikalen/immunologischen" Sterilität fraglich)
- diagnostische und therapeutische Konsequenzen (bei pathologischem Ausfall des Tests)

weiblichen Genitaltrakt vorhergesagt werden kann, und das Auftreten humoraler Antikörper nicht mit einer Verschlechterung der Konzeptionsrate oder einer erhöhten Abortrate einhergeht. Von daher kann die Bestimmung der ASA nicht generell empfohlen werden. Einer kürzlichen Umfrage zufolge führen nur etwa ein Viertel der Zentren routinemäßig bei der Abklärung kinderloser Paare ein Screening auf ASA im Serum der Frau durch. Auch sind die empfohlenen therapeutischen Strategien beim Nachweis von ASA im Serum, wie etwa Zyklusstimulation und Insemination oder extrakorporale Befruchtung, empirischer Natur. Bei einer IVF ohne oder mit ICSI aufgrund einer „immunologischen Sterilität" (hochtitriger Nachweis von ASA) ist mit einer Schwangerschaftsrate zu rechnen, die der bei der rein andrologischen Indikation vergleichbar ist.

5.1.8 Tubenprüfung

Die *Prüfung der Tubendurchgängigkeit* ist obligatorischer Bestandteil bei der Abklärung der weiblichen Sterilität, sofern nicht aufgrund der Vorgeschichte (Adnexeingriffe, Salpingektomie) oder einer schweren männlichen Subfertilität (OAT, Azoospermie) ohnehin bereits eine IVF ohne oder mit ICSI eindeutig indiziert ist. In der Regel ist eine Überprüfung der Tubendurchgängigkeit vor jeder invasiven Ovarstimulation ohne oder in Kombination mit Inseminationen zu empfehlen. Allenfalls kann nach einem kurze Zeit zurückliegenden intrauterinen Abort eine Tubenprüfung für eine gewisse Zeit zurückgestellt werden. Nach wie vor gilt die *Laparoskopie mit Blauprobe* als die Standardmethode zur Prüfung der Tubendurchgängigkeit. Sie ist nicht nur das derzeit genaueste Verfahren, sondern ermöglicht auch die Visualisierung des Beckenperitoneums und den Nachweis von pelvinen Adhäsionen und Endometrioseherden, die in gleicher Sitzung nach Erweiterung zu einer operativen Laparoskopie auch therapiert werden können. Obwohl das Verfahren als der „gold

standard" bei der Prüfung der Tubendurchgängigkeit gilt, so ist doch in etwa 10 % mit einem falsch negativen, d.h. einen Verschluß vortäuschenden, Befund zu rechnen. Allerdings ist bei diesem invasiven Verfahren auch mit einer Rate von 0,1 bis 0,3 % mit ernsten Zwischenfällen (intraabdominelle Blutungen, Verletzungen von Hohlorganen) und mit ein bis fünf Todesfällen pro 100 000 durchgeführten Laparoskopien zu rechnen. Konsequenterweise wurde der Stellenwert der „diagnostischen" Laparoskopie bei der Abklärung der Sterilität kritisch hinterfragt, da in den letzten Jahren einige, im Vergleich zur Laparoskopie weniger eingreifende und komplikationsträchtige, ambulant durchführbare Verfahren entwickelt wurden (vgl. Tab. 5-8). Zu diesen Verfahren zählen:

- *Hysterosalpingographie (HSG).* Sie liefert über die Demonstration einer Durchgängigkeit oder eines Verschlusses der Tuben hinaus wenig zusätzliche Informationen.
- *transzervikale fiberoptische Salpingoskopie.* Diese Weiterentwicklung der Hysteroskopie ist nur an wenigen Zentren etabliert und erlaubt als einziges Verfahren eine direkte Beurteilung des Zustandes der Tubenmukosa und damit der Aussichten auf eine intrauterine Konzeption. Nachteilig sind der hohe apparative Aufwand und das Risiko einer Perforation der Tuben.
- *blinde oder ultraschallgesteuerte Katheterisierung der Tuben von der Vagina aus.*

Tab. 5-8 Diagnostische Verfahren zur Tubenprüfung.

- Laparoskopie mit Blauprobe („gold standard")
- Mikrolaparoskopie
- transvaginale Hydrolaparoskopie
- Hysterosalpingographie (HSG)
- fiberoptische Salpingoskopie (im Rahmen einer Hysteroskopie)
- direkte Katheterisierung der Tuben von der Vagina aus
- Hysterosalpingokontrastsonographie (bevorzugte Screeningmethode)

Sie ist ohne Narkose durchführbar und gelingt in der Hand eines geübten Untersuchers in mehr als 90 % der Fälle. Das Verfahren eignet sich weniger als Screeningmethode, sondern zur gezielten Lokalisation eines Verschlusses oder zur Überprüfung des Ergebnisses einer plastischen Korrektur an der Tube. Über den eingeführten Tubenkatheter kann selektiv Flüssigkeit oder Kontrastmittel in die Tube injiziert werden. Auch über die erfolgreiche Bougierung einer Stenose des Lumens wurde berichtet. Nachteilig ist auch hier die Gefahr der Perforation der Tubenwand.

- *Hysterosalpingokontrastsonographie (HSKS)* in Verbindung mit dem zweidimensionalen Ultraschallmode oder mit der Dopplersonographie. Diese Methode hat aufgrund ihrer diagnostischen Genauigkeit die HSG weitgehend ersetzt. Die erhobenen Befunde (Tuben offen/verschlossen) stimmen in über 85 % mit denen der Laparoskopie mit Blauprobe überein, die Sensitivität wird mit etwa 90 % und die Spezifität mit etwa 70 % angegeben. Der positive prädiktive Wert (Tuben nachweislich offen) ist höher als der negative prädiktive Wert (Tuben nachweislich verschlossen). Die HSKS eignet sich in erster Linie zur *Suchmethode* vor Ovarstimulation, bei leerer Anamnese und geringer Wahrscheinlichkeit eines Tubenschadens. Von Vorteil ist, wie bei der radiologischen HSG, die gleichzeitige Beurteilung des Cavum uteri.

Die früher praktizierte *Pertubation der Tuben mit Kohlendioxid* hat aufgrund ihrer geringen diagnostischen Genauigkeit heute kaum noch Bedeutung. Die szintigraphische Darstellung der Tuben als Hysterosalpingoszintigraphie oder Radionuklid-HSG erlaubt zwar interessante Einblicke in die uterotubaren Transportvorgänge zur Zyklusmitte, eignet sich jedoch aufgrund der Probleme bei der Interpretation der szintigraphischen Bilder nicht als diagnostisches Verfahren zur Durchgängigkeit der genitalen Wege.

Darüber hinaus wurde die operative Technik bei der Laparoskopie mit Blauprobe in einigen Punkten weiterentwickelt. Die Verwendung einer Winkeloptik mit einem integrierten Arbeitskanal erlaubt es, mit nur einem subumbilikalen Einstich auszukommen. Bei der *Mikrolaparoskopie* wird der üblicherweise 10 mm breite subumbilikale Arbeitskanal durch einen 2 mm dünnen Trokar ersetzt. Bei dieser Variante sind Dauer und Ausmaß der postoperativen Schmerzen geringer, jedoch sind die Möglichkeiten, in gleicher Sitzung auch endoskopische operative Schritte durchzuführen, äußerst begrenzt. Eine interessante Weiterentwicklung ist ferner die *transvaginale Hydrolaparoskopie*, bei der ein nur wenige Millimeter dünner Trokar mit Optik durch das hintere Scheidengewölbe in den Douglas-Raum eingeführt wird. Diese Methode ist, im Gegensatz zur konventionellen Laparoskopie, ambulant und ohne Narkose durchführbar, sollte vor ihrer breiten Anwendung aber noch in großen Studien überprüft werden. Auch bei dieser Variante entfällt die Möglichkeit operativer Interventionen in gleicher Sitzung.

Generell ist bei allen nichtlaparoskopischen Verfahren zur Tubenprüfung mit einer gewissen *Rate falsch negativer*, d.h. einen Tubenverschluß vortäuschender, Befunde zu rechnen, die je nach Verfahren und Untersucher bis zu 25 % betragen können. Diese falsch negativen Befunde gehen zum Teil auf die spastische Okklusion des proximalen Tubenabschnittes zurück. Auch kann bei der sonographischen Tubenprüfung die Unterscheidung eines proximalen oder eines distalen Verschlusses schwierig sein.

Bei der Tubenprüfung vor assistierter Reproduktion erscheint ein *der Situation angepaßtes Vorgehen* empfehlenswert (Tab. 5-9). Eine Tubenprüfung ist verzichtbar, wenn aufgrund anderer Umstände die Indikation für eine IVF, die sowohl bei offenen als auch bei verschlossenen Tuben mit der gleichen Erfolgsaussicht durchführbar ist, bereits feststeht. Bei Frauen mit leerer Anamnese, ohne Salpingitis oder Voroperationen und mit einer kurzen Dauer

Tab. 5-9 Differenziertes diagnostisches Vorgehen bei der Tubenprüfung in Abhängigkeit von Anamnese und Risikostatus.

- vor jeder Ovarstimulation ohne oder mit Inseminationen: Tubenprüfung durch Screeningmethode (z.B. HSKS oder transvaginale Hydrolaparoskopie), Abklärung zweifelhafter Befunde durch Laparoskopie mit Blauprobe
- bei feststehender Indikation zur IVF ohne oder mit ICSI: Tubenprüfung prinzipiell entbehrlich
- bei anamnestischen Risikofaktoren für Tubenschaden: Laparoskopie mit Blauprobe

der Kinderlosigkeit sollte eine wenig invasive Screeningmethode eingesetzt werden, wie etwa die HSKS. Nach Voroperationen am Genitale, bei Endometriose, nach abgelaufener Adnexentzündung oder nach Tubargraviditäten ist in der Regel zur differenzierten Indikationsstellung eine Detailkenntnis erforderlich, die über die bloße Durchgängigkeit der Tuben hinausgeht, so daß in diesen Situationen eine laparoskopische Überprüfung die Methode der Wahl darstellt.

Literatur

Alatas C, Aksoy E, Akarsu C, Yakin K, Aksoy S, Hayran M. Evaluation of intrauterine anomalies in infertile patients by sonohysterography. Hum Reprod 1997; 12: 487–90.

Check JH, Katsoff D, Bollendorf A, Callan C. The effect of sera antisperm antibodies in the female partner on in vivo and in vitro pregnancy and spontaneous abortion rates. Am J Reprod Immunol 1995; 33: 131–3.

Eggert-Kruse W, Rohr G, Wolf M, Klinga K, Weltin M, Runnebaum B. Zirkulierende Sperma-Antikörper im Serum – Vergleich verschiedener Kollektive. Geburtsh Frauenheilk 1997; 57: 53–61.

Glatstein IZ, Best CL, Palumbo A, Sleeper LA, Friedman AJ, Hornstein MD. The reproducibility of the postcoital test: a prospective study. Obstet Gynecol 1995; 85: 396–400.

Gords S, Campo R, Rombauts L, Brosens I. Transvaginal hydrolaparoscopy as an outpatient procedure for infertility investigation. Hum Reprod 1998; 13: 99–103.

Hamilton JA, Larson AJ, Lower AM, Hasnain S, Grudzinskas JG. Evaluation of the performance of hysterosalpingo contrast sonography in 500 consecutive, unselected infertile women. Hum Reprod 1998; 13: 1519–26.

Kim AH, McKay H, Keltz MD, Nelson HP, Adamson GD. Sonohysterographic screening before invitro fertilization. Fertil Steril 1998; 69: 841–4.

Korell M, Seehaus D, Strowitzki T, Hepp H. Radiologische versus sonographische Tubendarstellung. Schmerzhaftigkeit der Untersuchung und diagnostische Sicherheit von HSG bzw. HKSG mit Echovist (R) 200. Ultraschall Med 1997; 18: 3–7.

Kovacs GT, Baker G, Dillon M, Peters M. The microlaparoscope should be used routinely for diagnostic laparoscopy. Fertil Steril 1998; 70: 698–701.

La Sala GB, Montanari R, Dessanti L, Cigarini C, Sartori F. The role of diagnostic hysteroscopy and endometrial biopsy in assisted reproductive technologies. Fertil Steril 1998; 70: 378–80.

Mashburn PB. Antisperm antibodies and infertility. Infertil Reprod Med Clin North Am 1997; 8: 243–66.

Oei SG, Helmerhorst FM, Bloemenkamp KW, Hollants FA, Meerpoel DE, Keirse MJ. Effectiveness of the postcoital test: randomised controlled trial. Br Med J 1998; 317: 502–5.

Oei SG, Helmerhorst FM, Keirse MJ. When is the postcoital test normal? A critical appraisal. Hum Reprod 1994; 10: 1711–4.

Oei SG; Keirse MJ, Bloemenkamp KW, Helmerhorst FM. European postcoital test: opinions and practice. Br J Obstet Gynecol 1995; 102: 621–4.

Pasquarette MM. Is there still a role for „diagnostic" laparoscopy? Infertil Reprod Med Clin North Am 1997; 8: 159–75.

Ron-El R, Bracha Y, Herman A, Golan A, Soffer Y, Bukovsky I, Caspi E. Prerequisite work-up of the couple before in-vitro fertilization. Hum Reprod 1992; 7: 483–6.

Sharara FI, Queenan JT Jr, Springer RS, Marut EL, Scoccia B, Scommegna A. Elevated serum chlamydia trachomatis IgG antibodies: What do they mean for IVF pregnancy rates and loss. J Reprod Med Obstet Gynecol 1997; 42: 281–6.

Witkin SS, Kligman I, Grifo JA, Rosenwaks Z. Chlamydia trachomatis detected by polymerase chain reaction in cervices of culture negative women correlates with adverse in-vitro fertilization outcome. J Infect Dis 1995; 171: 1657–9.

5.2 Diagnostik beim Mann

Vor jeder reproduktionsmedizinischen Maßnahme ist auch eine Untersuchung des Mannes obligat. Die Abklärung einer männlichen Subfertilität konzentriert sich auf die klinische Untersuchung des männlichen Genitale und der sekundären männlichen Geschlechtsmerkmale, die Analyse des Ejakulats und Hormonbestimmungen. Hinzu kommen fakultativ weitere diagnostische Schritte, wie die Durchführung einer Hodenbiopsie (bei Azoospermie), eine Chromosomenanalyse (bei Azoospermie und schwerer Oligozoospermie), weiterführende molekulargenetische Untersuchungen und die Spermiengewinnung aus dem Blasenurin bei retrograder Ejakulation. Zum Ausschluß einer retrograden Ejakulation sollte zusammen mit der ersten Ejakulatanalyse auch eine Urinuntersuchung (Mikroskopie, Sediment) erfolgen.

5.2.1 Zeitpunkt und Dauer

Die andrologische Diagnostik ist obligater Bestandteil der Diagnostik vor Beginn einer reproduktionsmedizinischen Behandlung. Selbst wenn der männliche Partner schon Kinder aus einer anderen Verbindung hat, sollte auf die Ejakulatanalyse nicht verzichtet werden. Aus verständlichen Gründen scheuen sich viele Männer, die Spermiengewinnung in einer Praxis oder Klinik vorzunehmen; deshalb sollte die Ejakulatgewinnung zu Hause angeboten werden. Durch den anschließenden Transport der Samenprobe (ohne besondere Kühlung) ändern sich weder Konzentration noch Morphologie der Spermien. Auch der Verlust an motilen Spermien (prozentuale Motilität) ist in der ersten Stunde nach der Gewinnung in der Regel vernachlässigbar.
Sowohl bei Männern mit normaler als auch reduzierter Spermaqualität schwanken die Ejakulatparameter im zeitlichen Verlauf erheblich, so daß der prädiktive Wert einer einzel-

nen Ejakulatanalyse auf die Prognose der Kinderwunschbehandlung limitiert ist. Zur Erhöhung der Aussagekraft empfiehlt sich die Durchführung zweier Ejakulatanalysen im Abstand von einigen Wochen. Darüber hinausgehende zusätzliche Spermiogramme erbringen nur in bestimmten Situationen (z.B. vor und nach medikamentöser Therapie) einen weiteren Erkenntnisgewinn.

5.2.2 Andrologische Subfertilität

Die *Definition der andrologischen Subfertilität* und deren Abgrenzung zur Normozoospermie zeigt Tabelle 5-10. Die andrologische Einschränkung wird anhand der Kriterien Konzentration, Beweglichkeit und Morphologie der Spermien grob unterteilt in leicht, mittelgradig und schwer entsprechend der Oligoasthenoteratozoospermie (OAT) Grad I, II und III.

5.2.3 Andrologische Voruntersuchungen

Zur Erkennung andrologisch behandelbarer Störungen und von Begleiterkrankungen sollten einige *Voruntersuchungen* beim Mann erfolgen (Tab. 5-11). Sowohl eine endokrine Gonadeninsuffizienz als auch Tumoren des Hodens sind häufig mit schwerer andrologi-

Tab. 5-10 Definition der andrologischen Subfertilität aufgrund der Analyse des nativen Ejakulats nach den Kriterien der WHO (1993).

Parameter	Grenzwert
Konzentration	< 20 Mill./ml
Menge	< 40 Mill.
progressive Beweglichkeit (WHO a + b)	< 50 %
rasch progressive Beweglichkeit (WHO a)	< 25 %
normale Morphologie (strenge Kriterien)	< 30 %

Tab. 5-11 Andrologische Untersuchungen.

- Anamnese (Mumps, Maldescensus testis, Genitaltrauma, Ejakulationsstörung, Mißbildung)
- zwei Ejakulatanalysen
- klinische Untersuchung (Behaarung, Palpation, Sonographie), Ausschluß Varikozele und Hodentumor
- Hormonanalyse (FSH, LH, Testosteron, Prolaktin)
- Stammbaumanalyse (Erkennung genetischer Syndrome)
- Karyotypisierung (bei schwerer OAT, Kryptozoospermie, Azoospermie)
- molekulargenetische Untersuchungen (bei Verschlußazoospermie, nicht-obstruktiver Azoospermie)

scher Subfertilität assoziiert. Bei Männern mit nicht-obstruktiver Azoospermie beträgt die Prävalenz eines Hodentumors etwa 5 %. Bei wiederholt erniedrigtem Testosteronspiegel ist eine Substitution auf Dauer indiziert.

5.2.4 Behandlung

Ein hypogonadotroper Hypogonadismus des Mannes ist durch die Zufuhr von Gonadotropinen und eine Hyperprolaktinämie durch die Gabe von Prolaktinhemmern korrigierbar. Erworbene *Verschlüsse* der Samenwege können operativ rekanalisiert werden (Tab. 5-12). Nach operativer Refertilisierung eines erworbenen Verschlusses der Samenwege beträgt die kumulative Schwangerschaftsrate 70–85 % innerhalb von 2 bis 3 Jahren, so daß dem Versuch einer mikrochirurgischen Rekanalisation zunächst Priorität eingeräumt werden sollte. Urogenitale Infektionen (Epididymitis) kommen beim Mann nur selten (< 2 %) als auslösende Ursache für eine männliche Subfertilität in Betracht. Die Behandlung einer asymptomatischen Bakteriospermie oder chronischen Prostatitis bessert die Spermaqualität in der Regel nicht. Medikamentöse Therapieversuche (Kallikrein, Clomiphen, Tamoxifen, Testolacton, Captopril, Vitamin E, Pentoxiphyllin usw.) und die operative Korrektur einer bestehenden Varikozele besitzen bei der normogonadotropen männlichen Subfertilität keinen nachweisbaren Effekt im Hinblick auf die Verbesserung der Spermienkonzentration oder Erhöhung der spontanen Konzeptionsrate.

Ist eine kurative Behandlung der männlichen Subfertilität nicht möglich, so ist eine ICSI als reproduktionsmedizinische Maßnahme indiziert.

Tab. 5-12 Medikamentöse und operative Behandlung der andrologischen Subfertilität.

Krankheitsbild	andrologische Therapie
hypogonadotroper Hypogonadismus	hCG (2–3mal 1000–2500 IU/Woche), nach einigen Monaten zusätzlich hMG oder FSH (2–3mal 75–150 IU/Woche)
hypothalamischer Hypogonadismus	GnRH pulsatil
Hyperprolaktinämie	medikamentöse Prolaktinsenkung
Anejakulation	Elektrostimulation (in Narkose)
retrograde Ejakulation	Midodrin, Brompheniramin, Imipramin (häufig unzureichend)
erworbener Verschluß der Samenwege	operative Rekanalisierung
Epididymitis, chronische Prostatitis	Antibiotika
erektile Dysfunktion	Injektion in den Schwellkörper (Phentolamin, PGE1, Papaverin), Phentolamin oder Sildenafil

Literatur

Andreou E, Mahmoud A, Vermeulen L, Schoonjans F, Comhaire F. Comparison of different methods for the investigation of antisperm antibodies on spermatozoa, in seminal plasma and in serum. Hum Reprod 1995; 10: 125–31.

Bals-Pratsch M, Küpker W, Diedrich K. Andrologische Diagnostik und Therapie. Gynäkologe 2000; 33: 77–8.

Bals-Pratsch M, Nieschlag E. Diagnostik und medikamentöse Therapie der männlichen Sterilität. Gynäkologe 1996; 29: 445–52.

Chillon M, Casals T, Mercier B, Bassas L, Lissens W, Silber S, Romey MC, Ruiz-Romero J, Verlingue C, Claustres M, Nunes V, Ferec C, Estivill X. Mutations in the cystic fibrosis gene in patients with congenital bilateral absence of the vas deferens. New Engl J Med 1995; 332: 1475–80.

Costamoling W, Dunzinger M, Schorn A. OAT-Syndrom und Kinderwunsch: „Einfach" ICSI oder doch andrologische Abklärung? J Fertil Reprod 1999; 9: 23–30.

Kliesch S, Behre HM, Nieschlag E. Recombinant human follicle-stimulating hormone and human chorionic gonadotropin for induction of spermatogenesis in a hypogonadotropic male. Fertil Steril 1995; 63: 1326–8.

Köhn FM, Haidl G, Schill WB. Medikamentöse Therapie bei männlichen Fertilitätsstörungen und Hypogonadismus. Reproduktionsmedizin 1999; 15: 9–17.

Köhn FM, Schill WB. Optionen einer kausalen Therapie der männlichen Infertilität. Gynäkologe 2000; 33: 104–12.

Madgar I, Weissenberg R, Lunenfeld B, Karasik A, Goldwasser B. Controlled trial of high spermatic vein ligation for varicocele in infertile men. Fertil Steril 1995; 63: 120–4.

Meacham RB, Hellerstein DK, Lipshultz LI. Evaluation and treatment of ejaculatory duct obstruction in the infertile male. Fertil Steril 1993; 59: 393–7.

Meschede D, Horst J. Männliche Infertilität im Rahmen genetischer Syndrome. Reproduktionsmedizin 2000; 16: 147–54.

Nashan D, Behre HM, Grunert HJ, Nieschlag E. Diagnostic value of scrotal sonography in infertile men: report on 658 cases. Andrologia 1990; 32: 387–95.

Nieschlag E, Hertle L, Fischedick A, Behre HM. Treatment of varicocele: counselling as effective as occlusion of the vena spermatica. Hum Reprod 1995; 10: 347–53.

Purvis K, Christiansen E. Infection in the male reproductive tract. Impact, diagnosis and treatment in relation to male infertility. Int J Androl 1993; 16: 1–13.

Schreiber G, Wilmer A. Varikozele und testikuläre Funktionsstörungen? Reproduktionsmedizin 1998; 14: 251–6.

Schuppe HC, Köhn FM, Haidl G, Schill WB. Umwelteinflüsse auf die männliche Fertilität. Reproduktionsmedizin 1999; 15: 87–95.

Vogt PH, Edelmann A, Hirschmann P, Kohler MR. The azoospermia factor (AZF) of the human Y chromosome in Yq11: function and analysis in spermatogenesis. Reprod Fertil Dev 1995; 7: 685–93.

Weidner W. Die operative Andrologie. Die urologische Strategie. Gynäkologe 2000; 33: 113–6.

Weidner W, Diemer T, Ludwig M. Urogenitale Infektionen und Fertilitätsstörungen beim Mann. Fertilität 1995; 11: 145–52.

Techniken

6 Ovarstimulation

6.1 Indikationen

Das Ziel aller Formen der Ovar- bzw. Zyklusstimulationen ist die Erzielung einer Ovulation. Die hierbei verfolgte Absicht kann in der bewußten Induzierung eines oder mehrerer Follikel bestehen (mono- bzw. polyfolliculäres Wachstum). Unter *Poly- oder Superovulation* versteht man die Induktion mehrfacher Ovulationen bei Frauen, die auch ovulatorische Spontanzyklen aufweisen. Bei allen Formen der Ovarstimulation kann die Reaktion der Ovarien individuell unterschiedlich ausfallen und auch in späteren Zyklen unter dem gleichen Protokoll und gleicher Dosis variieren.

6.1.1 Reproduktionsmedizinische Maßnahmen im Spontanzyklus

Sofern ein stabiler ovulatorischer Zyklus besteht (Basaltemperatur, Progesteron in der Lutealphase), können alle reproduktionsmedizinischen Verfahren auch im *Spontanzyklus* erfolgen. Allerdings hat sich der Spontanzyklus nur in Verbindung mit dem Kryotransfer durchgesetzt. Die Durchführung von Inseminationen und IVF mit oder ohne ICSI wird zwar praktiziert, spielt national und international jedoch nur eine unbedeutende Rolle. Die Gründe für diese Entwicklung liegen im wesentlichen in der erheblich *niedrigeren Schwangerschaftsrate* im spontanen im Vergleich zum stimulierten Zyklus. Beispielsweise betrug die Konzeptionsrate nach homologen Inseminationen im Spontanzyklus bei idiopathischer Sterilität in einer Metaanalyse lediglich 3 bis 4 % und dürfte bei reduzierter Spermaqualität noch niedriger liegen. Wir beschränken daher Inseminationen im Spontanzyklus auf Paare mit Kohabitationsproblemen bei normaler männlicher Fertilität. Auch bei der *IVF im Spontanzyklus* liegt die zu erwartende Konzeptionsrate in Abhängigkeit vom behandelten Kollektiv deutlich unter 10 % pro begonnenem Zyklus. Es ist nur eine Eizelle vorhanden, mit deren Auffinden bei der Eizellentnahme nur in etwa 80 % der Fälle gerechnet werden kann. Andererseits bietet der Spontanzyklus auch Vorteile, wie fehlendes Risiko von Mehrlingen, keine Überstimulation sowie keinerlei Kosten für Medikamente (Tab. 6-1).

Entschließt man sich in Kenntnis dieser Problematik trotzdem zur Durchführung reproduktionsmedizinischer Maßnahmen im Spontanzyklus, so ist ein *Monitoring der Ovulation* erforderlich. Dieses besteht bei der *Insemination im Spontanzyklus* in Bestimmungen von LH im Serum oder qualitativ im Morgenurin ab etwa dem 10. Zyklustag, fakultativ ergänzt

Tab. 6-1 Vor- und Nachteile des Spontanzyklus für die Durchführung reproduktionsmedizinischer Maßnahmen.

- kein Risiko für ovarielle Überstimulation und Mehrlinge
- keine Kosten für Medikamente
- Schwangerschaftsrate pro Zyklus deutlich reduziert (Ausnahme: Kryotransfer)
- Gefahr des Abbruchs von Zyklen durch zu spät erkannte Ovulation (Ausnahme: Kryotransfer)

durch Bestimmung von Östradiol, vaginaler Sonographie (Größe des Follikels, Endometriumdicke) und Insemination am Tag nach dem Nachweis des endogenen LH-Anstiegs (LH + 1). Bei der *IVF im Spontanzyklus* ist ein engmaschiges Monitoring in der präovulatorischen Phase empfehlenswert. Die Eizellentnahme erfolgt entweder 36 Stunden nach Beginn des LH-Anstiegs im Serum, 26 bis 28 Stunden nach dessen Nachweis im Urin oder 36 Stunden nach der Injektion von 5000 IU hCG, wenn zu diesem Zeitpunkt der endogene LH-Anstieg noch nicht eingesetzt hat. Zum Monitoring des endogenen LH-Anstiegs sind hierbei in der unmittelbar präovulatorischen Phase Bestimmungen mehrmals täglich, etwa alle sechs Stunden erforderlich. Zum *Kryotransfer im Spontanzyklus* ist es ausreichend, den Tag des endogenen LH-Anstiegs zu bestimmen. Der Kryotransfer erfolgt dann bei ausreichender Endometriumdicke (8–10 mm) in Abhängigkeit von der gewählten Dauer der Embryokultur üblicherweise drei Tage später (LH + 3), also zwei Tage nach der Ovulation, bei verlängerter Kulturdauer auch bis zu sechs Tage später (LH + 6).

6.1.2 Aufklärung und Einwilligung

Die vor einer Zyklusstimulation prinzipiell empfehlenswerte Aufklärung über den Ablauf, die Schwangerschaftsaussicht, Nebenwirkungen und Risiken gliedert sich in einen *organisatorischen* und einen *medizinischen Teil*. Im Zusammenhang mit dem Monitoring des stimulierten Zyklus sind üblicherweise zwei bis vier Kontrollen (manchmal auch mehr) während der präovulatorischen Phase zu definierten Uhrzeiten erforderlich, ferner telefonische Rücksprachen nach Erhalt der Hormonwerte zur Festlegung der weiteren Therapie. Die Paare müssen wissen, daß die Einhaltung dieser Termine der Zykluskontrollen von erheblicher Bedeutung für den Therapieerfolg ist. Erfahrungsgemäß stellt das *Zyklusmonitoring* besonders berufstätige und in weiter Entfer-

nung lebende Paare vor Probleme. Als möglicher Ausweg bietet sich hier ein „externes Monitoring" bei einem niedergelassenen Frauenarzt an. Allerdings verfügen niedergelassene Fachpraxen in der Regel nicht über ein Hormonlabor, so daß Seren für Hormonanalysen an ein zentrales Einsendelabor gesandt werden, durch den Versand der Proben aber die Resultate erst mit Verzögerung verfügbar sind. Die medizinischen Aspekte der Aufklärung beinhalten die zu erwartende Schwangerschaftsrate, das Risiko eines Abbruchs des Zyklus entweder wegen ausbleibender ovarieller Antwort oder wegen drohender ovarieller Überstimulation, das Risiko eines Überstimulationssyndroms und das Risiko von Mehrlingen. Bei der Stimulation mit Gonadotropinen und der Injektion von hCG ist ferner der Applikationsweg (s.c. oder i.m.) und die Möglichkeit diese auch an Wochenenden zu erhalten von Interesse.

6.1.3 Clomiphenzitrat

Seit mehreren Jahrzehnten werden *Antiöstrogene* bei der Behandlung der Anovulation eingesetzt. Die früher verwendeten Substanzen Epimestrol, Cyclofenil und Tamoxifen besitzen heute kaum noch praktische Bedeutung. *Clomiphen* bzw. Clomiphenzitrat (CC) ist das am meisten angewendete Antiöstrogen bei der Behandlung der normogonadotropen Anovulation mit normalen peripheren Östrogenspiegeln, der Corpus-luteum-Insuffizienz, verschiedenen Formen von Zyklusstörungen und der normogonadotropen Amenorrhö (WHO Gruppe II, Tab. 6-2). Daneben wird es bei zyklusstabilen Frauen zur milden Polyovulation in Kombination mit Insemination und IVF verwendet.

Der genaue Wirkmechanismus von CC ist nicht geklärt, die pharmakologischen Eigenschaften sind von vielen Variablen abhängig und die Pharmakokinetik nicht bekannt. Der therapeutische Effekt besteht in einer Erhöhung der Konzentrationen der Gonadotro-

Tab. 6-2 Indikationen zur Zyklusstimulation mit Clomiphenzitrat.

- Ovulationsauslösung bei normogonadotroper Amenorrhö und Oligomenorrhö (WHO Gruppe II), anovulatorische Zyklusdefekte, polyzystisches Ovarsyndrom, Corpus-luteum-Insuffizienz)
- milde Polyovulation in Kombination mit Insemination und IVF

---

pine im Serum, gleichzeitig kommt es zu peripheren antiöstrogenen Wirkungen. Es wird üblicherweise in einer Dosis von 100 mg (2 Tabletten täglich) vom 5. bis 9. Zyklustag verabreicht (Tab. 6-3). Hierbei kommt es bei anovulatorischen Frauen überwiegend zu einer monofollikulären Entwicklung und in über 50 % der Fälle zu Ovulationen. Bei Frauen, die auch in spontanen Zyklen ovulieren, wird der ovulatorische Zyklus unter CC-Gabe in der Regel konserviert.

Der *Vorteil* einer Zyklusstimulation mit CC liegt vor allem in seiner einfachen Handhabung und in den im Vergleich zur Gonadotropinbehandlung extrem niedrigen Kosten. Die durch CC bewirkte Zyklusstimulation ist in der Regel milder als die unter Gonadotropingabe, hinsichtlich der Zahl der präovulatorischen Follikel, der Rate an ovarieller Überstimulation und dem Risiko des Eintritts einer Mehrlingsschwangerschaft. Von *Nachteil* ist das schematisierte Stimulationsprotokoll, das kaum Variationen hinsichtlich der Dosis und der zeitlichen Abfolge zuläßt. Bei Anovula-

tion und Amenorrhö läßt sich durch CC nur in einem Teil der Zyklen eine Ovulation induzieren. Die Schwangerschaftsraten in Kombination mit reproduktionsmedizinischen Verfahren (Insemination, IVF) liegen deutlich unter den entsprechenden Raten nach Stimulation mit Gonadotropinen.

Bei spontan ovulierenden Frauen beobachtet man häufiger die Entstehung mehrerer, jedoch *selten über drei* große Follikel. Die Ovulation ist häufig über den 14. Tag des Zyklus hinaus *verzögert*. Der dominante Follikel erreicht eine Größe bis zu 25 mm (Abb. 6-1), deutlich größer als unter der Zyklusstimulation mit gonadotropen Hormonen (siehe Abb. 6-2 und 6-3, S. 53). In etwa 75 % der mit CC behandelten Zyklen kommt es zur Ausbildung eines präovulatorischen Gipfels von LH, der für die Ovulation ausreicht; in den übrigen Zyklen sollte die terminale Eireifung und die Ovulation durch hCG (5000–10 000 IE) induziert werden. Kriterium für den spontanen LH-Gipfel ist eine Serumkonzentration von *LH > 20 IU/l* und für die Induktion mit hCG das Vorhandensein mindestens eines präovulatorischen Follikels (ab 18 mm, besser 22–25 mm Durchmesser) bei ausreichender Endometriumdicke (8 mm) und bei noch nicht nachweisbarem endogenem Anstieg von LH (Tab. 6-4). Die Ovulation ist ca. 36 bis 38 Stunden nach dem Beginn des spontanen LH-Anstiegs im Serum, der meist in den frühen Morgenstunden liegt, oder 36 bis 38 Stunden nach der Applikation von hCG und ca. 20 Stunden nach dem Gipfel von LH zu erwarten. Diese *zeitli-*

Tab. 6-3 Dosierung und Monitoring in einem mit Clomiphenzitrat behandelten Zyklus.

Zyklustag	1	2	3	4	5	6	7	8	9	10	11	12	13	14	15
Clomiphen Tbl. à 50 mg					2	2	2	2	2						
Follikulometrie												x		x	
Messung von LH im Serum oder Urin												x	(x)	x	(x)
Messung von Östradiol im Serum (optional)												x		x	

Tab. 6-4 Charakteristika von CC-stimulierten Zyklen.

- über 50 % Ovulationen bei normogonadotroper Anovulation und Amenorrhö
- Leitfollikel 22–25 mm, meist 1 bis 3 Follikel
- gutes Ansprechen bei Östradiol > 300 pg/ml in der späten Follikelphase
- periphere antiöstrogene Effekte (Endometrium, Zervixschleim)
- Ovulation häufig über den 14. Zyklustag hinaus verzögert
- spontaner LH-Anstieg in etwa 75 % der Zyklen
- bei Ausbleiben des LH-Anstiegs Induktion mit 5000–10 000 IU hCG erforderlich

chen Zusammenhänge sind wichtig für die Terminierung reproduktionsmedizinischer Behandlungen (Insemination oder IVF).

Für die *Stützung der Lutealphase* in CC-behandelten Zyklen, etwa durch Supplementierung mit Progesteron, gibt es keine eindeutige Empfehlung, jedoch dürfte eine solche die Schwangerschaftsrate sicherlich nicht verschlechtern. Generell sind unter CC-Therapie die Serumkonzentrationen von Progesteron in der Lutealphase gegenüber denen im Spontanzyklus erhöht. Eindeutig empfohlen wird die Gabe von Progesteron in CC-behandelten Zy-

klen, in denen eine IVF durchgeführt wurde, da die Eröffnung und Absaugung der Follikel bei der Eizellentnahme einen Lutealdefekt mit hervorrufen kann. Ein früherer Behandlungsbeginn, etwa am 3. Zyklustag, dürfte die Ovulationsrate nicht verbessern. Auch eine niedrige Dosis von 50 mg (1 Tablette täglich) über 5 Tage wird häufig verabreicht, die hierbei zu beobachtenden Zyklusverläufe ähneln hinsichtlich der Spitzenkonzentrationen von Östradiol, der Zahl der präovulatorischen Follikel und der antiöstrogenen Effekte an Endometrium und Zervixschleim eher dem Spontanzyklus. Eine *Dosissteigerung* bis auf 150 mg (3 Tabletten täglich) oder eine *Verlängerung* der CC-Gabe auf 7 Tage oder länger konnte sich nicht durchsetzen, da die Schwangerschaftsrate nicht ansteigt bei gleichzeitiger Zunahme der antiöstrogenen Wirkungen und einer Häufung basal erhöhter LH-Spiegel, die sowohl aufgrund der Tendenz zu Zyklusdefekten als auch im Hinblick auf eine gesteigerte Abortrate unerwünscht sind.

Unter CC-Gabe beobachtet man *dosisabhängige antiöstrogene Effekte*, die sich am Genitale präovulatorisch in einer Reduktion der Menge des zervikalen Mukus und der Dicke des Endometriums äußern. Diese antiöstrogenen Wirkungen werden zum Teil für die relativ

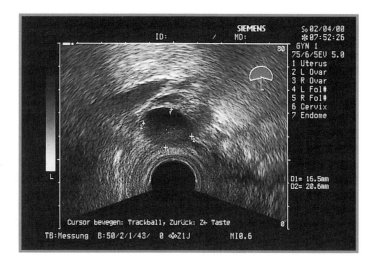

Abb. 6-1 Monofollikuläre Entwicklung unter Zyklusstimulation mit Clomiphenzitrat (vaginales Sonogramm). Das Ovar enthält einen präovulatorischen Follikel mit 21 mm Durchmesser.

niedrige Schwangerschaftsrate verantwortlich gemacht. Unter der Zugabe eines *Östrogens*, beispielsweise von Äthinylöstradiol bis zu 0,06 mg täglich vom 10. bis 14. Zyklustag, kommt es zwar zu einer signifikanten Zunahme der Menge an Zervikalschleim und der Endometriumdicke, jedoch hat sich die Schwangerschaftsrate dadurch nicht nachweislich steigern lassen.

Monitoring des CC-stimulierten Zyklus

Unter Clomiphenbehandlung ist ein *Monitoring* empfehlenswert. Die gelegentlich praktizierte „probatorische" Verordnung von CC über drei Monate unter Verzicht auf jegliches Monitoring ist kritisch zu hinterfragen, da dadurch nicht einmal geklärt werden kann, ob überhaupt Ovulationen auftreten. Sinn des Monitorings ist neben dem Nachweis des ovulatorischen Zyklus die *Beurteilung der ovariellen Antwort* hinsichtlich der Zahl und Größe der Follikel, wodurch sowohl die Aussicht auf eine Schwangerschaft als auch das Mehrlingsrisiko abgeschätzt werden können. Die Wahl des Monitorings richtet sich nach dem geplanten Konzeptionsweg; für reproduktionsmedizinische Verfahren ist ein Monitoring nur mit der *Basaltemperaturkurve ungeeignet*. Empfehlenswert ist eine Überwachung des CC-stimulierten Zyklus mit Follikulometrie (Zahl und Größe der Follikel, Endometriumdicke) und täglichen LH-Messungen im Serum oder im Urin, evtl. ergänzt durch die intermittierende Messung von Östradiol (150–300 pg/ml pro präovulatorischem Follikel).

Man unterscheidet ein *„konservatives"* Monitoring, bestehend aus täglichen LH-Urintesten etwa 2 bis 3 Tage vor dem erwarteten Ovulationstermin bis zum Tag des LH-Anstiegs und ein *„invasives"* Monitoring, das zusätzlich vaginale Sonographie (Follikulometrie, Endometriumdicke) und Bestimmungen von Östradiol im Serum beinhaltet, wobei bei noch kleinen Follikeln die Abstände zwischen den Kontrolltagen durchaus verlängert werden können. Das konservative Monitoring kann von der Patientin selbst durchgeführt werden und erlaubt eine Festlegung des Tages der Ovulation ohne die Notwendigkeit von Arztbesuchen, jedoch ist bei dieser Strategie die Zahl der präovulatorischen Follikel und damit die ovarielle Antwort auf CC nicht bekannt (Tab. 6-5). Die nach konservativem und invasivem Monitoring und Inseminationen beobachteten Schwangerschaftsraten sind vergleichbar. Das konservative Monitoring ist nur für Zyklen geeignet, in denen entweder Verkehr zum Zeitpunkt der Ovulation – was als solches keine reproduktionsmedizinische Maßnahme darstellt – oder Inseminationen geplant sind, da auch eine einige Stunden postovulatorisch durchgeführte Insemination noch eine akzeptable Aussicht auf eine Schwangerschaft eröffnet. Ist eine IVF ohne oder mit ICSI geplant, ist ein *„invasives"* Monitoring unerläßlich, da die Eizellentnahme

Tab. 6-5 Konservatives und invasives Monitoring eines mit Clomiphenzitrat behandelten Zyklus.

	konservatives Monitoring	invasives Monitoring
Definition	LH-Urinteste, Basaltemperaturkurve	zusätzlich Follikulometrie, Östradiol i.S.
Verwendung	Insemination	Insemination, IVF
Vorteile	keine Arztbesuche notwendig	Zahl der Follikel bekannt
Nachteile	Zahl der Follikel nicht bekannt, nur in Zyklen mit endogenem LH-Anstieg praktikabel (keine Induktion mit hCG vorgesehen), Probleme bei der Interpretation der LH-Urinteste	mehrfache Arztbesuche notwendig

noch während der präovulatorischen Phase erfolgen muß.

Die Betrachtung des Zervikalschleims (Zervikalscore nach Insler) ist für das Monitoring des Zyklus irrelevant, wenn reproduktionsmedizinische Maßnahmen (Insemination, IVF) geplant sind, bei denen die Menge des Zervikalschleims für den Therapieerfolg ohne Bedeutung ist. Bestehen während des Monitorings Zweifel hinsichtlich der Zyklusphase, kann zusätzlich *Progesteron* gemessen werden, dessen Produktion bereits mit dem Beginn des präovulatorischen Anstiegs von LH beginnt.

Terminierung der Insemination im CC-stimulierten Zyklus

Die *Insemination* erfolgt etwa zum Zeitpunkt der Ovulation, die 36 bis 38 Stunden nach Gabe von 5000–10 000 IU hCG zu erwarten ist, wenn zum Zeitpunkt der hCG-Injektion der endogene LH-Anstieg, erkennbar an einem Anstieg der Serumkonzentration über 20 U/l, noch nicht eingesetzt hat. Üblicherweise wird hCG abends, z.B. um 21:00 oder 22:00 Uhr appliziert, und die Insemination wird für den Vormittag des übernächsten Tages eingeplant. Alternativ ist auch das Monitoring des endogenen LH-Anstiegs zur Festlegung des Zeitpunktes der Ovulation möglich, wobei die beobachteten Schwangerschaftsraten bei beiden Vorgehensweisen vergleichbar sind. In der Praxis ist die *Induktion mit hCG* aufgrund ihrer Einfachheit und angesichts der Tatsache, daß in bis zu 25 % der mit CC behandelten Zyklen der spontane LH-Anstieg entweder ausbleibt oder abgeschwächt verläuft, gegenüber dem LH-Monitoring in der Regel zu bevorzugen.

Hinzu kommt, daß das *Monitoring des präovulatorischen LH-Gipfels* keine derart genaue *Festlegung des Zeitpunkts der Ovulation* erlaubt wie die Terminierung nach hCG-Injektion, da zur Erkennung des Beginns des LH-Anstiegs serielle Messungen von LH im Serum oder im Urin etwa alle sechs Stunden oder in noch kürzeren Intervallen notwendig sind. Dies kann aber, in Zusammenhang mit der jeweils erforderlichen Rückmeldung und besonders an den Wochenenden, auf praktische Schwierigkeiten stoßen. Die Insemination sollte dann etwa 36 Stunden nach Beginn des LH-Anstiegs im Serum oder im Urin stattfinden, wobei je nach den für das Monitoring gewählten Intervallen die Ovulation innerhalb einer bestimmten Zeitspanne zu erwarten ist, die Insemination aber eher prä- als postovulatorisch erfolgen sollte (Tab. 6-6). Beschränkt man sich aus Gründen der Praktikabilität auf tägliche LH-Messungen, so ist beim Nachweis des endogenen LH-Anstiegs im Serum oder im Urin die Ovulation am Tag nach dem LH-Anstieg zu erwarten, so daß die Insemination einen Tag später erfolgen sollte. Allerdings nimmt man bei dieser Art des Monitorings in Kauf, daß ein kleiner Teil der Inseminationen wenige Stunden postovulatorisch durchgeführt wird. *LH-Urinteste* sind z.B. als Clearplan (R) oder als Ovuquick (R) im Handel. Die Bestimmung von LH im Serum ist sicherlich genauer als die semiquantitative Messung mit Urintesten, die lediglich eine qualitative Aussage (positiv/negativ) erlauben und deren Ausfall von der Konzentrierung des Urins abhängt. Ferner ist in bis zu 10 % der

Tab. 6-6 Terminierung der Ovulation in einem mit Clomiphenzitrat behandelten Zyklus.

- Insemination nach hCG; 36 bis 38 Stunden nach Injektion von 5000–10 000 IU hCG, wenn zum Zeitpunkt der hCG-Gabe der präovulatorische Anstieg von LH noch nicht begonnen hat (d.h. LH im Serum < 20 U/l)
- Insemination nach LH-Anstieg (Messung täglich morgens); am Tag nach dem Nachweis des präovulatorischen LH-Anstiegs im Serum oder im Urin
- Insemination nach LH-Anstieg (Messung mehrmals täglich); 36 bis 38 Stunden nach dem Beginn des LH-Anstiegs im Serum oder 26 bis 28 Stunden nach dessen Nachweis im Urin

Fälle mit einem zweifelhaften Ausfall der LH-Urinteste und mit Ablesefehlern zu rechnen. Der große *Vorteil* beim Monitoring mit LH-Urintesten besteht in der Tatsache, daß diese von der Patientin zu Hause abgelesen werden können, so daß sich Arztbesuche erübrigen. Dieser Komfort des *„Heim-Monitoring"* wird besonders von Paaren, die in großer Entfernung von der Sprechstunde leben, geschätzt, wird aber mit einer gewissen Unsicherheit hinsichtlich der korrekten Interpretation der Urinteste erkauft. Bei der Überlegung, ob das Monitoring des endogenen LH-Anstiegs im Serum oder im Urin vorzuziehen ist, sollte auch bedacht werden, daß der positive Ausfall der LH-Urinteste erst mit einer Verzögerung von einigen Stunden dem LH-Anstieg im Serum folgt.

Terminierung der Eizellentnahme im CC-stimulierten Zyklus

Für die Festlegung des *Zeitpunktes der Eizellentnahme* bei IVF (ohne oder mit ICSI) in Zyklen, die mit CC stimuliert wurden, stehen die beiden folgenden Möglichkeiten zur Verfügung:
- Auslösung mit 5000–10 000 IU hCG bei adäquater Follikelgröße (ab 18 mm), gewünschter Anzahl der präovulatorischen Follikel, ausreichender Endometriumdicke (8 mm) und fehlendem Nachweis des endogenen LH-Anstiegs am Tag (besser zum Zeitpunkt) der hCG-Gabe
- enges Monitoring des endogenen LH-Anstiegs durch Messungen von LH im Serum oder im Urin alle sechs Stunden und Eizellentnahme spätestens 36 Stunden nach Beginn des endogenen LH-Anstiegs im Serum und 26 bis 28 Stunden nach dessen Nachweis im Urin

CC eignet sich nur zur *milden Stimulation* im Rahmen eines IVF/ICSI-Programms und hier insbesondere bei Frauen, die nachweislich mehrere Follikel unter dieser Therapie ausbilden. Neben dem extrem niedrigen Risiko einer ovariellen Überstimulation besteht der hauptsächliche Vorteil in den *geringen Kosten* für die benötigten Medikamente. Dennoch hat sich diese Art der Stimulation in der Praxis aus einer Reihe von Gründen nicht durchgesetzt. Zum einen ist unter CC-Therapie selbst bei jungen Frauen im Durchschnitt nur mit dem *Auffinden von etwa drei Oozyten* zu rechnen, so daß nach Insemination bzw. Injektion und Kultur häufig nur ein bis zwei Embryonen zum Transfer zur Verfügung stehen, was die Schwangerschaftsrate negativ beeinflußt. Eine Kryokonservierung überzähliger befruchteter Eizellen wird nur in Ausnahmefällen möglich sein. Zum zweiten eignet sich CC zur Zyklusstimulation für IVF/ICSI nur bei bestimmten Frauen mit nachweislich *gutem ovariellen Ansprechen*. Schließlich werden die Zahl der gefundenen Oozyten und die Befruchtungs- und Schwangerschaftsraten auch dadurch limitiert, daß in der Praxis in bis zu 30 % der Fälle doch zum Zeitpunkt der hCG-Gabe bereits ein endogener LH-Anstieg eingesetzt hat, der eine spontane Ovulation innerhalb des Intervalls bis zur Eizellentnahme auslöst, so daß diese erst postovulatorisch erfolgt. Bei einer *Eizellentnahme in der postovulatorischen Phase* ist die Aussicht auf eine Schwangerschaft in diesem Zyklus jedoch auf wenige Prozent reduziert, da entweder überhaupt *keine Oozyten mehr gefunden* werden (komplette Ovulation aller Follikel) oder nach Ovulation des dominanten Follikels sich die Oozyten aus den noch nicht gesprungenen Follikeln schlecht fertilisieren lassen. Eine mögliche Abhilfe würde in der Messung von LH im Serum zum Zeitpunkt der hCG-Gabe bestehen, um die Eizellentnahme am Morgen des übernächsten Tages planen zu können. Jedoch erfolgt die hCG-Gabe in der Regel spät abends (21:00–22:00 Uhr), so daß routinemäßig ein Hormonlabor zu dieser ungünstigen Tageszeit die Untersuchungen vornehmen müßte. In den Fällen, in denen zum Zeitpunkt der hCG-Gabe bereits ein endogener LH-Anstieg nachweisbar ist, sollte daher der IVF-Zyklus abgebrochen und *auf die Eizellentnahme verzichtet* werden, da der Beginn dieses LH-Anstiegs nicht mehr bestimmbar und damit die Eizellentnahme nicht terminierbar ist.

Eine weitere Möglichkeit, dem Problem der unbemerkten vorzeitigen Luteinisierung und Ovulation vorzubeugen, besteht in der Vorverlegung des Tages der hCG-Gabe, z.B. bereits ab einer Größe des Leitfollikels von 17 bis 18 mm; bei diesem Vorgehen ist jedoch mit einer weiteren Reduktion der Ausbeute an gefundenen präovulatorischen Oozyten zu rechnen. Eine mögliche Abhilfe würde auch in der Kombination von Antagonisten des GnRH in Verbindung mit CC bestehen.

Risiken und Kontraindikationen

Während der Einnahme kann es zu *zentralen antiöstrogenen Nebenwirkungen* kommen, die den Symptomen des klimakterischen Syndroms ähneln (Kopfschmerzen, Hitzewallungen, Schlaflosigkeit, Depression). Diese meist auf wenige Tage zeitlich limitierten Effekte verschwinden in der Regel bis zur Ovulation. Seltene Nebenwirkungen von CC sind Sehstörungen und Augenflimmern; auch das Auftreten einer *psychotischen Reaktion* wurde mit der Einnahme von CC in Verbindung gebracht. Im weiteren Verlauf des CC-stimulierten Zyklus sind *östrogenbedingte Symptome* zu erwarten (Brustspannen, Übelkeit, Wassereinlagerungen). Die Menstruationsblutung kann verstärkt ausfallen.

Das hauptsächliche *Risiko* der CC-Behandlung besteht in der Möglichkeit der ovariellen Vergrößerung durch polyfollikuläres Wachstum, der Ausbildung eines ovariellen Überstimulationssyndroms (OHSS) und von Mehrlingsschwangerschaften (Tab. 6-7). Das OHSS stellt eine typische Komplikation der Gonadotropinbehandlung dar und tritt extrem selten in oder nach CC-behandelten Zyklen auf, in erster Linie in Verbindung mit einer Frühschwangerschaft. Die Häufigkeit von *Mehrlingsschwangerschaften* unter CC-Therapie beträgt, abhängig von Indikationsstellung,

Tab. 6-7　Risiken der Behandlung mit Clomiphenzitrat.

- antiöstrogene Beschwerden (Kopfschmerzen, Hitzewallungen, Depressivität, Müdigkeit)
- Vergrößerung der Ovarien, ovarielle Überstimulation, Zystenbildung
- Mehrlingsschwangerschaften (6–10 %, davon etwa 95 % Zwillinge)
- erhöhtes Risiko für Ovarialkarzinome bei langfristiger Einnahme (über 6 Zyklen)

Konzeptionsweg und Überwachung des Zyklus, zwischen 6 und 10 %, wovon etwa 95 % auf *Zwillinge* entfallen. Wir haben in den letzten 5 Jahren bei nahezu tausend solcher Zyklen ohne oder mit Insemination keine höhergradigen Mehrlinge als Zwillinge beobachtet. Allerdings wurden in der Literatur eine Reihe von Vierlings- und Fünflingsschwangerschaften nach CC-Behandlung mitgeteilt. Zu warnen ist insbesondere vor der Verordnung von Clomiphenzitrat an junge Frauen unter 25 Jahren mit kurzer Dauer der Kinderlosigkeit und ohne Zyklusüberwachung. Sowohl die Rate an fetalen Mißbildungen als auch an Chromosomenanomalien ist bei den durch CC-Stimulation induzierten Schwangerschaften nicht erhöht. Ebenso ist bei einer versehentlichen Einnahme von CC während einer bereits eingetretenen Frühschwangerschaft nicht mit einem erhöhten fetalen Risiko zu rechnen.

Kürzlich wurde eine langfristige Einnahme von CC mit einem erhöhten Risiko für die Entwicklung eines *Ovarialkarzinoms* in Verbindung gebracht. Das relative Risiko aller Anwenderinnen von CC war 2,3fach, das Risiko von Frauen mit einer Einnahme über 12 Zyklen aber 11,1fach gegenüber infertilen Frauen ohne CC-Einnahme erhöht. Andererseits war das relative Risiko der Ovarialkarzinome bei Frauen, die CC höchstens über sechs Zyklen eingenommen hatten gegenüber dem Vergleichskollektiv nicht signifikant erhöht. Diese Kohortenstudie sollte zum Anlaß genommen werden, die Verordnung von CC auf *maximal sechs Zyklen* zu beschränken, was auch unter therapeutischen Gesichtspunkten eine sinnvolle Höchstzahl darstellt, da erfahrungsgemäß die meisten Schwangerschaften unter CC in den ersten 3 bis 6 Zyklen eintreten.

Kontraindikationen sind die hypogonadotrope (WHO Gruppe I) und hypergonadotrope Amenorrhö (WHO Gruppe III), bei denen durch Gabe von CC in der Regel keine Ovulation zu erzielen ist (sog. *clomiphennegative Amenorrhö*). Aber auch bei Zyklusdefekten mit erniedrigten peripheren Östrogenspiegeln ist CC meist nicht wirksam. Zur Überprüfung der peripheren Östrogenwirkung eignen sich die Bestimmung der sonographischen Dicke des Endometriums oder der *Gestagentest*. Bleibt nach Einnahme eines synthetischen Gestagens über 10 Tage die Entzugsblutung aus (negativer Gestagentest), ist nicht mit einem ausreichenden Aufbau des Endometriums durch endogene Östrogene zu rechnen. Dieser früher häufig praktizierte Test hat durch die Möglichkeiten der sonographischen und endokrinen Zyklusdiagnostik heute seine Bedeutung verloren, so daß seine routinemäßige Durchführung nicht empfohlen werden kann. Aber auch bei normogonadotroper Anovulation und Amenorrhö läßt sich durch die CC-Behandlung nur in etwa $^2/_3$ der Fälle ein ovulatorischer Zyklus installieren. Generell sollte nach einem anovulatorischen Zyklus unter CC eine andere Form der Ovarstimulation, in erster Linie mit FSH, angewendet werden.

Schwangerschaftsraten

Bei der Bewertung von Schwangerschaftsraten nach reproduktionsmedizinischer Behandlung ist zu berücksichtigen, daß diese von einer Reihe von Faktoren abhängig sind, wie Indikationsstellung und Selektion, Alter der Frau, Dauer der Kinderlosigkeit, Vorbehandlung und -operationen und der Relevanz anderer, die Fekundität herabsetzender Faktoren (andrologische Einschränkung, Tubenschäden usw.). Die Schwangerschaftsraten nach *Ovu-*

lationsauslösung mit CC bei Amenorrhö, Oligomenorrhö und Zyklusstörungen werden mit 15 bis 25 % angegeben, mit einer kumulativen Rate von etwa 50 % nach drei Behandlungszyklen. Die Wahrscheinlichkeit einer Konzeption kann im Einzelfall aber auch weniger als 5 % betragen. Bei Frauen über 35 Jahren ist mit einem deutlichen Absinken der Konzeptionsrate zu rechnen. Interessanterweise ist die Fekundität pro Zyklus nicht nur während der Behandlung, sondern auch in den ersten beiden Zyklen nach deren Beendigung erhöht. Die *Abortrate* in CC-behandelten Zyklen betrug in einer prospektiven Kohortenstudie etwa 23 % und lag damit etwas über der Rate in unbehandelten Zyklen bei infertilen Frauen. Bei der Bewertung der Aborthäufigkeit unter CC ist zu berücksichtigen, daß Frauen, bei denen eine CC-Behandlung indiziert ist, häufig andere *Risikofaktoren für Aborte* aufweisen, wie etwa Alter über 35 Jahren, polyzystisches Ovarsyndrom, Zyklus- und Ovulationsstörungen und Insuffizienz des Corpus luteum. Die Schwangerschaftsrate nach *Polyovulation mit CC und Insemination* (IUI) betrug in Sammelstatistiken lediglich 5 bis 10 % (Tab. 6-8). Bei der Kombination CC/IUI ist besonders die Abhängigkeit der Konzeptionsrate von der *Spermaqualität* zu beachten. Als Faustregel kann gelten, daß mehrere Millionen bewegliche Spermien nach Aufarbeitung zur Insemination verwendet werden sollten. Wird diese Grenze wiederholt nicht erreicht, ist nur noch in Ausnahmefällen mit dem Eintritt einer

Tab. 6-8 Schwangerschaftsraten nach Gabe von Clomiphenzitrat, bezogen auf den begonnenen Behandlungszyklus (IUI = homologe Insemination).

- Ovulationsauslösung bei Amenorrhö, Zyklusstörungen: 15–25 %
- Polyovulationen mit IUI bei andrologischer Einschränkung: 5–10 %
- Polyovulationen mit IUI bei idiopathischer Sterilität und leichter andrologischer Einschränkung: etwa 10 %
- Polyovulation mit IVF: etwa 15 %

Schwangerschaft zu rechnen, so daß eine andere Form der Behandlung gewählt werden sollte. Bei leichter andrologischer Einschränkung mit fließendem Übergang zur idiopathischen Sterilität ist die Kombination CC/IUI der alleinigen Zyklusstimulation mit CC *überlegen*. Die Schwangerschaftsrate nach CC in Verbindung mit einer heterologen Insemination (Samenspende) ist höher als die nach CC/IUI aus andrologischer Indikation, dürfte aber 15 bis 20 % nicht überschreiten. Die *Schwangerschaftsraten nach IVF* in clomiphenstimulierten Zyklen betrugen in der Auswertung der Daten des Deutschen IVF-Registers (DIR) der letzten Jahre und anderer Statistiken zwischen 15 und 20 % pro Transfer, aber nicht über 15 % pro behandeltem Zyklus, da nur etwa bei 70 bis 80 % der Behandlungszyklen auch ein Embryotransfer erfolgen kann.

Kombinationen mit Clomiphenzitrat

Bei *hyperandrogenämischen Zyklusstörungen* können, neben dem obligatorischen Rat zur Gewichtsreduktion, entweder alleine oder in Kombination mit CC *Glukokortikoide* gegeben werden, wodurch sich über eine Suppression der adrenalen Androgene die Ovulations- und Schwangerschaftsraten günstig beeinflussen lassen. In Frage kommen eine Gabe von 0,25–0,5 mg Dexamethason oder 5–7,5 mg Prednison oder Prednisolon während des stimulierten Zyklus. Da diese Dosis auch etwa der Cushingschwellendosis entspricht, kann es bei einer langfristigen Therapie über mehrere Monate durchaus zur Ausbildung entsprechender Nebenwirkungen kommen. Analog wirkt sich bei *hyperprolaktinämischen Zyklusdefekten*, wenn die alleinige Gabe eines Prolaktinhemmers zur Ovulationsauslösung nicht ausreicht oder aus anderen Gründen eine Ovarstimulation erfolgen soll, die Kombination mit einem *Prolaktinhemmer* günstig aus. Hierfür stehen die Substanzen Bromocriptin (Pravidel R, Kirim R), dessen Weiterentwicklung Quinagolid (Norprolac R) und das

schwach wirksame Metergolin (Liserdol R) zur Verfügung; das stark wirksame Cabergolin (Dostinex R) ist eher der Behandlung der hyperprolaktinämischen Amenorrhö und des Prolaktinoms vorbehalten. Kürzlich wurde über eine hohe Ovulationsrate unter CC in Kombination mit dem *oralen Antidiabetikum* Metformin bei Frauen mit *polyzystischem Ovarsyndrom und Insulinresistenz* berichtet. Generell sind die genannten Kombinationen als Adjuvantien der CC-Stimulation und nicht als Ersatz einer Gonadotropinbehandlung zu betrachten.

6.1.4 Hypogonadotrope Amenorrhö

Die Zyklusstimulation mit gonadotropen Hormonen, entweder in Form von *humanem Menopausengonadotropin* (hMG) oder von *reinem FSH* ohne Zugabe von Agonisten oder Antagonisten des GnRH ist indiziert bei Frauen mit Zyklusdefekten, bei denen durch Clomiphenzitrat entweder keine oder keine zufriedenstellenden Ovulationen induziert werden können. Hierzu zählen insbesondere Frauen mit primärer *hypogonadotroper Amenorrhö* und mit erworbenem hypogonadotropem Hypogonadismus, etwa nach operativen Eingriffen an der Hypophyse (Amenorrhö WHO Gruppe I), mit normogonadotroper Amenorrhö bei hypothalamisch-hypophysärer Dysregulation (WHO Gruppe II) ohne oder mit dem Syndrom der polyzystischen Ovarien (PCOS) sowie die damit verwandte hyperandrogenämische Anovulation.
Bei der *hypogonadotropen Amenorrhö* sind die basalen Spiegel von FSH und LH erniedrigt (meist < 1 IU/l), so daß prinzipiell dem *hMG*, das zu etwa gleichen Teilen FSH und LH enthält, gegenüber dem reinen FSH der Vorzug gegeben werden soll, da bei diesen Frauen mit einem LH-Defizit unterschiedlicher Ausprägung zu rechnen ist. Eine gewisse Zufuhr von LH (erfahrungsgemäß mindestens 75 IU täglich) ist dabei für die Ausbildung eines ovulatorischen Zyklus mit entsprechender

Entwicklung des Endometriums unerläßlich. LH ist zur Zeit für die exogene Zufuhr bei der Gonadotropinstimulation nicht erhältlich; *rekombinant hergestelltes LH* befindet sich jedoch in der Erprobung und mit seiner Zulassung ist in naher Zukunft zu rechnen. Die Zugabe von GnRH-Agonisten oder -Antagonisten zur Suppression tonisch erhöhter LH-Spiegel und zur Unterdrückung des präovulatorischen Anstiegs erübrigt sich in diesen Fällen, ebenso bei geplanter Eizellentnahme (IVF/ET). Allerdings ist bei der hypogonadotropen Amenorrhö nur bei einem *absoluten LH-Mangel*, d.h. basaler Spiegel von LH fehlend (Zustand nach Hypophysektomie oder -operation) oder unterhalb der Nachweisgrenze (langjährige hypogonadotrope Amenorrhö) die Zugabe von in hMG enthaltenem LH zur Zyklusstimulation zwingend erforderlich. Zumindest bei noch erhaltener, niedriger basaler Sekretion von LH, d.h. LH oberhalb der unteren Nachweisgrenze, ist auch die Behandlung mit reinem FSH für die Erzielung von Ovulationen und von Schwangerschaften geeignet. Bewährt hat sich hier (wie auch beim PCOS) das sogenannte *niedrig dosierte* („low dose") aufsteigende Protokoll (Tab. 6-9). In diesem Protokoll wird, durch sequentielle Steigerung der täglich zugeführten Gonadotropindosis in Intervallen von mehreren Tagen, die zur Induktion einer *Rekrutierung weniger Follikel* erforderliche Dosis an gonadotropen Hormonen ermittelt. Die Behandlung beginnt im Zustand der Amenorrhö (am einfachsten) oder alternativ auch am 1. bis 3. Tag einer Entzugs-

blutung nach Gabe eines Gestagens oder Östrogen-Gestagen-Gemisches. Der mögliche Vorteil der Blutungsinduktion liegt in der Terminierung des Stimulationsbeginns auf einen bestimmten Wochentag. Sind mehrere Behandlungszyklen erforderlich, so kann dann in Kenntnis des Verlaufes der Vorzyklen die anfangs gewählte tägliche Gonadotropindosis erhöht werden, d.h. Beginn bereits mit zwei oder mehr Ampullen täglich mit anschließender Dosisreduktion („step down" Protokoll, Tab. 6-10). Erfahrungsgemäß ist bei der hypogonadotropen Amenorrhö der *Ampullenverbrauch* meist höher als bei der normogonadotropen Anovulation (WHO Gruppe II) mit noch erhaltener basaler Sekretion. Es kann sogar eine Tagesdosis von vier Ampullen hMG bis zum Erreichen einer ausreichenden Rekrutierung (Abb. 6-2) erforderlich sein. Zu beachten ist, daß die für eine Ovulation notwendige Dosis von einer *Reihe von Faktoren abhängig* ist. Niedrige endogene Gonadotropinsekretion, Alter über 35 Jahren und erhöhtes Körpergewicht erfordern häufig eine *Dosissteigerung*. Das Ausmaß der ovariellen Reaktion bemißt sich nach der geplanten Therapie. Bei natürlicher Konzeption oder Insemination sollte im Hinblick auf die Nebenwirkungen eine mono- oder oligofollikuläre Entwicklung angestrebt werden. Nach Erreichen eines Serumspiegels von Östradiol über 100 pg/ml ist in der Regel mit einer ausreichenden Rekrutierung zu rechnen. Die Östradiolkonzentration steigt während der Stimulation *exponentiell* an, so daß aus der Verdoppelungszeit und

Tab. 6-9 Niedrigdosiertes („low dose") aufsteigendes („step up") Protokoll zur Zyklusstimulation bei hypogonadotroper Amenorrhö (WHO Gruppe I). Das Schema kann entweder zu Beginn einer Entzugsblutung oder im Zustand der Amenorrhö begonnen werden. Für das Monitoring ausreichend sind Follikulometrie, Endometriumdicke und Bestimmung von Östradiol.

Stimulationstag	1	2	3	4	5	6	7	8	9	10	11	12
hMG (Ampullen zu je 75 IU FSH und LH)	1	1	1	1	1	1	1	1,5	1,5	1,5	1,5	
Monitoring							x			x		x
Gabe von hCG (5000–10000 IU)												x

Tab. 6-10 Hochdosiertes absteigendes („step down") Protokoll zur Zyklusstimulation bei hypogonadotroper Amenorrhö. Die tägliche Anfangsdosis wird aus dem Verlauf der Vorzyklen ermittelt und entspricht der für eine ausreichende Rekrutierung erforderlichen Zahl an hMG-Ampullen.

Stimulationstag	1	2	3	4	5	6	7	8	9	10	11	12
hMG (Ampullen zu je 75 IU FSH und LH)	3	3	3	3	3	2	2	2	2	2	2	2
Monitoring					x		x					x
Gabe von hCG (5000–10 000 IU)												x

der Tatsache, daß pro Tag mit einem Follikelwachstum von 1 bis 2 mm zu rechnen ist, der weitere Verlauf des stimulierten Zyklus ungefähr abgeschätzt werden kann. Die *therapeutische Breite* der exogen zugeführten Gonadotropine ist niedrig, und bei einer Überdosierung drohen das Syndrom der ovariellen Überstimulation (OHSS), Zystenbildung und die gefürchteten Mehrlingsschwangerschaften. Die Stimulationsdauer bis zur Ovulation ist häufig auf 20 bis 25 Tage verlängert. Bei adäquater Follikelgröße (Leitfollikel 18 mm, Abb. 6-3) wird obligatorisch die Ovulation durch Injektion von hCG (5000–10 000 IU) induziert und die reproduktionsmedizinische Behandlung (IUI, IVF usw.) 36 Stunden später geplant. Aufgrund der mangelhaften oder fehlenden gonadotropen Aktivität der Hypophyse bleibt der endogene LH-Anstieg aus, auch fehlt die endogene Steuerung der Gelbkörper während der Lutealphase, so daß auf eine *hochdosierte Unterstützung der Lutealphase* nicht verzichtet werden darf (Tab. 6-11). Hierzu ist die Zufuhr von vaginal zugeführtem mikronisiertem Progesteron, evtl. in Kombination mit hCG-Injektionen die Therapie der Wahl. Auch die orale Gabe von synthetischen Gestagenen ist möglich. Depotinjektionen mit Gestagenen oder Gemischen aus Östrogenen und Gestagenen sollten wegen der im weiteren Verlauf zu erwartenden Schmier- und Dauerblutungen vermieden werden. Im Hinblick auf den größtmöglichen Komfort während der Behandlung bevorzugen wir sowohl für die Induktion der Ovulation als auch für die Behandlung der Lutealphase hCG-Präparate, die nicht nur für intramuskuläre (i.m.), sondern auch für subkutane (s.c.) Injektion zugelassen sind. Die Behandlung der Lutealphase kann etwa *15 Tage nach der Ovulation beendet* werden. Von vielen Zentren wird Progesteron nach eingetretener Konzeption noch während der ersten Wochen der Frühschwangerschaft und von manchen sogar bis zum Ende des dritten Schwangerschaftsmonats zugeführt. Jedoch gibt es bislang keinen eindeutigen Beleg dafür, daß durch eine derartige verlängerte Progesteronbehandlung die Abortrate verringert oder der Verlauf der Schwangerschaft günstig beeinflußt werden kann. Bei ausgebliebener Konzeption ist nach Absetzen der medikamentösen Unterstützung der Lutealphase binnen weniger Tage mit einer Menstruation zu rechnen.

Tab. 6-11 Stützung der Luteralphase nach Zyklusstimulation bei hypo- oder normogonadotroper Amenorrhö (beginnend spätestens am Tag nach der Ovulation).

Progesteron vaginal	Crinone R 8 % 1–2mal 1 Applikation täglich oder Utrogest R 100 2–3mal 2 Kapseln täglich
hCG	einmalig oder zweimalig 5000 IU 4–8 Tage nach der Ovulation oder mehrmalig 1500 IU alle 3 Tage s.c. oder i.m.

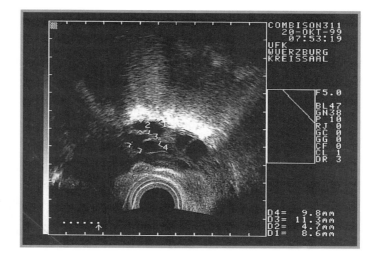

Abb. 6-2 Rekrutierung mehrerer kleiner Follikel (Pfeile) bei hMG-Stimulation (vaginales Sonogramm).

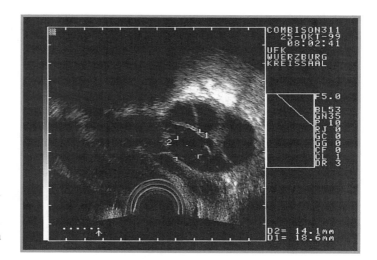

Abb. 6-3 Geplante polyfollikuläre Entwicklung unter hMG-Stimulation für die IVF (vaginales Sonogramm). Der Leitfollikel hat einen Durchmesser von 18 mm erreicht (Pfeile).

Eine mögliche *Alternative* zur hMG-Therapie bei der hypothalamischen hypogonadotropen Amenorrhö ist die *pulsatile GnRH-Substitution*. Hierbei wird eine batteriebetriebene Hormonpumpe (Zyklomat-Pulse-Set R) mit GnRH (Lutrelef R) gefüllt und in Pulsen von 10 μg alle 90 bis 120 Minuten s.c. oder i.v. freigesetzt. Unter dieser Substitution ist meist mit einer *monofollikulären Entwicklung* zu rechnen. Die Behandlungsdauer kann bis zu vier Wochen und länger betragen, begleitet vom üblichen Monitoring (Östradiol, Follikulometrie, Endometriumdicke). Die GnRH-Zufuhr kann auch in die Lutealphase hinein fortgesetzt werden, die im übrigen obligat durch Zufuhr von hCG alleine oder in Kombination mit Progesteron gestützt werden muß (Tab. 6-11). Der Vorteil der GnRH-Substitution im Vergleich zur hMG-Stimulation besteht in der weitgehenden Vermeidung von Mehrlingen und Überstimulation. Die Medikamentenkosten bei beiden Therapieformen sind vergleichbar hoch. Der GnRH-Vorrat muß etwa alle sieben Tage erneuert werden. Von Nachteil sind mögliche Rötungen an der Einstichstelle und technische Probleme (Wechsel der Batterie, Abknicken des zuführenden Schlauchs). Die GnRH-Substitution eignet sich nur zur Induktion einer monofollikulären Ovulation in Verbindung mit spontaner Konzeption bei normaler männlicher Zeugungsfähigkeit. Zur Polyovulation für Inseminationen bei andrologischer Subfertilität und für IVF/ET mit oder ohne ICSI sollte der Gonadotropinbehandlung der Vorzug gegeben werden.

6.1.5 Normogonadotrope Amenorrhö

Dazu gehören neben der – meist erworbenen – normogonadotropen Amenorrhö mit normalen Serumandrogenen auch die hyperandrogenämische Anovulation und die Amenorrhö bei multifollikulären (MFO) und polyzystischen Ovarien (PCO).

Bei der *normogonadotropen Amenorrhö mit normalen Serumandrogenen* und ohne das Syndrom der polyzystischen Ovarien sind Clomiphenzitrat oder andere Antiöstrogene in der Regel nicht zur Induktion einer Ovulation geeignet. Therapie der Wahl ist hier die Behandlung mit *Gonadotropinen* (Tab. 6-12).

Auch die *pulsatile Zufuhr von GnRH* über die Minipumpe (10 μg pro Puls alle 90 bis 120 Minuten) ist wirksam und führt in etwa 75 % der behandelten Zyklen zu Ovulationen. Von Vorteil bei der pulsatilen GnRH-Behandlung (z.B. bei der hypogonadotropen Amenorrhö) ist die geringe (< 10 %) Rate an Überstimulationen und von Mehrlingsschwangerschaften. So sehr die unter pulsatilem GnRH übliche mono- bis oligofollikuläre Entwicklung hinsichtlich der Verringerung des Mehrlingsrisikos erwünscht ist, so ist diese doch bei geplanten reproduktionsmedizinischen Verfahren, bei denen die Superovulation bewußt zur Steigerung der Schwangerschaftsrate eingesetzt wird, von Nachteil. Die pulsatile GnRH-Behandlung wird daher nur an wenigen Zentren praktiziert.

Zur Induktion der follikulären Entwicklung eignen sich prinzipiell sowohl FSH als auch hMG. *Hochgereinigtes* (highly purified, HP) FSH enthält nur einen verschwindend geringen Anteil von LH (< 1 IU) pro Ampulle zu 75 IU, der aber in der Praxis ohne Bedeutung ist; *rekombinantes* (rec) FSH ist völlig frei von Beimischungen. Im hMG-stimulierten Zyklus erreichen die präovulatorischen Follikel einen größeren Innendurchmesser (18 mm und mehr) als bei der Therapie mit reinem FSH (16 mm) mit der Folge einer erhöhten Produktion von Östradiol pro Follikel. Jedoch ergab sich in den vorliegenden Studien kein signifi-

Tab. 6-12 Strategien zur Ovulationsauslösung bei verschiedenen Formen der Amenorrhö (CC = Clomiphenzitrat, GnRH-A = Analoga des GnRH).

Klassifikation	Zyklusstimulation
primäre hypogonadotrope Amenorrhö (WHO Gruppe I)	GnRH, hMG
erworbener hypogonadotroper Hypogonadismus (WHO Gruppe I, VII)	GnRH, hMG
normogonadotrope Amenorrhö (WHO Gruppe II)	FSH, hMG, GnRH
hyperandrogenämische Anovulation (WHO Gruppe II)	CC, FSH, GnRH
Syndrom der polyzystischen Ovarien (WHO Gruppe II)	CC, FSH oder hMG ohne oder mit GnRH-A, GnRH
hypergonadotrope Amenorrhö (WHO Gruppe III)	nicht praktikabel

kanter Unterschied in der Schwangerschafts-rate. Bei der *Auswahl des Gonadotropins* spricht in erster Linie der im Vergleich zu den FSH-Präparaten niedrigere Preis für die Verwendung von hMG (Tab. 6-13). Der Apothekenabgabepreis einer Ampulle hMG, die etwa 75 IU FSH und LH enthält, beträgt nur etwa ein Drittel des rec-FSH und weniger als die Hälfte des urinären HP-FSH. Dagegen sprechen eine Reihe *medizinischer Argumente* gegen den Einsatz von hMG. Bedenklich ist insbesondere der hohe Anteil (> 90 %) an Fremdproteinen aus dem Urin postmenopausaler Frauen. Solche Proteine können durchaus eine Wirkung auf die Ovarien entfalten (z. B. Inhibine, hCG) oder den Zellzyklus negativ beeinflussen (z.B. Ribonukleasen). Durch die *Verunreinigungen* kommt es häufig zu lokalen Irritationen und Rötungen an der Injektionsstelle. Die hMG-Präparate Humegon R und Pergonal R sind aus diesem Grunde nur für die *intramuskuläre Applikation* zugelassen, jedoch mindert diese Art der Zufuhr den von der Patientin empfundenen Komfort der Behandlung erheblich (Selbstinjektion nicht möglich, Notwendigkeit zusätzlicher Arztbesuche, Risiko eines Spritzenabszesses). Erst seit 1998 besitzt das Präparat Menogon R auch die Zulassung für die subkutane Anwendung, aber auch damit kann es zu Schwellungen an der Injektionsstelle kommen. Aufgrund der Inaktivierung bei der Herstellung gelten alle heute verwendeten hMG-Formulationen als *virussicher*, nachgewiesene virale Transmissionen sind bisher nicht bekanntgeworden. Möglicherweise kommen in Zukunft gereinigte hMG-Präparate auf den Markt. Ein weiteres Problem der hMG-Präparate, aber auch des urinären HP-FSH, besteht in der möglichen Verknappung der urinären Produkte, da es in

den letzten Jahren weltweit zu einer enormen Ausweitung der Gonadotropinbehandlung kam, aber die Möglichkeiten für den Bezug großer Mengen reinen menschlichen Postmenopausenurins und deren Verarbeitung nicht in gleichem Ausmaß ausgeweitet werden konnten. Schließlich können sich die *Schwankungen im Gonadotropingehalt* zwischen den einzelnen hMG-Chargen, die durchaus 10 % überschreiten können, prinzipiell nachteilig auf den Stimulationsverlauf auswirken. Andererseits scheint eine zusätzliche exogene Zufuhr bestimmter Mengen von LH für die *Effektivität* der Zyklusstimulation von Vorteil zu sein.

Unter medizinischen Gesichtspunkten sprechen somit einige Argumente für die Verwendung von hochgereinigtem oder rec-FSH zur Ovarstimulation bei normogonadotroper Amenorrhö. Der hauptsächliche Grund, warum rec-FSH nach wie vor zurückhaltend eingesetzt wird, liegt in dem *hohen Preis* dieser Präparate. Rec-FSH scheint im übrigen bei der normogonadotropen Anovulation hinsichtlich des Ampullenverbrauchs und der Stimulationsdauer bis zur Ovulation eine höhere Effektivität zu besitzen als urinäres hochgereinigtes FSH.

Für die Zyklusstimulation mit FSH oder hMG bei normogonadotroper Amenorrhö gelten im Prinzip die gleichen Empfehlungen wie bei der Ovulationsinduktion bei der hypogonadotropen Amenorrhö. Die Wahl des Stimulationsschemas orientiert sich am geplanten *Konzeptionsweg* (spontan, Insemination, IVF ohne oder mit ICSI). Für die spontane Konzeption oder Insemination ist im ersten Behandlungszyklus das *niedrigdosierte* (low dose) *aufsteigende* (step up) *Protokoll* mit FSH oder hMG die Therapie der Wahl. Dabei wird durch langsame Dosissteigerung die für eine ausrei-

Tab. 6-13 Medizinische Nachteile von hMG gegenüber reinem urinärem oder rekombinantem FSH.

- hoher Grad an Verunreinigungen (Proteine, Medikamente)
- nur für intramuskuläre Injektion zugelassen (Humegon R, Pergonal R)
- Schwankungen im FSH-Gehalt und im FSH/LH-Verhältnis zwischen den Chargen
- Produktions- und Lieferengpässe in der Vergangenheit

chende Rekrutierung notwendige Gonadotropindosis gleichsam austitriert. Das erforderliche Zyklusmonitoring wurde in Tabelle 6-9 beschrieben. Im Gegensatz zur Polyovulation bei vorhandenem ovulatorischem Zyklus muß bei der Amenorrhö die tägliche Gonadotropinzufuhr bis zur Ovulationsinduktion beibehalten werden. Angesichts des Mehrlingsrisikos wird in einem Zyklus mit natürlicher Konzeption oder Insemination prinzipiell die Entwicklung von höchstens drei präovulatorischen Follikeln angestrebt, nur in Ausnahmefällen (Alter über 35 Jahren, „low responder", umfangreiche Vorbehandlungen) erscheint eine höhere Follikelzahl vertretbar. Haben die Leitfollikel beim FSH-Zyklus einen Durchmesser von 16 mm bzw. beim hMG-Zyklus von 18 mm erreicht, erfolgt die Induktion der Ovulation mit 5000–10 000 IU hCG und entweder Geschlechtsverkehr am gleichen Abend oder die Insemination etwa 34 bis 38 Stunden später. Das Schema kann im Status der Amenorrhö oder am Beginn (1. bis 5. Tag) einer spontanen Blutung oder Entzugsblutung nach Gabe eines Gestagens oder Östrogen-Gestagen-Gemisches begonnen werden. Mit einer vorzeitigen Luteinisierung oder spontanen Ovulation ist bei der reinen normogonadotropen Amenorrhö ohne polyzystische Ovarien und ohne Hypersekretion von LH nicht zu rechnen, so daß eine *Kombination mit Agonisten* (Analoga) oder *Antagonisten* des GnRH nicht erforderlich ist. Eine solche empfiehlt sich jedoch in allen Fällen eines LH-Überschusses (tonisch erhöhter basaler Serumspiegel von LH). Die Stützung der Lutealphase ist obligat und erfolgt wie in Tabelle 6-11 beschrieben. Zur Polyovulation für IVF ohne oder mit ICSI werden meist höherdosierte Protokolle angewandt (Tab. 6-10). Bewährt hat sich in unserer Praxis die Modifikation der Gonadotropindosis anhand des Alters (Tab. 6-14). Neben dem Alter haben Körpergröße und -gewicht, die endogenen basalen Gonadotropinspiegel und Serumandrogene einen Einfluß auf den Verlauf des stimulierten Zyklus und den Ampullenverbrauch. Tendenziell ist bei der normogonadotropen Amenorrhö der *Gonadotropinbedarf* bis zur Ovulation aufgrund der vorhandenen endogenen basalen Sekretion niedriger als bei der hypogonadotropen Amenorrhö.

6.1.6 Syndrom der polyzystischen Ovarien (PCOS)

Das Syndrom der polyzystischen Ovarien (PCOS) stellt wohl die häufigste Endokrinopathie bei Frauen im reproduktiven Alter dar. Seine absolute Häufigkeit beträgt etwa 3 %, aber rund 50 % bei Frauen mit Zyklusirregularitäten. Das Vollbild der von Stein und Leventhal bereits 1935 beschriebenen Trias aus ein- oder doppelseitiger polyzystischer Vergrößerung der Ovarien, Amenorrhö oder Oligomenorrhö und Sterilität findet sich allerdings nur in der Minderheit der Fälle.

Diagnosekriterien

Die *Kriterien für die Diagnose des PCOS* bestehen in dem Nachweis polyzystischer Ovarien (zahlreiche, d.h. mindestens 8, winzige Zysten mit einem Durchmesser < 1 cm entwe-

Tab. 6-14 Modifikation der täglich zugeführten Gonadotropindosis anhand des Alters in einem hochdosierten Protokoll für IVF ohne oder nach Suppression mit einem GnRH-Analogon.

Altersgruppe	Startdosis (Ampullen mit 75 IU FSH täglich)
unter 30 Jahre	2–2–2–2–2 …
30–40 Jahre	3–3–3–3–3 …
über 40 Jahre	4–4–4–4–4 …

der kranzförmig in der Peripherie oder verstreut in einem verdickten ovariellen Stroma angeordnet) im vaginalen Sonogramm (Abb. 6-4) in Kombination mit *Zyklusirregularitäten* (Amenorrhö, Oligomenorrhö, Anovulation). Das Ovarvolumen ist in mehr als der Hälfte der Fälle vergrößert (> 8 ml). Richtungsweisend für das Syndrom, wenn auch nicht obligatorisch sind ferner *Androgenisierung* (Hirsutismus, Akne, Alopezie) und Adipositas. Das PCOS weist typische *endokrine Veränderungen* auf, wie Erhöhung der Serumandrogene (gesamtes und freies Testosteron, Androstendion, DHEA-S und andere) und von Insulin, basale Hypersekretion von LH und Erniedrigung des SHBG. Im Glukosetoleranztest findet sich häufig eine Insulinresistenz (Tab. 6-15). Frauen mit PCOS besitzen ein vielfach erhöhtes Risiko für Typ-II-Diabetes, arterielle Hypertonie, Hyperlipoproteinämie, kardiovaskuläre Erkrankungen, Gallensteine und benigne und maligne Neoplasien des Endometriums in höherem Lebensalter. Polyzystische Ovarien alleine können auch bei gesunden Frauen ohne Kinderwunsch, Androgenisierung oder Zyklusstörungen vorkommen und besitzen ohne begleitende Veränderungen noch keinen Krankheitswert.

Für die reproduktionsmedizinische Praxis bedeutsam ist die relative Sterilität der Frauen

Tab. 6-15 Endokrine Veränderungen beim Syndrom der polyzystischen Ovarien (PCOS).

- erhöhte Serumandrogene (gesamtes und freies Testosteron, Androstendion, DHEA-S)
- erhöhtes basales LH und Quotient LH/FSH (> 2) mit gestörter LH-Pulsatilität
- erniedrigtes SHBG, erhöhter Quotient Testosteron/SHBG (freier Androgen-Index > 9)
- erhöhtes Nüchterninsulin und Insulinresistenz im Glukosetoleranztest
- erhöhte Serumöstrogene (Entzugsblutung nach Gestagentest)
- hochnormales bis leicht erhöhtes Serumprolaktin (sog. Begleithyperprolaktinämie)

mit PCOS aufgrund Anovulation, Follikelreifungsstörung und Lutealdefekten, so daß diese Frauen einen *wesentlichen Anteil am Kollektiv einer Kinderwunschsprechstunde* stellen. Überzufällig häufig besteht eine Subfertilität der männlichen Partner. Da die endokrinen Störungen auch in der Lutealphase und während der Frühgravidität weiterbestehen, ist im Fall einer spontan oder unter Therapie eingetretenen Schwangerschaft das *Abortrisiko* erhöht, und das PCO-Syndrom gilt sogar als einer der wesentlichen Risikofaktoren für wiederholte (> 2 in Serie) Aborte. Seine Prävalenz bei Frauen mit wiederholten Aborten soll über 40 % betragen.

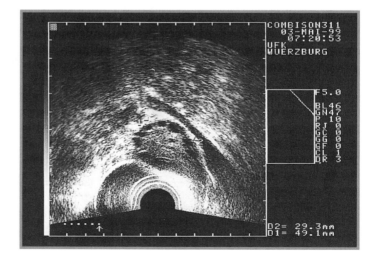

Abb. 6-4 Unstimuliertes polyzystisches Ovar (vaginales Sonogramm). Zahlreiche kleine Zysten (< 8 mm im Durchmesser) sind kranzförmig um das vermehrte Stroma angeordnet.

Endokrine und chirurgische Maßnahmen zur Etablierung des ovulatorischen Zyklus

Die Diagnose eines PCO-Syndroms bereits vor der Einleitung einer assistierten Reproduktion ist von besonderem Interesse, da die Ovulationsauslösung und Zyklusstimulation beim PCOS erfahrungsgemäß eine *Herausforderung* darstellt. Für die Induktion einer Ovulation stehen chirurgische und medikamentöse Maßnahmen zur Verfügung. Diese Verfahren lassen sich grob unterteilen in solche, die über eine Normalisierung der erhöhten Androgene in den Ovarien und im Serum einen ovulatorischen Zyklus etablieren (Tab. 6-16) und in Maßnahmen der Zyklusstimulation über eine Erhöhung der hypophysären FSH-Freisetzung. Beispielsweise führt die Einnahme einer *Kombinationspille* über einige Monate zu einer Senkung der ovariellen Androgenproduktion, wodurch nach deren Absetzen über einen begrenzten Zeitraum spontane Ovulationen auftreten können, ehe dann mit dem allmählichen Anstieg der Serumandrogene der anovulatorische Zustand wiederkehrt. Ähnlich bewirken *chirurgische Maßnahmen* (Keilresektion oder Laservaporisation der Ovarien) über die Entfernung oder Zerstörung eines Teils der androgenproduzierenden Thekazellen eine Senkung der ovariellen Androgenproduktion, wodurch sich in der Mehrzahl der Fälle sowohl spontane ovulatorische Zyklen einstellen als auch die periphere Androgenisierung (z.B. Überbehaarung) zurückgeht. Jedoch halten diese positiven Effekte allenfalls 6 bis 12 Monate an. Überdies steht der ovulationsauslösenden Wirkung das mit einem intraabdominellen Eingriff verbundene operative Risiko gegenüber. Nach derartigen beidseitigen Ovareingriffen wurde in etwa 25 % das Auftreten von periovariellen Adhäsionen beobachtet, die ihrerseits die Fertilität nachteilig beeinflussen können. Auch durch eine Dauertherapie mit Spironolacton (50–150 mg täglich) lassen sich in einem geringen Teil der Fälle mit Amenorrhö sporadische Ovulationen induzieren. Schließlich kann auch eine Dauertherapie mit *Glukokortikoiden*, wie z.B. Prednis(ol)on 5–7,5 mg täglich oder Dexamethason 0,5 mg, über eine Senkung der adrenalen Androgenbildung zur Etablierung eines spontanen ovulatorischen Zyklus beitragen. Jedoch sind wegen der Gefahr eines iatrogenen Cushing-Syndroms bei Langzeitgabe Kontrollen des ACTH unter Therapie indiziert. Insgesamt eignen sich alle diese genannten Therapieversuche nur für Frauen mit latentem Kinderwunsch. In der Regel ist diese *androgensenkende Therapie* zur Ovulationsauslösung in Verbindung mit reproduktionsmedizinischen Maßnahmen *ungeeignet*, da es in der Regel nur zu einer monofollikulären Entwicklung kommt und überdies das Monitoring der Ovulation beim Fehlen eines regelmäßigen menstruellen Zyklus recht aufwendig und langwierig sein kann.

Tab. 6-16 Androgensenkende Therapie zur Etablierung eines ovulatorischen Zyklus beim Syndrom der polyzystischen Ovarien.

- Keilresektion, Laservaporisation oder Elektrokoagulation der Tunica albuginea (meist im Rahmen einer operativen Laparoskopie)
- nach Absetzen einer Kombinationspille
- Dauertherapie mit Glukokortikoiden
- Spironolacton

Zyklusstimulation

Zur milden Zyklusstimulation und Polyovulation beim PCOS und geplanter Insemination (IUI) eignet sich in erster Linie *Clomiphenzitrat* (CC). Allerdings ist die CC-Therapie hinsichtlich der Ovulationsauslösung erfolgreicher bei Frauen mit Oligomenorrhö und spontanen Defektzyklen als bei der kompletten Amenorrhö, bei der sich durch CC nur in etwa der Hälfte der Fälle eine Ovulation erzielen läßt. Die *Ovulationsrate* kann durch begleitende Gabe von Glukokortikoiden erhöht werden. In den CC-behandelten Zyklen sind häufig *Störungen der Follikelreifung* in Form einer vorzeitigen Luteinisierung und Progesteronbildung (Serumspiegel > 1 ng/ml) aufgrund tonisch erhöhter LH-Spiegel zu erwarten. Aber auch eine polyfollikuläre Entwicklung mit dem Risiko einer Mehrlingsschwangerschaft ist möglich. Das Abortrisiko beträgt 20 bis 25 % und ist damit gegenüber fertilen und spontan ovulierenden Frauen auf etwa das Doppelte erhöht. Bleibt unter CC eine Ovulation aus, was in der Regel im ersten Behandlungszyklus ersichtlich sein sollte, so kommt entweder eine Kombination mit Gonadotropinen (Tab. 6-17) oder eine alleinige FSH-Stimulation in Betracht. Prinzipiell ist die *FSH-Stimulation nach dem niedrigdosierten aufsteigenden Protokoll die Therapie der Wahl*. Durch Kombinationen mit CC (CC/FSH oder CC/hMG) und durch die alleinige Gabe von hMG kommt es nämlich zu einer weiteren Erhöhung der bereits, jedenfalls in der Mehrzahl der Fälle des PCOS, basal erhöhten LH-Spiegel, was im Hinblick auf eine vorzeitige Luteinisierung mit verkürzter Follikelphase prinzipiell *von Nachteil* ist (Tab. 6-18). Andererseits lassen sich durch Kombinationen mit dem preisgünstigen CC Gonadotropine einsparen, so daß die Behandlungskosten in einem CC/FSH-Zyklus allenfalls die Hälfte der reinen FSH-Stimulation betragen dürften. Auch hMG ist in diesem Protokoll prinzipiell geeignet, allerdings ist die exogene Zufuhr von LH bei bereits tonisch und episodisch erhöhten endogenen Spiegeln ungünstig. Beim niedrigdosierten aufsteigenden FSH-Protokoll (Tab. 6-19) beginnt man im ersten Behandlungszyklus entweder im Zustand der Amenorrhö oder nach spontaner oder induzierter Blutung mit einer Ampulle zu 75 IU FSH täglich s.c. und steigert nach 5 bis 7 Behandlungstagen die tägliche Dosis um 37,5–75 IU bis zur Induktion einer für die gewünschte Therapie ausreichenden ovariellen Antwort. Beim Erreichen einer Follikelgröße von 16 mm erfolgt wiederum die Induktion der Ovulation mit 5000–10 000 IU hCG und Insemination 36 bis 38 Stunden später.

Tab. 6-17 Zyklusstimulation durch Kombination von Clomiphenzitrat (CC) und gleichzeitige oder sequentielle Gabe von FSH beim PCOS für homologe Insemination. Das Monitoring besteht z.B. aus Follikulometrie, Messung der Endometriumdicke und Messung von Östradiol, LH und Progesteron.

Zyklustag			1	2	3	4	5	6	7	8	9	10	11	12
CC (Tablette zu 50 mg)					2	2	2	2	2					
FSH oder hMG (Ampulle zu 75 IU)					(1)		(1)		(1)	1	1	1	1	1
Monitoring									x		x		x	

Tab. 6-18 Strategien zur Zyklusstimulation beim PCOS und deren Indikationsgebiete (CC = Clomiphenzitrat, GnRH-A = Analoga des GnRH).

Therapieschema	Bewertung
CC	ovulatorischer Zyklus nur in einem Teil der Fälle
CC/FSH oder CC/hMG	bei clomiphennegativem PCOS
FSH „low dose"	Therapie der Wahl für spontane Konzeption oder Insemination
hMG „low dose"	kostengünstige Alternative, LH-Überschuß ungünstig
FSH mit GnRH-A	bei vorzeitiger Luteinisierung im FSH „low dose", Therapie der Wahl für IVF und verwandte Verfahren

Tab. 6-19 Niedrigdosierte („low dose") aufsteigende („step up") FSH-Stimulation zur milden Polyovulation beim PCOS für homologe Insemination. Die empfohlene Anfangsdosis im ersten Behandlungszyklus beträgt 1 Ampulle zu 75 IU bei normalgewichtigen Frauen mit gewichtsadaptierter Dosisanpassung nach unten (z.B. 37,5–50 IU FSH bei Gewicht < 50 kg) oder oben (z.B. 100–112,5 IU FSH bei Gewicht > 80 kg).

Stimulationstag	1	2	3	4	5	6	7	8	9	10
FSH (Ampulle zu 75 IU)	1	1	1	1	1	1,5	1,5	1,5	1,5	1,5
Monitoring					x					x

Bewährt hat sich die *Dosisanpassung nach dem Körpergewicht*, so daß bei untergewichtigen Frauen das niedrigdosierte Protokoll mit weniger als 75 IU FSH täglich (z.B. 1 Ampulle Puregon R 50) begonnen wird. Generell ist bei den gonadotropinhaltigen Protokollen die *geringe therapeutische Breite* zu beachten. In der Praxis kommt es häufig bei der gewählten Anfangsdosis nicht zu einer nennenswerten Rekrutierung von Follikeln und bei einer Dosisanpassung sogleich zu einem explosionsartigen Follikelwachstum. Insbesondere ist beim PCOS vor abrupter *Dosissteigerung*, Erhöhung der täglichen Dosis auf mehr als zwei Ampullen zu 75 IU täglich und längeren Intervallen ohne sorgfältiges Monitoring zu warnen. Bei einer Überdosierung drohen insbesondere das Syndrom der ovariellen Überstimulation (OHSS) und Mehrlingsschwangerschaften, bei einem zu lockeren Monitoring gehen die Zyklen durch vorzeitige Luteinisierung oder unbemerkte Ovulationen verloren, können also nicht mehr für eine reproduktionsmedizinische Maßnahme genutzt werden. Aufgrund der Gefahr der vorzeitigen Luteinisierung sollte auch die Bestimmung von LH und Progesteron in das Monitoring integriert werden. Bei drohender Überstimulation und polyfollikulärer Entwicklung kann auch im sogenannten aufsteigenden Protokoll die täglich zugeführte FSH-Dosis wieder *reduziert* („step down") oder sogar für einige Tage *ausgesetzt* werden („coasting"), was zu einer teilweisen Atresie der bereits rekrutierten Follikel führt. Da die Ausbildung eines OHSS von der applizierten hCG-Dosis abhängig ist, ist eine Reduktion der für die Auslö-

sung verabreichten Dosis auf 5000 IU sinnvoll. Auch GnRH-Analoga können über ihren initialen LH-Anstieg („flare up") die Ovulation auslösen. In manchen Zyklen bleibt nur der *Abbruch* infolge drohender Überstimulation, wobei jedoch die gesamten im bisherigen Zyklusverlauf applizierten Medikamente für die Erzielung einer Ovulation und letztlich auch einer Schwangerschaft verloren sind. Insgesamt stellt die Gonadotropinstimulation beim PCOS in der Praxis eine therapeutische Herausforderung dar.

Schwangerschaftsraten

Die *Schwangerschafts- und Mehrlingsraten* nach den verschiedenen Formen der Zyklusstimulation hängen naturgemäß von einer Reihe von Faktoren ab, wie Alter, Körpergewicht, Verlauf des stimulierten Zyklus, Vorbehandlung, Tubendurchgängigkeit und anatomische Verhältnisse am inneren Genitale, andrologischer Befund usw., so daß nur ungefähre Bereiche angegeben werden können. Im „low dose" FSH- oder CC/FSH-Protokoll bei normaler oder wenig reduzierter Spermaqualität und nach spontaner Konzeption oder homologer Insemination ist die Aussicht auf eine Schwangerschaft vergleichsweise günstig (15–25 % pro begonnenem Zyklus), ebenso auch nach FSH-Stimulation in Kombination mit GnRH-Analoga. Nach alleiniger CC-Gabe dürfte die Schwangerschaftsrate 10 bis 15 % pro Zyklus nicht überschreiten. Von besonderer Bedeutung ist das *Mehrlingsrisiko* beim PCOS, das 10 bis 25 % aller klinischen

Schwangerschaften beträgt. Gefürchtet sind insbesondere höhergradige Mehrlinge (Drillinge und höher), deren Auftreten auch nach niedrigdosierter Gonadotropinstimulation nicht völlig ausgeschlossen werden kann (etwa 5 % aller klinischen Schwangerschaften). Das statistische Risiko für höhergradige Mehrlinge nach FSH-Stimulation bei guter Spermaqualität übersteigt wahrscheinlich dasjenige bei der extrakorporalen Befruchtung. Es ist zu diskutieren, ob beim Vorliegen eindeutiger Risikofaktoren (Alter unter 30 Jahren, polyfollikuläre Entwicklung, entsprechende Verläufe vorausgegangener stimulierter Zyklen) nicht *großzügig eine Indikation zur IVF* gestellt werden sollte, da dann nach dem selektiven Transfer von zwei Embryonen die Entstehung von Drillingen oder noch höheren Mehrlingen mit all ihren geburtshilflichen, neonatologischen und späteren Komplikationen nahezu ausgeschlossen werden kann.

Kombinationen mit Agonisten und Antagonisten des GnRH

Kombinationen mit Agonisten (Analoga) des GnRH sind bei der Zyklusstimulation beim PCOS entweder nach vorzeitiger Luteinisierung oder unbemerkter Ovulation in einem früheren nicht supprimierten Zyklus (z.B. FSH „low dose") oder generell für IVF und verwandte Verfahren indiziert. Aber auch eine prinzipielle Zugabe von GnRH-Analoga zur niedrigdosierten FSH-Stimulation beim PCOS wird von manchen Zentren favorisiert und mit dem höheren Fertilisierungspotential der Oozyten, die aus einem mit FSH/GnRH-A behandelten Zyklus stammen, im Vergleich zu denen aus einem nicht supprimierten Stimulationszyklus begründet. *Vorteile* dieser Kombinationen sind die *Unterdrückung* der basal und episodisch erhöhten endogenen LH-Spiegel beim PCOS, die Verhinderung einer vorzeitigen Luteinisierung und die Möglichkeit der besseren Planbarkeit der Maßnahmen der assistierten Reproduktion. Die Abortrate dürfte sich in den unsupprimierten und supprimierten Zyklen nicht nennenswert unterscheiden. Bei den Kombinationen aus Gonadotropinen und GnRH-Analoga unterscheidet man mehrere Varianten. Bewährt haben sich das „kurze" („short protocol") und „lange" Protokoll („long protocol"). Beim *„langen" Protokoll* wird das GnRH-Analogon bereits mindestens eine Woche vor der eigentlichen Stimulation verabreicht (in Depotform oder als Nasenspray oder tägliche subkutane Injektion), so daß der innerhalb der ersten Therapiewoche auftretende LH-Anstieg („flare up") bis zum Start der FSH-Stimulation bereits abgeklungen ist (Tab. 6-20). Beim *„kurzen" Protokoll* wird das GnRH-Analogon etwa am Tag des Beginns der FSH-Stimulation appliziert, wodurch der initiale Gonadotropinanstieg in die erste Stimulationswoche fällt (Tab. 6-21). Während durch das „lange" Protokoll

Tab. 6-20 Niedrigdosierte FSH-Stimulation nach Suppression mit einem GnRH-Analogon im langen Protokoll („long protocol") beim PCOS.

Vorbehandlung	GnRH-Analogon als Nasenspray oder tägliche s.c. Injektionen oder in Depotform ab dem 20. bis 22. Tag des vorhergehenden Zyklus oder mindestens 7 Tage vor Stimulationsbeginn, Fortführung bis Ovulation
FSH-Stimulation	Beginn am 1. bis 5. Blutungstag oder im Zustand der Amenorrhö, „low dose" Beginn mit 1–1–1–1–1 Ampulle zu 75 IU FSH, spätere Dosissteigerung um 1/2 Ampulle, hCG-Gabe bei Leitfollikel 16 mm
Monitoring	Östradiol, Follikulometrie, Endometriumdicke
Lutealphase	Stützung obligatorisch (Progesteron vaginal und wiederholte hCG-Injektionen)

Tab. 6-21 Niedrigdosierte FSH-Stimulation in Kombination mit einem GnRH-Analogon im kurzen Protokoll („short protocol") beim PCOS für geplante Insemination. Das Monitoring besteht z.B. aus Follikulometrie, Messung der Endometriumdicke und von Östradiol im Serum.

Stimulationstag	1	2	3	4	5	6	7	8	9	10
GnRH-Analogon nasal oder s.c.	x	x	x	x	x	x	x	x	x	bis hCG-Gabe
FSH (Ampulle zu 75 IU)	1	1	1	1	1	1,5	1,5	1,5	1,5	1,5
Monitoring					x			x		

für die gesamte Stimulationsdauer ein hypogonadotroper Zustand erzeugt wird, ist das „kurze" Protokoll durch einen LH-Überschuß während der ersten und einen hypogonadotropen Zustand während der zweiten Stimulationswoche gekennzeichnet. Entsprechend sind der Verbrauch an FSH-Ampullen und die Stimulationsdauer aufgrund der endogenen Sekretion beim „kurzen" Protokoll niedriger. In großen Sammelstatistiken zeigte sich das *„lange" Protokoll* der kurzen Variante hinsichtlich der Schwangerschaftsrate *überlegen*, wobei der absolute Unterschied nur einige Prozentpunkte beträgt. Aufgrund der LH-Lastigkeit des „kurzen" Protokolls erreichen die präovulatorischen Follikel einen größeren Innendurchmesser und Volumen als beim „langen" Protokoll (Tab. 6-22). Daher gilt heute das „lange" Protokoll in Verbindung mit einer „low dose" (für Insemination) oder höherdosierten (für IVF oder verwandte Verfahren) FSH-Stimulation als die *Therapie der Wahl* beim PCOS. Auch Protokolle mit hMG und GnRH-Analoga sind möglich.

Kombinationen mit Antagonisten des GnRH wurden beim PCOS bisher nur im Rahmen klinischer Studien versucht. Auch Antagonisten des GnRH eignen sich zur Suppression tonisch oder episodisch erhöhter LH-Spiegel und zur Unterdrückung einer vorzeitigen Luteinisierung. Üblicherweise wird der Antagonist (z.B. Cetrorelix oder Ganirelix) am 5. bis 6. Tag der Gonadotropinstimulation in Form täglicher s.c. Injektionen (0,25 mg) eingesetzt und bis zur hCG-Gabe zur Ovulationsauslösung beibehalten. Im Gegensatz zu den Agonisten (Analoga) des GnRH, die erst nach etwa sieben Tagen den erwünschten hypo-

Tab. 6-22 Kombination von GnRH-Analoga im kurzen und langen Protokoll für niedrigdosierte FSH-Stimulation beim PCOS.

	kurzes Protokoll	langes Protokoll
Stimulationsdauer		verlängert
Ampullenverbrauch		erhöht
Verbrauch an GnRH-Analogon		erhöht
endogene Gonadotropine	in den ersten 7 Tagen erhöht	supprimiert
präovulatorischer Follikel	Durchmesser > 18 mm	> 16 mm
Zahl der gefundenen Eizellen		erhöht
Schwangerschaftsrate	wenige Prozentpunkte niedriger	höher
Stützung der Lutealphase	obligatorisch	obligatorisch
Risiko für OHSS		erhöht

gonadotropen Zustand bewirken, führen die Antagonisten innerhalb von 24 Stunden zu einer weitgehenden Unterdrückung der endogenen Gonadotropinausschüttung. Die in einem derart stimulierten Zyklus zu beobachtenden endokrinen Profile ähneln in vieler Hinsicht denen des „kurzen" FSH- oder hMG-Protokolls mit GnRH-Agonisten (Suppression der endogenen Gonadotropine erst ab der zweiten Stimulationswoche), allerdings ohne die nach der Applikation des Agonisten zu beobachtende endogene Ausschüttung der Gonadotropine („flare up"). Die bisherigen Therapiestudien weisen darauf hin, daß bei den Kombinationen mit GnRH-Antagonisten der Ampullenverbrauch, die Stimulationsdauer, die Zahl der gefundenen Eizellen und auch – als wichtigstes Kriterium – die Schwangerschaftsrate um einige Prozentpunkte niedriger liegen dürfte als bei der Gabe von Agonisten im „langen Protokoll".

Bei der Zyklusstimulation für *IVF und verwandte Verfahren* beim PCOS ist nach dem heutigen Stand prinzipiell eine Kombination einer FSH-Stimulation mit GnRH-Analoga (Agonisten) zu bevorzugen, wobei im Hinblick auf die gewünschte Ausbeute an Eizellen die Anfangsdosis an FSH-Ampullen angehoben werden sollte (Tab. 6-23). Die zu Beginn des stimulierten Zyklus während der Phase der Rekrutierung gewählte Gonadotropindosis ist für die angestrebte Polyovulation und damit für den Erfolg bei der späteren assistierten Re-

produktion entscheidend. Bewährt hat sich bei uns eine Adaptation der Startdosis (FSH oder hMG) nach dem Alter und dem Körpergewicht. Die FSH-Gabe kann nach spontaner oder induzierter Blutung oder im Status der Amenorrhö beginnen. Die geringe therapeutische Breite und Neigung zur polyfollikulären Entwicklung und zur Zystenbildung sind zu beachten. Bei drohender Überstimulation empfiehlt sich der Verzicht auf zusätzliche hCG-Gaben während der Lutealphase, so daß diese alleine mit vaginal zugeführtem Progesteron gestützt werden sollte.

6.1.7 Polyovulation bei ovulatorischem Zyklus

Die *Polyovulation bei Frauen mit stabilem ovulatorischem Zyklus* hat die Erzeugung mehrfacher Ovulationen und Oozyten zum Ziel. Diese Strategie unterscheidet sich grundsätzlich von der Ovulationsauslösung bei Amenorrhö und Zyklusdefekten, die primär die Korrektur endokriner Störungen im Zyklusgeschehen und die Etablierung eines ovulatorischen Zyklus zum Ziel hat. Eine Polyovulation bei vorhandenem ovulatorischem Zyklus kommt etwa in Form der *niedrig dosierten aufsteigenden FSH-Stimulation* (Tab. 6-19) bei der idiopathischen Sterilität oder mäßiggradigen andrologischen Subfertilität bei geplanter homologer oder heterologer In-

Tab. 6-23 Hochdosiertes „langes Protokoll" mit FSH und GnRH-Agonist für eine geplante IVF oder verwandte Verfahren beim PCOS. Für das Monitoring sind Follikulometrie, Messung der Endometriumdicke und des Östradiol im Serum ausreichend.

Vorbehandlung	GnRH-Analogon in Depotform, als Nasenspray oder tägliche s.c. Injektion ab dem 20. bis 22. Tag des Vorzyklus oder etwa 7 Tage vor dem geplanten Stimulationsbeginn bis zur Eizellentnahme
FSH-Stimulation	Beginn mit 2–2–2–2–2 Ampullen zu 75 IU am 1. bis 5. Blutungstag oder im Status der Amenorrhö,
	Beginn des Monitoring am 6. Stimulationstag, danach Dosisanpassung
Stützung der Lutealphase	bei drohender Überstimulation Verzicht auf hCG-Injektionen,
	Progesteron vaginal z.B. als Crinone R 8 % 1 Applikation oder
	Utrogest R 100 3 x 2 Kapseln ab dem Tag nach der Eizellentnahme über 15 Tage

semination zum Einsatz. Sie kann die Schwangerschaftsrate der IUI im Vergleich zu der im spontanen oder CC-stimulierten Zyklus erheblich steigern. Diese Verbesserung der Schwangerschaftsrate ist einerseits auf die *Korrektur unerkannter Zyklusdefekte* durch Stimulation und andererseits auf die gesteigerte Wahrscheinlichkeit einer Ovulation aufgrund *mehrfacher Ovulationen* zurückzuführen. Generell sind die Verläufe der stimulierten Zyklen bei Frauen mit vorhandenem ovulatorischem Zyklus wesentlich besser steuerbar und vorhersagbar als bei Frauen mit Amenorrhö oder PCOS, bei gleichzeitig erniedrigtem Risiko der ovariellen Überstimulation.

Wahl des Gonadotropins

Hinsichtlich der *Wahl des Gonadotropins* für die assistierte Reproduktion bei zyklusstabilen Frauen konnte in Metaanalysen aus den bisher veröffentlichten Therapiestudien gezeigt werden, daß die Stimulation mit rec-FSH hinsichtlich der Schwangerschaftsrate (pro Zyklus oder pro Transfer) dem urinären hochgereinigtem FSH geringfügig (etwa 4 % absolut) überlegen ist. Auch war unter rec-FSH die Zahl der präovulatorischen Follikel und der gefundenen Oozyten etwas höher als unter HP-FSH, bei gleichzeitig niedrigerem Verbrauch an Ampullen (rec-FSH). Ferner weisen die Resultate der vorliegenden Metaanalysen darauf hin, daß unter Therapie mit urinärem HP-FSH eine um etwa acht Prozent (absolut) höhere Schwangerschaftsrate pro Behandlungszyklus als unter hMG zu erzielen ist. Die Zahl der präovulatorischen Follikel und der zur Verfügung stehenden Eizellen war in den mit FSH-HP behandelten Zyklen im Durchschnitt höher als unter hMG. Allerdings waren in einer Metaanalyse in den Zyklen, die mit GnRH-Agonisten im „langen" oder „kurzen" Protokoll vorbehandelt wurden, hMG und FSH hinsichtlich der Rate der klinischen Schwangerschaften gleich effektiv.

Im Hinblick auf diese Daten stellt *rekombinantes FSH* unter medizinischen und pharmakologischen Gesichtspunkten das Gonadotropin der Wahl bei der assistierten Reproduktion dar. Allerdings wurde in den Jahren seit der Einführung des rekombinanten FSH in Deutschland (1995) dessen breite Anwendung durch den hohen Preis behindert, so daß die Verordnung der hMG-Präparate in erster Linie unter dem Gesichtspunkt der Senkung von Arzneimittelkosten und der Einhaltung von verordneten Budgets attraktiv ist. Auch ist unter *hMG-Therapie* in den mit GnRH-Analoga vorbehandelten Zyklen eine vergleichbar hohe Schwangerschaftsrate zu erzielen wie mit FSH.

Kombinationen mit Agonisten und Antagonisten des GnRH

Bei der Polyovulation zyklusstabiler Frauen für IVF und verwandte Verfahren, etwa aus tubarer oder aus andrologischer Indikation, ist die FSH- oder hMG-Stimulation im „langen" Protokoll mit *GnRH-Agonisten* (Analoga) die Therapie der Wahl (Tab. 6-23). Durch die Agonisten wird LH üblicherweise in den Bereich von 0,5–2 IU/l supprimiert. Jedoch sind die Serumspiegel nicht so niedrig wie bei der hypogonadotropen Amenorrhö, so daß sich die Zugabe von LH bei der Stimulation (in hMG) erübrigt. In großen Sammelstatistiken zeigt sich, daß nach Anwendung des „langen" Protokolls durchschnittlich *mehr Eizellen gefunden* werden und mehr Pronukleusstadien für Transfer oder Kryokonservierung zur Verfügung stehen als im „kurzen" Protokoll. Die therapeutische Breite der exogen zugeführten Gonadotropine im „langen" Protokoll bei Frauen mit ovulatorischem Zyklus ist erheblich günstiger als diejenige bei Frauen mit Zyklusstörungen und Amenorrhö. Neben dem „langen" und „kurzen" Protokoll sind zwei weitere Kombinationen mit GnRH-Analoga gebräuchlich; das „sehr kurze" („ultra short") und das „sehr lange" („ultra long") Protokoll

Tab. 6-24 Varianten der FSH- oder hMG-Stimulation in Kombination mit GnRH-Agonisten (GnRH-A).

Protokoll	Beschreibung
sehr lang („ultra long")	Suppression mit GnRH-A über mehr als einen Zyklus vor Beginn mit FSH/hMG
lang („long")	Beginn mit GnRH-A etwa 6 bis 8 Tage vor FSH/hMG, hypogonadotroper Zustand bei Stimulationsbeginn
kurz („short")	Gabe des GnRH-A etwa gleichzeitig mit FSH/hMG, „flare up" in der ersten Stimulationswoche
sehr kurz („ultra short")	Gabe des GnRH-A nach Beginn mit FSH/hMG, „flare up" während der Stimulation

(Tab. 6-24). Beim *„ultra short"* Protokoll erfolgt die Zugabe des Agonisten erst nach dem Beginn der FSH- oder hMG-Therapie. Bei dieser Variante erlaubt die erhöhte Ausschüttung endogener Gonadotropine („flare up") nach der Applikation des Agonisten eine Reduktion der Dosis der exogen zugeführten Gonadotropine. Der Vorteil liegt somit in einer Einsparung an Medikamentekosten. Der *medizinische Nachteil* des „sehr kurzen" Protokolls liegt in einem relativen LH-Überschuß während der Stimulation und wahrscheinlich auch in einer tendenziell niedrigeren Ausbeute an gefundenen Eizellen, wodurch weniger Pronukleusstadien für Transfer oder Kryokonservierung vorhanden sind. Beim *„ultra long"* *Protokoll* erfolgt die hypophysäre Suppression durch den Agonisten über mehr als einen Zyklus. Das „sehr lange" Protokoll ist aufgrund der verlängerten Applikationsdauer des GnRH-Agonisten aufwendiger und mit höheren Medikamentekosten behaftet als das „lange" Protokoll, soll aber in Sammelstatistiken eine um wenige Prozentpunkte höhere Schwangerschaftsrate liefern. Eine typische Anwendung des „sehr langen" Protokolls ist die Ovarstimulation für IVF unmittelbar im Anschluß an eine hypophysäre Suppresssion mit Agonisten in Depotform über 4 bis 6 Monate im Rahmen einer Endometriosebehandlung.

Kombinationen mit *Antagonisten des GnRH* (Cetrorelix, Ganirelix) mit hMG oder FSH werden ebenfalls für die Polyovulation bei zyklusstabilen Frauen mit dem Ziel der Unterdrückung einer vorzeitigen Luteinisierung oder Ovulation verwendet. Durch die Gabe des GnRH-Antagonisten werden die LH-Spiegel in den Bereich von 1 bis 2 IU/l gesenkt. Es resultiert jedoch kein LH-Defizit wie bei der hypogonadotropen Amenorrhö, so daß sich die exogene Zufuhr von LH (in hMG) erübrigt. Man unterscheidet die *einmalige hochdosierte* (z.B. 3 mg Cetrorelix) und die *kontinuierliche niedrigdosierte* (z.B. 0,25 mg Cetrorelix) Gabe. In beiden Protokollen wird der Antagonist etwa am 6. Stimulationstag gegeben und beim täglichen niedrigdosierten Protokoll bis zum Tag der Induktion der Ovulation beibehalten (Tab. 6-25). Im Vergleich zu den Kombinationen mit GnRH-Agonisten sind bei den Protokollen mit Antagonisten die Stimulationsdauer (um 1 bis 2 Tage), der Verbrauch an FSH-Ampullen (um durchschnittlich 300 IU), die Zahl der präovulatorischen Follikel und der gefundenen Oozyten (um ein bis zwei) niedriger. Allerdings weisen die Resultate der bisher vorliegenden Studien darauf hin, daß die Schwangerschaftsraten bei den Kombinationen mit GnRH-Antagonisten tendenziell ungünstiger sind als unter dem „langen" Protokoll mit GnRH-Agonisten. Die Behandlung unter einem Protokoll mit GnRH-Antagonisten wird aber aufgrund der relativ kurzen Dauer von dem betreffenden Paar häufig als *komfortabel* empfunden.

Tab. 6-25   Kombination einer FSH- oder hMG-Stimulation mit GnRH-Antagonisten für IVF oder verwandte Verfahren. Zum Monitoring sind Follikulometrie, Messung von Endometriumdicke und Östradiol im Serum ausreichend.

Stimulationstag (Beginn 2. bis 4. Zyklustag)	1	2	3	4	5	6	7	8	9
FSH (Ampulle zu 75 IU/I)	2	2	2	2	2	2	2	2	2
GnRH-Antagonist (0,25 mg s.c. Cetrotide R oder Orgalutran R)					x	x	x	x	x bis hCG-Gabe
Monitoring					x			x	

Vorbehandlung mit einer Kombinationspille

Die Vielfalt der möglichen Kombinationen mit GnRH-Agonisten wird noch dadurch erhöht, daß durch die *Vorbehandlung mit einer Kombinationspille* das endokrine Profil und die sonstigen Eigenschaften des „kurzen" Protokolls denen des „langen" Protokolls angenähert werden können (Tab. 6-26). Durch die vorherige Einnahme der Kombinationspille über zwei bis vier Wochen wird die Dauer des „flare up" im „kurzen" Protokoll bis zur völligen hypophysären Suppression verkürzt bei gleichzeitig erhöhter Zahl der präovulatorischen Follikel. Ferner wird durch die Ruhigstellung der Ovarien mit der Kombinationspille die Möglichkeit einer störenden funktionellen Ovarialzyste aus dem Vorzyklus nahezu vollständig eliminiert. Die Schwangerschaftsrate ist nach Vorbehandlung mit einer Kombinationspille um einige Prozentpunkte erhöht, so daß durch die Kombination jedenfalls keine medizinischen Nachteile entstehen.

Auch die Eigenschaften eines stimulierten Zyklus mit GnRH-Antagonisten können wahrscheinlich durch die Vorbehandlung mit einer Kombinationspille denen der Kombination mit GnRH-Agonisten im „langen" Protokoll angenähert werden.

Programmierung des stimulierten Zyklus

Ein wesentlicher Vorteil der Vorbehandlung mit der Kombinationspille besteht in der *Möglichkeit der Planung des Stimulationsbeginns* durch entsprechende Festlegung der Einnahme des Kontrazeptivums. Im Programm der assistierten Reproduktion besteht aus verständlichen Gründen ein Interesse, die Eizellentnahme am *Wochenende* möglichst zu *vermeiden* und darüber hinaus die Zyklen mög-

Tab. 6-26   Vorbehandlung des „kurzen" Protokolls mit GnRH-Agonisten und FSH/hMG durch eine Kombinationspille.

Kombinationspille	ab dem ersten Tag des Vorzyklus über 2 bis 4 Wochen (Möglichkeit der Verschiebung oder Vorverlegung des Stimulationsbeginns)
FSH/hMG	Beginn am 1. bis 5. Tag der Entzugsblutung, z.B. 2–2–2–2–2 Ampullen zu 75 IU, Monitoring wie üblich (Möglichkeit der Terminierung des Stimulationsbeginns an einem bestimmten Wochentag)
GnRH-Agonist	Beginn als Nasenspray oder tägliche s.c. Injektion am ersten Stimulationstag bis zur Eizellentnahme

lichst gleichmäßig über einen Kalendermonat zu *verteilen*. Gegen diese Absicht bestehen jedenfalls dann keine Einwände, wenn dem behandelten Paar dadurch keinerlei medizinische Nachteile entstehen. Andererseits ist die bewußte Verlängerung des stimulierten Zyklus über ein Wochenende hinaus abzulehnen, wenn dadurch ein erhöhter Ampullenverbrauch oder ein nennenswertes Risiko der ovariellen Überstimulation in Kauf genommen würde. Durch *Verkürzung oder Verlängerung der Einnahmedauer* der Kombinationspille (üblicherweise drei Wochen) kann zum Beispiel die Woche des Stimulationsbeginns um ein bis zwei Wochen vorverlegt oder hinausgeschoben werden. Eine weitgehende Vermeidung von Eizellentnahmen am Wochenende wäre zum Beispiel dadurch möglich, daß alle stimulierten Zyklen *an einem Mittwoch oder Donnerstag begonnen* werden, also am 1. bis 6. Tag nach der Entzugsblutung, da jedenfalls bei Frauen mit einem ovulatorischen Zyklus die Stimulationsdauer mit GnRH-Kombinationen üblicherweise 12 bis 16 Tage beträgt, so daß die meisten Eizellentnahmen in die Mitte der dritten Behandlungswoche fallen. Bei Frauen mit deutlich verkürzten oder verlängerten stimulierten Zyklen, etwa bei Zyklusstörungen, würde dann unter Umständen trotzdem an einem Wochenende die Eizellentnahme durchgeführt. Dieses Vorgehen (Beginn der FSH- oder hMG-Stimulation an einem Mittwoch oder Donnerstag) erlaubt übrigens auch im „langen" – nicht aber im „kurzen" – Protokoll ohne vorherige Einnahme einer Kombinationspille eine weitge-

hende Vermeidung der Eizellentnahme an den Wochenenden (Tab. 6-27). Allerdings führt diese Strategie dazu, daß das Monitoring ebenfalls nur an bestimmten Wochentagen erfolgt (z.B. erste Stimulationskontrolle an einem Montag oder Dienstag), was von manchen Zentren als Vorteil (Planbarkeit des Monitoring an bestimmten Tagen), von anderen dagegen als Nachteil empfunden wird (keine gleichmäßige Verteilung des Monitoring innerhalb der Woche).

Behandlung der Lutealphase

Eine *Stützung der Lutealphase* ist bei allen Protokollen mit hypophysärer Suppression (Agonisten oder Antagonisten des GnRH) obligat. Generell ist vaginal zugeführtes Progesteron als Crinone R 8 % (1–2mal 1 Applikation täglich) oder Utrogest R 100 (2–3mal 2 Kapseln täglich) über 14 Tage die Therapie der Wahl, da hierbei höhere Spiegel an Progesteron im Endometrium erzielt werden als nach oraler Zufuhr. Die Progesterongabe beginnt üblicherweise am Tag der oder nach der Eizellentnahme. Auch hCG alleine (mehrmalige Injektion von 1500 oder 2500 IU s.c. alle 3 bis 4 Tage oder zweimalig 5000 IU) oder in Kombination mit vaginal zugeführtem Progesteron ist hinsichtlich der Rate an klinischen Schwangerschaften ebenso geeignet wie die alleinige Progesterongabe (Tab. 6-11). Alternativ können auch synthetische Gestagene eingesetzt werden. Allerdings ist nach Verabreichung von hCG in der Lutealphase entwe-

Tab. 6-27 Beginn der FSH/hMG-Stimulation im „langen" Protokoll mit GnRH-Agonisten an bestimmten Wochentagen zur Vermeidung der Eizellentnahme an den Wochenenden.

Vorbehandlung	GnRH-Agonist ab dem 20. bis 22. Tag des Vorzyklus bis zur Eizellentnahme
FSH/hMG-Stimulation	Beginn am ersten Mittwoch oder Donnerstag nach der Menstruation (1. bis 6. Zyklustag)
Monitoring	erste Stimulationskontrolle Montag oder Dienstag, zweite Kontrolle meist Donnerstag oder Freitag
Eizellentnahme	meist Mitte der dritten Stimulationswoche (Dauer des stimulierten Zyklus im Durchschnitt 12 bis 16 Tage)

der alleine oder in Kombination mit Progesteron mit einem etwa 8fach erhöhten Risiko der ovariellen Überstimulation zu rechnen.

Literatur

Agarwal SK, Buyalos RP. Clomiphene citrate with intrauterine insemination: is it effective therapy in women above the age of 35 years? Fertil Steril 1996; 65: 759–63.

Agrawal R, Holmes J, Jacobs HS. Follicle-stimulating hormone or human menopausal gonadotropin for ovarian stimulation in in-vitro fertilization cycles: a meta-analysis. Fertil Steril 2000; 73: 338–43.

Ashkenazi J, Farhi J, Orvieto R, Homburg R, Dekel A, Feldberg J, Rafael ZB. Polycystic ovary syndrome patients as oocyte donors: The effect of ovarian stimulation protocol on the implantation rate of the recipient. Fertil Steril 1995; 64: 564–7.

Azziz R, Black VY, Knochenhauer ES, Hines GA, Boots LR. Ovulation after glucocorticoid suppression of androgens in the polycystic ovary syndrome is not predicted by the basal dehydroepiandrosterone level. J Clin Endocrinol Metab 1999; 84: 946–50.

Balasch J, Fábregues F, Penarrubia J, Creus M, Vidal R, Casamitjana R, Manau D, Vanrell JA. Follicular development and hormonal levels following highly purified or recombinant follicle-stimulating hormone administration in ovulatory women and WHO group II infertile patients. J Assist Reprod Genet 1998; 15: 552–9.

Biljan MM, Mahutte NG, Dean N, Hemmings R, Bissonnette F, Tan SL. Pretreatment with an oral contraceptive is effective in reducing the incidence of functional ovarian cyst formation during pituitary suppression by gonadotrophin-releasing hormone analogues. J Assist Reprod Genet 1998; 15: 599–604.

Daya S, Gunby J, Hughes EG, Collins JA, Sagle MA. Follicle-stimulating hormone versus human menopausal gonadotropin for in-vitro fertilization cycles: A meta-analysis. Fertil Steril 1995; 64: 347–54.

Deaton JL, Clark RR, Pittaway DE, Herbst PE, Bangness P. Clomiphene citrate ovulation induction in combination with a timed intrauterine insemination: the value of urinary luteinizing hormone versus human chorionic gonadotropin timing. Fertil Steril 1997; 68: 43–7.

Dickey RP, Taylor SN, Curole DN, Rye PH, Pyrzak R. Incidence of spontaneous abortion in clomiphene pregnancies. Hum Reprod 1996; 11: 2623–8.

Felberbaum R, Ludwig M, Diedrich K. Kontrollierte ovarielle Stimulation (COS) mit GnRH-Antagonisten. Reproduktionsmedizin 1998; 14: 187–93.

Filicori M, Cognigni GE, Taraborrelli S, Spettoli D, Ciampaglia W, Tabarelli de Fatis C, Pocognoli C. Luteinizing hormone activity supplementation enhances follicle-stimulating hormonae efficacy and improves ovulation outcome. J Clin Endocrinol Metab 1999; 84: 2659–63.

Filicori M, Flamigni C, Dellai P, Cognigni GE, Michelacci L, Arnone R, Sambataro M, Falbo A. Treatment of anovulation with pulsatile gonadotropin-releasing hormone: Prognostic factors and clinical results in 600 cycles. J Clin Endocrinol Metab 1994; 79: 1215–20.

Guzick DS, Sullivan MW, Adamson GD, Cedars MI, Falk RJ, Peterson EP, Steinkampf MP. Efficacy of treatment for unexplained infertility. Fertil Steril 1998; 70: 207–13.

Hayden CJ, Rutherford AJ, Balen AH. Induction of ovulation with the use of a starting dose of 50 units of recombinant human follicle-stimulating hormone (Puregon). Fertil Steril 1999; 71: 106–8.

Hurd WW, Randolph JF Jr, Christman GM, Ansbacher R, Menge AC, Gell JS. Luteal support with both estradiol and progesterone after clomiphene citrate stimulation for in-vitro fertilization. Fertil Steril 1996; 64: 587–92.

Kousta E, White DM, Franks S. Modern use of clomiphene citrate in induction of ovulation. Hum Reprod Update 1997; 3: 359–65.

Letterie GS, Coddington CC, Collins RL, Merriam GR. Ovulation induction using s.c. pulsatile gonadotrophin-releasing hormone: effectiveness of different pulse frequencies. Hum Reprod 1996; 11: 19–22.

MacDougall MJ, Tan SL, Hall V, Balen A, Mason BA, Jacobs HS. Comparison of natural with clomiphene citrate-stimulated cycles in in-vitro fertilization: a prospective, randomized trial. Fertil Steril 1994; 61: 1052–7.

Manassiev NA, Tenekedjier KI, Collins SJ. Does the use of recombinant follicle-stimulating hormone instead of urinary follicle-stimulating hormone lead to higher pregnancy rates in in-vitro fertilization-embryo transfer cycles? Assist Reprod 1999; 9: 7–12.

Marcus SF, Brinsden PR, Macnamee M, Rainsburg

PA, Elder KT, Edwards RG. Comparative trial between an ultra-short and long protocol of luteinizing hormone-releasing hormone agonist for ovarian stimulation in in-vitro fertilization. Hum Reprod 1993; 8: 238–43.

Nestler JE, Jakobowicz DJ, Evans WS, Pasquali R. Effects of metformin on spontaneous and clomiphene-induced ovulation in the polycystic ovary syndrome. N Engl J Med 1998; 38: 76–80.

Out HJ, Coelingh Bennink HJ. Clomiphene citrate in the twenty-first century: an anachronism? Assist Reprod Dev 1998; 8: 94–101.

Rossing MA, Daling JR, Weiss NS, Moore DE, Self JG. Ovarian tumors in a cohort of infertile women. N Engl J Med 1994; 331: 771–6.

Shaw R, Rimington M. Medical or surgical treatment for the induction of ovulation in polycystic ovary syndrome. Curr Obstet Gynaecol 1997; 7: 43– 9.

Smith YR, Randolph JF Jr, Christman GM, Ansbacher R, Howe DM, Hurd WW. Comparison of low-technology and high-technology monitoring of clomiphene citrate ovulation induction. Fertil Steril 1998; 70: 165–8.

Tan SL. Gonadotrophin-releasing hormone agonists in assisted reproduction therapy. J Br Fert Soc 1996; 1: 137–42.

Tucker KE. Reproductive toxicity of ovulation induction. Semin Reprod Endocrinol 1996; 14: 345–53.

Zech H, Neunteufel W. Stimulationsschemata zur Assistierten Reproduktion. Reproduktionsmedizin 1998; 14: 115–23.

6.2 Komplikationen der Gonadotropinbehandlung

Eine Zyklusstimulation mit Gonadotropinen ist unabhängig vom gewählten Fertilisationsweg mit dem Risiko schwerer und unter Umständen sogar lebensbedrohlicher Nebenwirkungen behaftet. Es ist daher grundsätzlich empfehlenswert, vor Beginn einer FSH- oder hMG-Therapie ein detailliertes *Aufklärungsgespräch* zu führen und dieses zusammen mit der notwendigen Einwilligung auch schriftlich zu fixieren.
Die Aufklärung sollte folgende Punkte umfassen:

- Wahrscheinlichkeit einer Schwangerschaft in der konkreten Situation
- ovarielle Überstimulation
- vorzeitiger Abbruch des stimulierten Zyklus
- funktionelle Ovarialzysten
- Mehrlings- und Tubargraviditäten

6.2.1 Syndrom der ovariellen Überstimulation

Beim ovariellen Überstimulationssyndrom (ovarian hyperstimulation syndrome, OHSS) handelt es sich um eine *schwere Komplikation* der Gonadotropinbehandlung, die nur unter der Wirkung von exogenem oder endogenem hCG auftritt und daher auf die Lutealphase und die ersten Wochen der Frühschwangerschaft begrenzt ist. Leitsymptome sind multiple Luteinzysten in vergrößerten Ovarien (Abb. 6-5), Aszites und Pleuraergüsse, abdominelle Beschwerden und Hämokonzentration (Tab. 6-28). Die Atemnot kann sowohl durch den Zwerchfellhochstand als auch durch Pleuraergüsse bedingt sein.

Stadieneinteilung

Mehrere Stadieneinteilungen des OHSS wurden publiziert, die die Vergleichbarkeit der

Tab. 6-28 Symptomatologie des ovariellen Überstimulationssyndroms.

- Abwehrspannung, Zunahme von Bauchumfang und Körpergewicht
- Übelkeit, Erbrechen
- Dyspnö bei Belastung oder in Ruhe
- vergrößerte Ovarien (Palpation, Sonographie) mit multiplen Luteinzysten
- Aszites, Pleura- und Perikardergüsse
- Oligurie
- Hypotonie, Tachykardie
- Neigung zu thrombembolischen Ereignissen

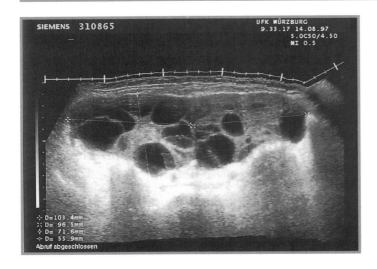

Abb. 6-5 Abdominales Sonogramm bei OHSS Grad II. Das auf etwa 12 cm Durchmesser vergrößerte Ovar reicht bis in den Mittelbauch und enthält zahlreiche Luteinzysten.

Stadien untereinander erschweren. Üblicherweise erfolgt die *Klassifikation des OHSS* entsprechend der klinischen und laborchemischen Befunde als mild oder leicht (Grad I), mittelgradig (Grad II) oder schwer (Grad III). Die neueste Klassifikation von Golan et al. (1989) ist in Tabelle 6-29 wiedergegeben. Andere Stadieneinteilungen stammen von Lunenfeld et al. (1989), Schenker et al. (1978) und der WHO (1973). Wir diagnostizieren Aszites im vaginalen Sonogramm erst ab einem geschätzten Volumen über 100 ml (Abb. 6-6). Die Übergänge zwischen den Schweregraden sind im zeitlichen Verlauf fließend. Die schwersten Verläufe beobachtet man meist in *Verbindung mit einer Frühschwangerschaft* in den ersten beiden Wochen nach Beginn der endogenen hCG-Produktion. Hinsichtlich der Quelle des hCG ist es sinnvoll, eine frühe Form („early onset") und eine späte Form („late onset") des OHSS zu unterscheiden, da der zeitliche Verlauf der beiden Formen unterschiedlich ist. Das *„early onset"* OHSS geht auf das zur Induktion der terminalen Eireifung *exogen zugeführte hCG* zurück, tritt üblicherweise einige Tage nach Ovulation oder Eizellentnahme auf, läßt sich aus der präovulatorischen Konzentration von Östradiol und der Zahl der Follikel vorhersagen und geht nach etwa sieben Tagen allmählich zurück, wenn auf weitere Injektionen von hCG während der Lutealphase verzichtet wird. Das *„late onset"* OHSS entwickelt sich üblicherweise 10 bis 12 Tage nach Ovulation oder Eizellentnahme,

Tab. 6-29 Stadieneinteilung des OHSS nach Golan et al. (1989).

Grad I	mildes OHSS	gespanntes Abdomen, Übelkeit, Erbrechen, Diarrhö, Vergrößerung der Ovarien (5–12 cm)
Grad II	mittelgradiges OHSS	leichtes OHSS mit sonographischem Nachweis von Aszites
Grad III	schweres OHSS	mittelgradiges OHSS mit klinischem Nachweis von Aszites, Hydrothorax, Dyspnö, Hämokonzentration, Hyperkoagulabilität, eingeschränkte Nierenperfusion und -funktion

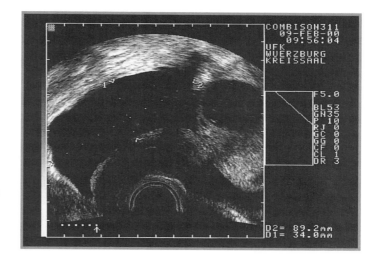

Abb. 6-6 Vaginales Sonogramm bei OHSS Grad II. Neben dem vergrößerten Ovar erkennt man reichlich Aszites im kleinen Becken (Pfeile).

wird durch die *endogene Produktion von hCG* einer eingetretenen Frühschwangerschaft hervorgerufen und verschlimmert sich meist während der ersten beiden Wochen nach Ausbleiben der Menstruation. Daneben gibt es eine *gemischte Form* als Kombination eines „early onset" mit einem „late onset" OHSS mit typischem zweigipfeligem Verlauf und mit einem Intervall relativer Beschwerdefreiheit über einige Tage bis zum Einsetzen der endogenen hCG-Produktion.

Die bei weitem gefährlichsten *Komplikationen* des OHSS sind *thrombembolische Ereignisse.* Venöse Thrombosen können nicht nur die untere, sondern auch die obere Extremität betreffen. Todesfälle durch fulminante Lungenembolien wurden berichtet, thrombembolische Verschlüsse im Gehirn können neurologische Defizite hinterlassen und arterielle Embolien die Amputation einer Extremität erforderlich machen. Die Thrombembolien können noch 6 bis 8 Wochen nach der Ovulation auftreten. Wir haben selbst in den letzten Jahren einen Fall einer nachgewiesenen Lungenembolie und einen weiteren Fall einer Thrombose der Vena subclavia jeweils in der 6. bis 7. Schwangerschaftswoche nach OHSS beobachtet.

Laborchemische Veränderungen

Entsprechend dem klinischen Schweregrad treten *laborchemische Veränderungen* hinzu. Die Serumkonzentration von *Östradiol* ist aufgrund gesteigerter Produktion in den Luteinzysten meist exzessiv erhöht (> 3000 pg/ml). Die gesteigerte Permeabilität der Kapillaren mit Verschiebung von Flüssigkeit und Proteinen in den extravasalen Raum führt zur *Hämokonzentration*, erkennbar an der Erhöhung des Hämatokrit und der Konzentration von Hämoglobin im kleinen Blutbild, und zum Abfall des Gesamt-Eiweiß und Albumins im Serum. Die *Leukozytose* kann 15 000/µl erreichen. Sie kann– ebenso wie die Erhöhung des CRP – als Indikator für den Schweregrad des OHSS dienen. Gelegentlich werden diese Entzündungsparameter zusammen mit der Senkungsbeschleunigung fälschlicherweise als Symptome einer aszendierenden Genitalinfektion interpretiert und eine antibiotische Therapie eingeleitet. Bereits frühzeitig treten Verschiebungen bei den Elektrolyten auf mit einer Erniedrigung der Serumkonzentration von Natrium und einer Erhöhung von Kalium. Der Anstieg der *harnpflichtigen Substanzen* reflektiert die verminderte Nierendurchblutung. Bei den schweren Verlaufsformen be-

steht eine Funktionsstörung der Leber mit Anstieg der *Transaminasen*, die über mehrere
Monate persistieren kann. Die Aktivität von
Fibrinogen und von Inhibitoren der Fibrino-
lyse ist gesteigert, die von Antithrombin III erniedrigt, die Thrombozytenzahl häufig erhöht
(Tab. 6-30).

Pathophysiologie

Die *Pathophysiologie des OHSS* wurde in den
letzten Jahren weitgehend, wenn auch nicht
restlos geklärt. Die erhöhte Permeabilität der
Kapillaren, auf die die meisten der Veränderungen zurückgeführt werden können, wird
durch eine Reihe endokriner und parakriner
Substanzen, die aus den multiplen und vergrößerten Corpora lutea in den Ovarien freigesetzt werden, verursacht. Der *vascular
endothelial growth factor* (VEGF) bzw. *vascular permeability factor* (VPF) spielt hierbei
eine zentrale Rolle. VEGF findet sich in erhöhter Konzentration in der Follikelflüssigkeit
und auch im Serum von Frauen mit OHSS.
Der zeitliche Verlauf der Serumspiegel von
VEGF läßt sich mit den klinischen und laborchemischen Charakteristika des OHSS korrelieren. Weiterhin ist die Aktivität des *ovariellen Renin-Angiotensin-Systems* mit der Ausbildung und dem Schweregrad des OHSS
assoziiert. Bei Frauen mit OHSS fand sich sowohl eine Erhöhung der Aktivität von Renin
im Plasma als auch eine erhöhte Konzentration von Aldosteron. *Zytokine* (Interleukin-6)
wurden ebenfalls beim OHSS im Serum und

Tab. 6-30 Routinelabor zur Abschätzung des Schwe-
regrads des OHSS und als Entscheidungshilfe für
therapeutische Maßnahmen.

- Hämoglobin, Hämatokrit, Thrombozyten
- Natrium, Kalium, Kreatinin, Harnstoff,
  Gesamt-Eiweiß oder Albumin
- C-reaktives Protein
- Transaminasen
- Fibrinogen

im Aszites erhöht gefunden. Schließlich dürften Hyperkoagulabilität und Leberbelastung
auch durch die exzessiv gesteigerten Serumspiegel von *Östrogenen* erklärbar sein. Allerdings kann die routinemäßige Messung all
dieser Parameter in der Praxis nicht empfohlen werden.

Risikofaktoren

Risikofaktoren für die Ausbildung eines mäßiggradigen oder schweren OHSS ergeben
sich bereits aus der *Anamnese* (Alter unter 30
Jahren, niedriges Körpergewicht, Amenorrhö). Die wichtigste Risikogruppe sind Frauen
mit dem *Syndrom der polyzystischen Ovarien*
oder einer hyperandrogenämischen Ovarialinsuffizienz. Die Verläufe früherer stimulierter
Zyklen und die anamnestische Vorbelastung
mit OHSS weisen auf ein erhöhtes Wiederholungsrisiko hin. Weiterhin ist das Risiko für
das Auftreten eines mäßigen oder schweren
OHSS von der Wahl des Gonadotropins und
des Stimulationsprotokolls abhängig (Tab.
6-31). In manchen Studien ist das OHSS häufiger nach Gabe von rekombinantem FSH und
im „langen" Protokoll als unter Therapie mit
hMG und im „kurzen" Protokoll aufgetreten.
Im *Stimulationsverlauf* kündigt es sich durch
stark erhöhte (> 3000 pg/ml in der präovulatorischen Phase) Serumspiegel von Östradiol
und/oder zahlreiche (> 15) antrale und intermediäre Follikel an. Auch aus der *Dynamik
des Anstiegs von Östradiol* während des stimulierten Zyklus (rasanter und exzessiver Anstieg innerhalb weniger Tage) kann die spätere
Ausbildung eines OHSS mit gewisser Wahrscheinlichkeit vorhergesagt werden. In den
meisten stimulierten Zyklen folgen die Serumspiegel von Östradiol einer exponentiell
ansteigenden Kurve mit einer konstanten Verdoppelungszeit, aus der bei gleichbleibender
Dosis des täglich zugeführten Gonadotropins
der weitere Verlauf des stimulierten Zyklus
ungefähr extrapoliert werden kann. Insgesamt
ist aber die Entwicklung eines OHSS im kon-

Tab. 6-31 Risikofaktoren für die Entwicklung eines mäßiggradigen oder schweren OHSS. Einige statistisch schwache Einflußgrößen ergeben sich nur in großen Sammelstatistiken.

- Alter unter 30 Jahren
- niedriges Körpergewicht
- Amenorrhö, Oligomenorrhö
- Syndrom der polyzystischen Ovarien, hyperandrogenämische Ovarialinsuffizienz
- Verläufe bisheriger stimulierter Zyklen, Zustand nach OHSS
- Kombination mit GnRH-Analoga im „long protocol", hochdosierte Stimulationsprotokolle, hCG-Gabe in der Lutealphase
- rascher und exzessiver Anstieg von Östradiol während des Monitorings, über 15 intermediäre Follikel
- präovulatorisches Östradiol im Serum über 3000 pg/ml

kreten Fall schwer vorhersagbar. Einen unteren *Schwellenwert* für Östradiol, bei dessen Unterschreitung ein OHSS ausgeschlossen ist, gibt es ebensowenig wie einen oberen Grenzwert, bei dessen Überschreitung mit Sicherheit mit der Ausbildung eines OHSS zu rechnen ist. Tatsächlich ist auch bei einer präovulatorischen Serumkonzentration über 6000 pg/ml keineswegs in allen Fällen mit einem mittelgradigen oder schweren OHSS zu rechnen, während umgekehrt ein solches auch bei einem Serumspiegel von unter 1500 pg/ml unmittelbar vor der hCG-Gabe durchaus vorkommen kann.

Häufigkeit

Entsprechend der Vielzahl von Einflußgrößen und Risikofaktoren kann die *Inzidenz* der verschiedenen Schweregrade des OHSS nur ungefähr angegeben werden. Nach FSH- oder hMG-Therapie tritt ein mildes OHSS in etwa 10 bis 25 %, ein mittelgradiges in etwa 5 bis 10 % und ein schweres OHSS in etwa 0,5 bis 2 % der Behandlungszyklen auf (Tab. 6-32). Das häufige OHSS Grad I ist klinisch von un-

tergeordneter Bedeutung, da es keine prophylaktischen oder therapeutischen Maßnahmen erfordert und beim Ausbleiben einer klinischen Schwangerschaft wieder verschwindet. Da in den meisten stimulierten ovulatorischen Zyklen die Ovarien aufgrund der Ausbildung mehrerer Follikel vergrößert sind, ist der Übergang zwischen dem gewünschten therapeutischen Effekt auf die Ovarien und dem OHSS Grad I fließend. Daher wird oft dem milden OHSS kein eigentlicher Krankheitswert beigemessen und unter dem Begriff der Überstimulation *nur das mittelgradige und schwere OHSS* betrachtet. Die Häufigkeit des OHSS Grad II und III zusammen beträgt in den mit FSH oder hMG stimulierten Behandlungszyklen mit dem Ziel einer IVF zwischen 1 und 10 Prozent. Sehr selten sind auch Überstimulationssyndrome in der Frühschwangerschaft nach einer Ovarstimulation mit Clomiphenzitrat beobachtet worden.

Therapie

Die *Therapie* des OHSS beschränkt sich in der Regel auf rein symptomatische Maßnahmen. Diese beinhalten eine mechanische und medikamentöse Thromboseprophylaxe, Infusionstherapie zur Korrektur der Elektrolytverschiebung und Förderung der Diurese, Analgesie und Punktion von Aszites und Pleuraergüssen (Tab. 6-33). Zur Prophylaxe thrombembolischer Komplikationen ist eine großzügige *Heparinisierung* bevorzugt mit niedermolekularen Heparinen zu empfehlen, unterstützt von Kompressionsstrümpfen und Mobilisierung. Beim Volumenersatz ist auf eine

Tab. 6-32 Inzidenz des ovariellen Überstimulationssyndroms in – mit FSH oder hMG behandelten – Stimulationszyklen.

OHSS	Inzidenz
Grad I (leicht)	10–25 %
Grad II (mittelgradig)	5–10 %
Grad III (schwer)	0,5–2 %

Tab. 6-33 Therapeutisches Management bei mäßiggradigem und schwerem OHSS. Alle genannten Maßnahmen sind symptomatisch und verkürzen nicht die Dauer der Erkrankung.

- Thromboseprophylaxe (Mobilisierung, Kompressionsstrümpfe, Heparinisierung)
- Bilanzierung (Einfuhr/Ausfuhr, Körpergewicht), Infusionstherapie, Plasmaexpander
- Osmodiuretika und Dopamin bei eingeschränkter Nierenfunktion und Oligurie
- Analgetika und Spasmolytika
- bei schwerem Verlauf intensivmedizinische Überwachung, parenterale Ernährung
- chirurgische Intervention nur bei akutem Abdomen, Verdacht auf Adnextorsion oder Einblutung

strikte *Bilanzierung* zu achten, da eine Überwässerung bei zugleich eingeschränkter Nierenfunktion bereits bestehende Ergüsse und Aszites verschlechtern kann. *Plasmaexpander* wie Hydroxyäthylstärke (HAES R 6 % oder 10 %) sind aufgrund ihrer Hämodilution zur Senkung des erhöhten Hämatokrits und Bekämpfung der Hypotonie geeignet. Zur Förderung der Diurese können Osmodiuretika (z.B. Mannitol) gegeben werden. Sie sind jedoch mit dem Risiko einer weiteren Hämokonzentration behaftet, alternativ kann die Nierenperfusion durch Dopamin über Perfusor gesteigert werden. Aszites oder Pleuraergüsse sollten nur bei entsprechenden subjektiven Beschwerden (Abwehrspannung, Atemnot) abpunktiert werden, wobei wir die *Aszitespunktion* der Abpunktion eines Pleuraergusses vorziehen. Von Nachteil ist allerdings der mit dem Ablassen des Aszites verbundene erhebliche Verlust an Serumproteinen und das üblicherweise rasche Nachlaufen des Aszites, so daß wiederholte Punktionen erforderlich werden können. Die Substitution von Humanalbumin ist nur bei einem Abfall unter die untere Normgrenze erforderlich. Als *Analgetika* sind nichtsteroidale Antiphlogistika oder Spasmolytika geeignet. Bei schweren Verläufen ist eine *intensivmedizinische Überwachung* mit parenteraler Ernährung erforder-

lich. Alle genannten symptomatischen Maßnahmen stellen keine kausale Therapie dar. Sie sind darauf ausgerichtet, lebensbedrohliche Komplikationen zu vermeiden. Die einzige *kausale Therapie* würde die Exstirpation beider Ovarien oder die Unterbrechung der Schwangerschaft darstellen. Beim OHSS Grad III mag man durchaus eine medizinische Indikation für einen Abbruch sehen, jedoch wären die psychischen Folgen einer solchen Maßnahme bei bestehendem dringenden Kinderwunsch wohl nur schwer zu verarbeiten. *Chirurgische Interventionen* sollten nur bei Vorliegen eines akuten Abdomens aufgrund einer Stieldrehung (Torsion) oder einer massiven Einblutung in ein zystisch vergrößertes Ovar erfolgen. Beim Versuch einer ovarerhaltenden Operation im Sinne einer Ausschälung von Luteinzysten ist mit einem erheblichen Blutverlust zu rechnen. Überdies würde ein operativer Eingriff an den Ovarien oder gar eine Entfernung eines oder beider Ovarien im zweiten Monat den Fortbestand der Schwangerschaft gefährden, da die Frühschwangerschaft in dieser Phase noch von der intakten Funktion der Corpora lutea graviditatis abhängig ist. Daher ist die Behandlung des OHSS stets und solange wie irgend möglich *konservativ*.

Der spontane *Verlauf des OHSS* wird durch die therapeutischen Maßnahmen gemildert, aber nicht gekürzt. Üblicherweise ist das Maximum der klinischen Symptome und Laborveränderungen in der 6. bis 7. Schwangerschaftswoche überschritten und das Krankheitsbild klingt danach langsam von selbst ab. Vergrößerte Ovarien mit wenig Aszites können noch gegen Ende des ersten Trimesters nachweisbar sein. Die *Rate an klinischen Schwangerschaften* ist bei den Frauen mit mäßiggradigem und schwerem, besonders „late onset" OHSS deutlich erhöht. Wahrscheinlich beeinflußt die Ausbildung eines OHSS den weiteren Verlauf der Schwangerschaft nicht nachteilig. Zwar wurde eine *erhöhte Abortrate* bei Frauen mit OHSS beobachtet, die jedoch auch durch gemeinsame Risikofaktoren für OHSS und Abort (Amenorrhö, hyperandrogenämische Ovarialinsuffizienz, Syndrom der polyzystischen Ovarien) erklärbar ist.

Prophylaxe

Da keine kausale Therapie bei gleichzeitigem Erhalt der Frühschwangerschaft zur Verfügung steht, ist die *Prophylaxe* des OHSS von besonderer Wichtigkeit (Tab. 6-34). Diese besteht zunächst in der Beachtung der Risikofaktoren, in der Wahl möglichst niedrigdosierter Protokolle für die Zyklusstimulation und in engmaschigem Monitoring. Auf die Kombination mit GnRH-Agonisten im „langen" Protokoll sollte wegen der nachweislich günstigen Schwangerschaftsrate im Vergleich zum alternativen „kurzen" Protokoll nicht verzichtet werden. Bei einer drohenden Überstimulation kann die Dosis des zugeführten FSH oder hMG entweder reduziert oder für einige Tage ganz ausgesetzt werden („*coasting*"). Hierbei ist allerdings das Risiko eines Zusammenbruchs des stimulierten Zyklus mit Eintreten einer Abbruchblutung zu beachten. Die Gefahr für die Ausbildung eines OHSS in einem FSH- oder hMG-stimulierten Zyklus ohne vorherige hypophysäre Suppression ist niedriger, wenn zur Induktion der Ovulation statt hCG ein *GnRH-Agonist* mit nachfolgend endogener Ausschüttung von LH („flare up") verwendet wird. Bei hohem Risiko kann nach der Eizellentnahme auf den Embryotransfer verzichtet und eine *Kryokonservierung* aller imprägnierten Eizellen oder Embryonen durchgeführt werden, wodurch der Eintritt einer Konzeption in diesem Zyklus und somit auch ein „late onset" OHSS verhindert wird. In einem solchen Fall einer medizinischen Notwendigkeit läßt auch das deutsche Embryonenschutzgesetz eine Kryokonservierung von Embryonen ausnahmsweise zu. Die einzig sichere Methode der Prävention besteht im Verzicht auf die Induktion der Ovulation durch hCG oder GnRH-Agonisten, d.h. einem *Abbruch* des stimulierten Zyklus.

Zur *medikamentösen Prophylaxe* des OHSS bei erkennbar erhöhtem Risiko haben sich sowohl Humanalbumin als auch Hydroxyäthylstärke als wirksam erwiesen. Beide Inter-

Tab. 6-34 Strategien zur Prophylaxe des ovariellen Überstimulationssyndroms.

Maßnahme	Bewertung
Dosisreduktion oder Aussetzen der zugeführten Gonadotropine über einige Tage („coasting")	wirksame Prophylaxe, verschlechtert nicht die Schwangerschaftsrate
Induktion der Ovulation mit 5000 statt mit 10 000 IU hCG	keine Verschlechterung der Schwangerschaftsrate
Induktion der Ovulation mit GnRH-Agonist statt mit hCG	nur wirksam, wenn keine Vorbehandlung mit GnRH-Agonist (nicht im „long" oder „short" Protokoll)
Verzicht auf Induktion der Ovulation	Abbruch des stimulierten Zyklus, keine Konzeption möglich
vorzeitige Abpunktion aller Follikel eines Ovars („early unilateral follicle aspiration", EUFA)	Verhinderung des OHSS umstritten
IVF mit Kryokonservierung aller imprägnierten Eizellen oder Embryonen und Transfer in einem späteren Zyklus	Prophylaxe des „late onset" OHSS, Problem der rechtzeitigen Aufklärung
Verzicht auf zusätzliche hCG-Injektionen in der Lutealphase	generell empfehlenswert

ventionen führen zu einer Erhöhung des intravasalen Volumens, der genaue Wirkmechanismus ist noch nicht geklärt. Die Effektivität von *Humanalbumin* zur Prophylaxe des OHSS wurde inzwischen in einigen prospektiven und randomisierten Studien belegt, jedoch kann das Risiko der Ausbildung des Syndroms nicht völlig eliminiert werden. Dosierung, Applikation und Zeitpunkt der Prophylaxe waren in den genannten Studien unterschiedlich, so daß der therapeutische Effekt nicht genau beziffert werden kann. Auch *Hydroxyäthylstärke* erwies sich in einer prospektiven und randomisierten Studie als wirksam zur Senkung der Inzidenz des OHSS (Tab. 6-35). Bei beiden Maßnahmen ist nicht geklärt, ob der präventive Effekt durch eine Wiederholung der Prophylaxe in der frühen Lutealphase noch gesteigert werden kann. Das Risiko von allergischen und anaphylaktischen Reaktionen ist zu beachten.

6.2.2 Adnextorsion

Bei jedem zystisch oder tumorös vergrößerten Ovar ist unabhängig von der Ursache (stimuliertes oder überstimuliertes Ovar, funktionelle Zyste, Zystadenom, Teratom, Neoplasie) ein erhöhtes Risiko für eine *Stieldrehung* (Torquierung) vorhanden. Insbesondere im ersten Trimester der Schwangerschaft scheint ein erhöhtes Risiko für die Torsion eines stimulierten Ovars zu bestehen, so daß die Adnextorsion eine späte Komplikation der vorangegangenen Zyklusstimulation mit Gonadotropinen ohne oder mit OHSS darstellt. Bei der Torquierung des Gefäßstiels wird zunächst nur der venöse Abfluß aus dem Ovar mit der Folge einer hämorrhagischen Schwellung und Thrombosierung unterbrochen. Nach Stunden kommt es dann zur vollständigen Infarzierung und Nekrose, erkennbar an der tiefblauen bis schwarzen Verfärbung des massiv vergrößerten Ovars. Die Symptome entsprechen denen eines *akuten Abdomens* mit rasch einsetzenden heftigen Unterbauchschmerzen und Abwehrspannung, können aber durch ein gleichzeitig bestehendes Überstimulationssyndrom überlagert werden. Die Diagnose kann durch die Dopplersonographie mit Messung der Durchblutung des Ovars gesichert werden. Die Therapie der Wahl besteht in einer möglichst frühzeitigen operativen Laparoskopie mit Zurückdrehung des torquierten Gefäßstiels. Ist dagegen das Ovar bereits durch hämorrhagische Infarzierung zerstört, ist eine Entfernung des Organs unvermeidlich.

6.2.3 Extrauteringravidität

Die Häufigkeit ektoper Graviditäten in der Gesamtbevölkerung hat sich in den letzten Jahrzehnten etwa verdrei- bis vervierfacht; sie beträgt heute etwa 1,5 bis 2 % aller Lebendgeburten. Dieser beobachtete Anstieg in der Inzidenz der Extrauteringravidität dürfte auf die Zunahme von Risikofaktoren (Tab. 6-36) und die Sterilitätstherapie einschließlich der assistierten Reproduktion zurückzuführen sein. Der mit Abstand wichtigste Risikofaktor für die Entstehung einer Extrauteringravidität nach spontaner Konzeption oder assistierter Reproduktion ist der *Tubenschaden* („Tubenfaktor").

Tab. 6-35 Medikamentöse Prophylaxe des OHSS.

Medikation	Applikation
Humanalbumin	20–50 g i.v. am Tag der Eizellentnahme, einmalige oder mehrmalige Gabe (Wiederholung nach 1 bis 5 Tagen)
Hydroxyäthylstärke	1000 ml 6%ig oder 10%ig i.v. am Tag der Eizellentnahme oder des Embryotransfers

Tab. 6-36 Risikofaktoren für die Entstehung einer Extrauteringravidität.

- durchgemachte Salpingitis, chronisch genitale Infektionen (insbesondere durch Chlamydien)
- frühere mikrochirurgische Operation an den Tuben
- Zustand nach Extrauteringravidität (ipsi- oder kontralateral)
- Nikotinabusus
- Lutealdefekt
- Sterilität und Kinderwunschbehandlung (einschließlich assistierter Reproduktion)

Häufigkeit

In verschiedenen Sammelstatistiken wurde die Häufigkeit der *Tubargravidität* nach IVF zwischen 2 und 5 % aller klinischen Schwangerschaften angegeben. Für die Inzidenz der Tubargravidität nach Insemination und nach intratubarem Gametentransfer wurden ähnliche Werte genannt. Die Inzidenz nach IVF ohne oder mit ICSI aus rein andrologischer Indikation liegt dagegen bei nur rund einem Prozent. Auffallend ist die Abhängigkeit des Vorkommens von Tubargraviditäten von der Indikation zur assistierten Reproduktion (Tab. 6-37). Das Risiko für die Ausbildung einer Tubargravidität nach IVF aus tubarer Indika-

tion ist etwa *4 bis 5fach erhöht* gegenüber dem nach IVF ohne oder mit ICSI bei rein andrologischer Einschränkung. Das Risiko nach Embryotransfer ist auch von der *Transfertechnik* abhängig (Plazierung des Katheters in ein Tubenostium, zu großes Transfervolumen).

Formen

Die weitaus häufigste Manifestation der Tubargravidität nach assistierter Reproduktion ist die *tubare Einlingsgravidität* (75 bis 86 % aller Tubargraviditäten). Daneben kommen aber auch tubare Mehrlingsgraviditäten (4 %), Kombinationen einer intra- und extrauterinen Anlage (sogenannte heterotope Gravidität, 7 bis 15 %) und Ovarialgraviditäten (2 bis 4 %) vor (Tab. 6-38). Die in Tabelle 6-37 und 6-38 genannten Häufigkeiten sind den retrospektiven Erhebungen von Marcus et al. (1995) und Ribic-Pucelj et al. (1995) entnommen. Die *heterotope Gravidität* als Zwillingsanlage mit je einer intra- und extrauterinen Implantation stellte vor dem Zeitalter der assistierten Reproduktion eine ausgesprochene Rarität dar, kommt heute aber in etwa 1 bis 2 % der Schwangerschaften nach diesen Verfahren vor. Die heterotope Gravidität (Simultan-

Tab. 6-37 Häufigkeiten der Extrauteringravidität (als Prozentsatz aller klinischen Schwangerschaften) bezogen auf die Indikation zur IVF.

Indikation	Inzidenz der Extrauteringravidität nach IVF
Tubenschaden	5 %
andrologische Einschränkung	1 %
idiopathische Sterilität	2 %

Tab. 6-38 Formen der Tubargravidität nach assistierter Reproduktion.

Ort der ektopen Implantation	Häufigkeiten
tubare Einlingsgravidität	75–86 %
tubare Mehrlingsgravidität	4 %
heterotope Gravidität	7–15 %
Ovarialgravidität	2–4 %
kornuale Gravidität	5 %

schwangerschaft) wird häufig erst spät erkannt, da üblicherweise der Nachweis einer intakten intrauterinen Gravidität als Kriterium für den Ausschluß einer Tubargravidität gehalten wird.

Symptome

Die *Symptome* der Extrauteringravidität sind äußerst variabel, sie reichen vom akuten Abdomen bei Tubarruptur oder -abort über protrahierte Verläufe bis hin zur völligen Symptomfreiheit. Leitsymptome sind seitenbetonte oder diffuse Unterbauchschmerzen und meist schwache uterine Blutungen. Die Diagnosestellung wird dadurch erleichtert, daß bei den Schwangerschaften nach assistierter Reproduktion der Konzeptionstermin und somit das Alter der Schwangerschaft genau bekannt sind. *Diagnostische Kriterien* der extrauterinen Einlingsgravidität sind der niedrige Titer des β-hCG bei einer Einzelbestimmung (z.B. 12 bis 16 Tage nach Embryotransfer), der ausbleibende oder inadäquate Anstieg des β-hCG im Verlauf über mehrere Tage und niedrige Serumkonzentrationen von Progesteron. Allerdings sind diese Indizien beim Vorliegen einer tubaren Mehrlingsgravidität oder einer heterotopen Gravidität nicht verwertbar, so daß insbesondere eine einzelne Bestimmung von β-hCG nur eine beschränkte Vorhersagekraft hinsichtlich des Vorliegens einer Extrauteringravidität besitzt. *Hinweiszeichen im vaginalen Sonogramm* sind freie Flüssigkeit im Douglas-Raum, Ringstruktur in der Tube (Chorionhöhle) mit oder ohne Vitalitätszeichen, echoreiche komplexe Struktur zwischen Ovar und Uterus (Hämatosalpinx) und ein leeres Cavum uteri. Die Diagnose wird bei den Schwangerschaften nach Polyovulation und assistierter Reproduktion häufig erschwert, da freie Flüssigkeit auch durch Aszites im Rahmen eines OHSS bedingt sein kann, vergrößerte Ovarien die sonographische Darstellung der Tuben erschweren und die exogene Zufuhr von hCG in der Lutealphase

die diagnostische Präzision insbesondere einer einzelnen Bestimmung von β-hCG beeinträchtigt (Tab. 6-39).

Therapie

Bei der *Therapie* der extrauterinen Einlingsgravidität ist die *operative Laparoskopie* mit tubenerhaltender Operation (Salpingotomie) oder Salpingektomie in der Mehrzahl der Fälle das Vorgehen der Wahl. Eine Laparotomie sollte den relativ seltenen Fällen eines Volumenmangelschocks vorbehalten bleiben. Bei eingetretener Ruptur und starker Beschädigung der Tube ist auch bei Frauen mit Kinderwunsch eine *Salpingektomie* sinnvoll; eine solche wird auch bei fortgeschrittener Tubargravidität, tubarer Mehrlingsgravidität und ipsilateralem Rezidiv für indiziert gehalten. Die laparoskopische Salpingektomie ist technisch einfacher als die *tubenerhaltende Operation*, die überdies mit dem Risiko (5–10 %) einer nur teilweisen Entfernung des Trophoblasten (Trophoblastpersistenz) behaftet ist. Daher sind nach Salpingotomie mehrfache Kontrollen des β-hCG bis in den negativen Bereich empfehlenswert. Nach tubenerhaltender Chirurgie besteht überdies das Risiko eines ipsilateralen Rezidivs an gleicher Stelle (10–20 %). Andererseits kann auch nach Salpingektomie in einem späteren Zyklus einer assistierten Reproduktion mit Embryotransfer eine ipsilaterale kornuale (interstitielle) Implantation eintreten. Zu beachten ist ferner das erhöhte

Tab. 6-39 Schwierigkeiten bei der Diagnosestellung einer Extrauteringravidität nach assistierter Reproduktion.

- heterotope Gravidität und tubare Mehrlingsgravidität
- Aszites im Rahmen eines OHSS (Verwechslung mit Blut im Douglas-Raum)
- vergrößerte Ovarien (eingeschränkte Sichtverhältnisse)
- exogene Zufuhr von hCG oder Progesteron

Risiko (10–20 %) für eine *kontralaterale* Tubargravidität – sowohl nach tubenerhaltender Operation als auch nach deren Entfernung. Die *Ovarialgravidität* sollte stets operativ entfernt werden, möglichst unter Erhaltung des betroffenen Ovars. Voraussetzungen für eine *medikamentöse Therapie* (in erster Linie Methotrexat) sind das Vorliegen einer tubaren Einlingsgravidität ohne Hämatoperitoneum, hämodynamischen Schock und ohne Tubarruptur oder Hämatosalpinx. Methotrexat (MTX) kann entweder lokal unter endoskopischer Sicht oder transvaginal in den Fruchtsack injiziert (1 mg/kg Körpergewicht) oder besser systemisch (1 mg/kg Körpergewicht oder 50 mg/m^2 Körperoberfläche i.m. einmalig oder 20 mg oral an 5 aufeinanderfolgenden Tagen) verabreicht werden. Es sollte jedoch bei Erstbehandlung wegen seiner Nebenwirkungen nur zurückhaltend eingesetzt werden. Die *Rate an erfolgreicher Ablösung des Trophoblasten* nach lokaler oder systemischer Gabe von MTX, definiert als Abfall des β-hCG unter 5 IU/l, beträgt 70 bis 90 %. Das Risiko einer späteren Tubarruptur mit Notwendigkeit einer operativen Intervention liegt bei etwa 10 %. Die Häufigkeit einer Trophoblastpersistenz nach MTX ist von der Höhe des initialen β-hCG (> 5000 IU/l) und von bestimmten sonographischen Kriterien (Größe des Fruchtsackes > 3 cm, Vitalitätszeichen) abhängig. MTX ist die Behandlung der Wahl bei der Trophoblastpersistenz nach tubenerhaltender Operation einer Tubargravidität. Auch die Injektion von Prostaglandin E2 oder hyperosmolarer Glukose in den Trophoblast wurde beschrieben. Ein rein *konservatives Management* (Abwarten unter regelmäßigen β-hCG-Kontrollen) ist bei niedrigem Serumtiter (< 1500 IU/l), fallender Tendenz des β-hCG und Symptomfreiheit gerechtfertigt. Allerdings können bis zum völligen Absinken des β-hCG in den negativen Bereich häufig viele Wochen vergehen, und eine Tubarruptur ist auch bei initial niedrigem Serumtiter (< 1000 IU/l) von β-hCG nicht ausgeschlossen. Die Wahrscheinlichkeit einer zukünftigen intrauterinen Schwangerschaft dürfte nach laparoskopischer Salpingotomie, primär medikamentöser Therapie und abwartendem Management vergleichbar hoch sein.

6.2.4 Mehrlingsschwangerschaft

Das gehäufte Auftreten von Mehrlingen nach Ovarstimulation (ovulation induction, OI), Insemination und assistierter Reproduktion stellt das wohl gravierendste Problem der modernen Sterilitätsbehandlung dar. Generelles Ziel einer Behandlung muß die Induktion einer Einlingsschwangerschaft sein. Während das erhöhte Risikopotential einer Zwillingsschwangerschaft und -geburt gerade noch hingenommen werden kann, soll die Entstehung von *Drillingen und höheren Mehrlingen* auf jeden Fall vermieden werden. Tatsächlich birgt auch eine Zwillingsschwangerschaft eine Reihe geburtshilflicher, neonatologischer und pädiatrischer Probleme, wie das gehäufte Vorkommen von Anomalien der Lage und Poleinstellung, Bluthochdruck, Blutungen in der Spätschwangerschaft, Wachstumsretardierung und eine erhöhte Rate operativer Entbindungen (Tab. 6-40). Von manchen Geburtshelfern wird sogar bei Zwillingen eine generelle Indikation zur Schnittentbindung gesehen. Die durchschnittliche *Tragzeit* eines Zwillings beträgt etwa 37, die eines Drillings nur etwa 34

Tab. 6-40 Gehäuftes Auftreten von Komplikationen während der Schwangerschaft und der Geburt bei Mehrlingen.

- Abort
- Frühgestose
- Probleme beim serologischen Screening (z.B. „Triple-Test")
- Bluthochdruck, Eklampsie
- Wachstumsretardierung
- vorzeitige Wehentätigkeit, Frühgeburt
- Blutung in der Spätschwangerschaft, Placenta praevia
- Anomalien der Lage und Poleinstellung

SSW. Die neonatale Sterblichkeit eines Zwillingskindes ist 7fach und die eines Drillingskindes sogar 20fach gegenüber einem Einling erhöht. Bei den Mehrlingskindern ist darüber hinaus in vermehrtem Maße mit einer neonatologischen Intensivbehandlung und bleibenden neurologischen und intellektuellen Einschränkungen zu rechnen.

Risikofaktoren

Die Häufigkeit eines Mehrlings nach reproduktionsmedizinischer Behandlung (Mehrlingsrate) wird in der Regel als Prozentsatz aller klinischen Schwangerschaften angegeben. In der Praxis geht eine hohe Schwangerschaftsrate häufig auch mit einer erhöhten Mehrlingsrate einher. *Risikofaktoren* für den Eintritt einer Mehrlingsschwangerschaft sind mütterliches Alter (< 30 Jahre), Amenorrhö und Syndrom der polyzystischen Ovarien (besonders bei Ovulationsinduktion ohne oder mit Insemination), Parameter der Ovarstimulation und *Transfer von 3 Embryonen* guter Qualität bei IVF ohne oder mit ICSI. Darüber hinaus haben bei der Ovulationsinduktion oder Polyovulation mit natürlicher Konzeption oder Insemination weitere Faktoren, wie Dauer der Kinderlosigkeit, Vorbehandlung, Beschaffenheit der Tuben und Spermaqualität, Einfluß auf die Schwangerschafts- und Mehrlingsrate (Tab. 6-41). Nach konventioneller IVF wurde in Sammelstatistiken eine tendenziell um einige Prozentpunkte niedrigere Mehrlingsrate beobachtet als nach IVF mit ICSI. Nach IVF ohne oder mit ICSI ist das Mehrlingsrisiko durch die Zahl der transferierten Embryonen nach oben hin begrenzt, während bei den Maßnahmen mit natürlicher Fertilisation (Ovulationsinduktion, Insemination, intratubarer Gametentransfer) das Risiko im Einzelfall nur abschätzbar ist. Höhergradige Mehrlinge (Vierlinge, Fünflinge und höher) sind nahezu immer ein *Resultat einer Polyovulation* mit spontaner Konzeption, Insemination oder Gametentransfer. Nach dem

Tab. 6-41   Risikofaktoren für die Entstehung einer Mehrlingsschwangerschaft nach Ovulationsinduktion (OI) ohne oder mit Insemination (IUI) und nach assistierter Reproduktion (ART).

- Alter < 30 Jahre
- Amenorrhö, PCOS (bei OI ohne oder mit IUI)
- Dauer und Ätiologie der Kinderlosigkeit, Zahl der durchgeführten Behandlungszyklen, Vorbehandlung
- Protokoll zur Ovarstimulation, Zahl der präovulatorischen Follikel, Serumspiegel von Östradiol (bei OI ohne oder mit IUI)
- Zahl der transferierten Embryonen guter Qualität (bei ART)
- Transfer von Morulastadien und Blastozysten (bei ART)

Transfer von drei Embryonen guter Qualität nach IVF ohne oder mit ICSI am 2. oder 3. Tag nach Eizellentnahme beträgt die *Häufigkeit einer Drillingsschwangerschaft 3 bis 7 %*. Die berichteten Mehrlingsraten schwanken in erheblichem Umfang sowohl zwischen den einzelnen Zentren als auch im internationalen Vergleich. Aufgrund der Vielzahl der Risikofaktoren und Einflußgrößen können die Mehrlingsraten nach den einzelnen reproduktionsmedizinischen Verfahren nur ungefähr beziffert werden (Tab. 6-42). Die in Tabelle 6-42 angegebenen Mehrlingsraten sind verschiedenen Kohortenstudien aus der Literatur, den Jahresberichten der nationalen Register (DIR in Deutschland, FIVNAT in Frankreich, HFEA in Großbritannien) und dem ART World Collaborative Report entnommen. Bei der Diskussion des Mehrlingsrisikos ist ferner zu bedenken, daß ein erheblicher Prozentsatz (20–40 %) der Zwillingsanlagen sich durch das Absterben eines Embryos während des ersten Trimesters spontan *in eine Einlingsschwangerschaft umwandelt,* und daß andererseits das *Vorkommen von monozygoten Zwillingen* nach assistierter Reproduktion gegenüber der natürlichen Häufigkeit (etwa 0,5 %) um ein Mehrfaches erhöht sein dürfte. Nach dem Transfer von drei Embryonen bei der IVF ist die Entstehung eines Vierlings zwar extrem selten (0,1 %), kann aber nicht ausgeschlossen werden.

Bei der Bewertung der Mehrlingsraten in der Literatur (Tab. 6-42) sind *nationale Unterschiede* zu berücksichtigen. Während durch das deutsche Embryonenschutzgesetz die Zahl der bei der IVF zu transferierenden Embryonen auf 3 limitiert ist, ist in anderen Ländern der Transfer von mehr als 3 Embryonen in einem Zyklus zulässig. Auch die Kultur aller imprägnierten Eizellen mit Auswahl der am weitesten entwickelten Embryonen am Transfertag ist nicht mit dem Embryonenschutzgesetz vereinbar, wird aber in den meisten anderen Ländern praktiziert und erhöht tendenziell die Schwangerschafts- und Mehrlingsrate. Die dem *Deutschen IVF-Register (DIR)* gemeldeten Mehrlingsraten eines Jahres bewegen sich daher traditionell am unteren Ende des in Tabelle 6-42 genannten Korridors.

Prophylaxe

Verschiedene *Strategien zur Vermeidung eines Drillings* oder höhergradigen Mehrlings stehen zur Verfügung. Bei der Ovulationsinduk-tion oder Polyovulation mit natürlicher Konzeption oder Insemination bestehen diese, neben der Beachtung von Risikofaktoren, in der engmaschigen *Überwachung des stimulierten Zyklus* und dem Abbruch bei drohender *polyfollikulärer Entwicklung*. Alternativ können auch am Tag der Ovulation überzählige Follikel von der Vagina aus abpunktiert oder eine IVF mit *elektivem Transfer von zwei Embryonen* und Kryokonservierung der übrigen imprägnierten Eizellen indiziert werden. Bei der IVF ohne oder mit ICSI kann das Risiko des Eintritts einer Drillingsschwangerschaft durch elektiven Transfer von zwei Embryonen, insbesondere in den ersten Behandlungszyklen und bei Frauen unter 35 Jahren auf unter ein Prozent gesenkt werden, wobei die Schwangerschaftsrate insgesamt nur um wenige Prozentpunkte niedriger liegt als nach dem Transfer von drei Embryonen. In Zukunft kann durch die verlängerte Embryokultur bis zum Stadium der Blastozyste möglicherweise durch den *elektiven Transfer nur einer Blastozyste* bei insgesamt akzeptabler Schwangerschaftsrate das Risiko einer Mehrlingsschwangerschaft nahezu völlig eliminiert werden.

Tab. 6-42 Abschätzung der Mehrlingsraten nach verschiedenen reproduktionsmedizinischen Verfahren. Die Mehrlings- und Drillingsrate ist in Prozent der klinischen Schwangerschaften angegeben.

Therapie	Mehrlinge insgesamt (in %)	Drillinge und höher (in %)
Clomiphenzitrat mit Insemination	6–10	< 1
FSH oder hMG („low dose") mit natürlicher Konzeption oder Insemination	14–30	bis zu 7
intratubarer Gametentransfer (GIFT)	16–27	bis zu 6
konventionelle IVF	12–28	2–6
IVF mit ICSI	16–30	3–6
elektiver Transfer von 3 Embryonen (IVF, ICSI)	16–34	bis zu 7
elektiver Transfer von 2 Embryonen (IVF, ICSI)	12–24	< 1
elektiver Transfer von 2 Blastozysten (IVF, ICSI)	23–40	< 1
elektiver Transfer von 1 Blastozyste (IVF, ICSI)	< 1	0

Fetozid

Darüber hinaus besteht die Möglichkeit der selektiven *Reduktion* einer höhergradigen Mehrlingsschwangerschaft (Fetozid). Aufgrund des erhöhten mütterlichen Risikos ist eine teilweise Unterbrechung einer Mehrlingsschwangerschaft medizinisch indiziert und daher legal, stellt jedoch eine psychisch enorm belastende und ethisch problematische Methode dar. Die Reduktion erfolgt durch sonographisch gesteuerte, (überwiegend) transabdominale oder (selten) transzervikale Aspiration einer oder mehrerer Chorionhöhlen oder durch intrakardiale Injektion von KCl während des ersten Trimesters. Das hauptsächliche Risiko besteht im Abort oder Fruchttod überlebender Feten (12–25 %), das von der Anzahl der Mehrlinge abhängig ist. Durch die Abtötung eines Embryos eines Drillings (Reduktion eines Drillings zu einem Zwilling) kann im Vergleich zu einem nicht reduzierten Drilling die *Schwangerschaftsdauer* um durchschnittlich zwei bis drei SSW verlängert und das *Geburtsgewicht* um etwa 500 bis 700 g erhöht werden – mit einer Senkung der Rate an frühgeborenen und wachstumsretardierten Kindern (Tab. 6-43). Die Angaben in Tabelle 6-43 sind zum Teil den Erhebungen von Fasouliotis et al. (1999) und Yaron et al. (1997) entnommen. Auch die Häufigkeit und Dauer einer neonatologischen Intensiv-

Tab. 6-43 Effekt der Reduktion einer Drillings- zu einer Zwillingsschwangerschaft (selektiver Fetozid eines Feten) auf die Häufigkeit geburtshilflicher und neonatologischer Komplikationen.

- erhöhte Rate an Abort oder Fruchttod eines oder beider überlebender Feten (12–25 %)
- Verlängerung der Tragzeit um 2 bis 3 SSW (auf 35–36 SSW)
- Erhöhung des Geburtsgewichtes (um 500–700 g)
- Erniedrigung der Rate an intrauteriner Wachstumsretardierung
- Senkung der Häufigkeit an neonatologischer Intensivbehandlung

überwachung wurden günstig beeinflußt. Insgesamt kann das geburtshilfliche und perinatologische Risiko eines Drillings durch die Reduktion dem *eines Zwillings in etwa angeglichen* werden. Bei der Reduktion von Vierlingen und höhergradigen Mehrlingen ist der zu erwartende Effekt hinsichtlich der Verlängerung der Tragzeit noch ausgeprägter als bei einem Drilling, so daß die Reduktion eines Vierlings in der Literatur eindeutig befürwortet wird. Bei Drillingen wird sie aufgrund des erhöhten Risikos an Abort oder Fruchttod eines oder beider überlebenden Feten und der psychischen Belastung kontrovers diskutiert. Das Vorgehen der Wahl ist die *Reduktion auf zwei* überlebende Feten, die Reduktion auf nur einen Fetus wird überwiegend abgelehnt. Ein erhöhtes Mißbildungsrisiko nach Reduktion dürfte nicht gegeben sein.

6.2.5 Ovarial- und Endometriumkarzinom

In einigen retrospektiven Kohortenstudien wurde ein erhöhtes Risiko für die Entwicklung eines invasiven *Ovarialkarzinoms* oder eines solchen von niedrigem Malignitätsgrad („borderline") aufgrund der Anwendung ovulationsauslösender Medikamente vermutet. Nach dem derzeitigen Kenntnisstand gibt es jedoch keine eindeutigen Beweise dafür, daß tatsächlich die Behandlung mit Gonadotropinen, Clomiphenzitrat oder anderen Substanzen zur Polyovulation das Risiko für die spätere Entwicklung eines epithelialen Ovarialkarzinoms signifikant erhöht. Da auch Nulliparität und Sterilität anerkannte Risikofaktoren für die Entwicklung eines Ovarialkarzinoms darstellen, ist anzunehmen, daß kinderlose Frauen, die sich erfolglos einer Behandlung mit ovulationsauslösenden Medikamenten unterzogen, einem erhöhten Risiko unterliegen, das aber nicht auf die Therapie zurückzuführen sein dürfte. Allerdings sind die nachuntersuchten Kollektive zu klein und die Zeiträume zwischen der Anwendung dieser Medikamente und der möglichen Manifestation des Malignoms noch zu kurz, um zu gesicherten Aussagen gelangen zu können. Bis zur definitiven Klärung dieser Frage ist es sinnvoll, bei kinderlosen Frauen nach Abschluß der Sterilitätsbehandlung in regelmäßigen Intervallen klinische und sonographische Kontrollen zur frühzeitigen Erkennung einer Neoplasie der Ovarien durchzuführen. Die mögliche Assoziation zwischen ovulationsauslösender Therapie und Ovarialkarzinom sollte auch Anlaß geben, die Zahl der Therapiezyklen auf das medizinisch und im Hinblick auf die Schwangerschaftsrate sinnvolle Maß zu beschränken – etwa auf sechs Zyklen einer Polyovulation.

Weiterhin stellen Amenorrhö, Anovulation und Nulliparität aufgrund des relativen Defizits an Progesteronwirkung am Endometrium anerkannte Risikofaktoren für die spätere Entwicklung eines *Endometriumkarzinoms* dar. Der Gebrauch ovulationsauslösender Medikamente wurde bisher nicht mit einem erhöhten Risiko für ein Endometriumkarzinom in Verbindung gebracht. Es gibt daher nach derzeitigem Stand keinen Anlaß, im Hinblick auf die mögliche Risikoerhöhung für Endometriumkarzinome, von einer geplanten Polyovulation Abstand zu nehmen. Im Gegenteil, eine erfolgreiche Behandlung (ausgetragene Schwangerschaft) kann nachweislich das relative Risiko für die spätere Entwicklung eines Endometriumkarzinoms reduzieren, so daß der Eintritt einer Schwangerschaft unter dem Gesichtspunkt der Prävention günstig zu bewerten ist.

Literatur

Bauer O, Diedrich K. Komplikationen der assistierten Reproduktion. Gynäkologe 1996; 29: 464–73.

Beerendonk CC, Van Dop PA, Braat DD, Merkus JM. Ovarian hyperstimulation syndrome: Facts and fallacies. Obstet Gynecol Surv 1998; 53: 439–49.

Bergh C. Pregnancy outcome and psychological follow-up of families after embryo reduction. Assist Reprod 1999; 9: 104–11.

Brinsden PR, Wada I, Tan SL, Balen A, Jacobs S. Diagnosis, prevention and management of ovarian hyperstimulation syndrome. Br J Obstet Gynecol 1995; 102: 767–72.

Delbaere A, Bergmann PJ, Englert Y. Features of the renin-angiotensin system in ascites and pleural effusion during severe ovarian hyperstimulation syndrome. J Assist Reprod Genet 1997; 14: 241–4.

Devreker F, Emiliani S, Revelard P, Van den Bergh M, Govaerts I, Englert Y. Comparison of two elective transfer policies of two embryos to reduce multiple pregnancies without impairing pregnancy rates. Hum Reprod 1999; 14: 83–9.

Enskog A, Henriksson M, Unander M, Nilsson L, Brannström M. Prospective study of the clinical and laboratory parameters of patients in whom ovarian hyperstimulation syndrome developed during controlled ovarian hyperstimulation for in-vitro fertilization. Fertil Steril 1999; 71: 808–14.

Fasouliotis SJ, Schenker JG. Multifetal pregnancy reduction: A review of the world results for the period 1993–1996. Eur J Obstet Gynecol Reprod Biol 1997; 75: 183–90.

Ferraretti AP, Gianaroli L, Magli C, Fortini D, Selman HA, Feliciani E. Elective cryopreservation of all pronucleate embryos in women at risk for ovarian hyperstimulation syndrome: Efficiency and safety. Hum Reprod 1999; 14: 1457–60.

Golan A, Ron-El R, Herman A, Soffer Y, Weinraub Z, Caspi E. Ovarian hyperstimulation syndrome: An update review. Obstet Gynecol Surv 1989; 44: 430–40.

Isik AZ, Gokmen O, Zeymeloglu HB, Kara S, Keles G, Gulekli B. Intravenous albumin prevents moderate-severe ovarian hyperstimulation syndrome in in-vitro fertilization patients: A prospective, randomized and controlled study. Eur J Obstet Gynecol Reprod Biol 1996; 7: 179–83.

König E, Bussen S, Sütterlin M, Steck T. Prophylactic intravenous hydroxyethyle starch solution prevents moderate-severe ovarian hyperstimulation syndrome in in-vitro fertilization patients: A prospective, randomized, double-blind and placebo-controlled study. Hum Reprod 1998; 13: 2421–4.

Lunenfeld B, Lunenfeld E, Shenhav M. Komplikationen der Gonadotropintherapie. Akt Endokrinol Stoffw 1989; 10: 1–5.

Marcus SF, Brinsden PR. Analysis of the incidence and risk factors associated with ectopic pregnancy following in-vitro fertilization and embryo transfer. Hum Reprod 1995; 10: 199–203.

Mol BW, Lijmer JG, Ankum WM, Van der Veen F,

Bossuyt PM. The accuracy of single serum progesterone measurement in the diagnosis of ectopic pregnancy: A meta-analysis. Hum Reprod 1998; 13: 3220–7.

Morice P, Louis-Sylvestre C, Chapron C, Dubuisson JB. Laparoscopy for adnexal torsion in pregnant women. J Reprod Med Obstet Gynecol 1997; 42: 435–9.

Neulen J, Yan Z, Raczek S, Weindel K, Keck C, Weich HA, Marme D, Breckwoldt M. Human chorionic gonadotropin-dependent expression of vascular endothelial growth factor/vascular permeability factor in human granulosa cells: Importance in ovarian hyperstimulation syndrome. J Clin Endocrinol Metab 1995; 80: 1967–71.

Parker J, Bisits A, Proietto AM. A systematic review of single-dose intramuscular methotrexate for the treatment of ectopic pregnancy. Aust N Z J Obstet Gynecol 1998; 38: 145–50.

Pisarska MD, Carson SA, Buster JE. Ectopic pregnancy. Lancet 1998; 351: 1115–20.

Ribic-Pucelj M, Tomazevic T, Vogler A, Meden-Vrtovec H. Risk factors for ectopic pregnancy after in-vitro fertilization and embryo transfer. J Assist Reprod Genet 1995; 12: 594–8.

Schenker JG. Clinical aspects of ovarian hyperstimulation syndrome. Eur J Obstet Gynecol Reprod Biol 1999; 85: 13–20.

Schenker JG, Weinstein D. Ovarian hyperstimulation syndrome: A current survey. Fertil Steril 1978; 30: 255–68.

Shalev E, Geslevich Y, Matilsky M, Ben-Ami M. Induction of pre-ovulatory gonadotrophin surge with gonadotrophin-releasing hormone agonist compared to pre-ovulatory injection of human chorionic gonadotrophins for ovulation induction in intrauterine insemination cycles. Hum Reprod 1995; 10: 2244–7.

Shalev E, Giladi Y, Matilsky M, Ben-Ami M. Decreased incidence of severe ovarian hyperstimulation syndrome in high risk in-vitro fertilization patients receiving intravenous albumin: A prospective study. Hum Reprod 1995; 10: 1373–6.

Stein DE, Santoro N. Infertility, gonadotrophins, and ovarian cancer. Infertil Reprod Med Clin North Am 1997; 8: 289–303.

Svendsen TO, Jones D, Butler L, Muasher SJ. The incidence of multiple gestations after in-vitro fertilization is dependent on the number of embryos transferred and maternal age. Fertil Steril 1996; 65: 561–5.

Tal J, Haddad S, Gordon N, Timor-Tritsch I. Heterotopic pregnancy after ovulation induction and assisted reproduction techniques: A literature review from 1971–1993. Fertil Steril 1996; 66: 1–12.

Tiitinen A, Husal M, Tulppala M, Simberg N, Seppala M. The effect of cryopreservation in prevention of ovarian hyperstimulation syndrome. Br J Obstet Gynecol 1995; 102: 326–9.

van der Straeten F, De Sutter P, Dhont M. Prevention of threatening ovarian hyperstimulation syndrome by coasting. Assist Reprod Rev 1998; 8: 200–4.

Waldenström U, Kahn J, Marsk L, Nilsson S. High pregnancy rates and successful prevention of severe ovarian hyperstimulation syndrome by „prolonged coasting" of very hyperstimulated patients: A multicentre study. Hum Reprod 1999; 14: 294–7.

Yaron Y, Bryant-Greenwood PK, Dave N, Molderhauer JS, Kramer RL, Johnson MP, Evans MI. Multifetal pregnancy reductions of triplets to twins: Comparison with nonreduced triplets and twins. Am J Obstet Gynecol 1999; 180: 1268–71.

7 Insemination

7.1 Homologe Insemination

Bei der *homologen Insemination* wird eine aufbereitete Samenprobe des Ehemanns oder Partners in den oberen Genitaltrakt der Frau deponiert. *Ziele* des Verfahrens sind die Umgehung des sauren Milieus in der Vagina und die *Überwindung der Barrierefunktion* des Zervikalschleims, die *Anreicherung progressiv beweglicher Spermien* bei gleichzeitiger *Konzentrierung* und Reduktion des Volumens, die Elimination von Bakterien und Detritus und die *Trennung von Spermien und Seminalplasma*. Idealerweise sollen durch die Insemination mehr Spermien näher an den Ort der Befruchtung in der Ampulle der Tube gebracht werden als bei der natürlichen Konzeption (Tab. 7-1). Ein weiterer hinsichtlich der Aussicht auf eine Schwangerschaft günstiger Effekt der Insemination besteht in der Durchführung am Tag der Ovulation (Ovulationstiming) und der Kombination mit einer *Ovulationsinduktion* oder Polyovulation.

Tab. 7-1 Ziele der homologen Insemination.

- Überwindung der Barrierefunktion des äußeren Genitaltrakts (saures Vaginalmilieu, Zervikalschleim)
- Trennung der Spermien von Seminalplasma, Bakterien und Detritus
- Reduktion des Volumens des Ejakulats (2–6 ml) auf < 1 ml
- Anreicherung progressiv beweglicher Spermien im oberen Genitaltrakt
- Durchführung am Tag der Ovulation (Ovulationstiming)
- Kombination mit Ovulationsinduktion oder Polyovulation

7.1.1 Lokalisation

Die Insemination kann an verschiedenen Lokalisationen des oberen Genitaltrakts erfolgen (Tab. 7-2). Bei der *intrazervikalen* Insemination (ICI) ist der Reflux des überwiegenden Teils des für die Insemination verwendeten Volumens von Nachteil. Aufgrund der geringen Schwangerschaftsrate hat die ICI nur noch geringe Bedeutung.

Intrauterine Insemination

Therapie der Wahl ist heute die *intrauterine* Insemination (IUI). Unter Beachtung der notwendigen Asepsis ist sie technisch einfach, risikoarm, ambulant und in den meisten Fällen ohne Analgesie durchführbar. Für die IUI stehen Katheter verschiedener Fabrikate zur Verfügung, die in der Regel aus einer starren Hülse und einer biegsamen inneren Kanüle aus Kunststoff bestehen. Nennenswerte Unterschiede hinsichtlich der Schwangerschaftsrate zwischen den einzelnen Kathetern der verschiedenen Hersteller gibt es nicht, so daß es sich empfiehlt, das Modell mit der besten Handhabung und dem günstigsten Preis zu verwenden. Die IUI wird zunächst ohne Anhaken der Portio durchgeführt (Tab. 7-3). Nach *Desinfektion* der Portio wird der Katheter in die äußere Öffnung des Zervikalkanals eingeführt und über die innere Öffnung hinweg

Tab. 7-2 Lokalisationen der Insemination im Genitaltrakt.

Lokalisation	Bewertung
Intrazervikal (ICI)	Reflux der Spermien, nur historische Bedeutung
intrauterin (IUI)	Lokalisation der Wahl
intrauterin mit Perfusion der Tube (FSP)	Schwangerschaftsrate mit der nach IUI vergleichbar
vaginal intratubar (VITI)	technisch aufwendig, Verletzung der Tube möglich
direkt intraperitoneal (DIPI)	invasiv, schmerzhaft, unphysiologisch

langsam vorgeschoben (Abb. 7-1). Ein Kontakt der Katheterspitze mit dem Endometrium des Fundus ist nicht erforderlich, auch ist eine sonographische Kontrolle in der Regel verzichtbar. Nach Plazierung des Katheters im Cavum uteri wird das Konzentrat mit den Spermien langsam (in 10 bis 20 Sekunden) dort deponiert. Ein Reflux eines geringen Teils des Inseminationsvolumens in die Vagina beeinträchtigt die Schwangerschaftsrate nicht. Gelegentlich ist zum Ausgleich der *Flexion* des Uterus eine Manipulation mit den Spekula erforderlich. Bei engem Zervikalkanal kann durch Anhaken der Portio und Streckstellung des Uterus die Passage durch

Tab. 7-3 Durchführung der intrauterinen Insemination (IUI).

- spontaner oder stimulierter Zyklus (Clomiphenzitrat, FSH oder hMG)
- Zyklusmonitoring, Durchführung entweder 36 bis 38 Stunden nach hCG-Gabe oder am Tag nach spontanem LH-Gipfel
- Präparation der Samenprobe (frisch gewonnen oder nach Kryokonservierung), Beladen des Katheters mit Spermienkonzentrat (Volumen 0,2–1 ml), Aufsetzen einer Spritze
- Spekulumeinstellung und Desinfektion der Portio
- Hochschieben des Katheters bis über den inneren Muttermund und Entleerung der Spritze
- bei Zervikalstenose: Streckstellung des Uterus nach Anhaken der Portio, Verwendung eines Metallkatheters, Analgesie und Sedierung, Dilatation des Zervikalkanals mit Hegarstiften
- nach unkomplizierter Insemination Ruhezeit 5 Minuten

den inneren Muttermund erleichtert werden. Probleme bei der Durchführung können sich bei Vaginismus, *Zervikalstenose* oder anatomisch veränderter Zervix (nach Konisation, bei Scheidenseptum oder Doppelbildungen) ergeben. In diesen seltenen Fällen (< 5 % aller IUI) kann die Engstelle mit einem *Metallkatheter* überwunden oder mit schlanken Hegarstiften auf wenige Millimeter Weite aufdilatiert werden. Dazu ist eine Sedierung (z.B. 3,75 mg Dormicum R oral), Gabe von Analgetika (z.B. 50 mg Dolantin R) oder Lokalanästhesie (Parazervikalblock) erforderlich. Die IUI ist ein risikoarmer Eingriff. Die hauptsächlichen, wenngleich ausgesprochen seltenen Risiken bestehen in der Möglichkeit einer aufsteigenden Genitalinfektion und schmerzhaften uterinen Kontraktionen. Eine Perforation der Uteruswand erscheint mit den üblichen Kathetern aus biegsamem Kunststoff nahezu ausgeschlossen.

Intratubare Insemination

Die vaginale *intratubare* Insemination (VITI) bedient sich spezieller Tubenkatheter mit starrer *Führungshülse*, die von der Vagina aus entweder unter sonographischer Kontrolle oder blind in ein *Tubenostium* eingelegt und durch die ein *zweiter dünner Katheter* aus biegsamem Kunststoff in das *Tubenlumen* vorgeschoben wird (Abb. 7-2). Kathetersets für die tubare Insemination sind von verschiedenen Herstellern erhältlich. Das Inseminationsvolumen sollte 0,2–0,3 ml nicht überschreiten. Die Insemination erfolgt etwa 2 bis 4 cm distal des Tubenostiums. Von Nachteil ist die

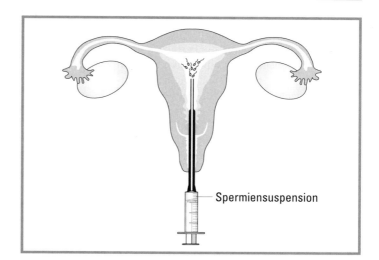

Abb. 7-1 Intrauterine Insemination (schematisch). Die Katheterspitze ist oberhalb der inneren Öffnung des Zervikalkanals gelegen.

Spermiensuspension

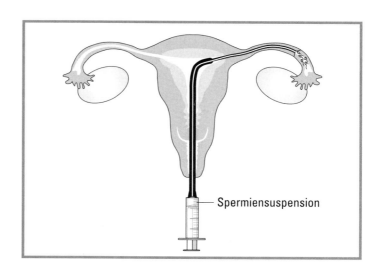

Abb. 7-2 Vaginale intratubare Insemination (schematisch). Die äußere starre Führungshülse des Tubenkatheters wird in das Uterushorn plaziert und durch die Hülse ein zweiter biegsamer Katheter aus Kunststoff über die intramurale und isthmische Partie der Tube vorgeschoben.

Spermiensuspension

Gefahr der Verletzung oder *Perforation der Tubenwand* und das erhöhte Infektionsrisiko, auch gelingt die Sondierung einer der beiden Tuben selbst in der Hand eines geübten Operateurs und unter sonographischer Kontrolle nur in höchstens 90 % der Fälle. Trotz des im Vergleich zur IUI deutlich *erhöhten apparativen und zeitlichen Aufwands* der tubaren Insemination und des um ein Vielfaches höheren Preises des Tubenkatheters ist die Schwangerschaftsrate nach VITI der nach IUI in etwa vergleichbar, so daß die VITI zugunsten der IUI weitgehend wieder unterlassen wurde.

Eine Variante der intrauterinen Insemination ist die *tubare Spermienperfusion* (Fallopian tube sperm perfusion, FSP). Bei der FSP handelt es sich um eine intrauterine Insemination mit einem erhöhten Volumen (2–4 ml) unter Verwendung eines *Ballonkatheters*, der im aufgeblasenen Zustand den Zervikalkanal nach vaginal hin verschließt. Die intrauterine Injektion der Spermiensuspension unter positivem Druck führt bei blockiertem Zervikal-kanal zur Perfusion der Tube(n) mit Abfluß in die Peritonealhöhle. Durch die Pertubation mit Spermiensuspension kann eine durch Schleim oder Detritus verstopfte Tube wieder durch-gängig gemacht werden. Von diesem *thera-peutischen Effekt auf die Tubenpassage* abge-sehen, scheint die FSP bei erhöhtem zeitli-chem Aufwand und Kosten für den Ballonkatheter im Vergleich zur IUI keine Verbesserung in der Schwangerschaftsrate zu erzielen. Die FSP ist derzeit nur an einigen Zentren und im Rahmen klinischer Studien gebräuchlich.

Intraperitoneale Insemination

Die *direkte intraperitoneale* Insemination (DIPI) erfolgt in halbsitzender Position. Unter vaginal *sonographischer Kontrolle* wird das im Douglas-Raum befindliche Depot an freier Flüssigkeit mit einer langen Nadel, die dem Schallkopf aufgesetzt ist, anpunktiert und zunächst aspiriert, ehe die Spermiensuspen-sion in dieses Depot entleert wird. Das Durch-stoßen der Scheidenhaut und des Douglasperi-toneums wird als kurzer heftiger Schmerz empfunden, der in der Regel keine Analgesie erfordert. Die Prozedur ist unphysiologisch, *schmerzhaft* und mit dem theoretischen Risiko einer Verletzung des Darms behaftet. Da die Schwangerschaftsraten nach DIPI denen nach IUI vergleichbar sind, sollte auf diese invasive Technik zugunsten der IUI verzichtet werden. Wahrscheinlich wurde die Frage nach der Lo-kalisation der Insemination (Uterus, Tube, Pe-ritoneum) in der Vergangenheit *überbewertet*, da während der mittzyklischen Phase ein *pas-siver Transport* im weiblichen Genitaltrakt in Richtung Ovarien stattfindet, der sich sono-graphisch (periodische Kontraktionen des Uterus) und szintigraphisch (passiver Trans-port eines inerten Tracers aus dem hinteren Scheidengewölbe auf die Ovaroberfläche) sichtbar machen läßt. Die Beobachtung, daß die im Cavum uteri deponierten Spermien

auch ohne ihre Eigenbeweglichkeit im Verlauf von Minuten passiv in Richtung der Ovarien transportiert werden, läßt es sinnvoll erschei-nen, statt der technisch und zeitlich aufwendi-gen Sondierung oder Perfusion der Tuben die einfache und nahezu risikolose intrauterine Insemination vorzunehmen.

7.1.2 Spermienpräparation

Die *Spermiengewinnung durch Masturbation* sollte entweder in einem dafür eingerichteten ruhigen Zimmer in Anwesenheit der Ehefrau oder Partnerin oder aber in der Wohnung des Paares erfolgen, wobei eine Zeitspanne von einer Stunde bis zur Ablieferung der Samen-probe im Labor durchaus akzeptabel ist (Tab. 7-4). Eine vorherige *Karenzzeit* von zwei bis drei- Tagen ist empfehlenswert. Die Ejakula-tion erfolgt in einer oder zwei Portionen („split ejaculate") in ein steriles Gefäß. Die Zugabe von Medium in das Gefäß erhöht ins-besondere bei Ejakulaten hoher Viskosität die initiale Beweglichkeit der Spermien. In einem Kondom mitgebrachte Ejakulate sind zur Ver-wendung für die Insemination wenig geeignet, da *Kondome mit spermiziden Substanzen be-strichen* sind. Das Ejakulat wird bei 37 °C bis zur Verflüssigung aufbewahrt und die Verflüs-sigungszeit notiert (normal 30 bis 60 Minu-ten). Im Anschluß erfolgt die *Ejakulatanalyse* (Volumen, Farbe, pH-Wert) und die mikrosko-pische Untersuchung (Konzentration, Moti-lität, Morphologie, Rundzellen und Bakterien,

Tab. 7-4 Ejakulatanalyse vor der Aufbereitung für die Insemination.

- Verflüssigungszeit (Uhrzeit der Gewinnung)
- Volumen (vollständige Gewinnung)
- Farbe und Beschaffenheit
- pH-Wert
- Konzentration der Spermien (Zählkammer)
- Motilität (progressiv, ortsständig, unbeweglich)
- Morphologie (strenge Kriterien)
- Bakterien und Detritus
- Agglutinationen

Agglutinationen). Weitergehende biochemische oder endokrine Untersuchungen am Ejakulat sind bei der Aufarbeitung für Insemination nicht indiziert. Die initiale Untersuchung des Ejakulats gibt Auskunft über die zu *wählende Methode der Aufarbeitung* und ermöglicht eine Beurteilung der Effektivität der Präparation durch den Vergleich mit den Parametern nach der Laborprozedur.

Bei der *Spermienpräparation* für die Insemination sind eine Reihe von Verfahren gebräuchlich, die in den einzelnen Laboren an die vorhandenen Geräte angepaßt werden und in Abhängigkeit von den Parametern und der Viskosität des nativen Ejakulats durchaus unterschiedliche Ergebnisse liefern. Ziel jeder Art von Spermienaufbereitung ist die *Anreicherung* progressiv beweglicher Spermien normaler Morphologie, die *Trennung* der Spermien vom Seminalplasma, die Elimination von Bakterien und Detritus und die *Reduktion des Volumens* des nativen Ejakulats (2–6 ml) auf das üblicherweise zur Insemination verwendete Volumen (0,25–0,5 ml). Daneben sind auch *Zeitaufwand* und *Kosten* der Methode zu berücksichtigen. In der Praxis und zum Zweck der Vereinfachung der Abläufe dürften in den meisten Laboren mehrere Techniken der Aufarbeitung etabliert sein, für normale oder qualitativ wenig reduzierte, für erheblich eingeschränkte oder viel Detritus enthaltende und für viskose Ejakulate.

Die Methoden der Spermienpräparation lassen sich gliedern in:

- Zentrifugation und Waschen
- Aufschwimmen der motilen Spermien („swim up") und Zentrifugation
- Zentrifugation und Trennung über Kissen oder Dichtegradienten aus Silikonpartikeln
- Adhärenz- und Filtrationsmethoden

Bei der Spermienaufbereitung für Insemination wird üblicherweise das gleiche *Kulturmedium* zugesetzt wie bei der extrakorporalen Befruchtung. Wir verwenden meist das selbst hergestellte Medium Ham's F 10 mit 10 % Humanalbumin oder Serum der Patientin, das mit HEPES gepuffert und mit 5 % CO_2 über Nacht äquilibriert wurde (optional). Auch die meisten anderen selbst hergestellten oder kommerziell erhältlichen Medien für die extrakorporale Befruchtung sind für die Zugabe bei der Spermienpräparation geeignet und liefern vergleichbare Resultate hinsichtlich der Ausbeute und Wirksamkeit des Verfahrens.

Zentrifugation und Waschen

Die Aufarbeitung durch *Zentrifugation und Waschen* („double wash") stellt die einfachste Methode dar (Tab. 7-5). Zeitaufwand und Materialkosten dieser Variante sind minimal, jedoch besteht der wohl gravierendste *Nachteil* darin, daß Detritus, Rundzellen und Bakterien im Ejakulat nicht eliminiert, sondern in der Aufarbeitung in unveränderter Menge *erhalten* bleiben. Da Leukozyten im Sperma die Befruchtungsfähigkeit der Spermien herabsetzen, eignet sich die Methode in erster Linie für die Präparation von Ejakulaten guter Konzentration und Morphologie und mit geringem Gehalt von Rundzellen und Detritus.

Aufschwimmen

Beim *Aufschwimmen* der motilen Spermien wird die spermienhaltige Phase mit Medium

Tab. 7-5 Spermienaufarbeitung durch Zentrifugation und Waschen („double wash").

- Mischung von 2 ml des verflüssigten Ejakulats mit mehreren Millilitern Medium, Zentrifugation über 5 bis 10 Minuten bei 300–500 g
- Abziehen des Überstands, Mischung des Bodensatzes („pellet") mit mehreren Millilitern Medium, erneute Zentrifugation über 5 bis 10 Minuten
- erneutes Abziehen des Überstands, Suspension des „pellet" in 0,25–0,5 ml Medium, Mischung
- Erhebung von Konzentration, Motilität und Morphologie in 50 µl Suspension
- Verwendung der Suspension zur Insemination

überschichtet, in das die motilen Spermien über einen Zeitraum von 45 bis 90 Minuten hochschwimmen und so *von den unbeweglichen Spermien und den zellulären Bestandteilen getrennt* werden (Tab. 7-6). Diese Migrationstechnik ermöglicht bei Ejakulaten mit Normozoospermie oder nur leicht reduzierter Qualität eine effektive Anreicherung progressiv beweglicher Spermien mit weitgehender Trennung von Leukozyten, Bakterien und Detritus. Allerdings ist die *Ausbeute* der Methode bei Ejakulaten mit reduzierter Konzentration, Motilität und Volumen ausgesprochen *gering*, so daß der „swim up" für die Präparation von Samenproben mit eingeschränkter Qualität nur bedingt geeignet ist. Weiterhin ist die Gefahr der *Bildung von Sauerstoffradikalen* während der Inkubationsphase, mit negativer Auswirkung auf die Penetrationsfähigkeit der Spermien, und der erhöhte Zeitaufwand von Nachteil. Eine Verlängerung der Inkubationsdauer führt zwar zu einer erhöhten Ausbeute an progressiv beweglichen Spermien, steigert aber auch den Gehalt an zellulären Elementen im Überstand. Die Methode kann entweder am nativen Ejakulat durchgeführt werden (sogenanntes „direct swim up") oder nach einem oder zwei initialen Wasch- und Zentrifugationsvorgängen zur Abtrennung des Seminalplasmas (Nachteil ist die mechanische Beschädigung der Spermien durch Zentrifugation). Bei normozoospermen Samenproben werden zwei Milliliter des verflüssigten Ejakulats für die Präparation verwendet, bei reduzierter Qualität kann *das gesamte Ejakulat* auf mehrere Röhrchen verteilt aufgearbeitet werden. Varianten dieses Verfahrens sind:

- das „direct swim up" mit Weglassen des initialen Wasch- und Zentrifugationsvorgangs, Überschichten von 2 ml des verflüssigten Ejakulats mit Medium oder Unterschichten des Mediums mit Ejakulat, „swim up" wie in Tabelle 7-6 dargestellt (bei Normozoospermie)
- das doppelte „swim up" über jeweils 60 Minuten mit Zentrifugation und Waschen (zur verbesserten Trennung von Detritus und zellulären Elementen)
- der Mehrfachansatz bei reduzierter Qualität des Ejakulats mit Verteilung des gesamten Ejakulats auf mehrere Röhrchen, weiteres Vorgehen wie oben beschrieben (bei eingeschränkter andrologischer Qualität)
- die Verwendung von zwei Röhrchen, kleines Röhrchen mit Ejakulat gefüllt, Hochschwimmen in das mit Medium gefüllte zweite Röhrchen

Tab. 7-6 Anreicherung der motilen Spermien durch Waschen und Zentrifugation (optional) und Hochschwimmen („swim up").

- Mischung von 2 ml des verflüssigten Ejakulats mit mehreren Millilitern Medium, Zentrifugation über 5 bis 10 Minuten bei 300–500 g, Abziehen des Überstands
- Überschichten des Bodensatzes („pellet") mit 0,5–2 ml Medium, Röhrchen um 45 ° geneigt, Lagerung im Inkubator über 45 bis 90 Minuten
- Abheben des spermienhaltigen Überstands über der Trennfläche, Zentrifugation über 5 bis 10 Minuten, Verwerfen des Überstands
- Suspension des spermienhaltigen „pellet" in 0,25–0,5 ml Medium, Mischung
- Erhebung von Konzentration, Motilität und Morphologie in 50 µl Suspension
- Verwendung der Suspension zur Insemination

Zentrifugation über Kissen oder Dichtegradienten aus Silikonpartikeln

Bei der *Zentrifugation der Spermien über Kissen oder Dichtegradienten* werden Detritus, zelluläre Elemente und morphologisch abnormale Spermien im Kissen zurückgehalten, so daß der Unterstand überwiegend progressiv motile Spermien enthält. Über Jahre war der Gebrauch von *Percoll R* (Pharmacia, Uppsala), einem Kolloid aus Silikonpartikeln, in Form von Kissen, kontinuierlichen und diskontinuierlichen Gradienten zur Auftrennung und Anreicherung motiler Spermien populär. Zahlreiche Varianten wurden publiziert

(„swim up", „swim down", Zentrifugation über Kissen oder Minigradient) auch unter Verwendung kommerziell erhältlicher Kits. Percoll R ermöglicht eine *sehr effektive Anreicherung* von progressiv beweglichen und morphologisch normalen Spermien ohne Detritus und zelluläre Elemente und ist in dieser Hinsicht dem „double wash" überlegen. Es ist seit einigen Jahren jedoch *nicht mehr für den klinischen Gebrauch zugelassen*. Obwohl über die Wertigkeit von Percoll R bei der Spermienpräparation für die assistierte Reproduktion umfangreiche Erfahrungen vorliegen, erscheint die Anwendung von Percoll R nach dem derzeitigen Stand der Lizensierung für die Insemination nicht zu verantworten.

Alternativ stehen eine Reihe anderer Produkte zur *Trennung von Spermien über Silikonpartikeln* zur Verfügung. Wir verwenden derzeit Pure Sperm R (Nidacon, Göteborg) mit einer vergleichbaren Ausbeute an progressiv beweglichen Spermien wie früher unter Percoll R (Tab. 7-7). Die Produkte anderer Hersteller (z.B. SpermPrep R, Fertility Technologies, Natick; Sperm-Grad 100 R, Scandinavian IVF Science, Göteborg) sind von ähnlicher Qualität, so daß eine Präferenz derzeit nicht ersichtlich ist. Die Vorteile der Trennung über Gradienten oder Kissen aus Silikonpartikeln bestehen in der *hohen Ausbeute an progressiv beweglichen und morphologisch normalen Spermien* selbst bei erheblich reduzierter Qualität des Ejakulats und dem *geringen zeitlichen Aufwand*. Auch wird das Risiko der Freisetzung von Sauerstoffradikalen vermieden. Nachteilig sind die beträchtlichen Kosten für die Stammlösung aus Silikonpartikeln. Dennoch erscheint die Zentrifugation und Trennung über Kissen oder Dichtegradienten aus Silikonpartikeln bei der Präparation von Samenproben *reduzierter Qualität*, wie sie üblicherweise in einem Programm für homologe Insemination überwiegen, als das *Verfahren der Wahl*. Kolloidale Lösungen aus Silikonpartikeln werden entweder in Form eines Gradienten (z.B. 45%ig und 90%ig) oder als Kissen einheitlicher Konzentration (z.B. 65%ig)

verwendet. Es ist fraglich, ob die zu erwartende Ausbeute an Spermien die aufwendige Herstellung des Gradienten gegenüber der vereinfachten Verwendung eines Kissens einheitlicher Konzentration rechtfertigt. Eine Erhöhung der Konzentration im Kissen oder im unteren Teil des Gradienten führt zu einer Erhöhung des relativen Anteils progressiv motiler und morphologisch normaler Spermien bei insgesamt niedrigerer Ausbeute und umgekehrt.

Weitere Filtrationsmethoden

Eine Variante des „swim up" ist der *„swim down"*, bei dem die Spermien entlang ihrer *Schwerkraft* durch ein Kissen aus Percoll R oder eine andere Lösung aus Silikonpartikeln sedimentieren. Diese Methode alleine oder in Kombination mit einer Zentrifugation über ein Kissen liefert eine hohe Ausbeute an motilen

Tab. 7-7 Zentrifugation und Trennung über Kissen oder Dichtegradienten aus Silikonpartikeln, z.B. Pure Sperm R (Nidacon).

- Herstellen einer 65%igen Lösung aus Pure Sperm R (bei Verwendung eines Kissens) oder zweier Lösungen (45%ig und 90%ig) bei Verwendung eines Gradienten durch Verdünnung der Stammlösung mit HEPES-gepuffertem Medium
- Herstellen des Kissens durch Gabe von 2 ml Pure Sperm R 65 % oder des Gradienten mit je 1 ml 45%ige und 90%ige Lösung (höhere Konzentration unten) in das Röhrchen, Zugabe von 0,2 ml 20%iges Humanalbumin, vorsichtige Zugabe von 2 ml des verflüssigten Ejakulats
- Zentrifugation über 20 min. bei 1250 U
- Verwerfen des Überstandes bis auf „pellet", Mischung mit 1 ml Medium und Zentrifugation über 10 Minuten (Waschschritt)
- Verwerfen des Überstandes, Suspension des spermienhaltigen „pellet" in 0,25–0,5 ml Medium
- Erhebung von Konzentration, Motilität und Morphologie in 50 μl Suspension
- Verwendung zur Insemination

Spermien. Weiterhin wurden alternative *Filtrationsmethoden* beschrieben, wie etwa die Herstellung einer Säule aus Glaskügelchen oder Glaswolle mit passiver Filtration der Spermien und die Migration in Hyaluronsäure (Sperm Select R, Select Medical Systems, Williston) und anschließendem Waschschritt. Die Präparation über eine Sephadex R Säule erwies sich dem herkömmlichen „swim up" hinsichtlich der Ausbeute an motilen Spermien unterlegen. Insgesamt ist ein Trend zu einer *weitgehenden Vereinfachung* der Verfahren der Spermienpräparation unter Verwendung kommerziell erhältlicher Medien und kolloidaler Lösungen mit Silikonpartikeln zu beobachten. Der Zusatz von Pentoxifyllin oder anderen Substanzen zur Steigerung der Motilität der Spermien bei der Präparation erhöht die Schwangerschaftsrate nicht.

Schwangerschaftsraten

Die *Auswahl* der Präparationsmethode ist ein für die Schwangerschaftsrate nach Insemination zwar wichtiger, aber *nicht entscheidender Faktor*. In prospektiven und retrospektiven Studien wurden überwiegend bessere Raten an klinischen Schwangerschaften nach Anwendung der Zentrifugation über Kissen oder Gradienten aus Silikonpartikeln und nach „swim up" im Vergleich zum „double wash" berichtet, jedoch sind die Ergebnisse nicht einheitlich. Die beobachtete Schwangerschaftsrate ist abhängig von der Konzentration progressiv beweglicher Spermien nach der Aufarbeitung und dem Gehalt an morphologisch normalen Spermien, wobei die Motilität der entscheidende Parameter sein dürfte. Als *Faustregel* kann gelten, daß für eine realistische Aussicht auf eine Konzeption mindestens eine Million *progressiv motiler Spermien* zur Insemination verwendet werden müssen. Da bei allen Methoden ein beträchtlicher Anteil der Spermien bei der Präparation *verlorengeht*, sollte das native Ejakulat wenigstens 3 bis 5 Millionen progressiv bewegliche Sper-

mien enthalten. Unterhalb einer Konzentration von etwa einer Million/ml, einer progressiven Motilität von etwa 10 bis 15 % und einer Rate von etwa 10 % morphologisch normalen Spermien nach Präparation ist nicht mehr mit dem Eintritt einer Konzeption nach Insemination zu rechnen (Tab. 7-8). Steht lediglich eine *Gesamtzahl* von weniger als zwei Millionen Spermien für die Insemination zur Verfügung, dürfte die Aussicht auf eine Schwangerschaft nur wenige Prozent (< 5 %) betragen. Das übliche *Inseminationsvolumen* beträgt – außer bei der FSP – zwischen 0,25 und 0,5 ml. Eine Steigerung auf 1 ml oder mehr würde zu einem vermehrten Reflux in die Vagina führen, eine Reduktion des für die Insemination verwendeten Volumens hätte eine Verringerung der Zahl der inseminierten Spermien zur Folge.

7.1.3 Präparation aus kryo-konservierten Samenproben und bei retrograder Ejakulation

Die genannten Methoden der Spermienpräparation eignen sich auch für *kryokonservierte Ejakulate* nach deren Auftauen auf Raumtemperatur und für Spermien, die durch Punktion einer *Spermatozele* oder anläßlich eines mikrochirurgischen Eingriffs am Nebenhoden (microsurgical epididymal sperm aspiration, MESA) gewonnen wurden (Tab. 7-9). Dagegen sind testikuläre Spermien, die entweder aus einer Biopsie (testicular sperm extraction, TESE) oder durch perkutane Aspiration aus dem Hoden (testicular sperm aspiration,

Tab. 7-8 Empirische Untergrenzen der andrologischen Parameter nach Aufarbeitung vor Verwendung zur Insemination.

- mehr als eine Million progressiv beweglicher Spermien pro Insemination
- Konzentration über 1 bis 3 Mill./ml
- progressive Motilität über 10–15 %
- normale Morphologie über 10 %

Tab. 7-9 Spermienquelle für die homologe Insemination.

- anterograde Ejakulation
- retrograde Ejakulation (Präparation aus Blasenurin)
- homologe Kryokonservierung (Fertilitätsreserve vor Chemotherapie oder Bestrahlung)
- transkutane Punktion einer chirurgisch angelegten Spermatozele

TESA) gewonnen wurden, in der Regel für die Insemination *nicht geeignet*, da solche Biopsien und Aspirate meist weniger als eine Million Spermien enthalten. Überdies sind Spermien testikulären Ursprungs häufig (in mehr als der Hälfte der Biopsate) immobil, so daß die für die Erzielung einer realistischen Schwangerschaftsrate erforderliche Zahl von über einer Million progressiv beweglicher Spermien im inseminierten Volumen nach Aufarbeitung nicht erreicht wird.

Bei der *retrograden Ejakulation* in die Harnblase, die häufig auf eine Dysfunktion des inneren Schließmuskels (nach Eingriffen am Blasenhals und im Retroperitoneum, bei Diabetes mellitus, nach Querschnittslähmung) zurückzuführen ist, können Spermien aus dem Blasenurin gewonnen, aufgearbeitet und für Insemination verwendet werden. Für die Resultate wichtig ist die antibiotische *Behandlung begleitender Harnwegsinfekte*, die *Korrektur der Azidität* und die *Einstellung der Osmolarität* des Urins durch Erhöhung der Trinkmenge und orale Zufuhr von alkalischen Substanzen (Tab. 7-10). Die Blase kann zusätzlich vor der Ejakulation mit gepuffertem Kulturmedium über einen transurethralen Katheter gespült werden. Die *Ausbeute* an Spermien im frischen Urin nach der Ejakulation ist häufig *niedrig* bei eingeschränkter Motilität und reichlich Leukozyten und Detritus. Bei zu geringer Ausbeute an motilen Spermien im Blasenurin und nach Versagen medikamentöser Therapie kann eine Elektrostimulation der Ejakulation versucht oder eine IVF mit ICSI indiziert werden.

7.1.4 Indikationen

Die klassische *Indikation* für die Durchführung einer homologen Insemination ist die *Störung der Kohabitation* eines Paares (Impotentia coeundi) aufgrund eines psychogenen (z.B. Vaginismus) oder anatomischen Hindernisses bei der Frau (z.B. nach plastischen Eingriffen an der Vulva oder Vagina) oder beim Mann (z.B. Hypospadie), einer erektilen Dysfunktion oder einer Ejakulationsstörung (z.B. retrograde Ejakulation). Weitere Indikationen sind die ungenügende Produktion von Zervikalschleim, die häufig mit Zyklusdefekten verknüpft oder auf anatomische Veränderungen an der Zervix (nach Konisation, bei uterinen Doppelbildungen) zurückzuführen ist, sowie die gestörte Interaktion zwischen Spermien und Zervikalschleim, diagnostiziert durch mehrfach negativen Ausfall des Postkoitaltests bei ausreichender Menge an zervikalem Mukus oder durch andere in-vitro-Penetrationsteste.

Andrologische Subfertilität

Die wahrscheinlich häufigste Indikation für die Anwendung einer Insemination ist die *leichte bis mäßiggradige andrologische Subfertilität*. Allerdings ist die relative Häufig-

Tab. 7-10 Spermiengewinnung aus Blasenurin bei retrograder Ejakulation und Verwendung für die Insemination.

- antibiotische Behandlung begleitender Harnwegsinfekte
- Erhöhung der Trinkmenge, Zufuhr alkalischer Substanzen
- Korrektur der Azidität (pH 7–7,5) und Einstellung der Osmolarität (300–400 mOsMol/kg)
- Spülung der Harnblase mit gepuffertem Medium vor der Ejakulation
- Entleerung der Harnblase nach der Ejakulation, Zentrifugation des Urins
- Präparation über Kissen oder Dichtegradient

keit, mit der in den einzelnen Zentren Inseminationen aus dieser Indikation durchgeführt werden, unterschiedlich. Nach oben hin ist der Übergang zur *idiopathischen (ungeklärten) Sterilität* fließend, und auch nach unten hin ist die Grenze zur ausgeprägten andrologischen Einschränkung, bei der in erster Linie eine IVF mit ICSI angezeigt ist, nicht scharf zu ziehen und durch die in Tabelle 7-8 genannten Kriterien nur ungefähr zu beschreiben. Auch Funktionsteste der Spermien, wie die Beweglichkeit nach Kultur über 24 oder 48 Stunden oder *In-vitro*-Penetrationsteste, erlauben keine sicheren Rückschlüsse auf die, für den Eintritt einer klinischen Schwangerschaft allein relevante, Befruchtungsfähigkeit. In der Praxis ist es daher empfehlenswert, in den häufigen Fällen einer mäßiggradigen andrologischen Subfertilität zunächst eine Spermienpräparation zu versuchen und bei Erfüllung der empirischen Kriterien (Tab. 7-8) einige Zyklen einer Ovarstimulation in Kombination mit Inseminationen zu versuchen.

Idiopathische und immunologisch verursachte Sterilität

Darüber hinaus wurde bei idiopathischer Sterilität, beim Vorliegen von Zyklusstörungen mit inadäquater Produktion von Zervikalschleim (zur Überwindung der Barrierefunktion des Zervikalschleims) und auch bei leichter Endometriose (unter der Annahme der gestörten Spermienaszension durch die Tube) in vielen Zentren eine Polyovulation in Verbindung mit Inseminationen mit nachweislicher Erhöhung der Schwangerschaftsrate angewendet. Allerdings stehen in diesen Situationen auch andere therapeutische Alternativen zur Verfügung. Bei der idiopathischen Sterilität (sine causa) läßt sich durch eine Kombination aus Zyklusstimulation mit Inseminationen im Vergleich zur alleinigen Ovulationsinduktion (OI) mit spontaner Konzeption (timed intercourse, TI) die Schwangerschaftsrate pro Zyklus um etwa 10 Prozent erhöhen. Auch der

Nachweis von *Spermienantikörpern* (AK) bei der Frau (im Serum oder im Zervikalschleim) oder beim Mann (als Auto-AK) gilt als eindeutige Indikation (Tab. 7-11). Agglutinierende Auto-AK gegen Spermien im Seminalplasma werden durch die Aufarbeitung weitgehend eliminiert, und die Barrierefunktion von Spermien-AK im Zervikalschleim wird durch die intrauterine (oder noch höhere) Lokalisation der Insemination überwunden.

Eine weitere Indikation ist die *Verwendung von homologem Kryosperma*, das als Fertilitätsreserve vor Operationen am Hoden, Zytostase oder Bestrahlungen angelegt wurde.

Homologe Insemination bei einem HIV-diskordanten Paar

Schließlich wurde in den letzten Jahren auch die Durchführung einer Insemination bei einem *HIV-diskordanten Paar* mit HIV-positivem männlichen Partner propagiert. Voraussetzung für die Anwendung reproduktionsmedizinischer Verfahren bei einem HIV-diskordanten Paar oder einer HIV-positiven Frau ist

Tab. 7-11 Indikationen für die Durchführung homologer Inseminationen.

- Störungen der Kohabitation (erektile Dysfunktion, Hypospadie, nach plastischen Eingriffen am äußeren Genitale der Frau, psychogen)
- retrograde Ejakulation
- ungenügende Produktion von Zervixschleim (bei Zyklusdefekten, nach Konisation, bei genitalen Fehlbildungen)
- gestörte Interaktion zwischen Spermien und Zervikalschleim (negativer Postkoitaltest oder andere In-vitro-Penetrationsteste)
- Spermienantikörper bei beiden Partnern
- leichte bis mäßiggradige andrologische Subfertilität (häufigste Indikation)
- idiopathische Sterilität (sine causa), Zyklusstörungen, leichte Endometriose (umstritten)
- Verwendung von homologem Kryosperma (Fertilitätsreserve)
- Senkung des Transmissionsrisikos bei einem HIV-diskordanten Paar (Mann HIV-positiv)

ein *stabiler Verlauf der Infektion*. Da durch die Aufbereitung des Ejakulats der Virusgehalt im Seminalplasma drastisch reduziert wird, kann allein durch die Präparation das *Risiko einer horizontalen Transmission auf die HIV-nega-tive Frau auf wenige Prozent gesenkt* werden. Allerdings sind auch Fälle einer nachgewiese-nen Übertragung durch Insemination auf eine HIV-negative Frau bekannt geworden, so daß die Präparation des Ejakulats *keine absolute Sicherheit* bietet. Eine noch weitergehende Protektion gegenüber der HIV-Übertragung besteht in der *Messung der Viruslast im aufbe-reiteten Ejakulat* (über RT-PCR) mit *Kryokon-servierung* bis zum Vorliegen des Ergebnisses. Eine Insemination mit einer ungetesteten Spermiensuspension kann aufgrund der varia-blen Viruslast im Seminalplasma nicht emp-fohlen werden, und auch ein früherer negati-ver HIV-Nachweis nach Präparation des Eja-kulats erlaubt keinen sicheren Ausschluß des Infektionsrisikos. Aufgrund der Schwere der Erkrankung und der Möglichkeit diagnosti-scher Irrtümer ist die Einstellung der einzel-nen Zentren gegenüber der Behandlung eines HIV-diskordanten Paares mit reproduktions-medizinischen Verfahren derzeit *widersprüch-lich*. Manche Zentren lehnen aufgrund des ge-ringen, aber doch bestehenden, Restrisikos ei-ner horizontalen Transmission von HIV auf die bislang nicht infizierte Frau und im Hin-blick auf das Wohl des späteren Kindes, da die langfristige Elternrolle beider Partner nicht gesichert erscheint, eine Behandlung im ho-mologen System generell ab und verweisen das Paar auf eine Donorinsemination (Sa-menspende). Andere sind nach ausführlicher Aufklärung durchaus zu einer Insemination mit gewaschenem Sperma des infizierten Partners bereit. Durch eine peripartuale antivi-rale Prophylaxe bei der HIV-positiven Mutter, eine antivirale Behandlung des Neugeborenen und primärem Abstillen kann das *Risiko einer vertikalen HIV-Übertragung* von der infizier-ten Mutter auf das Neugeborene zwar *auf etwa 2 % reduziert*, aber nicht völlig elimi-niert werden. Aufgrund der aktuellen Richtli-nien des Bundesausschusses der Ärzte und Krankenkassen zu Maßnahmen der künstli-chen Befruchtung fällt diese Indikation nicht unter den Leistungskatalog der gesetzlichen Krankenkassen, da ein negativer HIV-Test bei beiden Partnern zu den Voraussetzungen für eine Kostenübernahme zählt.

7.1.5 Übertragung von Infektionen

Auch die *Übertragung anderer Viruspartikel*, wie z.B. Zytomegalievirus (CMV), Hepatitis-B-(HBV) und -C-Virus (HCV) bei der Insemi-nation wurde berichtet. Allerdings ist dieses Risiko hauptsächlich bei der Donorinsemina-tion und erst in zweiter Linie bei der Insemi-nation mit Spermien des Partners zu beachten, da anzunehmen ist, daß bei einem CMV-, HBV- oder HCV-diskordanten Paar mit Kin-derwunsch und mit demzufolge häufigen se-xuellen Kontakten bereits in der Vergangen-heit, in Abhängigkeit von der zirkulierenden Konzentration an Viruspartikeln, eine Trans-mission vom infizierten männlichen Partner auf die Frau erfolgt ist. Gleichwohl empfiehlt sich vor Beginn einer Behandlung mit homo-logen Inseminationen ein *Screening* zumin-dest auf HCV (Anti-HCV-IgG) und HBV (HBsAg). Obwohl die Konzentration der im Seminalplasma vorhandenen Viruspartikel durch die *Spermienpräparation ganz wesent-lich reduziert* wird, ist doch eine *Impfung* der nicht mit HBV infizierten Frau vor der Durch-führung von Inseminationen mit Sperma eines *HBsAg-positiven Partners* anzuraten. Bei po-sitivem serologischen Nachweis einer Infek-tion mit HCV und entsprechender Viruslast ist eine Impfung der Frau derzeit noch nicht ver-fügbar. Das Paar und insbesondere die nicht infizierte Partnerin müssen in dieser Situation entscheiden, ob sie das, in Abhängigkeit von der zirkulierenden Viruslast wahrscheinlich *nur wenige Prozent* betragende, *Risiko einer Transmission von HCV* mit den gewaschenen Spermien eingehen oder auf eine Donorinse-mination ausweichen wollen. Auch eine

Transmission von CMV über die Insemination auf die nicht infizierte Partnerin ist möglich, jedoch wird im Hinblick auf die – im Vergleich mit HIV und Hepatitis C – weit weniger schwerwiegenden Konsequenzen der Infektion ein generelles Screening vor der Einleitung einer Behandlung mit Inseminationen nicht für notwendig gehalten.

7.1.6 Terminierung

Die *Wahl des Zeitpunktes* (Timing) für die Ovulation ist ein für den Erfolg der Behandlung wichtiges, wenn auch nicht entscheidendes Kriterium. Generell ist die Schwangerschaftsrate bei der Durchführung *am Tag der Ovulation* und am *ersten postovulatorischen Tag* am größten und nimmt danach stark ab. Aber auch bei der Durchführung der Insemination an den *präovulatorischen Tagen* ist eine erniedrigte Schwangerschaftsrate zu erwarten. Idealerweise sollte die Insemination in den Stunden vor und nach der Ovulation erfolgen (d.h. 36 bis 40 Stunden nach Injektion von 5000–10 000 IU hCG bei noch nicht eingetretenem spontanen Anstieg von LH). Beim Monitoring des spontanen Anstiegs von LH in einem mit Clomiphenzitrat (CC) stimulierten Zyklus ist die Festlegung des exakten Zeitpunkts der Ovulation schwieriger als nach exogener Induktion mit hCG und durch engmaschige Messungen von LH (z.B. alle 6 Stunden). Ob die auf Stunden genaue Terminierung der Insemination nach dem Anstieg von LH, zeitgleich mit der Ovulation, die Schwangerschaftsrate verbessert und den mit einem invasiven Monitoring verbundenen Aufwand und die Kosten rechtfertigt, erscheint fraglich. Wahrscheinlich kann die Insemination *innerhalb von 60 Stunden nach dem Beginn des endogenen Anstiegs von LH oder der Injektion von hCG* ohne wesentliche Verschlechterung der Schwangerschaftsrate erfolgen. Wir verzichten in der Regel in CC-stimulierten Inseminationszyklen auf das mehrmalige tägliche LH-Monitoring und füh-

ren die Insemination am Tag nach dem im Serum oder im Urin nachgewiesenen LH-Anstieg oder am Tag darauf durch, wobei wir bewußt und aus *Gründen der Vereinfachung* eine mögliche Verringerung der Schwangerschaftsrate in dem geringen Teil der Zyklen in Kauf nehmen, in denen wir die Insemination erst nach mehr als 24 Stunden postovulatorisch vornehmen. Die zusätzliche Induktion der Ovulation mit hCG nach dem Eintritt des endogenen LH-Anstiegs scheint zur Verbesserung der Schwangerschaftsrate zu führen, so daß auf die hCG-Injektion nicht verzichtet werden sollte. Die Möglichkeit der *Geschlechtswahl* durch die bewußte Festlegung des Inseminationstags (prä- oder postovulatorisch) wurde in einigen Studien propagiert, jedoch läßt sich durch die Wahl des Inseminationstags die Wahrscheinlichkeit der Befruchtung durch ein männliches oder weibliches Spermium allenfalls geringfügig – wenn überhaupt – beeinflussen, so daß die zeitliche Verschiebung der Insemination in den Fällen, in denen eine sichere Geschlechtswahl erwünscht ist (z.B. Vermeidung einer X-chromosomal gebundenen Erbkrankheit), ungeeignet ist.

7.1.7 Schwangerschaftsraten

Die *Zahl der Inseminationszyklen* sollte nur in Ausnahmefällen sechs Zyklen überschreiten, da die Mehrzahl der Schwangerschaften in den ersten drei Zyklen eintritt und danach die Schwangerschaftsrate pro Zyklus tendenziell abnimmt. Die *kumulative Schwangerschaftsrate nach drei Zyklen* einer Insemination dürfte im Durchschnitt aller Indikationen *etwa 25 bis 30 %* betragen. Darüber hinaus ist nach drei Zyklen ohne Konzeption eine nochmalige Überprüfung der Voraussetzungen und der gewählten Methode der Ovarstimulation sinnvoll.

Die in der Praxis zu beobachtenden *Schwangerschaftsraten* nach homologer Insemination sind von einer *Vielzahl von Faktoren abhängig*, wie Alter der Frau, Dauer des Kinderwunschs, Vorbehandlung und -operationen, Art der Zyklusstimulation und ovarielles Ansprechen auf diese, Indikation zur Insemination, Zahl der bisher durchgeführten Inseminationszyklen, Einschränkung der Spermaqualität und von der Relevanz anderer, die Fertilität herabsetzender Faktoren (z.B. Tubenschaden). Die ICI sollte unterbleiben, da die damit zu erzielende Schwangerschaftsrate nur halb so hoch ist wie die nach IUI. Von besonderer Bedeutung für die Rate klinischer Schwangerschaften nach Insemination sind die *Spermaqualität* (Zahl der progressiv beweglichen und morphologisch normalen Spermien) im Ejakulat sowie nach Aufarbeitung und die Art der Zyklusstimulation (Tab. 7-12). Die Schwangerschaftsrate nach Insemination im *Spontanzyklus* beträgt nur bei gestörter Kohabitation über 10 %, bei den anderen Indikationen und besonders bei der andrologischen Subfertilität dagegen *lediglich 2 bis 4 %*. Im stimulierten Zyklus ist mit einer durchschnittlich etwa doppelt so hohen Wahrscheinlichkeit für den Eintritt einer Schwangerschaft wie im Spontanzyklus zu rechnen. Im *clomiphenstimulierten Zyklus* dürfte sie in Abhängigkeit von der Indikation *10 bis 15 %* nicht übersteigen, ebenso unter einer sequentiellen Kombination von CC und hMG. Nach alleiniger *Zyklusstimulation mit Gonadotropinen* (hMG oder FSH) im „low dose" oder im höher dosierten Protokoll sind dagegen in Abhängigkeit von den genannten Faktoren *Konzeptionsraten von 10 bis 30 %* zu erwarten, so daß die Rate an klinischen Schwangerschaften *der nach IVF ohne oder mit ICSI nahekommt*. Allerdings ist auch die *Rate an Mehrlingsschwangerschaften*, überwiegend von Zwillingen, mit 15 bis 28 % der in IVF-Programmen durchaus vergleichbar (Tab. 7-13).

7.1.8 Stellenwert

Der *Stellenwert der Insemination* innerhalb der Maßnahmen der künstlichen Befruchtung stellt sich national und auch international unterschiedlich dar. Im Hinblick auf die zu erzielende Schwangerschaftsrate und unter Abwägung von Aufwand und Kosten erscheint bei den genannten Indikationen und insbesondere bei leichter bis mäßiggradiger andrologischer Einschränkung eine Serie von drei bis sechs Ovarstimulationen mit Inseminationen vor der Aufnahme des Paares in das IVF-Programm sinnvoll. Dennoch gibt es erhebliche Differenzen zwischen den Zentren hinsichtlich der Relation der mit Insemination nach Polyovulation behandelten Paare zu den mit IVF ohne oder mit ICSI behandelten Paaren. An manchen Zentren übersteigt die Zahl der Inseminationszyklen die der extrakorporalen Be-

Tab. 7-12 Einfluß verschiedener Faktoren auf die Schwangerschaftsrate nach homologer Insemination. 0 = wenig relevant, + = wichtig, ++ = von erheblicher Bedeutung.

Faktor	Relevanz
Indikation zur Insemination	++
Zyklusstimulation (Methode, ovarielles Ansprechen)	++
Karenzzeit	0
Qualität des Ejakulats (Zahl der progressiv motilen Spermien)	++
Methode der Präparation	+
Ort der Insemination (Uterus, Tube, Peritoneum)	0
Timing der Insemination (zeitlicher Bezug zur Ovulation)	+
doppelte Insemination (an zwei aufeinanderfolgenden Tagen)	0

Tab. 7-13   Bereiche der zu erwartenden Schwangerschaftsraten nach homologer Insemination in Abhängigkeit von der Indikation und der Art der Zyklusstimulation.

Indikation	Zyklusstimulation	Schwangerschaftsraten (in % pro Zyklus)
Störung der Kohabitation	keine (Spontanzyklus)	10–20
andrologisch	keine	< 5
zervikal, immunologisch	keine	< 5
andrologisch	Clomiphenzitrat	5–10
gestörter Zyklus, zervikal	Clomiphenzitrat alleine oder mit hMG	5–10
idiopathisch	Clomiphenzitrat alleine oder mit hMG	10–15
andrologisch (leicht)	hMG, FSH („low dose")	10–25
gestörter Zyklus, zervikal	hMG, FSH („low dose")	10–30
idiopathisch	hMG, FSH („low dose")	10–30

fruchtungen, während an anderen Zentren die homologe Insemination nur eine untergeordnete Rolle spielt oder nur auf ausdrückliches Verlangen des Paares angeboten wird. Natürlich spiegeln sich hier Unterschiede in den behandelten Kollektiven wieder. Jedoch ist zu bedenken, daß die routinemäßige Durchführung von einigen Inseminationszyklen nach CC- oder FSH-Gabe bei gegebener Indikation *die zu erwartende Schwangerschaftsrate im IVF-Programm* (ohne oder mit ICSI) *reduziert*, da Frauen mit hoher Konzeptionschance nach IVF wahrscheinlich bereits in einem der Inseminationszyklen zur erwünschten Schwangerschaft kommen, so daß vermehrt Frauen mit einer tendenziell niedrigen Konzeptionschance (Alter über 35 Jahren, umfangreiche Vorbehandlung, langjähriger Kinderwunsch, schlechtes ovarielles Ansprechen auf die Zyklusstimulation, Zusammentreffen mehrerer Sterilitätsfaktoren usw.) in das IVF-Programm rekrutiert werden. Beim Vergleich der Schwangerschaftsraten nach IVF ohne oder mit ICSI zwischen den Zentren in Deutschland ist daher die *Frage der vorherigen Anwendung von Inseminationen* von erheblicher Bedeutung. Für eine *großzügige Indizierung* der Insemination im stimulierten Zyklus unter Beachtung der Voraussetzungen und Indikationen

spricht unter anderem, daß es sich dabei um einen harmlosen, meist nahezu schmerzfreien, *mit geringem Laboraufwand* und *ambulant durchführbaren* Eingriff handelt, und daß die verwendete Art der Ovarstimulation (CC oder hMG/FSH „low dose") nur mit einem geringen Risiko von Komplikationen (z.B. ovarielle Überstimulation) behaftet und hinsichtlich des Verbrauchs an Ampullen kostengünstiger ist als die IVF im „long protocol" mit hMG oder FSH (heutiger Therapiestandard). Allerdings beträgt auch das mit der Spermienaufbereitung und Insemination zu erzielende Honorar nur einen winzigen Bruchteil der Vergütung für einen IVF-Zyklus ohne oder mit ICSI. Bei der, an sich recht erfolgreichen, Ovarstimulation mit hMG oder FSH für Inseminationen ist jedoch ausdrücklich vor dem Risiko einer Mehrlingsschwangerschaft zu warnen, das im Einzelfall schwer kontrollierbar ist, während bei der IVF und elektivem Transfer von zwei Embryonen das Risiko einer Drillingsschwangerschaft weitgehend ausgeschlossen werden kann. Im Hinblick auf die *Vermeidung höhergradiger Mehrlinge* (Drillinge und höher) ist daher eine sorgfältige Indizierung und Überwachung der Ovarstimulation mit hMG oder FSH in Kombination mit der Insemination dringend zu empfehlen.

7.1.9 Kostenübernahme durch die gesetzlichen Krankenkassen

Die Insemination nach hormoneller Polyovulation ist eine *Maßnahme der künstlichen Befruchtung* gemäß den Richtlinien des Bundesausschusses der Ärzte und Krankenkassen vom 14.08.1990, wenn unter der Ovarstimulation ein erhöhtes Risiko für eine Schwangerschaft mit drei oder mehr Embryonen besteht, d.h. wenn es zur Entwicklung von drei oder mehr präovulatorischen Follikeln gekommen ist. Die Kostenübernahme für Maßnahmen der künstlichen Befruchtung durch die gesetzlichen Krankenkassen ist von bestimmten Voraussetzungen abhängig (Vorliegen der Bescheinigung über die Beratung medizinischer, psychischer und sozialer Aspekte der künstlichen Befruchtung nach § 27 a Abs. 1 Nr. 5 SGB V durch einen anderen Frauenarzt, Durchführung nur bei Ehepaaren, Alter der Frau unter 40 Jahren, negativer HIV-Test bei beiden Partnern, positiver Rötelntiter bei der Frau). Da die Kostenübernahme im System der gesetzlichen Krankenversicherung in § 27 a SGB V gesetzlich geregelt ist, ist die Krankenkasse beim Vorliegen der Voraussetzungen ohne weiteren Antrag und ohne eigenen Ermessensspielraum leistungspflichtig. Inseminationen im spontanen und stimulierten Zyklus mit der Ausbildung von höchstens zwei präovulatorischen Follikeln dürfen von jedem Frauenarzt vorgenommen werden und sind nicht beratungspflichtig. Die Kostenübernahme durch die Krankenkasse beschränkt sich auf die Durchführung von bis zu acht Zyklen einer Insemination im Spontanzyklus und bis zu sechs Zyklen einer Insemination nach hormoneller Polyovulation ohne Eintritt einer klinischen Schwangerschaft. Nach der Geburt eines Kindes besteht ein erneuter Anspruch auf Kostenübernahme für sechs bzw. acht Behandlungszyklen. Die Kostenübernahme für darüber hinausgehende Behandlungszyklen mit homologer Insemination oder in anderen Sonderfällen (Überschreiten der Altersgrenze von 40 Jahren bei der Frau, Behandlung eines nicht verheirateten Paares, positiver HIV-Test bei einem der Partner) kann von der Krankenkasse auf schriftlichen und begründeten Antrag hin zugesagt werden, wobei in diesen Fällen üblicherweise vom zuständigen Sachbearbeiter eine Stellungnahme des Medizinischen Dienstes der Krankenversicherung (MDK) eingeholt wird.

Literatur

Balet R, Lower AM, Wilson C, Anderson J, Grudzinskas JG. Attitudes towards routine human immunodeficiency virus (HIV) screening and fertility treatment in HIV positive patients. A UK survey. Hum Reprod 1998; 13: 1085–7.

Berry WR, Gottesfeld RL, Alter HJ, Vierling JM. Transmission of hepatitis B virus by artificial insemination. JAMA 1987; 257: 1079–81.

Breitenbach EJ, Klein S, Kauffels W, Schlößer HW. Intrauterine und transzervikale intratubare Insemination. Fertilität 1997; 13: 143–9.

Brook PF, Barrat CL, Cooke ID. The more accurate timing of insemination with regard to ovulation does not create a significant improvement in pregnancy rates in a donor insemination programm. Fertil Steril 1994; 61: 308–13.

Burr RW, Siegberg R, Flaherty SP, Wang XJ, Matthews CD. The influence of sperm morphology and the number of motile sperm inseminated on the outcome of intrauterine insemination combined with mild ovarian stimulation. Fertil Steril 1996; 65: 127–32.

Campana A, Sakkas D, Stalberg A, Bianchi PG, Comte I, Pache T, Walker D. Intrauterine insemination: Evaluation of the results according to the woman's age, sperm quality, total sperm count per insemination and life table analysis. Hum Reprod 1996; 11: 732–6.

Carrell DT, Kuneck PH, Peterson CM, Hatasaka HH, Jones KP, Campbell BF. A randomized, prospective analysis of five sperm preparation techniques before intrauterine insemination of husband's sperm. Fertil Steril 1998; 69: 122–6.

Centola GM, Herko R, Andolina E, Weisensel S. Comparison of sperm preparation methods: Effect on recovery, motility motion parameters and hyperactivation. Fertil Steril 1998; 70: 1173–5.

Chrystie IL, Mullen JE, Braude PR, Rowell P, Williams E, Elkington N, De Ruiter A, Rice K, Kennedy J. Assisted conception in HIV discordant couples: Evaluation of semen processing techniques in reducing HIV virus load. J Reprod Immunol 1998; 41: 301–6.

Chung CC, Fleming R, Jamieson ME, Yates RW, Coutts JR. Randomized comparison of ovulation induction with and without intrauterine insemination in the treatment of unexplained infertility. Hum Reprod 1995; 10: 3139–41.

Corrigan E, McLaughlin EA, Coulson N, Ford WC, Hull MG. The effect of halving the standard dose of cryopreserved semen for donor insemination: A controlled study of conception rates. Hum Reprod 1994; 9: 330–3.

Depypere H, Milingos S, Comhaire F. Intrauterine insemination in male subfertility: A comparative study of sperm preparation using a commercial Percoll kit and conventional sperm wash. Eur J Obstet Gynecol Reprod Biol 1995; 62: 225–9.

Dodson WC, Moessner J, Miller J, Legro RS, Gnatuk CL. A randomized comparison of the methods of sperm preparation for intrauterine insemination. Fertil Steril 1998; 70: 574–5.

Edlin BR, Holmberg SD. Insemination of HIV-negative women with processed semen of HIV-positive partners. Lancet 1993; 341: 570–1.

Fuh KW, Wang X, Tai A, Wong I, Norman J. Intrauterine insemination: Effect of the temporal relationship between the luteinizing hormone surge, human chorionic gonadotrophin administration and insemination on pregnancy rates. Hum Reprod 1997; 12: 2162– 6.

Guzick DS, Carsons A, Contifaris C, Overstreet JW, Factor-Litvak P, Steinkampf MP, Hill JA, Mastroianni L Jr, Buster JE, Nakajima ST, Vogel DL, Canfield RE. Efficacy of superovulation and intrauterine insemination in the treatment of infertility. N Engl J Med 1999; 340: 177–83.

Howards SS. Treatment of male infertility. N Engl J Med 1995; 332: 312–7.

Irianni FM, Ramey J, Vaintraub MT, Oehninger S, Acosta AA. Therapeutic intrauterine insemination improves with gonadotropin ovarian stimulation. Arch Androl 1993; 31: 55–62.

Keck C, Gerber-Schäfer C, Breckwoldt M. Intrauterine insemination as first line treatment of unexplained and male factor infertility. Eur J Obstet Gynecol Reprod Biol 1998; 79: 193–7.

Marnas L. Higher pregnancy rates with a simple method for Fallopian tube perfusion, using the cervical clamp double nut bivalve speculum in the

treatment of unexplained infertility: A prospective randomized study. Hum Reprod 1996; 11: 2618–22.

Matorras R, Garcia F, Corcostegui B, Ramon O, Montoya F, Rodriguez-Escudero FJ. Factors that influence the outcome of intrauterine insemination with husband's sperm. Clin Exp Obstet Gynecol 1994; 21: 38–44.

Matsuoka I, Fujino Y, Ito F, Koh B, Kojima T, Ogita S. Comparison of sperm preparation methods: Wash and concentration, swim-up, migration-gravity sedimentation, 80 % Percoll and semen filtration column. J Reprod Med Obstet Gynecol 1995; 40: 342–6.

McKee TA, Avery S, Majid A, Brinsden PR. Risks for transmission of hepatitis C during artificial insemination. Fertil Steril 1996; 66: 161–3.

Okada H, Fujioka H, Tatsumi N, Kanzaki M, Inaba Y, Fujisawa M, Gohji K, Arakawa S, Kamidono S, Belker AM. Treatment of patients with retrograde ejaculation in the era of modern assisted reproduction technology. J Urol 1998; 159: 848–50.

Ransom MX, Doughman NC, Garcia AJ. Menotropins alone are superior to a clomiphene citrate and menotropin combination for superovulation induction among clomiphene citrate failures. Fertil Steril 1996; 65: 1169–74.

Ringler GE, Marrs RP, Stone BA. Intrauterine insemination for the treatment of male factor infertility. Infertil Reprod Med Clin North Am 1999; 10: 555–67.

Rizk B, Dill SR. Counselling HIV patients pursuing infertility investigation and treatment. Hum Reprod 1997; 12: 415–6.

Shulman A, Hauser R, Lipitz S, Frenkel Y, Dor J, Bider D, Mashiach S, Yoger L, Yavetz H. Sperm motility is a major determinant of pregnancy outcome following intrauterine insemination. J Assist Reprod Genet 1998; 15: 381–5.

van der Westerlaken LA, Naaktgeboren N, Helmerhorst FM. Evaluation of pregnancy rates after intrauterine insemination according to indication, age and sperm parameters. J Assist Reprod Genet 1998; 15: 359–64.

Weigel M, Beichert M, Melchert F. Assistierte Reproduktion bei HIV-Infektion des Ehepartners. Von der Kontraindikation zur Indikation? Reproduktionsmedizin 1999; 15: 410–8.

Zimmerman ER, Robertson KR, Kim H, Drobnis EZ, Nakajima ST. Semen preparation with the sperm select system versus a washing technique. Fertil Steril 1994; 61: 269–75.

7.2 Heterologe Insemination (Samenspende)

Unter einer *heterologen Insemination* (Donorinsemination) versteht man eine Insemination mit Spermien eines dritten, in der Regel der Frau nicht bekannten Mannes, mit dem die Frau in keiner Beziehung steht (Tab. 7-14). Sie ist abzugrenzen von der Insemination mit Spermien des Partners, mit dem die Frau in einer eheähnlichen Gemeinschaft *zusammenlebt* oder eine langfristige und tragfähige sexuelle Beziehung unterhält, ohne mit ihm verheiratet zu sein (*quasi-homologe* Insemination) und von der Insemination mit Spermien des Ehemannes (homologe Insemination).

7.2.1 Rechtliche Voraussetzungen

Rechtlich sind die drei Formen der Insemination unterschiedlich zu bewerten. Nur die homologe Insemination fällt unter die Leistungspflicht der gesetzlichen Krankenkassen, während die Kosten der quasi-homologen und heterologen Insemination einschließlich der vorgeschalteten Ovarstimulation und Zykluskontrollen von den betroffenen Paaren selbst aufgebracht werden müssen. Bei der homologen und quasi-homologen Insemination sind der genetische und der soziale Vater identisch, während diese beiden Rollen bei der heterologen Insemination auseinanderfallen. Angesichts der *Häufigkeit dauerhafter eheähnlicher Lebensgemeinschaften* wird die quasi-homologe Insemination in der Praxis, bis auf die fehlende Übernahme der Behandlungskosten durch die gesetzliche Krankenversicherung, vielfach *wie eine homologe Insemina-* tion behandelt. Die weitgehende Gleichstellung der homologen und quasi-homologen Insemination entspricht auch dem Willen des Gesetzgebers, der sich bei der kürzlich erfolgten Reform des Kindschaftsrechts bemüht hat, rechtliche Unterschiede zwischen ehelichen und nichtehelichen Kindern so weit wie möglich abzubauen. Sicherheitshalber empfiehlt es sich jedoch, die Einwilligung beider Partner der nichtehelichen Lebensgemeinschaft in die Behandlung mit Inseminationen und die Zusage des Mannes, seine Vaterschaft mit allen damit verbundenen Ansprüchen des Kindes (auf Unterhalt, Erbschaft usw.) anzuerkennen, schriftlich zu fixieren.

Rechtliche Probleme

Während die homologe Insemination nach Polyovulation durch die Richtlinien des Bundesausschusses der Ärzte und Krankenkassen und das SGB V geregelt ist, existieren keine rechtlichen Vorgaben für die Durchführung der *heterologen Insemination*. Zwar hat der Arbeitskreis für donogene Insemination e.V. Grundsätze für diese Behandlung und zum Führen einer Samenbank formuliert (s. S. 105), jedoch besitzen diese Empfehlungen keine berufs- oder standesrechtlich bindende Wirkung. Im Gegensatz zur Praxis in anderen Ländern wird in Deutschland im Hinblick auf das Kindeswohl die Durchführung einer heterologen Insemination bei einer *alleinstehenden* oder in einer *gleichgeschlechtlichen Beziehung lebenden Frau* nicht für zulässig gehalten (vgl. Kommentar zu den Richtlinien der Bundesärztekammer zur assistierten Reproduktion, Kap. 21, S. 327). Diese juristische Lehrmeinung enthält eine Diskriminierung ei-

Tab. 7-14 Formen der Insemination.

Insemination	Herkunft der Spermien
homolog	Ehemann
quasi-homolog	Partner in eheähnlicher Beziehung
heterolog	unbekannter Samenspender

ner homosexuellen Lebensgemeinschaft gegenüber einem unverheirateten heterosexuellen Paar, ist aber auch aus praktischen Erwägungen problematisch. Diese Bestimmung erwartet vom behandelnden Arzt, eine in einer gleichgeschlechtlichen Partnerschaft lebende Frau zweifelsfrei als solche identifizieren zu können, was in der Praxis wenig realistisch erscheint. Zum anderen kann durch das Verbot, als Arzt bei einer lesbischen Frau eine heterologe Insemination vorzunehmen, der *Selbstinsemination* ohne systematisches Screening auf Infektionen des Samenspenders Vorschub geleistet werden.

Die Durchführung der Donorinsemination bei einem in einer eheähnlichen Gemeinschaft zusammenlebenden Paar ist zwar ebenfalls möglich, jedoch ist die Frage nach der Qualität und Dauer der Paarbeziehung vom behandelnden Arzt nur auf der Grundlage der Angaben des Paares zu beantworten und nicht überprüfbar.

Aufklärung und Einwilligung

Vor Beginn der Behandlung mit heterologen Inseminationen ist eine umfassende *Aufklärung und schriftliche Einwilligung in die medizinischen und juristischen Aspekte* obligatorisch. Von besonderer Bedeutung sind die *Anonymität* des Spenders gegenüber dem Elternpaar, die Anonymität der Empfängerin gegenüber dem Spender und die *Zusage der Vaterschaft* mit allen sich hieraus ergebenden Folgen gegenüber dem später geborenen Kind (Tab. 7-15). Angesichts der weitreichenden Bedeutung einer Anerkennung der Vaterschaft sollten diese Aspekte in einem notariellen Vertrag zwischen Samenbank und Elternpaar festgehalten werden. Allerdings hat das so gezeugte Kind – nach Erreichen der Volljährigkeit – das Recht, seinen biologischen Vater zu kennen. Im Gegensatz zur Situation in vielen anderen Ländern kann in Deutschland dem Samenspender nur eine eingeschränkte Anonymität zugesichert werden, so daß die Unterlagen zur Feststellung der Person des Sa-

Tab. 7-15 Rechtliche Grundsätze für die Durchführung einer heterologen (donogenen) Insemination in Deutschland.

- keine Durchführung bei einer alleinstehenden oder in einer gleichgeschlechtlichen Beziehung lebenden Frau
- keine Insemination mit einem Spermiencocktail (Mischsperma)
- Anonymität des Samenspenders gegenüber dem Elternpaar
- Anonymität der Empfängerin und des geborenen Kindes gegenüber dem Samenspender
- Schutz des behandelnden Arztes gegenüber Ansprüchen des geborenen Kindes
- Recht des Kindes, seinen biologischen Vater zu kennen (nur im gerichtlichen Verfahren)
- Anerkennung der Vaterschaft gegenüber dem geborenen Kind mit allen Konsequenzen

menspenders von der Samenbank entsprechend lange aufbewahrt werden müssen.

Darüber hinaus sollten die Empfängerin der Samenspende und deren Ehemann die gleichen Voraussetzungen im Hinblick auf körperliche Gesundheit, Tragfähigkeit der partnerschaftlichen Beziehung und soziale Anpassung erfüllen, wie sie auch bei der Zulassung zu einer Adoption allgemein erwartet werden.

7.2.2 Indikationen

Im Gegensatz zur Situation in vielen anderen europäischen Ländern hat die heterologe Insemination in Deutschland seit jeher nur eine *untergeordnete Rolle* gespielt, obwohl die Behandlung vom 73. Deutschen Ärztetag (1970) für standesrechtlich und ethisch akzeptabel gehalten wurde. Seit der Entwicklung und Verbreitung der intrazytoplasmatischen Spermieninjektion (ICSI) ab 1994 sind auch schwerste Fälle einer andrologischen Einschränkung unter Verwendung von Spermien des Ehemannes erfolgreich behandelbar, so daß die heterologe Insemination nur *beim völligen Fehlen von Spermien des Ehemannes und bei Paaren indiziert ist, die nach mehrfa-*

chen ICSI-Versuchen nicht zu einer Schwangerschaft gekommen sind, und somit die Möglichkeiten der Behandlung im homologen System unter Verwendung von Spermien des Ehemannes ausgeschöpft sind (Tab. 7-16). Prinzipiell sollte bei einer Kryptozoospermie (< 1 Mill./ml) und Azoospermie *zunächst immer die ICSI* angestrebt werden, beim Fehlen von Spermien im Ejakulat unter Verwendung von Spermien aus einer Biopsie des Hodens oder Nebenhodens.

Nach den Richtlinien der Bundesärztekammer und den Berufsordnungen der Bundesländer (z.B. Berufsordnung für die Ärzte Bayerns) kann Donorsperma *in Ausnahmefällen für eine In-vitro-Fertilisation (IVF) verwendet* werden (vgl. Kap. 8, S. 151). Voraussetzung für die Verwendung von Donorsperma für Maßnahmen der assistierten Reproduktion (IVF ohne oder mit ICSI, GIFT und verwandte Verfahren) ist die vorherige Anrufung einer ständigen Kommission bei der Landesärztekammer. Die Kommission wird den Antrag, dem eine schriftliche Begründung beizufügen ist, nur zustimmen, wenn eine Indikation für die IVF besteht (z.B. Tubenverschluß) und diese im homologen System (unter Verwendung von Spermien des Ehemannes) nicht möglich ist. Die Verwendung von Mischsperma ist grundsätzlich untersagt.

Tab. 7-16 Indikationen für die heterologe Insemination.

- Azoospermie (im Ejakulat und in der Hodenbiopsie, z.B. bei primärem Hypogonadismus, Klinefelter-Anomalie, „sertoli-cell-only syndrome")
- Kryptozoospermie (< 1 Mill./ml), schwere Oligoasthenoteratozoospermie (nach erfolglosen ICSI-Versuchen)
- Vermeidung der Weitergabe einer schweren genetischen Erkrankung des Mannes (z.B. Hämophilie)
- Vermeidung einer Rhesus-Inkompatibilität (durch Auswahl eines rh-negativen Spenders)

7.2.3 Durchführung

Die donogene Insemination erfolgt in der Regel *intrauterin* nach üblicher Aufbereitung des Spermas, das als Kryokonserve geliefert und gelagert wurde. Sowohl die Anwendung einer Portiokappe als auch die intrazervikale Insemination liefern deutlich schlechtere Schwangerschaftsraten als die intrauterine Insemination und sollten daher unterlassen werden. Eine *Prüfung der Tubendurchgängigkeit* bei der Frau vor Beginn der Behandlung erscheint empfehlenswert. Bei nachgewiesenen Ovulationen kann ein spontaner oder clomiphenstimulierter Zyklus für die heterologe IUI verwendet werden, nach Monitoring der Ovulation über tägliche Messungen von LH im Serum oder Urin. Bei anovulatorischen Zyklen, Oligo- oder Amenorrhö ist eine Ovulationsinduktion mit FSH oder hMG erforderlich, wobei das Risiko von Mehrlingsschwangerschaften (bis zu 15 bis 20 % aller klinischen Schwangerschaften) zu beachten ist.

7.2.4 Schwangerschaftsraten

Die *Schwangerschaftsrate nach heterologer Insemination* wird von der Fekundabilität des Donors und der Frau bestimmt. Letztere ist wiederum von zahlreichen Faktoren abhängig, wie Alter und Parität der Frau, der Relevanz anderer Sterilitätsursachen (z.B. Zyklusdefekte, Tubenschaden, Voroperationen), aber auch von der Art der Zyklusstimulation und der Zahl der bisher durchgeführten Zyklen einer heterologen IUI (Tab. 7-17).

Obwohl bei einem Samenspender bei mehrfachen Ejakulatanalysen stets eine Normozoospermie nachgewiesen sein muß, variiert die Schwangerschaftsrate pro Zyklus *zwischen den einzelnen Samenspendern* doch beträchtlich (zwischen 1 und 25 %). Den Angaben in der Literatur zufolge ist nach heterologer IUI im *Spontanzyklus* eine Schwangerschaftsrate von *8 bis 18 %* und nach Ovarstimulation mit

Clomiphenzitrat/hMG oder hMG alleine von *17 bis 25 %* zu erwarten (Tab. 7-18). Nach 7 bis 12 Zyklen einer heterologen IUI dürfte die kumulative *Schwangerschaftsrate* etwa 50 bis 70 % (im Spontanzyklus) oder 80 bis 90 % (nach Zyklusstimulation mit hMG) betragen.

Kryokonservierung der Samenspende

Die Angaben zur Schwangerschaftsrate mögen *überraschend niedrig* erscheinen, wenn man bedenkt, daß nur Sperma eines Donors mit Normozoospermie verwendet wird. Jedoch ist zu berücksichtigen, daß für die notwendige Quarantäne des Donorspermas (wiederholtes Screening auf Infektionen) und den meist erforderlichen Versand von der Samenbank eine *Kryokonservierung* erforderlich ist. Durch diese Kryokonservierung und das spätere Auftauen verschlechtert sich die Qualität einer ehemals normozoospermen Samenprobe. Die Prozedur des Einfrierens und Auftauens führt zu einer deutlichen Reduktion der Motilität (erniedrigtem Prozentsatz progressiv beweglicher Spermien). Dieser *Motilitätsverlust* beträgt bis zu einem Drittel der ursprünglichen Motilität im nativen Ejakulat und ist mit der Wahrscheinlichkeit des Eintritts einer Schwangerschaft negativ korreliert. Dabei kann dieser Motilitätsverlust zwischen den

Tab. 7-17 Einflußgrößen auf die Schwangerschaftsrate nach heterologer intrauteriner Insemination.

- Fekundabilität des Donors (erhebliche Schwankungen)
- Alter der Frau über 35 Jahre
- weibliche Sterilitätsfaktoren (Zyklusdefekte, Tubenschäden, Voroperationen)
- Art der Zyklusstimulation, Timing der Insemination
- Präparation der Spermien
- Motilitätsverlust durch Kryokonservierung und Auftauen
- Zahl der progressiv beweglichen Spermien pro Insemination
- Zahl der bereits durchgeführten Inseminationszyklen

Tab. 7-18 Rate klinischer Schwangerschaften nach heterologer Insemination (Samenspende) in Abhängigkeit von der Art der Zyklusstimulation.

Zyklusstimulation	Schwangerschaftsrate (in %)
keine (Spontanzyklus)	8–18
Clomiphenzitrat	13–16
hMG oder FSH	17–25

einzelnen Samenspendern durchaus unterschiedlich ausfallen.

Die Schwangerschaftsrate nach heterologer IUI ist der *Zahl der progressiv beweglichen Spermien* im zur Insemination verwendeten Volumen direkt proportional. Enthält das zur Insemination verwendete Volumen über 10 Millionen progressiv bewegliche Spermien, beträgt die erwartete Schwangerschaftsrate auch im Spontanzyklus 15 bis 20 %. Stehen dagegen, im Falle eines ungewöhnlich hohen Motilitätsverlustes, nur wenige Millionen bewegliche Spermien für die Insemination zur Verfügung, dürfte die Erfolgsrate 5 bis 10 % nicht überschreiten. Idealerweise sollten sogar mindestens 20 Millionen motile Spermien für die Insemination vewendet werden. Da während der Präparation der Spermien in Abhängigkeit von der gewählten Methode immer ein gewisser Teil verlorengeht, sollte ein für eine donogene Insemination bestimmtes natives Ejakulat mindestens 80 Millionen bewegliche Spermien enthalten.

Donorinsemination mit frischem Ejakulat

Bleibt nach einer Serie von Zyklen einer heterologen IUI unter Verwendung von kryokonservierten Spermien eines bestimmten Spenders eine Schwangerschaft aus, so kommt, neben der Anwendung einer anderen Form der Zyklusstimulation (bevorzugt hMG oder FSH) und dem Wechsel des Spenders, auch eine Insemination mit *frischem Donorsperma* in Betracht. Hierbei wird der durch Kryokonservierung und Auftauen bedingte Motilitätsverlust vermieden, so daß die Schwangerschaftsrate pro Zyklus um etwa ein Drittel höher liegt als bei der Insemination mit kryokonservierten Spermien. Allerdings ist die Verwendung von frischem Donorsperma mit zwei wesentlichen *Nachteilen* behaftet, so daß sie, wenn überhaupt, nur äußerst *zurückhaltend angeboten* werden sollte (Tab. 7-19). Zum einen kann eine heterologe IUI mit frischem Donorsperma nur am Ort oder in unmittelbarer Nähe der Samenbank erfolgen. Da in Deutschland derzeit weniger als 10 Samenbanken zur Verfügung stehen, ist für das betroffene Paar in der Regel eine *weite Anreise* und, je nach Terminierung der Ovulation, auch ein mehrtägiger Aufenthalt am Ort der Samenbank erforderlich. Der zweite und schwerwiegende Einwand gegen die Insemination mit frischem Donorsperma betrifft das erhöhte *Risiko übertragbarer viraler Infektionen*, da eine Quarantäne der kryokonserviert gelagerten Samenprobe zum wiederholten Screening des Spenders in diesem Fall nicht möglich ist.

7.2.5 Auswahl des Samenspenders

Der Entschluß zur Samenspende ist grundsätzlich *freiwillig*. Samenspender sollten mindestens 18 und höchstens 40 bis 45 Jahre alt sein und *bereits Kinder* ohne erkennbare genetische Erkrankungen haben. Eine ausführliche Beratung über die juristischen

Tab. 7-19 Stellenwert der heterologen Insemination mit frischem Donorsperma.

- Schwangerschaftsrate um etwa ein Drittel höher als bei der Verwendung von kryokonserviertem Donorsperma
- Anreise zum Ort der Samenbank erforderlich
- Quarantäne der kryokonservierten Samenprobe zum wiederholten Screening viraler Infektionen nicht möglich

Aspekte (Anonymität des Samenspenders und der Empfängerin, Recht des Kindes auf Kenntnis seines biologischen Vaters) ist obligatorisch. Es wird empfohlen, die Samenspende *nicht gegen Honorar* durchzuführen; eine bescheidene finanzielle Entschädigung zum Ersatz von Fahrtkosten oder anderer Auslagen ist jedoch zulässig. Mit Rücksicht auf das Bild der Samenspende in der Öffentlichkeit sollte der Geldbetrag nicht so hoch bemessen sein, daß der finanzielle Anreiz das hauptsächliche Motiv für die Samenspende darstellt. Tatsächlich entschließen sich mehr als die Hälfte der Männer, zumindest teilweise, auch aus finanziellem Anreiz zur Samenspende. Zur Vermeidung einer möglichen Blutsverwandschaft sollte die Zahl der Samenspenden nach oben hin begrenzt werden. Der behandelnde Arzt oder ein Mitglied seines Praxisteams sollten nicht als Samenspender auftreten (Tab. 7-20).

Ethnische Herkunft, Körpergröße, bestimmte *körperliche Merkmale* (z.B. Augen- und Haarfarbe) und *Bildungsstand* sollten vermerkt werden und als Kriterien für die Auswahl eines bestimmten Spenders herangezogen werden, um eine möglichst große körperliche Ähnlichkeit zwischen dem sozialen Vater und dem geborenen Kind sicherzustellen, da diese für die Ausbildung einer guten emotionalen Bindung innerhalb der Familie von Vorteil ist.

Screening

Vor der ersten Samenspende ist ein umfangreiches *Screening auf sexuell übertragbare Erreger* erforderlich, wie HIV, Hepatitis B und C, CMV (Zytomegalie), Gonokokken, Syphilis und Chlamydien (Tab. 7-21). Die Samenspende darf erst freigegeben und verwendet werden, wenn nach einer *Quarantäne über 6 Monate* wiederholte Tests auf HIV, Hepatitis B und C, CMV sowie Syphilis negativ geblieben sind. Während der Quarantäne wird die Samenspende als Kryokonserve aufbewahrt. Bei einem positiven Ausfall einer der genannten

Tab. 7-20 Anforderungen an die Auswahl von Samenspendern.

- Mindestalter 18 Jahre
- Höchstalter 40 bis 45 Jahre (erhöhtes Risiko chromosomaler Störungen)
- keine familiären genetischen Erkrankungen (Stammbaum)
- bereits lebende Kinder ohne genetische Erkrankungen
- Beratung über die rechtlichen Aspekte (Anonymität, Recht des Kindes auf Kenntnis seines biologischen Vaters)
- keine Samenspende gegen Honorar
- keine Samenspende durch den behandelnden Arzt oder einen seiner Mitarbeiter
- Limitierung der Zahl der Samenspenden (Vermeidung einer Blutsverwandtschaft)

Tab. 7-21 Screening auf sexuell übertragbare Erkrankungen vor der ersten Samenspende und nach einer Quarantäne über 6 Monate als Kryokonserve.

- HIV
- CMV (Zytomegalie)
- Hepatitis B und C
- Syphilis
- Gonorrhö
- Chlamydien

serologischen Tests oder Erregernachweise oder einer Serokonversion am Ende der Quarantäne darf die Samenspende nicht verwendet werden. Eine Ausnahme ist nur bei der CMV-Infektion zulässig, bei der der Serostatus zwischen dem Samenspender und der Empfängerin übereinstimmen soll, d.h. ein CMV-seropositiver Samenspender wird zur heterologen Insemination einer ebenfalls CMV-seropositiven Empfängerin zugelassen. In den USA sind mindestens acht dokumentierte Fälle einer Übertragung von HIV durch eine Donorinsemination bekannt, wobei aber in den meisten Fällen eine Selbstinsemination die wahrscheinliche Infektionsquelle darstellen dürfte. Bei Einhaltung der genannten serologischen und bakteriologischen Standards dürfte das Risiko einer Transmission von HIV

oder anderer sexuell übertragbarer Erreger heute extrem niedrig sein und etwa dem einer Bluttransfusion entsprechen.

Ferner ist, neben der Erhebung der Familienanamnese, eine *Karyotypisierung* und ein Screening auf häufige rezessive genetische Erkrankungen (z.B. Mukoviszidose) indiziert. Männer mit nachgewiesenen genetischen Erkrankungen scheiden als potentielle Samenspender aus. Die Bestimmung der *Blutgruppe* erlaubt die Auswahl eines kompatiblen Spenders, was besonders bei einer rh-negativen Empfängerin zur Vermeidung einer möglichen *Rhesus-Inkompatibilität* von Bedeutung ist.

7.2.6 Kindliche Entwicklung und Familienstruktur

Die *psychische Belastung* bei den Paaren, die sich einer Donorinsemination unterziehen, ist in vielen Fällen beträchtlich und kann die Beziehung zwischen den Partnern negativ beeinflussen. Vielfach wird jedoch eine *Stabilisierung der Psyche des männlichen Partners* und auch der Partnerschaft berichtet. Eine psychologische oder psychotherapeutische Unterstützung während der Therapie wird von vielen Paaren als hilfreich empfunden. Die Mehrzahl der Paare sind erleichtert darüber, daß ihnen dieser Weg zur Erfüllung des Kinderwunsches überhaupt offensteht. Mehr als ein Drittel der Paare entschließen sich zum Abbruch der Behandlung, noch bevor es zum erwünschten Eintritt einer Schwangerschaft gekommen ist. Nach der Geburt eines durch Donorinsemination gezeugten Kindes unterscheidet sich die *Familienstruktur* und die *Qualität der Paarbeziehung* im Durchschnitt nicht von der einer „normalen" Familie, und die geborenen Kinder sind in ihrer *psychosozialen Entwicklung* ihren Altersgenossen vergleichbar. Allenfalls neigen die Eltern zu einer gewissen Überfürsorge für ihr Kind. Die Tatsache, daß die Schwangerschaft nach einer Samenspende eintrat, wird dem Kind fast immer *verschwiegen*, jedoch weiß bei etwa der Hälfte der Paare zumindest eine Person aus dem Familien- oder Freundeskreis über die Samenspende Bescheid.

Die Anonymität zwischen Samenspender und Empfängerin wird auf beiden Seiten mehrheitlich akzeptiert. Bei einem Teil der Elternpaare ist allerdings der Wunsch vorhanden, den Samenspender zu kennen, während umgekehrt etwa ein Drittel der Samenspender gerne Kontakt mit dem geborenen Kind, dessen biologischer Vater er ist, aufnehmen würde.

Literatur

Arbeitskreis für donogene Insemination e.V. Richtlinien des Arbeitskreises für donogene Insemination zur Auswahl von Samenspendern. Andrologie Aktuell 1995; 4: 3–4.

Barratt C, Englert Y, Gottlieb C, Jouannet P. Gamete donation guidelines. The Corsendonk consensus document for the European Union. Hum Reprod 1998; 13: 500–1.

Bekanntmachungen der Bundesärztekammer: Richtlinien zur Durchführung der assistierten Reproduktion. Deutsches Ärzteblatt 1998; 95: A3166–71.

Critser JK, Linden JV. Therapeutic insemination by donor I: A review of its efficacy. Reprod Med Rev 1995; 4: 9–17.

Daniels KR, Gillett WR, Herbinson GP. Successful donor insemination and its impact on recipients. J Psychosom Obstet Gynecol 1996; 17: 129–34.

Fugger EF, Maddalena A, Schulman JD. Results of retroactive testing of human semen donors for cystic fibrosis and human immunodeficiency virus by polymerase chain reaction. Hum Reprod 1993; 8: 1435–7.

Golombok S, Brewaeys A, Cook R, Giavazzi MT, Guerra D, Mantovani A, van Hall E, Crosignani PG, Dexeus S. The European study of assisted reproduction families: Family functioning and child development. Hum Reprod 1996; 11: 2324–31.

Golombok S, Murray C, Brinsden P, Abdalla H. Social versus biological parenting: Family functioning and the socioemotional development of children conceived by egg or sperm donation. J Child Psychol Psychiatry Allied Discip 1999; 40: 519–27.

Günther E, Fritzsche H. Zur Indikation der Mikroinsemination und donogenen Insemination. Eine Übersicht. Fertilität 1995; 11: 229–32.

Krause W. Hat die heterologe Insemination heute noch Bedeutung und Berechtigung? Reproduktionsmedizin 1999; 15: 165–72.

Leiblum SR, Palmer MG, Spector IP. Non-traditional mothers: Single heterosexual/lesbian women and lesbian couples electing motherhood via donor insemination. J Psychosom Obstet Gynecol 1995; 16: 11–20.

Linden JV, Critser JK. Therapeutic insemination by donor II: A review of its known risks. Reprod Med Rev 1995; 4: 19–29.

Lyall AH, Gould GW, Cameron IT. Should sperm donors be paid? A survey of the attitudes of the general public. Hum Reprod 1998; 13: 771–5.

McKee TA, Avery S, Majid A, Brinsden PR. Risk for transmission of hepatitis C virus during artificial insemination. Fertil Steril 1996; 66: 161–3.

Matorras R, Pijoan JI, Gorostiaga A, Ramon O, Diez J, Rodriguez-Escudero FJ, Corcostegui B. Intrauterine insemination with frozen sperm increases pregnancy rates in donor insemination cycles under gonadotrophin stimulation. Fertil Steril 1996; 65: 620–5.

Ratzel R, Ulsenheimer K. Rechtliche Aspekte der Reproduktionsmedizin. Reproduktionsmedizin 1999; 15: 428–34.

Schenker JG. Sperm, oocyte and pre-embryo donation. J Assist Reprod Genet 1995; 12: 499–508.

Steele SJ, Bahadur G, Shenfield F, Steele JW. Sperm banking. Assist Reprod Rev 1995; 5: 115–9.

Subak LL, Adamson GD, Boltz NL. Therapeutic donor insemination: A prospective randomized trial of fresh versus frozen sperm. Am J Obstet Gynecol 1992; 166: 1597–606.

Thyer AC, Patton PE, Burry KA, Mixton BA, Wolf DP. Fecundability trends among sperm donors as a measure of donor performance. Fertil Steril 1999; 71: 891–5.

8 In-vitro-Fertilisation (IVF)

Die In-vitro-Fertilisation (IVF) ist das neben der homologen oder heterologen Insemination älteste reproduktionsmedizinische Verfahren. Es beinhaltet die Eizellentnahme im spontanen oder stimulierten Zyklus, die Insemination der Oozyten mit präparierten Spermien, die Embryokultur und den intrauterinen Embryotransfer (Tab. 8-1). Zur Abgrenzung gegenüber anderen Techniken der assistierten Fertilisation (z.B. intrazytoplasmatische Spermieninjektion, ICSI) und Modifikationen des Transfers (z.B. tubarer Embryotransfer) wird die IVF heute vielfach mit dem Zusatz „*konventionell*" oder „Standard" versehen.

8.1 Historische Entwicklung

Nach der Geburt des ersten „Retortenbaby" 1978 in der Nähe von Cambridge kam es weltweit zu einer raschen Ausbreitung der Methode, die seit 1981 (Geburt des ersten deutschen „Retortenbaby" in Erlangen) auch in Deutschland etabliert wurde. In den Jahren 1996–1998 waren in Deutschland jährlich etwa 2000 bis 3000 klinische Schwangerschaften nach IVF zu verzeichnen. Manche Teilschritte der IVF erfuhren im Laufe der Jahre eine Reihe von *Verbesserungen*. So erfolgten die ersten Eizellentnahmen in einem spontanen Zyklus, während heute meist ein stimulierter Zyklus gewählt wird. Die Behandlung der Wahl besteht heute in der Gabe von hMG oder FSH nach hypophysärer Blockade mit einem GnRH-Analogon im „langen" Protokoll. Für die Eizellentnahme

wurde bis etwa 1985 ausschließlich der laparoskopische Zugang gewählt, der heute zugunsten des *sonographisch gesteuerten vaginalen Weges* weitgehend verlassen wurde. Auch die Gameten- und Embryokultur wurde hinsichtlich des Volumens und der Dauer der Kultur modifiziert. Dagegen ist die Technik des *Embryotransfers* heute mit dem in den ersten Jahren der IVF üblichen Vorgehen noch weitgehend identisch. Aufgrund der großen nationalen und internationalen Verbreitung der Methode mit unterschiedlichen rechtlichen Voraussetzungen in den einzelnen Ländern ist verständlich, daß die in den einzelnen Zentren praktizierte Vorgehensweise und die Protokolle bei der Gameten- und Embryokultur nicht einheitlich sind.

8.2 Ovarstimulation

8.2.1 IVF im Spontanzyklus

Die kostengünstige *Eizellentnahme im Spontanzyklus* spielt heute bei der IVF nur eine untergeordnete Rolle. Im natürlichen Zyklus kommt es nur zur Ausbildung eines Follikel und einer Eizelle, mit deren Auffinden bei der Follikelpunktion, trotz mehrmaligem Spülen des Follikels, nur in etwa 80 bis 90 % der Zyklen und mit deren Befruchtung in vitro nur in etwa 50 bis 75 % der Fälle zu rechnen ist. Darüber hinaus erfordert das *Monitoring* des endogenen präovulatorischen Anstiegs von LH kurzfristige Messungen alle 6 bis 8 Stunden im Serum oder Urin, mit der Bereitschaft

Tab. 8-1 Bestandteile der In-vitro-Fertilisation.

- spontaner oder stimulierter Zyklus
- Eizellentnahme (unmittelbar präovulatorisch)
- Spermienpräparation
- Insemination der Eizellen in vitro
- Embryokultur
- intrauteriner Embryotransfer

zur Durchführung der Eizellentnahme auch außerhalb der täglichen Arbeitszeit. Alternativ können auch, bei täglichen Bestimmungen von LH im Serum oder Urin, alle Zyklen mit einem vorzeitigen Anstieg von LH abgebrochen und nur in den übrigen, nach Injektion von hCG 34 bis 38 Stunden später, Eizellentnahmen durchgeführt werden. Je nach Art und Intensität des Monitorings ist damit zu rechnen, daß *nur in 50 bis 75 % aller begonnenen Spontanzyklen ein Embryotransfer nach IVF* stattfinden kann. Die Schwangerschaftsrate bezogen auf den Transfer eines Embryos ist dann jedoch mit 10–15 % vergleichsweise günstig. Die IVF im Spontanzyklus ist in erster Linie für *Frauen unter 35 Jahren* mit einem stabilen ovulatorischen Zyklus und ohne begleitende andrologische Einschränkung geeignet.

8.2.2 Zyklusstimulation mit Gonadotropinen und GnRH-Agonisten im „langen" Protokoll

Therapie der Wahl bei der IVF ist heute die *Ovarstimulation mit hMG oder FSH nach hypophysärer Blockade mit einem GnRH-Analogon* im „langen" Protokoll (s. Kap. 6, S. 63). Bei dieser Methode ist in der Regel mit einer – im Vergleich zum nicht supprimierten hMG- oder FSH-Zyklus oder zur hypophysären Blockade im „kurzen" Protokoll – verlängerten Dauer der Stimulation mit erhöhtem Verbrauch an Gonadotropinen zu rechnen. Die Zahl der bis zur Eizellentnahme benötigten

Ampullen (hMG oder FSH) hängt ferner von der *Art der Applikation* des GnRH-Analogon (Nasenspray, täglich s.c., Depotinjektion) ab. Eine kräftige Suppression mit GnRH-Hemmstoffen in Depotform bedingt eine weitere Steigerung des Ampullenverbrauches. Die Injektion lang wirksamer *Depotformulationen* von GnRH-Analoga ist wegen der unerwünschten Suppression der hypophysären Gonadotropine während der gesamten Lutealphase des stimulierten Zyklus möglicherweise von Nachteil. Die Zahl der zur Verfügung stehenden Follikel und Oozyten nach einer hMG- oder FSH-Stimulation im „langen" Protokoll beträgt durchschnittlich 6 bis 12. Sie ist von einer Vielzahl von Faktoren abhängig, wie Art des Protokolls (low dose, step up, step down), Gonadotropin (urinär, rekombinant), Alter, Körpergewicht, Voroperationen usw. In großen Sammelstatistiken zeigte sich, daß bei der IVF nach hMG- oder FSH-Therapie *im „langen" Protokoll* durchschnittlich um *1 bis 2 mehr Oozyten und imprägnierte Oozyten* zur Verfügung stehen, und auch die *Schwangerschaftsrate pro Embryotransfer um wenige Prozent höher* liegt als im „kurzen" Protokoll. Bei den Kombinationen mit GnRH-Agonisten oder -Antagonisten ist die Entwicklung eines endogenen präovulatorischen Anstiegs von LH sehr selten (weniger als ein Prozent der Zyklen bei der Gabe eines Agonisten und wenige Prozent bei Antagonisten), so daß sich die Messung von LH oder Progesteron während des Monitorings in der Regel erübrigt.

8.2.3 Zyklusstimulation ohne GnRH-Agonisten oder -Antagonisten

Gegenüber der *kostengünstigen reinen hMG- oder FSH-Therapie* im nicht supprimierten Zyklus erwies sich für die IVF in einer Metaanalyse die Vorbehandlung mit GnRH-Analoga hinsichtlich der Schwangerschaftsrate pro begonnnenem Zyklus und Embryotransfer als *überlegen*. Generell ist bei der Verwendung von Protokollen *ohne Zugabe* von GnRH-Agonisten oder -Antagonisten für die IVF, bei Frauen mit ovulatorischem Zyklus im Durchschnitt in etwa *30 % der Zyklen* mit dem Eintritt eines vorzeitigen endogenen Anstiegs von LH zu rechnen. Die *Häufigkeit der vorzeitigen Luteinisierung* ist individuell verschieden und von zahlreichen Faktoren abhängig, wie Alter, Länge des menstruellen Zyklus, basale Serumspiegel von LH, Verlauf des stimulierten Zyklus, Größe der Follikel und Vorliegen des Syndroms der polyzystischen Ovarien (PCOS). Nach vorzeitiger Luteinisierung oder partieller Ovulation kann die Eizellentnahme nicht mehr sicher präovulatorisch terminiert werden, so daß in dieser Situation ein *Abbruch des stimulierten Zyklus* sinnvoll ist, da bei einer gleichwohl durchgeführten Eizellentnahme häufig nur noch *wenige bereits luteinisierte Oozyten aufgefunden* werden, deren Befruchtungsrate bei der nachfolgenden IVF erniedrigt ist. Die Verwendung von Oozyten, die nach vorzeitiger Luteinisierung aus einem nicht mit GnRH-Hemmstoffen vorbehandelten Zyklus gewonnen wurden, wirkt sich stark nachteilig auf die Schwangerschaftsrate aus, die bezogen auf den Embryotransfer bei den mit hMG oder FSH behandelten Zyklen *im Durchschnitt um etwa ein Drittel niedriger* liegt als bei der Zugabe von GnRH-Analoga im „kurzen" oder „langen" Protokoll.

8.2.4 Kombinationen mit Clomiphenzitrat

Diese Feststellungen gelten sinngemäß auch bei Zyklusstimulation mit dem preisgünstigen Clomiphenzitrat (CC) für die IVF – entweder alleine oder in Kombination mit hMG, das in erster Linie Frauen unter 35 Jahren mit stabilem ovulatorischem Zyklus und ohne begleitende Endokrinopathie vorbehalten bleiben sollte. Alternativ kann in einem mit CC behandelten Zyklus, nach engmaschigem Monitoring, der Beginn des endogenen LH-Anstiegs als Kriterium für die Terminierung der Eizellentnahme benutzt werden. Allerdings werden im Hinblick auf die gewünschte Ausbeute an Oozyten in der Praxis auch etwa 10 % der hMG- oder FSH-behandelten Zyklen, die mit Agonisten oder Antagonisten des GnRH kombiniert wurden, entweder aufgrund eines mangelnden Ansprechens der Ovarien („low responder") oder bei drohender ovarieller Überstimulation (OHSS) abgebrochen (Tab. 8-2).

8.3 Eizellentnahme

8.3.1 Terminierung

Die Eizellentnahme erfolgt *prinzipiell 36 bis 38 Stunden nach* s.c.- oder i.m.-Injektion von *5000–10 000 IU hCG*, vorausgesetzt, daß zum

Tab. 8-2   Häufigkeit und Gründe für einen vorzeitigen Abbruch des stimulierten Zyklus.

Art der Zyklusstimulation	Häufigkeit	Grund
CC alleine, CC/hMG	etwa 30 %	vorzeitige Luteinisierung
hMG/FSH oder Kombinationen	etwa 30 %	vorzeitige Luteinisierung, „low responder"
hMG/FSH mit GnRH-Agonisten	etwa 10 %	„low responder" oder drohendes OHSS
hMG/FSH mit GnRH-Antagonisten	etwa 10 %	vorzeitige Luteinisierung (wenige Prozent), „low responder"

Zeitpunkt der hCG-Gabe der endogene Anstieg von LH noch nicht eingesetzt hat oder medikamentös blockiert wurde. Alternativ kann nach engmaschigem Monitoring des präovulatorischen LH-Gipfels die Eizellentnahme 34 bis 36 Stunden nach Beginn des Anstiegs im Serum oder etwa 26 bis 28 Stunden nach dessen Nachweis im Urin erfolgen. Werden diese zeitlichen Intervalle nicht eingehalten, ist mit einer erheblich *reduzierten Ausbeute* an Eizellen zu rechnen. Bei zu später (> 38 Stunden nach hCG-Gabe) Eizellentnahme (oocyte pick up, OPU) kann es bereits zur Ovulation aus einem Teil der Follikel gekommen sein. Die ovulierte Oocyte befindet sich außerhalb des Ovars und kann durch die Aspiration der kollabierten Follikelwand nicht mehr gewonnen werden. Bei zu früher Durchführung der Follikelpunktion (FP) haftet die noch unreife Eizelle fest an der Wand des Follikels und kann durch Aspiration der Follikelflüssigkeit nicht gelöst werden.

8.3.2 Transvaginale sonographische Eizellentnahme

Die *sonographisch gesteuerte transvaginale Eizellentnahme* ist heute das Verfahren der Wahl und allen anderen Zugangswegen überlegen. Hierfür bieten wir allen Frauen eine *Lokalanästhesie* des Scheidengewölbes in Kombination mit einer Sedierung als Prämedikation, eine Analgesie oder aber eine kurze *Vollnarkose* an. Auch eine Durchführung in Spinal- oder Epiduralanästhesie ist möglich (Tab. 8-3).
Die Eizellentnahme beginnt mit der Desinfektion der Vagina, gefolgt vom Nachspülen mit Kochsalzlösung. Die Harnblase sollte entleert sein. Zur Eizellentnahme wird der Vaginalsonde eine Vorrichtung aufgesetzt, die die Punktionskanüle (Innendurchmesser 1,2–1,4 mm, ein- oder doppellumig) aufnimmt und deren Verlauf auf dem Monitor des Ultraschallgerätes angezeigt wird. Vor der FP ist eine orientierende sonographische Untersu-

chung (Lage der Ovarien und des Uterus, Endometriumdicke, freie Flüssigkeit, gynäkologische Zusatzbefunde) sinnvoll. Meist ist nur ein einmaliges Durchstechen der Scheidenhaut im Bereich des hinteren und seitlichen Scheidengewölbes auf jeder Seite erforderlich (Abb. 8-1). Durch die vollständige *Aspiration* der Follikelflüssigkeit läßt sich in etwa 85 bis 90 % der Fälle die Eizelle von der Wand des Follikels lösen und ist in der abgezogenen Flüssigkeit enthalten. Dabei sollte ein konstanter negativer Druck von etwa 180 mmHg *nicht überschritten* werden. Am besten bedient man sich zur Ausübung eines kontrollierten Sogs einer *Punktionsautomatik* mit Pumpe, Fußpedal und konstanter Erwärmung der abpunktierten Flüssigkeit. Die manuelle Abpunktion der Follikel kann durch die Ausübung eines zu kräftigen Sogs zur mechanischen Beschädigung der Eizellen führen.
Die Ausbeute läßt sich durch das *Spülen* der Wand des aspirierten Follikels mit Medium auf nahezu 100 % steigern. Da bereits durch das einmalige restlose Absaugen des Inhalts der Follikel über 85 % der Eizellen gewonnen werden, erscheint bei ausreichender Zahl an Follikeln und Eizellen die aufwendige Prozedur des Spülens der abpunktierten Follikel nicht notwendig (Tab. 8-4). Lediglich in Fällen, in denen aufgrund des Verlaufes des stimulierten Zyklus mit dem Auffinden nur weniger Eizellen zu rechnen ist, sollte auf das Spülen zur Sicherung der Ausbeute nicht verzichtet werden.

Tab. 8-3 Möglichkeiten der Anästhesie und Analgesie bei der transvaginalen sonographisch gesteuerten Eizellentnahme.

- Prämedikation mit Sedativa, z.B. Valium R 10 mg oder Dormicum R 3,75 mg oral 30 bis 60 Minuten vor dem Eingriff
- Lokalanästhesie im Bereich des hinteren und seitlichen Scheidengewölbes
- Analgesie, z.B. Dolantin R 50–100 mg langsam i.v. oder i.m.
- kurze Vollnarkose
- Epidural- oder Spinalanästhesie

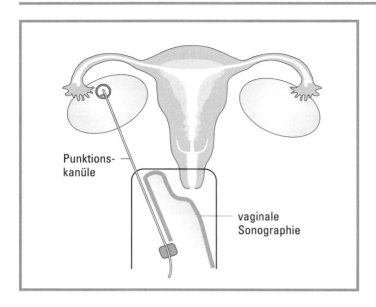

Punktions-
kanüle

vaginale
Sonographie

Abb. 8-1 Transvaginale sonographisch gesteuerte Eizellentnahme mit einläufiger Punktionskanüle (schematisch).

Bei der *individuellen* Abpunktion der Follikel wird jeder Follikel separat aspiriert, die Follikelflüssigkeit sogleich nach der Eizelle durchsucht und, falls keine Eizelle gefunden wird,

Tab. 8-4 Ablauf der transvaginalen sonographisch gesteuerten Eizellentnahme.

- Desinfektion und Nachspülen der Vagina
- Entleeren der Harnblase
- Punktion mit ein- oder doppellumiger Kanüle
- einmalige vollständige Aspiration der Follikel mit kontrolliertem Sog
- Spülen der Follikelwand zur Erhöhung der Ausbeute

Tab. 8-5 Medien und Materialien bei der Eizellentnahme.

- kommerziell erhältliche Medien für Gameten- oder Embryokultur, für Gewebekultur getestet und zugelassen, gepuffert (enthalten Antibiotika und Humanalbumin)
- Einwegmaterialien auf 37 °C erwärmt
- Medien mit 5 % CO_2 äquilibriert, auf 37 °C erwärmt, gepuffert, Zugabe von Heparin (fakultativ), vor Verwendung geschüttelt
- Punktat im Wärmeblock, möglichst rasches Durchsuchen auf Eizellen

gespült und erneut aspiriert. Bei der zeitsparenden *kollektiven* Abpunktion werden alle Follikel nacheinander aspiriert und das gemeinsame Punktat in ein Röhrchen gefüllt; ein zusätzliches einmaliges Spülen der Follikelwand ist optional. Die FP wird beendet, wenn die gewünschte Zahl der Eizellen gewonnen wurde. Eine bis zu regelstarke Nachblutung aus den Einstichstellen der Vaginalhaut sistiert meist nach einigen Minuten.

8.3.3 Medien für die Eizellentnahme

Sowohl bei der Eizellentnahme als auch bei der folgenden Gameten- und Embryokultur werden stets Einwegmaterialien verwendet, die für den *Gebrauch in einer Gewebekultur geprüft und zugelassen* sind (Tab. 8-5). Das für das Spülen bei der Eizellentnahme verwendete *Medium* entspricht in vielen Programmen dem Kulturmedium bei der Gameten- und Embryokultur (z.B. selbst hergestellte Medien Ham's F 10, Earle's), jedoch sind auch eigens für die Eizellentnahme hergestellte Medien erhältlich (z.B. ASP-100 R,

Scandinavian IVF Science, Göteborg). Die Verwendung eines kommerziell hergestellten und getesteten Mediums für die Aspiration der Follikel, aber auch für die Spermienpräparation, Eizell- und Embryokultur ist in der Regel gegenüber der zwar preisgünstigen, aber anfälligen Eigenherstellung der Medien zu bevorzugen. Manchen bei der Eizellentnahme verwendeten Medien wird *Heparin* zugesetzt, um die Gerinnung blutiger Punktate zu verhindern. Vor der Eizellentnahme werden auch alle Materialien, die mit den Oozyten in Kontakt kommen, auf 37 °C vorgewärmt.

Die *Schnelligkeit*, mit der die Eizellentnahme erfolgt, die Eizellen im Punktat aufgesucht und in das Kulturmedium überführt werden, hat einen wesentlichen Einfluß auf die Befruchtungs- und Schwangerschaftsrate. Bereits nach wenigen Minuten kommt es im Punktat bei Raumtemperatur zum deutlichen *Absinken der Temperatur* und des Partialdruckes an CO_2 mit der Folge einer Veränderung des pH-Wertes. Die Zeitspanne, während der die Eizellen im Punktat unphysiologischen Bedingungen ausgesetzt sind, sollte auf ein Minimum reduziert werden.

8.3.4 Komplikationen

Vorteile der transvaginalen FP sind die einfache Durchführbarkeit als ambulanter oder teilstationärer Eingriff in *weniger als 15 Minuten* (wenn auf das zeitaufwendige Spülen der Follikelwand verzichtet wird), die Nähe und *gute Erreichbarkeit der Ovarien* mit hoher Auflösung auf dem Bildschirm, die geringe Schmerzhaftigkeit sowohl während als auch nach dem Eingriff, die hohe Ausbeute an Eizellen bereits nach einmaliger Aspiration der Follikel (> 85 %) und die geringe (< 1 %) Komplikationsrate. Die Zahl der gefundenen Eizellen ist auch von der Erfahrung und dem Geschick des Operateurs abhängig. Dennoch ist die vaginale FP ein operativer Eingriff, der mit einem zahlenmäßig geringen Risiko ernster *Komplikationen* behaftet ist (Tab. 8-6).

Todesfälle durch Verbluten als Folge einer Verletzung der nahe der Ovarloge verlaufenden Vasa iliaca wurden ebenso berichtet wie langwierige Verläufe einer Pelveoperitonitis mit vielfachen Abszessen im kleinen Becken, bedingt durch eine Verschleppung von Keimen aus der Vagina mit der Punktionskanüle. Zur Senkung dieses, zahlenmäßig ohnehin extrem geringen, Infektionsrisikos empfiehlt sich eine einmalige perioperative antibiotische Prophylaxe. Zur Minimierung der bei der vaginalen FP empfundenen Schmerzen sollten nur *scharfe Nadeln verwendet* sowie Vagina und Ovarkapsel möglichst nur einmal mit der Punktionskanüle durchstochen werden. Mobile Ovarien, die beim Punktionsversuch nach kranial ausweichen, können von einer Hilfsperson durch Druck auf die Bauchdecke im kleinen Becken gehalten werden.

8.3.5 Laparoskopische Eizellentnahme

Die *laparoskopische Eizellentnahme* ist besonderen Situationen vorbehalten, etwa wenn in gleicher Sitzung ein intratubarer Gametentransfer erfolgen soll, oder wenn – nach Voroperation oder Entzündung – hochstehende fixierte Ovarien von der Vagina aus nicht erreicht werden können. Bei der laparoskopischen Eizellentnahme unter Sicht ist neben dem *erhöhten apparativen Aufwand* für Trokar, Optik und Videoübertragung und den mit einem laparoskopischen Eingriff generell verbundenen Komplikationen auch die Ansäue-

Tab. 8-6 Schwere Komplikationen bei und nach der vaginalen Follikelpunktion (Häufigkeit < 1 %)

- Darmverletzung, Peritonitis
- Verletzung großer Gefäße, Nachblutung
- Verschleppung von Keimen aus der Vagina, Pyovar und Tuboovarialabszeß
- Ruptur einer Endometriosezyste mit akutem Abdomen
- Narkosezwischenfälle

rung der Follikelflüssigkeit durch das *CO₂-haltige Pneumoperitoneum* mit konsekutiver Reduktion der Befruchtungsrate von Nachteil. Auch die *Ausbeute an Eizellen* (< 50 %) und die Schwangerschaftsrate sind bei der laparoskopischen Follikelpunktion tendenziell niedriger als beim transvaginalen Vorgehen. Alternative und nur in Ausnahmefällen angewendete Zugangswege sind die vaginale FP unter abdominaler sonographischer Sicht, bei der die schlechtere Darstellbarkeit der tief im kleinen Becken gelegenen Ovarien durch die abdominale Sonde von Nachteil ist und die abdominale transvesikale FP, bei der aufgrund der mit der Perforation der Blasenwand verbundenen Schmerzen stets eine Vollnarkose empfehlenswert ist.

8.3.6 Follikelpunktion ohne Eizelle

Auch in erfolgreichen IVF-Programmen kommt es immer wieder vor, daß bei der FP durch einen routinierten Operateur trotz Aspiration aller Follikel und Spülen *keine Eizellen gefunden* werden. Die Häufigkeit der FP ohne Eizelle, die meist, wenn auch nicht notwendigerweise, den Abbruch des stimulierten Zyklus zur Folge hat, sollte weniger als 5 % betragen. Die Gründe für die *FP ohne Eizelle* können sowohl in der Art und im Verlauf des stimulierten Zyklus als auch in der Technik der Eizellentnahme begründet liegen (Tab. 8-7). Als mögliche pharmakologische Ursache für das *„empty follicle syndrome"* (EFS) wurde eine *fehlende Bioverfügbarkeit von β-hCG* beschrieben; trotz s.c.- oder i.m.-Injektion von 10 000 IU hCG etwa 36 Stunden vorher beträgt der Serumspiegel unter 10 IU/l. In diesen Fällen des EFS kann, da die Ovarien noch nicht einer nennenswerten hCG-Wirkung ausgesetzt waren, die Eizellentnahme nach dem Abpunktieren eines Ovars beendet und 36 Stunden nach erneuter Injektion von hCG aus einer anderen Charge oder eines anderen Herstellers aus dem noch intakten anderen Ovar erfolgreich wiederholt werden. Eine

Tab. 8-7 Mögliche Gründe und Risikofaktoren für eine erfolglose Eizellentnahme. Die beiden erst genannten Faktoren sind Ursachen für das „empty follicle syndrome" (EFS), bei dem aus einer hohen Zahl präovulatorischer Follikel keine Eizellen gewonnen werden können.

- irrtümliche Nichteinhaltung des zeitlichen Intervalles zwischen hCG-Gabe und Eizellentnahme
- fehlende Bioverfügbarkeit des injizierten hCG (d.h. β-HCG 36 Stunden nach Injektion unter 10 IU/l)
- ungenügende Follikelbildung („low responder")
- Überschätzung der Zahl der tatsächlich vorhandenen Follikel während des Monitorings durch funktionelle Ovarialzysten oder zystische Strukturen in der Umgebung des Ovars
- vorzeitige Luteinisierung oder teilweise Ovulation der Follikel
- fehlende Erreichbarkeit eines Ovars (Fixierung hoch im kleinen Becken oder an der Hinterwand des Uterus)
- fehlerhafte Technik der Eizellentnahme

weitere Ursache für das EFS kann darin bestehen, daß das zeitliche Intervall zwischen hCG-Gabe und Eizellentnahme (etwa 36 bis 38 Stunden) irrtümlich nicht eingehalten wurde.

Darüber hinaus kann es bei Frauen mit einer ungenügenden ovariellen Antwort auf die Zyklusstimulation (*„low responder"*), bei denen es trotz hochdosierter Gabe von Gonadotropinen nur zur Rekrutierung weniger (< 5) präovulatorischer Follikel kam, zur FP ohne Eizelle kommen. Bei der FP kann nicht in allen Fällen die im Follikel enthaltene Eizelle gewonnen werden und überdies ist *nicht in allen Follikeln eine Eizelle enthalten* („empty follicle"). Bei Frauen mit Zyklusstörungen, die nicht medikamentös behandelt werden, und insbesondere beim Syndrom der polyzystischen Ovarien (PCOS), soll in bis zu 40 % der Follikel die *Eizelle mit dem Cumulus oophorus fehlen*. Bei Frauen mit PCOS kann zwischen der Zahl der während des Monitorings gesehenen Follikel und der Zahl der gefundenen Eizellen eine erhebliche Diskrepanz bestehen. Funktionelle Zysten oder andere im oder in der Nähe des Ovars gelegene zystische Strukturen (z.B. Parovarialzyste, Hydatide, Hydrosalpinx) können überdies anläßlich des Monitorings bei der Zyklusstimulation fälschlicherweise für Follikel gehalten werden, so daß die Zahl der tatsächlich vorhandenen präovulatorischen Follikel zu hoch eingeschätzt wird. Bei der Eizellentnahme kann durch *fehlende Erreichbarkeit* eines fixierten Ovars die Zahl der gefundenen Eizellen erheblich reduziert werden. Auch die Technik der Eizellentnahme und insbesondere das unvollständige Absaugen der Follikelflüssigkeit kann die Ausbeute nachteilig beeinflussen.

8.4 Aufsuchen der Eizellen und Insemination

Aspirierte Follikelflüssigkeit, Röhrchen, Schälchen und Kulturmedien sollten stets bei 37 °C warm gehalten werden. Zum *Aufsuchen der Oozyten* wird das Punktat in einige Schälchen gegossen. In der dünnen Schicht von Flüssigkeit sind die Komplexe aus Cumulus oophorus und Oozyte („cumulus oocyte complex", COC) bereits mit bloßem Auge oder bei schwacher lichtmikroskopischer Vergrößerung sichtbar (Abb. 8-2). Die Oozyte selbst ist im COC erst bei höherer Vergrößerung erkennbar. Der COC wird mechanisch von anhaftenden Blutklümpchen, zellulären Verunreinigungen und Luftbläschen befreit und nach dem Spülen sofort in ein Röhrchen oder Schälchen mit Kulturmedium überführt. Der anhaftende Cumulus oophorus bleibt intakt. Die Menge des Cumulus oophorus, die Dichte der Granulosazellen und der Reifegrad der Oozyte werden notiert.

8.4.1 Mikroskopische Beurteilung der Eizellen

Die *Beurteilung der Cumulus-Oozyte-Komplexe* erlaubt eine Unterteilung in verschiedene Reifegrade. Mit zunehmender Reife der Eizelle nimmt die Dissoziation der Granulosazellen zu, so daß die Eizelle inmitten der ausgedünnten Granulosa deutlicher erkennbar ist. Bei einer *sehr unreifen* Eizelle bilden die Zellen des Cumulus oophorus eine dichte Zellschicht um die Oozyte, in der noch ein großer Kern („germinal vesicle", GV) enthalten ist. Das erste *Polkörperchen* ist noch nicht ausgestoßen. Sehr unreife Eizellen mit einem GV befinden sich in der Prophase und lassen sich in der Regel weder durch konventionelle IVF noch durch ICSI fertilisieren, so daß eine Insemination oder Injektion sinnlos ist. Nach einer Kultivierung über 24 Stunden kommt es häufig zu einer *Reifung* mit dem Verschwinden des GV, so daß eine nachgereifte, zunächst sehr unreife Eizelle dann inseminiert werden kann, allerdings ist die Wahrscheinlichkeit einer normalen Fertilisation reduziert. Eine *unreife* Eizelle weist einen im Vergleich zur sehr unreifen Eizelle breiteren Cumulus oophorus mit einer dichten Corona radiata auf (Abb. 8-3). Die Eizelle befindet sich in der Metaphase I (M I); das GV ist nicht mehr erkennbar und das erste Polkörperchen noch nicht sichtbar. Eine *reife* Eizelle ist von einer voll ausgebildeten und eng anliegenden Corona radiata sowie einem expandierten und schleimigen Cumulus oophorus umgeben, der mechanisch leicht auseinandergezogen werden kann. Das Zytoplasma ist homogen und ohne Einschlüsse, das erste Polkörperchen ist ausgestoßen als Beleg dafür, daß sich die Oozyte in der Metaphase II (M II) befindet (Abb. 8-3). Eine reife Oozyte entstammt einem präovulatorischen Follikel und weist die *besten Voraussetzungen* für eine erfolgreiche Fertilisation auf. Bei einer *überreifen* Eizelle ist die spärliche Corona radiata teilweise von der Eizelle abgelöst und der Cumulus oophorus sehr voluminös (Tab. 8-8). Eine *atretische* Eizelle ist braun verfärbt und dunkel, der Cumulus schmal. Auch bei der bereits *luteinisierten* Eizelle ist der Cumulus oophorus teilweise abgelöst und zelldicht.

Die morphologische Beurteilung des Reifegrades ist *ungenau und vom Untersucher abhängig* und erlaubt *keine sichere Vorhersage der genetischen Ausstattung* der Eizelle. Atretische Eizellen lassen sich manchmal durch IVF fertilisieren, aber die resultierenden Embryonen haben eine reduzierte Wahrscheinlichkeit der Implantation, und auch bei einer bereits luteinisierten Eizelle, die einer vorzeitigen und überhöhten Einwirkung von LH

ausgesetzt war, ist eine Fertilisation nicht ausgeschlossen.

8.4.2 Eizellkultur

Bei der *Auswahl des Kultursystems* stehen prinzipiell zwei Möglichkeiten zur Verfügung: die Kultur in Schälchen in einem großen Volumen (0,5–1 ml und mehr) in Luft oder unter Öl oder die Kultur in kleinen Tropfen (10–100 μl) unter Öl. Als *Medium* für die Eizell- und Embryokultur sind *kommerziell erhältliche*, gebrauchsfertige und getestete Medien (z.B. Menezo B 2 R, Bio-Mérieux; Universal IVF

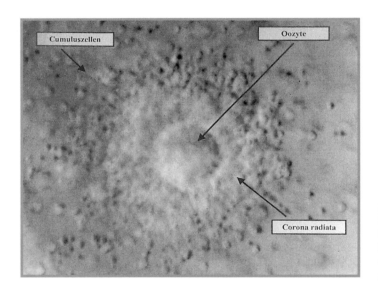

Abb. 8-2 Cumulus-Oozyte-Komplex mit einer reifen Oozyte. Die Zellen des Cumulus oophorus sind expandiert, die Corona radiata voll ausgebildet.

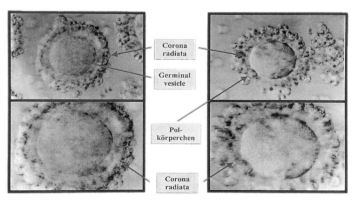

Abb. 8-3 Verschiedene Reifegrade von Oozyten:
links: unreife Oozyte mit „germinal vesicle" ohne Polkörperchen sowie schmaler und dichter Corona radiata,
rechts: reife Oozyte mit einem Polkörperchen und breiter Corona radiata.

Tab. 8-8 Morphologische Beurteilung des Reifegrads der Oozyten.

Reifegrad	„germinal vesicle"	Corona radiata	erstes Polkörperchen	Cumulus oophorus
sehr unreif	vorhanden	nicht ausgebildet	nicht ausgestoßen	schmal, zelldicht
unreif	nicht vorhanden	schmal	nicht ausgestoßen	breiter, dicht
reif	nicht vorhanden	voll ausgebildet	ausgestoßen	breit, schleimig
überreif	nicht vorhanden	teilweise abgelöst	ausgestoßen	voluminös, zellarm

R, MediCult; IVF-50 und IVF-500 R, Scandinavian IVF Science), trotz der erhöhten Kosten gegenüber der zwar preisgünstigen, aber zeitaufwendigen und anfälligen sterilen *Eigenherstellung* (z.B. Ham's F 10, Earle's) unter Zugabe von *Patientenserum oder Humanalbumin,* zu bevorzugen. Gepooltes Patientenserum oder Nabelschnurblut sollte wegen des Risikos übertragbarer Infektionen nicht verwendet werden, und auch bovines Serumalbumin sollte wegen der Gefahr der Sensibilisierung gegen tierische Proteine vermieden werden. Alle kommerziell erhältlichen Medien enthalten einen *Puffer* (Bicarbonat, HEPES) und eine definierte Osmolarität, sind mit Humanalbumin versetzt und werden bei *37 °C und nach Äquilibrierung mit 5 % CO_2* bis zu ihrer Verwendung gelagert und vor dem Gebrauch geschüttelt. Die Kultur erfolgt in einem Inkubator bei 37 °C (in Luft) mit 5 % CO_2. Die früher praktizierte zusätzliche Begasung mit 5 % O_2 verbessert die Ergebnisse bei der IVF nicht. Das *Mikrosystem unter Öl* bietet gegenüber der Kultur in großen Volumina an Medium den Vorteil, daß zur erfolgreichen *Insemination eine geringere Zahl motiler Spermien* erforderlich ist. Bei der Kultur in einem großen Volumen können die Oozyten einzeln oder gruppiert in einem einzigen Schälchen kultiviert werden. Die Kultur in Gruppen bietet bei reduzierter Spermaqualität den Vorteil, daß für die Insemination aller Oozyten nur eine geringe Zahl motiler Spermien benötigt wird. Bei der Mikrokultur unter Öl ist es üblich, nur eine Oozyte in einen Tropfen Medium zu plazieren (Tab. 8-9). Eine Co-Kul-

Tab. 8-9 Kultursysteme bei der IVF.

- Kultur in einem großen Volumen an Medium (0,5–1 ml und mehr) unter Luft oder Öl
- Mikrokultur in kleinen Tropfen von Medium (10–100 µl) unter Öl
- Kultur der Oozyten einzeln oder in Gruppen
- Kultur in 10 µl Medium in einer Glaskapillare

tur mit somatischen Zellen (z.B. Granulosazellen) verbessert die Schwangerschaftsrate nicht.

Andere Behältnisse für die Gametenkultur wurden beschrieben, wie Glaskapillaren für die Kultur in 10 µl Medium und kleine Plastikröhrchen, die nach luftdichtem Verschluß für zwei Tage in der Vagina der Frau deponiert werden („intravaginal culture", IVC). Die IVC wird von manchen Frauen als positiv erlebt, da sie ihre Oozyten und Embryonen bei sich im Körper tragen, bringt aber gegenüber der herkömmlichen Kultur *keine Verbesserung* der Schwangerschaftsrate. Die Verwendung von Röhrchen für die Kultur im Inkubator hat den Nachteil, daß die Spermien mit dem COC nach unten sedimentieren und sich im Röhrchen ein pH-Gradient ausbildet.

8.4.3 Kultur unter Paraffinöl

Prinzipiell bietet die *Kultur unter Paraffinöl* einen besseren Schutz gegen Kontamination und Schwankungen des pH-Wertes, der Osmolarität und der Temperatur als die Kultur unter Luft. In der Luft des Inkubators kommt es zu einer ständigen *Verdunstung* von Wasser aus dem Medium, erkenntlich an den kleinen Tröpfchen kondensierten Wassers an der Unterseite des Deckels, mit einem konsekutiven *Anstieg der Osmolarität*, so daß die Oozyten und Embryonen sich schließlich in hypertonischer Lösung befinden. Bei einer Herausnahme der Schälchen aus dem Inkubator zur Beurteilung der Befruchtung tritt überdies sofort, da der Deckel des Schälchens wegen der notwendigen Begasung mit 5 % CO_2 nicht luftdicht abschließt, eine *Verdampfung des im Medium gelösten CO_2* ein, mit der Folge der Änderung des pH-Wertes sowie einer Abkühlung der Oberfläche des Mediums, die bei der Kultur unter Öl zwar ebenfalls nicht zu vermeiden ist, aber deutlich langsamer abläuft als ohne Öl (Tab. 8-10). Die Abkühlung des Mediums bei der Herausnahme aus dem Inkubator kann darüber hinaus dadurch verlangsamt werden, daß die Schälchen auf eine *vorgewärmte Unterlage* gestellt werden. Diese Beobachtungen belegen eindrücklich die *Anfälligkeit des Kultursystems* bei der IVF gegenüber Schwankungen von pH, Osmolarität und Temperatur mit einem nachteiligen Effekt auf die Fertilisation der Oozyten und machen deutlich, daß *Routine und Schnelligkeit* beim Umgang mit Oozyten und Embryonen in der Kultur eine wesentliche Voraussetzung für eine hohe Implantations- und Schwangerschaftsrate bei der IVF darstellen.

8.4.4 Spermienpräparation und Bakteriospermie

Die Technik der *Spermienpräparation für die IVF* unterscheidet sich nicht von der für die homologe Insemination (s. Kap. 7, S. 88). Nach Abschluß der Aufarbeitung wird die Konzentration der beweglichen Spermien und deren Morphologie notiert. Eine hohe Ausbeute an progressiv beweglichen und morphologisch normalen Spermien ist für eine gute Befruchtungsrate von entscheidender Bedeutung, so daß in manchen Fällen mehrere Me-

thoden der Ejakulataufarbeitung versucht werden sollten. Mehr als 60 % der Ejakulate sind *bakteriell kontaminiert*, wobei die gezüchteten Keime in einem Teil der Fälle der Hautflora entstammen, in anderen Fällen jedoch eine asymptomatische bakterielle Besiedelung der Samenwege anzeigen. Die Rate positiver Ejakulatkulturen steigt mit erhöhter Transportdauer des Abstrichs in das mikrobiologische Labor deutlich an. Üblicherweise hat die *Bakteriospermie* keinen nachteiligen Effekt auf die Konzentration und Morphologie der Spermien im Ejakulat und auf die Befruchtungs- und Schwangerschaftsrate nach der IVF. Allerdings scheint eine bakterielle Besiedelung, besonders mit *E. coli* und *Mycoplasma hominis* die prozentuale Beweglichkeit der Spermien zu reduzieren. Der insgesamt *geringe Einfluß einer Bakteriospermie auf Fertilisation und Embryokultur* erklärt sich durch die über 95%ige Elimination der Bakterien nach üblichen Methoden der Präparation und durch den *Zusatz von Antibiotika* (Penicillin, Streptomycin) zu den Kulturmedien. Darüber hinaus wird eine Vermehrung pathogener Keime in der Eizell- und Embryokultur durch die geringe Zahl der inseminierten Spermien und die kurze Kulturdauer limitiert. Daher wird ein *routinemäßiges mikrobiologisches Screening* der Ejakulate vor oder bei der IVF *nicht für notwendig* gehalten. Auch eine antibiotische Behandlung asymptomatischer Männer mit positivem Keimnachweis ist in der Regel nicht indiziert. Durch eine generelle antibiotische Prophylaxe der männlichen Partner vor der IVF (z.B. mit

Tab. 8-10 Vorteile der Kultur unter Paraffinöl.

- Voraussetzung für die Mikrokultur in kleinen Tröpfchen von Medium
- Schutz vor Kontamination (Mikroorganismen, Staub)
- Verhinderung der Verdunstung des enthaltenen Wassers (Anstieg der Osmolarität)
- Schutz vor Schwankungen der Temperatur und des pH-Wertes bei der Herausnahme der Schälchen aus dem Inkubator

Doxycyclin) lassen sich die Befruchtungs- und Schwangerschaftsraten nach der IVF nicht verbessern. Im Gegenteil, eine großzügige *antibiotische Vorbehandlung* kann sogar die Wahrscheinlichkeit der Inokulation multiresistenter Keime aus der Vagina in das Kultursystem erhöhen. *Infektionen der Kulturmedien* können gelegentlich, trotz des Zusatzes von Antibiotika, zu einer Überwucherung der Medien mit Pilzen oder resistenten Bakterien führen, wobei die Herkunft dieser Keime im Einzelfall schwer zu klären ist. Sie können entweder aus dem Inkubator oder dessen Umgebung, aus dem Sperma oder aus der Vagina der Frau stammen. In diesen Fällen (*Kontamination der Kultur*) ist eine gezielte Entnahme mehrerer mikrobiologischer Abstriche (Sperma, Eizellkultur, Vagina) sinnvoll mit der Konsequenz einer testgerechten antibiotischen Behandlung. Weitere IVF-Zyklen sollten erst nach negativem Keimnachweis an der entsprechenden Lokalisation unternommen werden.

Der vermehrte Nachweis von Leukozyten im Sperma (*Leukozytospermie*) kann, in Abhängigkeit von der Konzentration, durchaus die prozentuale Motilität der Spermien und auch die Befruchtungsrate reduzieren, insgesamt aber ist der nachteilige Effekt der Leukozytospermie auf Fertilisation, Ergebnisse der Embryokultur und Schwangerschaftsrate bei der IVF gering. Beim Nachweis einer Leukozytospermie ist eine antibiotische Behandlung nicht angezeigt. Normalerweise machen nichtspermatische Zellen und insbesondere Leukozyten weniger als 15 % der Zellzahl eines Ejakulats aus.

8.4.5 Insemination

Durch die *Insemination* wird eine Konzentration von 20 000–200 000 beweglichen Spermien/ml in dem die Oozyte umgebenden Kulturmedium erzielt (*im Mittel 100 000/ml*). Höhere Konzentrationen sind nur zum Ausgleich einer qualitativ schlechten Motilität der Spermien (Grad WHO a–d) und einer prozentual reduzierten Morphologie erforderlich. Die Zahl der tatsächlich für die Insemination benötigten Spermien hängt vom *Volumen* des Kulturmediums ab. Bei der Mikrokultur unter Öl werden in der Regel nur 10 000–50 000 bewegliche Spermien pro Eizelle inseminiert. Dazu werden bei der Kultur unter Öl die beiden Tropfen von Medium, die die Eizelle und die präparierten Spermien enthalten, vereinigt. Die Insemination erfolgt üblicherweise nach einer *Präinkubationszeit* von ein bis vier Stunden, die aber in Abhängigkeit vom Reifegrad der Eizellen durchaus zwischen null und acht Stunden variiert werden kann (Tab. 8-11). Erfolgreiche Fertilisationen sind auch nach der sofortigen Insemination einer reifen Eizelle beobachtet worden. Bei einer *verspäteten Insemination* einer reifen Eizelle nach 16 bis 24 Stunden, d.h. am nächsten Tag, ist die Befruchtungsquote reduziert. Unreife Eizellen ohne Polkörperchen lassen sich häufig erst nach einer Präinkubation von 24 Stunden fertilisieren. Die in diesem Zeitraum erfolgte Reifung des Cumulus oophorus kann unter dem Lichtmikroskop sichtbar gemacht werden.

8.4.6 IVF nach Transport von Eizellen

Üblicherweise erfolgen Eizellentnahme, Präparation der Spermien, Insemination und die nachfolgende Eizell- und Embryonenkultur in einer Klinik oder Praxis. Jedoch ist prinzipiell auch die Überwachung des stimulierten

Tab. 8-11 Insemination bei der IVF.

- Präinkubationszeit der Oozyten 1 bis 4 Stunden (variabel 0–8 Stunden)
- Insemination mit einer finalen Konzentration von 100 000 beweglichen Spermien/ml in dem die Eizelle umgebenden Medium (variabel 20 000–200 000/ml)
- Erhöhung der Zahl der inseminierten Spermien bei qualitativ reduzierter Motilität

Zyklus und die Durchführung der Eizellentnahme an einer peripheren Klinik oder Praxis („satellite clinic") mit vergleichbarer Befruchtungs- und Schwangerschaftsrate möglich, wenn die entnommenen Eizellen in wenigen (< 3) Stunden bei 37 °C zur zentralen Laboreinheit transportiert werden. Dieses dezentrale System des *„transport IVF"* oder ICSI mit einem zentralen Labor für die assistierte Reproduktion und der Durchführung des klinischen Teils der IVF an mehreren peripheren Kliniken oder Praxen ist im europäischen Ausland populär. Es ist bei den behandelten Paaren aufgrund der *Bequemlichkeit* der kurzen Anfahrtswege recht beliebt und kann zu einer Senkung der Kosten der Behandlung beitragen. Jedoch ist eine gute Kommunikation zwischen den beteiligten Einrichtungen unverzichtbar, und Unterschiede im klinischen Management können zu einer Verschlechterung der Schwangerschaftsrate führen.

Tab. 8-12   Praktische Hinweise zur Embryokultur (Tag 0 = Eizellentnahme und Insemination).

- Kultur in einem kommerziell erhältlichen, äquilibrierten Medium in einem Inkubator bei 37 °C und bei 5 % CO_2
- Vermeidung von Schwankungen von Temperatur, pH-Wert und Osmolarität sowie hellem Licht
- Schnelligkeit und Sicherheit beim Umgang mit Embryonen, Minimierung der Zeit außerhalb des Inkubators
- Wechsel des Kulturmediums nach spätestens 48 Stunden
- lichtmikroskopische Beurteilung auf Befruchtung mit Abpräparation der Granulosazellen am Tag 1
- Selektion von 2 oder 3 Pronukleusstadien mit zwei PN für die weitere Kultur, Kryokonservierung oder Verwerfen der übrigen
- Embryokultur bis zum 2. oder 3. Tag
- Beurteilung der Entwicklung der Embryonen („embryonic score")
- Überführung in frisches Kulturmedium vor dem Transfer

8.5 Kultur der Embryonen

Die *Kultur der inseminierten Oozyten, Zygoten und Embryonen* erfolgt in einem Inkubator bei 37 °C und in einer Atmosphäre mit 5 % CO_2. Die Oozyten und fertilisierten Zygoten sind äußerst *empfindlich* gegenüber Schwankungen der Temperatur, des pH-Wertes und der Osmolarität und sollten daher nur kurze Zeit außerhalb des Inkubators auf einer vorgewärmten Oberfläche aufbewahrt werden. Die Kulturmedien sollten spätestens nach zwei Tagen gewechselt werden. Der Tag der Eizellentnahme ist der Tag 0 der Kultur (Tab. 8-12).

8.5.1 Fertilisation

Die meisten Oozyten werden *in vitro* innerhalb weniger Stunden von den Spermien penetriert. Bereits wenige Stunden nach der In-

semination wird der Cumulus oophorus durch die Spermien teilweise aufgelöst (Abb. 8-4). Etwa 15 bis 20 Stunden nach der Insemination, d.h. am nächsten Morgen, werden die Oozyten *auf sichtbare Zeichen der Fertilisation überprüft*. Die Oozyten sind zu diesem Zeitpunkt häufig von einer *dichten Schicht von Zellen des Cumulus oophorus* und der Corona radiata bedeckt, die mechanisch *entfernt* werden müssen. Hierzu stehen mehrere Möglichkeiten zur Verfügung, wie die wiederholte Aspiration durch eine Pipette mit einem Innendurchmesser etwas größer als die Eizelle, die Dissektion mit zwei scharfen Nadeln oder das Rollen der Oozyte über den Boden des Schälchens. Es werden nur so viele der die Oozyte umgebenden Zellen entfernt, daß eine sichere *Beurteilung der Vorkerne* möglich ist. Die freigelegten Oozyten werden in äquilibriertes und vorgewärmtes Kulturmedium überführt. Zygoten mit einem oder zwei Vorkernen (Pronuklei) gelten als *fertilisiert*, aber

nur solche mit *zwei Vorkernen und zwei Polkörperchen* (normale Fertilisation) sollten für
den Embryotransfer verwendet oder kryokonserviert werden. Allerdings enthalten Zygoten
mit zwei Pronuklei (2 PN) nur in etwa 80 %
der Fälle einen *diploiden Chromosomensatz*.

8.5.2 Beurteilung der Vorkerne

Bei Zygoten mit zwei Pronuklei kann die
Wahrscheinlichkeit einer normalen embryonalen Entwicklung und erfolgreichen Implantation anhand *morphologischer Kriterien* abgeschätzt werden. Zygoten mit nebeneinander
stehenden und gleich großen Vorkernen, die
von kontrahierendem Zytoplasma („halo")
umgeben und in denen die Nuklei linear angeordnet sind (Abb. 8-5) besitzen ein günstiges
Potential für die weitere Entwicklung. Diese
Kriterien können in einem *„pronuclear stage
score"* zusammengefaßt werden und sind bei
der Auswahl für den eventuellen Zygotentransfer in den Uterus oder in die Tuben am
Tag 1 und die Selektion der Pronukleusstadien
für die Embryokultur von Bedeutung.

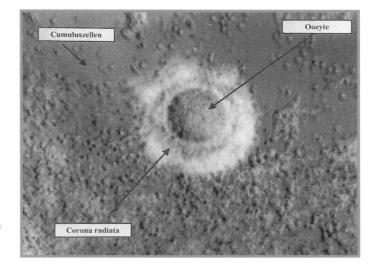

Abb. 8-4 Cumulus-Oozyte-
Komplex 3 Stunden nach Insemination mit beginnender Auflösung des Cumulus oophorus
durch die Spermien. Die Oozyte
ist von einer deutlichen Corona
radiata umgeben.

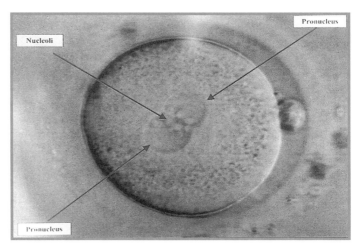

Abb. 8-5 Pronukleusstadium 18
Stunden nach Insemination mit
zwei Vorkernen und günstigem
„pronuclear stage score" (anlie-
gende Vorkerne gleicher Größe,
zytoplasmatischer Hof, reihenförmig angeordnete Nukleolen).

Oozyten mit nur *einem Vorkern* (Häufigkeit 5–10 %, Abb. 8-6) sind *in etwa 70 % haploid*. Bei diesen Zellen kann eine parthenogenetische Aktivierung der mütterlichen Chromosomen vorliegen, ohne daß eine Fertilisation stattgefunden hat. Alternativ ist eine abnormale Fertilisation mit fehlender Dekondensation des Spermienkopfes anzunehmen. Zygoten mit der Ausbildung nur eines Vorkerns können jedoch auch eine normale Fertilisation durchlaufen haben, so daß die sich daraus entwickelnden Embryonen im Ausnahmefall zum Transfer zugelassen werden können. Jedoch ist das Entwicklungspotential der Zygoten deutlich reduziert und die meisten der entstehenden Embryonen arretieren bis zum Morulastadium. 2 bis 7 % der Zygoten weisen drei *oder mehr Vorkerne* auf und werden wegen ihrer abnormalen Fertilisation von der weiteren Kultur ausgeschlossen (Abb. 8-7). Zygoten mit drei PN sind häufig *triploid* (45 %) nach der Fertilisation durch zwei Spermien (Polyspermie) oder *diploid bei fehlender Abschnürung* und Ausstoßung des zweiten Polkörperchens (Digynie), können jedoch auch ein chromosomales Mosaik enthalten. In etwa 80 % der Fälle entwickeln sich daraus morphologisch normal aussehende Furchungsstadien. Da die Vorkerne nur über eine begrenzte Zeitdauer von wenigen Stunden zu sehen sind und danach durch *Syngamie* verschmelzen, bedeutet das *Fehlen der Vorkerne* bei der licht-

mikroskopischen Beurteilung nicht notwendigerweise, daß keine Befruchtung stattgefunden hat. Alternativ können die mit der Befruchtung einhergehenden Vorgänge auch sehr *rasch oder verzögert* abgelaufen sein, so daß die Vorkerne zum Zeitpunkt der Beurteilung nicht mehr oder noch nicht zu sehen sind. Etwa 25 % der Oozyten ohne Vorkerne wurden tatsächlich von einem Spermium penetriert und können am folgenden Tag (Tag 2) eine normal erscheinende embryonale Entwicklung aufweisen oder zeigen eine verspätete Ausbildung der beiden Vorkerne erst am Tag 2 der Kultur. Allerdings ist in diesen Fällen mit einem reduzierten Potential für die weitere Entwicklung der Embryonen oder Zygoten und mit einer nur geringen Aussicht auf eine erfolgreiche Implantation zu rechnen (Tab. 8-13). Bis zu 40 % der nicht fertilisierten Oozyten weisen eine genetische Anomalie auf.

Daneben gibt es auch Zygoten mit zwei Vorkernen, die eine *Anomalie der Form des Ooplasmas oder der Zona pellucida* aufweisen (Abb. 8-8) und von der weiteren Embryokultur ausgeschlossen werden.

8.5.3 Fertilisationsrate

Der Prozentsatz der Zygoten mit einem oder zwei Vorkernen wird üblicherweise als *Fertili-*

Tab. 8-13 Beurteilung der Vorkerne und Bedeutung für die Selektion der Pronukleusstadien.

Vorkerne	Interpretation
3	abnormale Fertilisation, Polyspermie, ausgebliebene Ausstoßung des zweiten PK, Ausschluß von der weiteren Embryokultur
2	normale Fertilisation, Verwendung für Embryotransfer oder Kryokonservierung
1	abnormale Fertilisation anzunehmen, parthenogenetische Aktivierung denkbar, reduziertes Potential für die weitere embryonale Entwicklung, Verwendung für Embryotransfer oder Kryokonservierung nur im Ausnahmefall (wenn keine Zygoten mit zwei Vorkernen zur Verfügung stehen)
0	ausbleibende Fertilisation, verzögerte Fertilisation mit reduziertem Potential für die normale embryonale Entwicklung, weitere Kultivierung nur im Ausnahmefall

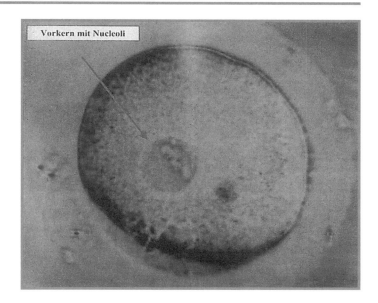

Vorkern mit Nucleoli

Abb. 8-6 Pronukleusstadium 18 Stunden nach Insemination mit einem Vorkern und Nukleolen.

sationsrate und der der Zygoten mit zwei Vorkernen als *normale Fertilisationsrate*, bezogen auf die Zahl der inseminierten Oozyten, angegeben. Die Fertilisationsrate ist in Abhängigkeit von der Spermaqualität, dem Verlauf des stimulierten Zyklus und dem Reifegrad der Oozyten *erheblichen Schwankungen* (zwischen 0 und 100 %) unterworfen; im Durchschnitt beträgt sie *50 bis 75 %*. In 5 bis 20 % der Eizellkulturen ist mit einem kompletten Ausbleiben der Fertilisation aller inseminierten Oozyten am Tag 1 („fertilization failure",

FF) zu rechnen. Von manchen Ärzten wird auch eine, im Hinblick auf den Eintritt einer Schwangerschaft extrem ungünstige, *niedrige Befruchtungsrate* (< 20 % oder < 25 %) als FF definiert. Das *Fertilisationsversagen* ist bei normozoospermen Samenproben oder milder andrologischer Einschränkung äußerst selten (etwa 3 %) und meist bei der Verwendung von Ejakulaten mit reduzierter Qualität für die IVF zu beobachten. Weitere Risikofaktoren für das FF, das in der Regel den *Abbruch des Zyklus ohne Embryotransfer* zur Folge hat,

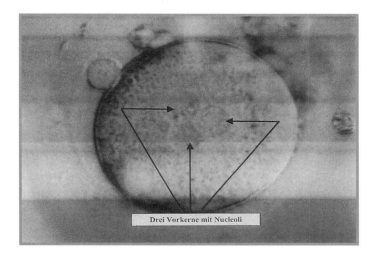

Drei Vorkerne mit Nucleoli

Abb. 8-7 Pronukleusstadium 20 Stunden nach Insemination mit drei Vorkernen und Nukleolen.

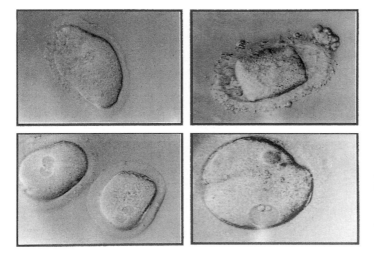

Abb. 8-8 Fertilisierte Oozyten mit Anomalien der Form des Ooplasmas oder der Zona pellucida. Diese Zygoten werden üblicherweise von der weiteren Embryokultur ausgeschlossen.

sind eine geringe Zahl der inseminierten Oozyten, das PCOS und Probleme bei der Eizellkultur (Tab. 8-14). In dieser für alle beteiligten Personen unglücklichen und enttäuschenden Situation werden sowohl eine *Nachinsemination* am Tag 1 mit einer frischen Samenprobe als auch eine intrazytoplasmatische Spermieninjektion an den einen Tag alten Oozyten (*„second day ICSI"*) versucht, um das FF zu überwinden. Die Aussichten auf den Eintritt einer Fertilisation sind zwar günstig, jedoch können die am Tag 2 beobachteten Pronuklei auch aus der am Tag 0 erfolgten Insemination resultieren. Insgesamt sind die Aussichten, durch eines von beiden Verfahren an den gealterten Oozyten doch noch eine klinische Schwangerschaft zu erzielen, mehr als gering (wenige Prozent). Das *Wiederholungsrisiko* eines FF bei weiteren IVF-Zyklen beträgt 45 bis 70 %, so daß bereits nach einem, spätestens aber nach zwei IVF-Versuchen mit ausbleibender Befruchtung die *Indikation zur intrazytoplasmatischen Spermieninjektion (ICSI)* in zukünftigen Behandlungszyklen gestellt werden sollte. Bei Paaren mit FF nach konventioneller IVF läßt sich in späteren Zyklen durch die ICSI als Methode der assistierten Fertilisation eine Befruchtungsrate von 50 bis 60 % erzielen, allerdings ist die Implantations- und Schwangerschaftsrate bei diesen

Tab. 8-14 Ursachen für ein komplettes Ausbleiben sichtbarer Zeichen der Fertilisation am Tag 1 (Fertilisationsversagen).

- extrem verzögerte Befruchtung (Vorkerne erscheinen erst am Tag 2, reduziertes Potential für weitere embryonale Entwicklung)
- ausgebliebene Befruchtung bei reduzierter Spermaqualität
- morphologischer oder struktureller Defekt der Eizelle, unreife Eizelle
- begünstigend wirken die geringe Zahl (3 oder weniger) der inseminierten Eizellen und PCOS

Paaren unterdurchschnittlich niedrig. Generell ist nach ICSI die zu beobachtende Befruchtungsrate, bezogen auf die Zahl der injizierten Eizellen, konstanter und die Häufigkeit des vollständigen FF niedriger (< 10 % der Zyklen) als nach konventioneller IVF, so daß zur Senkung des Risikos des FF durchaus eine großzügige Indikationsstellung zur ICSI sinnvoll erscheinen würde.

8.5.4 Selektion der Vorkernstadien

Bis zur Beurteilung der sichtbaren Zeichen der Befruchtung unterscheidet sich das prinzipielle Vorgehen bei der Gameten- und Embryokultur in Deutschland nicht von dem im europäischen Ausland. Ab diesem Zeitpunkt beginnen jedoch die *Restriktionen des deutschen Embryonenschutzgesetzes* (ESchG) zu greifen, die dazu führen, daß die Schwangerschaftsrate nach IVF an einem deutschen Zentrum niedriger gehalten wird, als es die Qualität der Methode erlauben würde. Die im ESchG enthaltene Forderung, *nicht mehr Eizellen zu entnehmen als für die IVF benötigt* werden, limitiert in der Praxis die Zahl der gewonnenen Oozyten nicht in wesentlichem Umfang, da deren Befruchungsrate in einem weiten Bereich (0–100 %) schwankt, so daß unsicher ist, wieviele Oozyten tatsächlich inseminiert werden müssen, um drei befruchtete Eizellen mit zwei PN zu erhalten. Das *Verbot der Selektion und des Entstehens überzähliger Embryonen* führt jedoch dazu, daß in Deutschland die *Selektion für die weitere Embryokultur am Tag 1* erfolgen muß und nur drei Pronukleusstadien weiter kultiviert werden dürfen. Zwei-PN-Stadien – vor der Verschmelzung des weiblichen und männlichen Vorkerns – werden zwar in der internationalen Literatur häufig bereits als Embryonen bezeichnet, gelten aber noch nicht als Embryonen im Sinne des ESchG. Diese aufgrund der gesetzlichen Bestimmungen erzwungene Praxis *unterscheidet sich grundlegend vom sinnvollen Vorgehen in den meisten europäischen Ländern*, wo in der Regel alle Pronukleusstadien weiter bis zum Tag des Embryotransfers (Tag 2-5) kultiviert und erst dann die Embryonen für den Transfer ausgewählt werden. Da das Entwicklungspotential der Embryonen unterschiedlich ist und auf jeder Entwicklungsstufe 5 bis 10 % der Embryonen stehenbleiben und absterben („embryonic block", „arrest"), kann die Schwangerschaftsrate nach der IVF durch die Selektion der drei am schnellsten entwickelten Embryonen mit dem höchsten Potential für eine erfolgreiche Implantation am Tag des Embryotransfers wesentlich gesteigert werden. Aufgrund der Häufigkeit des „*embryonic arrest*" in allen Stadien der embryonalen Entwicklung, besonders aber am Tag 2 bis 3, erreichen von den kultivierten Pronukleusstadien nur etwa 90 % das Zwei- und Vierzellstadium und nur etwa 30–50 % die Stufe der Blastozyste. Obwohl auch bei den Zwei-PN-Stadien die Aussicht auf eine Implantation anhand der morphologischen Kriterien bis zu einem gewissen Grad abgeschätzt werden kann, so sind doch die Unterschiede im Entwicklungspotential an den späteren Embryonalstadien deutlicher ersichtlich. Die deutsche Praxis der Kultur von nur drei Pronukleusstadien mit Verwerfen oder Kryokonservierung der übrigen Zellen ist daher nur als *medizinisch unsinnig* zu bezeichnen, weil durch die Häufigkeit des „embryonic arrest" und die Tatsache, daß sein Eintreten aufgrund der morphologischen Merkmale des Vorkernstadiums nicht vorhergesagt werden kann, in der Praxis häufig einige oder sogar alle drei ausgewählten Zwei-PN-Stadien entweder noch während der Kultur oder nach dem Transfer im Uterus *in ihrer Entwicklung stehenbleiben*, während die Pronukleusstadien mit dem Potential für eine erfolgreiche Implantation am Tag 1 verworfen werden mußten. Weiterhin hat das Verbot des Entstehens überzähliger Embryonen einen negativen Effekt auf die Schwangerschaftsrate bei der Kryokonservierung, da die in Deutschland aufgrund des ESchG erzwungene Kryokonservierung von Zwei-PN-Stadien eine geringfügig schlechtere Schwangerschaftsrate liefert als die im Ausland mögliche Kryokonservierung von Embryonen. Schließlich ist das *Verbot des Transfers von mehr als drei Embryonen* zwar im Hinblick auf die Senkung der Mehrlingsrate zu begrüßen, es sind jedoch Situationen denkbar, in denen auch ein Transfer von vier Embryonen akzeptabel erscheint, etwa bei Frauen über 40 Jahren und nach umfangreicher Vorbehandlung (Tab. 8-15).

Nach der Beurteilung auf die Befruchtung müssen somit, nach den Vorschriften des ESchG, drei Pronukleusstadien für die weitere Embryokultur ausgewählt und die übrigen, sofern vorhanden, entweder verworfen oder kryokonserviert werden. Bei dieser *Selektion*

Tab. 8-15   Restriktionen des deutschen Embryonenschutzgesetzes mit potentiell nachteiligem Einfluß auf die Schwangerschaftsrate nach IVF im Vergleich zum europäischen Ausland.

Bestimmung	Auswirkung
Verbot der Entnahme von mehr Eizellen als benötigt	untergeordnete Bedeutung, Zahl der benötigten Eizellen nicht exakt vorhersagbar
Verbot des Entstehens überzähliger Embryonen	Kultur von drei Pronukleusstadien, Problem des „embryonic arrest", Kryokonservierung von PN-Stadien statt von Embryonen
Verbot der Selektion von Embryonen	Selektion von Pronukleusstadien, reduzierte Schwangerschaftsrate
Verbot des Transfers von mehr als 3 Embryonen	sinnvoll zur Senkung des Mehrlingsrisikos

werden möglichst Pronukleusstadien mit dem höchsten Potential für eine erfolgreiche Implantation aufgrund der morphologischen Kriterien (pronuclear stage score) ausgewählt. Die Embryokultur findet somit in Deutschland einheitlich und *im Gegensatz zur Praxis im übrigen europäischen Ausland* nur mit maximal drei Embryonen statt.

8.5.5 Dauer

Die *Dauer der Embryokultur* geht in der Regel *bis zum Tag 2 oder 3*. Die Pronukleusstadien werden dazu einzeln in frisches Kulturmedium überführt. Die gemeinsame Kultur einer Gruppe von Zygoten in einem Volumen von Medium verbessert die Resultate nicht, macht aber die Zuordnung der morphologischen Kriterien der späteren Furchungsstadien zu denen der Pronukleusstadien unmöglich. Eine verlängerte Kultur bis zum Stadium der Blastozyste (Tag 5) unter Verwendung sequentieller Medien ist seit einigen Jahren technisch möglich (s. Kap. 12, S. 215) und wird im Ausland mit einer dramatischen Verbesserung der Implantations- und Schwangerschaftsrate praktiziert, die aber in erster Linie auf die Selektion der am weitesten entwickelten Embryonen oder Blastozysten zurückzuführen ist. Während somit die *verlängerte Kultur bis zum Tag 5* im Ausland in naher Zu-

kunft das *Vorgehen der Wahl* bei der IVF darstellen dürfte, ist der durch die Selektion zu erzielende Vorteil im Hinblick auf die Schwangerschaftsrate den deutschen IVF-Programmen aufgrund der gesetzlichen Vorgaben *verwehrt*. Da nur weniger als 50 % der kultivierten Zwei-PN-Stadien die Stufe der Blastozyste erreichen, erscheint eine verlängerte Kultur von nur drei Pronukleusstadien bis zum Tag 5 unter den Vorgaben des ESchG nur beschränkt sinnvoll. Ein zusätzlicher Vorteil der Kultur bis zum Tag 5 kann darin bestehen, daß beim Transfer an diesem Tag der Embryo in einer Phase des Zyklus zurückgesetzt wird, in der er auch unter physiologischen Bedingungen in den Uterus gelangen würde und in der das Endometrium auf die Anhaftung, Penetration und Implantation des Embryos besser vorbereitet ist als nach dem frühen Transfer am Tag 2 oder 3 (Tab. 8-16).

Tab. 8-16   Vorteile der verlängerten Embryokultur (bis zum Tag 5) im Vergleich zur üblichen Kultur bis zum Tag 2 oder 3.

- mögliche Verbesserung der uterinen Rezeptivität
- Selektion der Blastozysten mit dem besten Entwicklungspotential für den Embryotransfer (in Deutschland nicht gestattet)
- erhebliche Steigerung der Implantations- und Schwangerschaftsrate

8.5.6 Embryonale Entwicklung

Der Vorgang des *Verschmelzens der beiden Vorkerne* (Syngamie) nimmt nur wenige Stunden in Anspruch (Abb. 8-9). Unmittelbar danach setzt die erste embryonale Teilung ein (Abb. 8-10). Eine vollständige Sequenz des Überganges vom Zwei-PN-Stadium zum 2-Zeller zeigt die Abbildung 8-11. Das Stadium des *2-Zellers* (Abb. 8-12) wird frühestens 24 Stunden nach der Fertilisation und das Stadium des *4-Zellers* (Abb. 8-13) nach 44 Stunden erreicht. Am Tag 2 (> 48 Stunden nach der Eizellentnahme) liegen die Embryonen üblicherweise im Stadium des 2- bis 8-Zellers und am Tag 3 im Stadium des *8- bis 16-Zellers* (Abb. 8-14) vor. Morulae und frühe Blastozysten bilden sich meist erst am Tag 4, nach rascher Entwicklung kann aber ein Embryo bereits am Tag 3 im *Morulastadium* mit beginnender Verschmelzung der Blastomeren („compacting embryo") vorliegen. Je fortgeschrittener das Teilungsstadium eines Embryos ist, um so höher ist sein Potential für eine weitere ungestörte Entwicklung und erfolgreiche Implantation einzuschätzen (Tab. 8-17). Neben der morphologischen Beurteilung spielt somit die *Geschwindigkeit* der Entwicklung für die Wahrscheinlichkeit einer erfolgreichen Implantation eine entscheidende Rolle. Normale Embryonen können sich zum Zeitpunkt der Beurteilung in Teilung befinden oder asymmetrische Furchungen durchlaufen haben, so daß sie durchaus eine ungerade Anzahl von Blastomeren aufweisen können (z.B. 5-, 6- oder 7-Zeller).

8.5.7 Morphologische Beurteilung der Embryonen

Während der Kultur soll die Entwicklung der Embryonen *nur einmal täglich* unter dem Lichtmikroskop beurteilt werden, da zusätzliche Begutachtungen ohne praktische Relevanz sind, aber die Embryonen einem ungünstigen Milieu (niedrige Temperatur und niedriger Partialdruck von CO_2, Änderung des pH-Wertes, helle Beleuchtung) aussetzen. Die *Blastomeren* sind meist von durchsichtiger, glatter und sphärischer Beschaffenheit und von *Abschnürungen* (Fragmenten) innerhalb der intakten Zona pellucida umgeben, die wahrscheinlich durch Apoptose zugrundegegangenen Blastomeren entsprechen. Atretische Embryonen enthalten braune bis schwarze, kontrahierte oder teilweise aufgelöste Fragmente; nach dem Transfer solcher Embryonen ist eine erfolgreiche Implantation nicht zu erwarten. Manche (< 10 %) der kulti-

Tab. 8-17   Normale Entwicklung der Furchungsstadien in Abhängigkeit von der Dauer der Embryokultur (Tag 0 = Tag der Eizellentnahme und Insemination).

Tag	Stadium
1	2 Pronuklei
2	2- bis 8-Zeller
3	8- bis 16-Zeller, „compacting embryo"
4	16-Zeller, Morula („compacted embryo") oder frühe Blastozyste („early cavitating blastocyst")
5	verschiedene Stadien der Blastozyste („late cavitating", „early" oder „expanded blastocyst")
6	schlüpfende oder geschlüpfte Blastozyste („fully expanded", „hatching" oder „hatched blastocyst")

vierten Pronukleusstadien liegen auch am Tag 2 oder 3 aufgrund einer extrem verzögerten Entwicklung oder „embryonic arrest" noch als solche vor. Das Potential für eine weitere normale Entwicklung eines jeden Embryos kann aufgrund der Zahl und Beschaffenheit der Blastomeren, deren Fragmentation und Gehalt an Granula sowie der Beschaffenheit und

Dicke der Zona pellucida abgeschätzt und in einem „*embryo score*" (ES) zusammengefaßt werden. Die Summe der ES aller transferierten Embryonen ergibt den „cumulative embryo score", der eine schwach positive Korrelation mit dem Eintritt einer klinischen Schwangerschaft aufweist. Der ES ist vom Alter der Frau unabhängig. Verschiedene Metho-

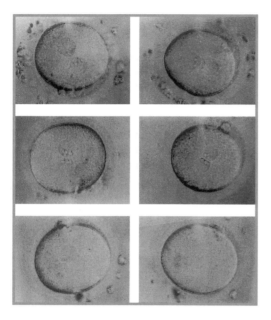

Abb. 8-9 Verschmelzen der beiden Vorkerne (Syngamie):
oben: Wanderung des männlichen und weiblichen Vorkerns aufeinander zu,
Mitte: Anlagerung der beiden Vorkerne,
unten: vollständige Verschmelzung der beiden Vorkerne.

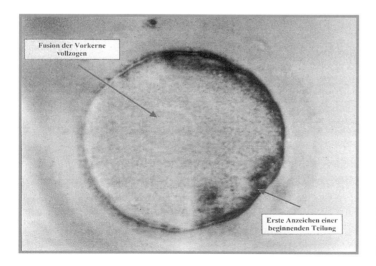

Fusion der Vorkerne vollzogen

Erste Anzeichen einer beginnenden Teilung

Abb. 8-10 Verschmelzung der beiden Vorkerne und Beginn der ersten embryonalen Teilung 24 Stunden nach Insemination.

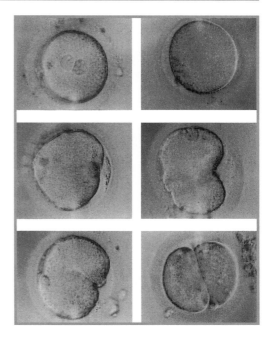

Abb. 8-11 Sequenz der Entwicklung vom Pronukleusstadium zum 2-Zeller (18–24 Stunden nach Insemination):
oben: Syngamie der beiden Vorkerne,
Mitte: Abschnürung des Zytoplasmas für die erste
embryonale Teilung,
unten: Abschluß der Furchung zum 2-Zeller.

den der Ermittlung des ES aufgrund unterschiedlicher Kriterien wurden publiziert (Tab.
8-18). Die *Zahl der Blastomeren* alleine besitzt ebenfalls einen gewissen prädiktiven
Wert für eine erfolgreiche Implantation. So ist
zum Beispiel nach Transfer eines 4-Zellers am
Tag 2 die Wahrscheinlichkeit einer klinischen
Schwangerschaft annähernd doppelt so hoch
wie nach Transfer eines 2-Zellers. Die Aussicht auf eine Implantation ist bei Embryonen
mit Grad 1 oder 2 am höchsten. Die Fragmente können sowohl in einem Areal als auch
verstreut im perivitellinen Raum angeordnet
sein. Möglicherweise kann die mechanische
Entfernung der Fragmente die Implantationsrate verbessern. Für die Beurteilung von
Morulae und Blastozysten werden andere
Scores verwendet.

Der ES dient *im Ausland als Grundlage für die
Zahl und Selektion der Embryonen* für den
Transfer oder die Kryokonservierung, hat aber
in Deutschland nur eine *untergeordnete Bedeutung*, da ohnehin alle entwickelten Embryonen auch transferiert werden müssen. Er
dient lediglich zur Abschätzung der individuellen Wahrscheinlichkeit des Paares auf eine
klinische Schwangerschaft, die aber neben
dem ES von einer Reihe anderer Faktoren abhängig ist. Am Tag 2 oder 3 arretierte Pronu-

Tab. 8-18 Berechnung des „embryo score" aus der Beschaffenheit der Blastomeren und der Fragmentation
des Embryos am Tag 2 oder 3.

Grad	Blastomere	Fragmente
1	regelmäßig, gleiche Größe	< 10 % der Blastomeren
2	unregelmäßig, ungleiche Größe	< 10 % der Blastomeren
3	unregelmäßig, ungleiche Größe	10–50 % der Blastomeren
4	unregelmäßig, ungleiche Größe	> 50 % der Blastomeren

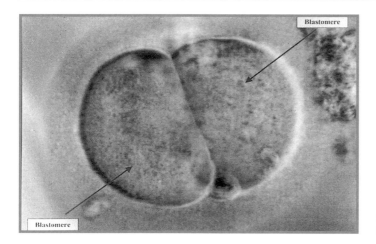

Abb. 8-12 2-Zeller 25 Stunden nach Insemination.

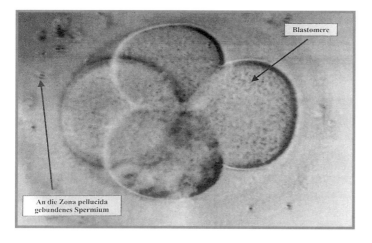

Abb. 8-13 4-Zeller 46 Stunden nach Insemination mit günstigen morphologischen Kriterien (annähernd gleiche Größe der Blastomeren, keine Fragmente).

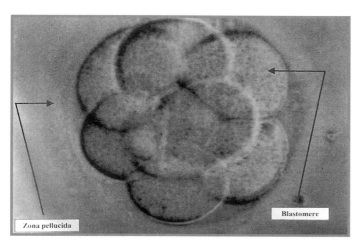

Abb. 8-14 8-Zeller 72 Stunden nach Insemination mit günstigem „embryo score".

kleusstadien mit allenfalls geringer Aussicht auf eine weitere Entwicklung, bei denen es sich nicht um Embryonen im Sinne des ESchG handelt, können vom Transfer ausgeschlossen werden.

Bei der Erhebung des ES handelt es sich um eine zwar nicht invasive, aber *recht ungenaue* Beurteilung des Entwicklungspotentials des Embryos, die vom Untersucher abhängig ist, aber auch im zeitlichen Verlauf der embryonalen Entwicklung in vitro zu unterschiedlichen Resultaten führen kann. Biochemische Untersuchungen der sekretorischen Aktivität des Embryos sind zwar durchführbar, erscheinen jedoch für die Praxis zu zeitaufwendig. Eine genetische Untersuchung der Blastomere („preimplantation genetic diagnosis", PGD) ist im Stadium der Totipotenz der embryonalen Zellen mit dem deutschen ESchG nicht vereinbar, da dadurch eine Blastomere verbraucht würde, nach dem Gesetz aber eine Blastomere einem ganzen Embryo gleichgestellt ist.

8.6 Embryotransfer

Embryonen können in allen Stadien und an allen Tagen der Kultur transferiert werden, meist aber am Tag 2 oder 3. Das ESchG enthält zum Zeitpunkt des Embryotransfers (ET) keine Vorgaben. Im europäischen Ausland, wo sowohl eine Selektion der Embryonen als auch eine Änderung der Zahl der zu transferierenden Embryonen noch am Transfertag möglich sind, erhöht die Verschiebung des ET nach hinten die Implantations- und Schwangerschaftsrate. Es erscheint fraglich, ob diese Abhängigkeit vom Transfertag auch unter den Restriktionen des deutschen ESchG zum Tragen kommt. Während somit im europäischen Ausland der ET am Tag 3 gegenüber dem am Tag 2 im Hinblick auf die erhöhte Erfolgsrate zu bevorzugen ist, dürfte der Transfer *am Tag 2 oder 3* im Geltungsbereich des deutschen ESchG vergleichbare Ergebnisse erbringen.

Das im ESchG erlaubte *Maximum von drei Embryonen* sollte bei Paaren mit einer vergleichsweise hohen Wahrscheinlichkeit auf eine Schwangerschaft *elektiv auf zwei reduziert* werden. Diese Beschränkung auf die Kultivierung von nur zwei Embryonen muß allerdings bereits im Pronukleusstadium am Tag 1 erfolgen.

8.6.1 Vorgehen

Für den ET werden die Embryonen, die bei der Mikrokultur in separaten Tröpfchen von Medium aufbewahrt wurden, in ein gemeinsames Schälchen überführt. Der ET erfolgt in der Regel *transzervikal*, in Rückenlage und nach Spiegeleinstellung und Desinfektion der Portio ohne Analgesie oder Anästhesie. Der in der Anfangszeit der IVF praktizierte ET in Knie-Ellenbogen-Lage verbessert die Ergebnisse nicht. Voraussetzung ist eine vorherige sonographische Darstellung des Uterus zur Feststellung seiner Lage und Krümmung. Eine starre Sondierung oder gar Dilatation der Zervix ist nur in seltenen Fällen (weniger als 5 %) zur Überwindung einer *Zervikalstenose* erforderlich. Auch ein Anhaken der Portio zum Ausgleich einer Ante- oder Retroflexion des Uterus ist meist verzichtbar, da der weiche Katheter der Krümmung des Zervikalkanals *passiv folgt* (Abb. 8-15). Für den ET stehen eine Reihe *atraumatischer und steriler Einmalkatheter* verschiedener Hersteller (z.B. Wallace R, Labotect R) und in unterschiedlicher Länge, Dicke und Flexibilität zur Verfügung, die zum Passieren eines engen Zervikalkanals in unterschiedlicher Weise geeignet sind. In den Händen eines geübten Embryologen und Operateurs liefern sie vergleichbare Ergebnisse, so daß eine Präferenz nicht ersichtlich ist. Das allen Fabrikaten gemeinsame Prinzip besteht in einer *äußeren Hülse aus starrem Kunststoff,* die über den äußeren oder inneren Muttermund geschoben und durch die dann die Spitze eines zweiten weichen Katheters mit den Embryonen *etwa 1 cm unterhalb des Fundus* plaziert wird. Die Passage des Zervikalkanals und das Erreichen des Fundus kann bei bekannter Länge des Cavum uteri durch eine angebrachte *Markierung kenntlich gemacht* werden (Abb. 8-16). Der weiche Katheter wird an der Spitze mit den Embryonen in etwa 10–50 µl Kulturmedium und dahinter, von den Embryonen durch wenige µl Luft getrennt, mit einer kurzen Flüssigkeitssäule oder auch vollständig mit Kulturmedium beladen und am Ende mit einer 0,5 ml fassenden Insulinspritze verbunden. Nach korrekter Plazierung der Katheterspitze werden die Embryonen durch sanften Druck auf den Stempel der Spritze in das Cavum uteri entleert und der Katheter zurückgezogen. Der entleerte Katheter wird sofort mit *Kulturmedium durchgespült*, um eventuell noch an der Katheterwand oder -spitze in einem Schleimtropfen oder Blutklumpen haftende Embryonen in einer zweiten Sitzung in gleicher Weise zurücksetzen zu können. Durch den sofortigen *Retransfer* der Embryonen (etwa 3 % der Transfers) wird die Wahrscheinlichkeit einer Schwangerschaft nicht beeinträchtigt. Retransfers sind gehäuft nach schwieriger Passage des Zervikalkanals erforderlich.

Die Einhaltung von Bettruhe oder sogar Beckenhochlagerung über Stunden nach dem ET war über Jahre üblich, jedoch ergeben *ambulant durchgeführte Transfers* vergleichbare Schwangerschaftsraten, so daß – jedenfalls im Hinblick auf die Erfolgsrate – im Anschluß an den ET ein Verlassen der Praxis möglich ist. Eine Liegeruhe im Anschluß an den ET wird aber von vielen Frauen als entspannend empfunden.

Variationen des beschriebenen standardmäßigen Vorgehens sind die vorherige Verwendung eines leeren Probekatheters, um die Passage durch den Zervikalkanal zu überprüfen, der vaginale transmurale ET durch das Myometrium bei stenosiertem Zervikalkanal und der ET unter abdominaler oder vaginaler *sonographischer Kontrolle* zur Verifizierung der korrekten Position der Katheterspitze (Tab. 8-19). Gegenüber dem unsicheren, „blinden" und

taktilen Zurücksetzen der Embryonen in das Cavum uteri bietet die *sonographische Kontrolle des ET* den Vorteil, daß versehentliche tubare (5–10 %) oder subendometriale Transfers (bis zu 20 %) vermieden werden können. Hierfür wurde ein Transferkatheter mit einer sonographisch sichtbaren echodensen Spitze entwickelt.

8.6.2 Probleme

Beim Transfer ist eine *schnelle, effiziente, atraumatische und unblutige Handlungsweise* im Hinblick auf eine erfolgreiche Implantation der Embryonen von großer Bedeutung. Eine schlechte Transfertechnik kann die Schwangerschaftsrate nach der IVF erheblich beeinträchtigen. Gelingt es in „schwierigen" Fällen nicht, mit dem gewählten Modell des

Tab. 8-19 Routinemäßiges Vorgehen beim Embryotransfer.

- Überführung der zu transferierenden Embryonen zusammen in frisches Medium
- meist keine Analgesie oder Anästhesie erforderlich
- Rückenlage
- Spiegeleinstellung und Desinfektion der Portio
- Anhaken der Portio (falls notwendig)
- Einführen eines Probekatheters (optional)
- starre Sondierung meist verzichtbar
- sonographische Überprüfung der Lage des Katheters (optional)
- Beladung des Transferkatheters mit den Embryonen in 15–20 (< 50) µl Medium, dahinter eine zweite Säule aus Medium, Anschluß an eine 0,5 ml Insulinspritze
- Plazierung der äußeren Hülse des Katheters oberhalb des äußeren oder inneren Muttermundes, Hochschieben des inneren weichen Katheters bis 1 cm unterhalb des Fundus
- Entleerung des Katheters durch sanften Druck auf den Stempel der Spritze
- Zurückziehen der Spritze, Durchspülen mit Medium, Retransfer der eventuell noch im Katheter haftenden Embryonen
- Liegeruhe im Anschluß an den Transfer (optional)

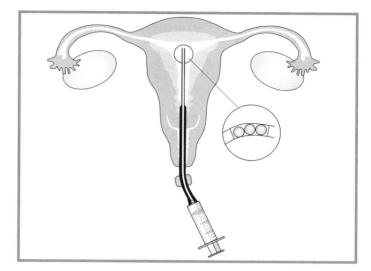

Abb. 8-15 Intrauteriner Transfer von 3 Embryonen (schematisch). Die äußere starre Führungshülse des Transferkatheters wird vor die innere Öffnung des Zervikalkanals plaziert und durch diese ein biegsamer Katheter aus Kunststoff, der an der Spitze mit den Embryonen beladen ist, bis etwa 1 cm unterhalb des Fundus vorgeschoben.

Katheters den Zervikalkanal zu passieren (< 10 % der Transfers), so kommen der *Wechsel* auf ein weniger flexibles Fabrikat, das *Anhaken der Portio*, die starre *Sondierung* und Dilatation (< 3 % der Transfers) oder ein transmurales Vorgehen unter sonographischer Sicht in Frage (eventuell nach medikamentöser Sedierung oder Analgesie). Durch die Wahl eines zu großen (> 100 µl) *Transfervolumens* (Luft und Medium) besteht die Gefahr, daß die Embryonen entweder in die Tuben oder durch den Zervikalkanal in die Vagina gespült werden. *Blutungen* aus dem hoch aufgebauten (> 12 mm) und vulnerablen Endometrium und die Verunreinigung der Katheterspitze mit Blut oder Schleim können die Implantationsrate ebenso verschlechtern wie ein langes Hantieren mit dem dünnen, mit den Embryonen beladenen Transferkatheter an der

freien Luft bei Raumtemperatur. Schließlich kann bei den verwendeten winzigen Volumina auch eine leichte vorzeitige Berührung des Stempels der angeschlossenen Spritze zu einer vorzeitigen Entladung der Embryonen führen (Tab. 8-20). In die Zervix transferierte Embryonen können in seltenen Fällen zu einer Zervikalgravidität führen.

8.6.3 Zahl der transferierten Embryonen

Die *Zahl der transferierten Embryonen* ist von erheblicher Bedeutung für die Schwangerschafts- und Mehrlingsrate nach IVF. Nach dem ET eines Embryos beträgt die zu erwartende Rate klinischer Schwangerschaften, in Abhängigkeit von zahlreichen weiteren Fakto-

Abb. 8-16 Intrauteriner Embryotransfer mit dem Lisse-Labotect R Katheter (Labotect, Göttingen). Die äußere Führungshülse des Katheters besitzt einen Stellring, mit dem die Länge des Cavum uteri markiert werden kann, um die korrekte Plazierung der Katheterspitze zu erleichtern.

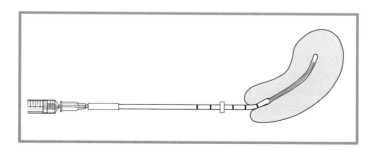

Tab. 8-20 Technische Probleme beim Embryotransfer mit nachteiliger Auswirkung auf die Implantations- und Schwangerschaftsrate.

- versehentlicher intrazervikaler, intramural tubarer oder subendometrialer Transfer
- schwierige oder unmögliche Passage durch den Zervikalkanal
- Setzen endometrialer Blutungen durch Einführen der starren Katheterhülse in das Cavum
- zu hohes Transfervolumen über 100 μl
- Schwankungen von Temperatur und pH-Wert durch Lagerung der Embryonen außerhalb des Inkubators

ren, 7 bis 13 %, nach dem ET von drei Embryonen dagegen 23 bis 31 %, davon allerdings bis zu 30 % Mehrlinge. Im Vergleich zum Transfer von drei Embryonen lassen sich durch den *elektiven Transfer von zwei Embryonen,* bei Paaren mit einer günstigen Prognose bezüglich des Eintritts einer Schwangerschaft (Alter der Frau unter 35 Jahren, gutes Ansprechen bei der Ovarstimulation, keine umfangreiche Vorbehandlung usw.), Drillingsschwangerschaften mit ihrem erheblichen Potential für geburtshilfliche und neonatologische Komplikationen bei einer nur um wenige Prozent niedrigeren globalen Schwangerschaftsrate pro ET nahezu vollständig vermeiden. In den Richtlinien der Bundesärztekammer zur assistierten Fertilisation (1998, s. Kap. 21, S. 324) wird daher empfohlen, bei Frauen unter 35 Jahren in den ersten beiden Behandlungszyklen die Zahl der zu transferierenden Embryonen auf zwei zu beschränken.

8.7 Stützung der Lutealphase

Nach IVF im stimulierten Zyklus, besonders in Kombination mit Agonisten oder Antagonisten des GnRH, ist eine *hormonelle Stützung der Lutealphase* generell indiziert. Methode der Wahl ist die vaginale Applikation von *Progesteron,* entweder als Utrogest R 100 3–6mal

1 Kapsel oder als Crinone R 8 % 1–2mal 1 Applikation täglich über mindestens 14 Tage, beginnend am Tag der Eizellentnahme oder am Tag danach. Ein um drei bis vier Tage verspäteter Beginn der Supplementierung von Progesteron dürfte die Schwangerschaftsrate nicht verschlechtern. Für die Notwendigkeit der Supplementierung von Progesteron bereits am Tag vor der Eizellentnahme gibt es keinen eindeutigen Beleg. Die zusätzliche Gabe von *hCG* (1500 oder 2500 IU alle 3 bis 4 Tage oder 5000 IU einmalig) wird von vielen Zentren praktiziert, jedoch ist fraglich, ob dadurch die Implantationsrate über die Supplementierung mit Progesteron hinaus gesteigert werden kann. Die *alleinige Gabe von hCG* in der Lutealphase ist im Hinblick auf die Schwangerschaftsrate nach IVF ebenso effektiv wie die Applikation von Progesteron, aber mit einem *erhöhten Risiko der ovariellen Überstimulation* (OHSS) behaftet. Die Abortrate nach IVF bleibt durch die Art der hormonellen Stützung der Lutealphase unbeeinflußt.

8.7.1 Feststellung der Schwangerschaft

Die *Feststellung der klinischen Schwangerschaft* erfolgt routinemäßig durch die Bestimmung des β-hCG. Da das während der Lutealphase exogen zugeführte hCG zu einem schwach (falsch) positiven Ausfall des Schwangerschaftstests führen kann, ist bei der Wahl des *Zeitpunkts der Bestimmung von β-hCG* eine eventuelle exogene Zufuhr von hCG zu berücksichtigen. Wurde kein hCG in der Lutealphase gegeben, so ist der Eintritt einer Schwangerschaft bereits 10 bis 12 Tage nach der Konzeption (= OPU, Insemination) an einem Anstieg des β-hCG über 25 IU/l erkennbar. Nach Stützung der Lutealphase mit hCG sollte die Messung von β-hCG im Serum erst nach dessen vollständiger Elimination etwa sieben Tage nach der letzten exogenen Gabe erfolgen, d.h. in der Regel 12 bis 16 Tage nach OPU, und erst bei einem Titer von β-hCG über

100 IU/l sollte von einem positiven Ausfall des Schwangerschaftstests ausgegangen werden. *Titer im Grenzbereich* sollten nach einigen Tagen kontrolliert und nur im Falle eines Anstiegs, ohne gleichzeitige oder kürzlich zurückliegende exogene Zufuhr von hCG, als Beweis für den Eintritt einer Schwangerschaft interpretiert werden. Bei der Bestimmung von β-hCG exakt 16 Tage nach OPU ist im Falle einer intakten intrauterinen Einlingsschwangerschaft ein *Titer von 120–480 IU/l* zu erwarten; darunter liegende Serumkonzentrationen weisen auf eine gestörte Gravidität (Abort, Tubargravidität) und darüber liegende auf das Vorliegen einer Mehrlingsschwangerschaft hin. Andere biochemische Marker zum Nachweis der frühen Schwangerschaft sowie deren Anstieg (z.B. Progesteron, Inhibin, Schwangerschafts- und Plazentaproteine) sind nur im Rahmen wissenschaftlicher Fragestellungen von Interesse.

Für die Dokumentation der Schwangerschaft im Deutschen IVF-Register (DIR) ist der Nachweis des Serumtiters von β-hCG über 100 IU/ erforderlich. Die *klinische Schwangerschaft* ist definiert als β-hCG über 100 IU/l mit dem gleichzeitigen Nachweis einer intra- oder extrauterinen Chorionhöhle oder embryonaler Strukturen und die *biochemische Schwangerschaft* als transitorischer Anstieg des β-hCG über 100 IU/l mit anschließendem Abfall ohne sonographischen Nachweis einer Embryonalanlage (Tab. 8-21).

8.8 Definition der Schwangerschaftsrate

Die *Schwangerschaftsrate* wird entweder auf den begonnenen Zyklus, die durchgeführte Eizellentnahme oder den erfolgten Embryotransfer bezogen. Die Schwangerschaftsrate pro begonnenem Zyklus beinhaltet auch die bereits während der Stimulationsphase abgebrochenen Zyklen, die Follikelpunktionen ohne Eizellentnahme und die Eizellkulturen

mit ausbleibender Fertilisation und ist daher üblicherweise um einige Prozentpunkte niedriger als die Schwangerschaftsrate pro Embryotransfer, in die die begonnenen Zyklen ohne Embryotransfer nicht eingehen (Tab. 8-22). In der Rate der klinischen Schwangerschaften sind auch die Graviditäten enthalten, die vorzeitig als Abort, Tubargravidität oder Abbruch zum Beispiel wegen einer fetalen Fehlbildung oder Chromosomenanomalie enden sowie die Totgeburten mit einem Geburtsgewicht über 500 g. In der *Rate der Lebendgeburten* („baby take home rate") sind die vor der Lebensfähigkeit des Kindes endenden Schwangerschaften und die Totgeburten ausgeschlossen; eine Mehrlingsgeburt wird als eine Geburt gezählt.

8.9 Indikationen

Allgemein akzeptierte Indikationen für die IVF sind tubare Funktionseinschränkungen, fortgeschrittene Endometriose, leichte bis mittelgradige andrologische Subfertilität, langjährige ungeklärte Kinderlosigkeit und immunologisch bedingte Sterilität (Tab. 8-23).

8.9.1 Tubare Indikation

Die hauptsächliche Indikation für die IVF ist der *Tubenverschluß oder -schaden*. Der Begriff des „*tubaren Faktors*" für die Sterilität umfaßt verschiedene Störungen der Tubenfunktion, die vom proximalen und distalen Verschluß über Schäden der Mukosa, Einziehung der Fimbrie, Bildung von Hydro- oder Saktosalpinx bis hin zu Adhäsionen und Fixierungen der Genitalorgane reichen (Tab. 8-24). Der tubare Faktor ist meist auf eine aufsteigende genitale Infektion, eine Endometriose mit Einbeziehung von Tube und Ovar oder vorausgegangene gynäkologische Eingriffe zurückzuführen. In der Zeit des großzügigen Einsatzes von Antibiotika ist die zahlen-

Tab. 8-21 Definition der Schwangerschaft als Voraussetzung für die Dokumentation im Deutschen IVF-Register (DIR).

Begriff	Voraussetzung
Schwangerschaft	β-hCG über 100 IU/l
klinische Schwangerschaft	zusätzlich Nachweis der Chorionhöhle oder Embryonalanlage
biochemische Schwangerschaft	vorübergehender Anstieg des β-hCG über 100 IU/l mit anschließendem Abfall, kein sonographischer Nachweis einer Embryonalanlage

Tab. 8-22 Definition der Schwangerschaftsrate bei der IVF und verwandten Verfahren.

Begriff	Definition
Schwangerschaftsrate	Rate klinischer Schwangerschaften (Abort, Tubargravidität, Abbruch aus mütterlicher Indikation oder bei Fehlbildung oder Chromosomenanomalie, Totgeburt, Lebendgeburt, Einling oder Mehrling)
Rate der Lebendgeburten	„baby take home rate", Mehrlingsgeburt zählt als eine Geburt
Schwangerschaftsrate pro (begonnenem) Zyklus	enthält auch die vorzeitig beendeten Zyklen (Abbruch während der Stimulation, Follikelpunktion ohne Eizelle, Fertilisationsversagen, ausbleibende Embryonalentwicklung in der Kultur)
Schwangerschaftsrate pro Eizellentnahme	bezogen auf die Zyklen mit erfolgreicher Eizellentnahme und Ansetzen der Gametenkultur
Schwangerschaftsrate pro Embryotransfer	in der Regel um wenige Prozentpunkte höher als Rate pro begonnenem Zyklus

Tab. 8-23 Indikationsbereiche für die IVF.

- Einschränkung der Tubenfunktion
- fortgeschrittene Endometriose
- leichte bis mittelgradige andrologische Subfertilität
- langjährige ungeklärte Sterilität
- zervikal oder immunologisch bedingte Sterilität

Tab. 8-24 „Tubarer Faktor" der Sterilität.

- proximaler (uterusnaher) oder distaler (uterusferner) Tubenverschluß
- Hydro- oder Saktosalpinx
- Schäden der Tubenmukosa
- peritubare oder periovarielle Adhäsionen
- Fixierung der Genitalorgane, „frozen pelvis"
- Zustand nach Salpingektomie oder Tubenteilresektion
- Zustand nach Ovarektomie
- Zustand nach tubenerhaltender Operation der Tubargravidität
- Zustand nach Tubensterilisation

mäßige Bedeutung der entzündlichen Adnexerkrankung als Ursache für die tubare Sterilität zurückgegangen, die gynäkologische Chirurgie stellt heute die zweithäufigste Ursache für anatomische Tubenschäden dar.

8.9.2 IVF versus mikrochirurgische Sanierung der Tuben

Während beim Zustand nach beidseitiger Salpingektomie eine eindeutige Indikation zur IVF gegeben ist, ist in vielen Fällen des „tuba-ren Faktors" auch eine *mikrochirurgische operative Sanierung* möglich. Die Entscheidung zwischen der Indikation zur IVF und dem Versuch einer mikrochirurgischen Sanierung über Laparotomie oder operative Laparoskopie hängt ab von der zu erwartenden kumulativen Rate intrauteriner Schwangerschaften nach vier Versuchen einer IVF oder innerhalb von zwei Jahren postoperativ. Die globale Schwangerschaftsrate nach den verschiedenen mikrochirurgischen Operationen wird mit etwa 35 % angegeben, die kumulative Rate nach vier Zyklen einer IVF dagegen mit etwa 60 bis 70 %, so daß bereits aus diesem Zahlenvergleich die tendenzielle *Überlegenheit der IVF* ersichtlich wird. Günstig für eine *mikrochirurgische Korrektur* sind der Zustand nach *Tubensterilisation* bei einer Länge der Resttube über 4 cm (Refertilisierung), peritubare und periovarielle Adhäsionen bei offenen Tuben (Adhäsiolyse) und distale Tubenverschlüsse oder Stenosen der Fimbrie (Salpingostomie, Fimbrioplastik). Bei der Wahl der Therapie (IVF versus Mikrochirurgie) sind neben der Klassifikation und dem Ausmaß des Tubenschadens auch der Zustand der kontralateralen Tube, die Anamnese (Dauer des Kinderwunsches, Voroperationen) und die Ausbildung und Erfahrung des Operateurs zu berücksichtigen. Die kumulative Rate intrauteriner Schwangerschaften schwankt in Abhängigkeit vom gewählten Operationsverfahren und der Art der zugrundeliegenden Tubenpathologie, aber auch abhängig vom Alter der Frau und der Relevanz anderer, die Fertilität reduzierender Faktoren, in einem weiten Bereich zwischen 30 und 80 % (Tab. 8-25).

Der Stellenwert der operativen Laparoskopie ist nur bei der Adhäsiolyse, nicht aber bei den anderen Verfahren, eindeutig belegt. Bei allen anderen Befunden, insbesondere aber bei Hydro- oder Saktosalpingen, mehrfachen Verschlüssen, ausgeprägten Mukosaschäden, beim „frozen pelvis" und nach operierter Tu-

bargravidität wird in der Regel eine *tubare Indikation zur IVF* gesehen, da die kumulative Rate intrauteriner Schwangerschaften nach mikrochirurgischer Korrektur in diesen Fällen weniger als 30 % beträgt (Tab. 8-26). Bei *vorausgegangener Tubargravidität* ist die IVF aus tubarer Indikation auch unter dem Gesichtspunkt des verringerten Rezidivrisikos für eine erneute Tubargravidität (etwa 5 %) gegenüber dem nach mikrochirurgischer Operation (bis zu 15 %) eindeutig zu bevorzugen. Generell ist das Risiko für die Entstehung einer Tubargravidität, sowohl nach mikrochirurgischer Operation als auch nach IVF, erhöht bei mehrfachen Voroperationen und vorangegangener Tubargravidität, nach ausgedehnten pelvinen Infektionen und bei Hydrosalpingen und ist vom Ausmaß des Mukosaschadens abhängig. Dicke, sonographisch nachweisbare *Hydrosalpingen* sollten heute aufgrund der bescheidenen Aussicht auf eine intrauterine Schwangerschaft nicht mehr mikrochirurgisch korrigiert werden (Salpingoneostomie), vielmehr ist in diesen Fällen eine klare tubare Indikation zur IVF gegeben. Zuvor aber sollten Hydro- oder Saktosalpingen operativ entfernt oder zumindest abpunktiert werden, da aufgrund des intermittierenden Abflusses embryotoxischer Flüssigkeit aus der zystisch erweiterten Tube in das Cavum uteri und rezidivierender Entzündungsschübe eine weit unterdurchschnittliche Implantations- und Schwangerschaftsrate nach IVF zu erwarten ist. Die transzervikale Rekanalisation oder Dilatation eines proximalen Tubenverschlusses von der Vagina aus ist zwar möglich, jedoch

Tab. 8-25 Maximale kumulative Rate intrauteriner Schwangerschaften nach mikrochirurgischen Operationsverfahren.

Operation	Indikation	kumulative Schwangerschaftsrate
Refertilisierung	Tubensterilisation	40–50 %
Reanastomose	einfacher isthmischer Verschluß	30–50 %
Fimbrioplastik, Salpingostomie	distaler Verschluß, Phimose der Fimbrie	30–70 %
Adhäsiolyse	Adhäsionen bei offenen Tuben	60–80 %

Tab. 8-26 Mikrochirurgische Korrektur versus tubare Indikation zur IVF.

für chirurgische Sanierung günstig	IVF zu bevorzugen
• Zustand nach Tubensterilisation (Resttube > 4 cm) • Adhäsionen bei offenen Tuben • distaler Tubenverschluß ohne Dilatation • Phimose der Fimbrie	• Zustand nach operierter Tubargravidität • Zustand nach Mikrochirurgie (Intervall 1 bis 2 Jahre) • proximaler Tubenverschluß • langstreckiger oder kombinierter Verschluß • entzündlicher Mukosaschaden • ausgedehnte pelvine Adhäsionen und Fixierungen, Zustand nach mehrfachen Voroperationen, „frozen pelvis" • Saktosalpinx, Hydrosalpinx mit Rarefizierung der Mukosa • Zustand nach Tubenteilresektion oder Fimbriektomie • chronische Salpingitis, Zustand nach operiertem Tuboovarialabszeß • Salpingitis isthmica nodosa • begleitende andrologische Subfertilität

dürfte die Schwangerschaftsrate nach derartigen Eingriffen 30 % nicht übersteigen, so daß diese Technik in der Regel keine echte Alternative zur IVF darstellt.

Da nach erfolgreicher mikrochirurgischer Operation etwa 75 % der Schwangerschaften innerhalb des ersten Jahres eintreten, ist beim *Ausbleiben einer spontanen Konzeption über ein bis zwei Jahre* selbst bei ovulatorischen Zyklen und normaler Spermaqualität eine tubare Indikation zur IVF gegeben. Auch sollte beim Vorliegen anderer, die Fertilität reduzierender Faktoren, wie z.B. andrologische Subfertilität oder Zyklusdefekte, die IVF großzügig angewendet werden, da in diesen Fällen nach mikrochirurgischer Sanierung das Warten auf eine spontane Konzeption nicht sinnvoll ist.

8.9.3 Endometriose

Bei fortgeschrittener *Endometriose* finden sich meist Adhäsionen, Tubenverschlüsse und eine Verlötung des rektouterinen Raumes, so daß hier – wie auch nach mehrfachen Voroperationen mit Exzision oder Koagulation von Endometriosezysten aus den Ovarien oder Ovarteilresektion – die IVF *selbst bei einer offenen Tube großzügig indiziert* werden sollte, da bei diesen Frauen die Schwangerschaftsrate im spontanen oder stimulierten Zyklus ohne oder mit Inseminationen erfahrungsgemäß nur wenige Prozent beträgt und durch eine zweite Operation kaum zu verbessern ist. Insbesondere bei den Stadien III und IV der revidierten Stadieneinteilung (1985) der American Fertility Society (AFS) oder Stadium III der endoskopischen Klassifikation der Endometriose (EEC) ist meist mit der IVF die mit Abstand günstigste Prognose im Hinblick auf den Eintritt einer Schwangerschaft zu erzielen (Tab. 8-27). Allerdings sind die Fertilisations-, Implantations- und Schwangerschaftsraten nach IVF und auch die Entwicklung der Embryonen in der Kultur bei fortgeschrittener Endometriose und insbesondere beim Vorliegen von Endometriosezysten (Endometriomen) in den Ovarien häufig *unterdurchschnittlich*. Zum einen weisen Frauen mit Endometriose im Stadium III oder IV vielfach bereits basal erhöhte Spiegel der Gonadotropine im Serum auf und reagieren auf die Zufuhr hoher Dosen exogener Gonadotropine mit der Bildung nur weniger Follikel („low responder"), so daß bei der FP mit dem Auffinden nur weniger Eizellen zu rechnen ist. Zum anderen finden sich im Serum von Frauen mit langjähriger Endometriose gehäuft Autoimmunphänomene mit reduzierter Fertilisationsrate. Schließlich kann die endometriotische *Durchsetzung des Myometriums* (Adenomyose) auch die Implantation nachteilig beeinflussen.

8.9.4 Andrologische Subfertilität

Eine andere, sehr häufige Indikation für die IVF stellt die *leichte bis mittelgradige andrologische Einschränkung* dar. Da die Parameter der Ejakulatanalyse bei allen Männern im zeitlichen Verlauf erheblichen Schwankungen unterliegen, ist die Beurteilung der Spermaqualität und damit des Fertilisationspotentials bei der IVF keine zeitliche Konstante. Die *Definition der andrologischen Subfertilität* und deren Abgrenzung zur Normozoospermie zeigt Tabelle 8-28. In der Praxis liegen meist nicht Einzeldefekte, sondern komplizierte Störungen von Konzentration, Motilität und Morphologie vor. Die andrologische Einschränkung wird anhand der Kriterien Konzentration, Beweglichkeit und Morphologie der Spermien grob unterteilt in leicht, mittelgradig und schwer entsprechend der Oligoasthenoteratozoospermie Grad I, II und III (Tab. 8-29).

Tab. 8-27 Revidierte Stadieneinteilung der Endometriose der American Fertility Society (AFS). Peritoneale Herde (< 1 cm, 1-3 cm, > 3 cm, oberflächlich, tief), Obliteration des rektouterinen Raums (teilweise, vollständig), Endometriosezysten in den Ovarien (< 1 cm, 1-3 cm, > 3 cm, uni- oder bilateral) und Adhäsionen (Tube, Ovar, < $^1/_3$, $^1/_3$-$^2/_3$, > $^2/_3$, uni- oder bilateral) werden mit einem Punkteschema bewertet.

Stadium	Beispiele
I	oberflächliche peritoneale oder periovarielle Herde < 1 cm, schleierförmige Adhäsionen mit teilweisem Einschluß der Ovarien (1–5 Punkte)
II	oberflächliche Herde > 1 cm, tiefe Herde < 1 cm, schleierförmige oder dichte Adhäsionen mit überwiegendem Einschluß der Ovarien (6–15 Punkte)
III	oberflächliche oder tiefe Herde > 3 cm, teilweise Obliteration des rektouterinen Raumes, dichte Adhäsionen, Endometriosezyste > 1 cm (16–40 Punkte)
IV	oberflächliche oder tiefe Herde > 3 cm, vollständige Obliteration des rektouterinen Raumes, dichte Adhäsionen, Endometriosezyste > 3 cm (> 40 Punkte)

Tab. 8-28 Definition der andrologischen Subfertilität aufgrund der Analyse des nativen Ejakulats nach den Kriterien der WHO (1993).

Defekt	Definition
Oligozoospermie	Konzentration der Spermien < 20 Mill./ml oder Menge < 40 Mill. im Ejakulat
Asthenozoospermie	progressive Beweglichkeit (WHO a + b) < 50 % oder rasch progressive Beweglichkeit (WHO a) < 25 %
Teratozoospermie	normale Morphologie (strenge Kriterien) < 30 %

Tab. 8-29   Klassifikation der Oligoasthenoteratozoospermie (OAT).

	Grad I	Grad II	Grad III
Konzentration (Mill./ml)	10–20	5–10	< 5
Beweglichkeit WHO a + b (in %)	30–50	20–30	< 20
normale Morphologie (in %)	10–30	< 10	< 10

Nur bei der *OAT Grad I und II* ist die konventionelle IVF indiziert und aussichtsreich, die OAT Grad III stellt dagegen eine Indikation für die intrazytoplasmatische Spermieninjektion (ICSI) dar. Bei der leichten und mäßiggradigen Einschränkung der Ejakulatparameter, entsprechend der OAT Grad I und II, *konkurriert* die konventionelle IVF mit der homologen Insemination im stimulierten Zyklus. Durch die Insemination nach hormoneller Polyovulation läßt sich je nach Vorbedingungen und Art der Zyklusstimulation eine der IVF durchaus vergleichbare Rate klinischer Schwangerschaften erzielen, so daß vor der Durchführung der IVF aus rein andrologischer Indikation eine Serie von drei bis sechs intrauterinen Inseminationen in stimulierten Zyklen großzügig angeboten werden sollte. Da angesichts der erheblichen medizinischen und psychischen Belastung der IVF vergleichsweise mehr (etwa 40 %) Paare während einer Serie von bis zu sechs Zyklen die Behandlung ohne den Eintritt einer Schwangerschaft aufgeben („drop outs") als bei der Durchführung von Inseminationen im stimulierten Zyklus (etwa 15 %), stellt bei leichter oder mäßiggradiger andrologischer Subfertilität die *Insemination nach Polyovulation* im Vergleich zur IVF *die kostengünstigere Alternative* dar (Tab. 8-30).

8.9.5 Untergrenze der Ejakulatqualität

Die Klassifikation der OAT nach Tabelle 8-29 ist in den Fällen nicht eindeutig möglich, wenn die Konzentration, Beweglichkeit und Morphologie nicht gleichsinnig, sondern in

Tab. 8-30   Vergleich zwischen IVF und intrauteriner Insemination (IUI) nach Polyovulation leichter bis mäßiggradiger andrologischer Subfertilität.

- Schwangerschaftsrate pro begonnenem Zyklus nach IVF tendenziell höher als nach IUI, bei der IUI abhängig von der Art der Ovarstimulation
- kumulative Schwangerschaftsrate nach 4 oder 6 Zyklen vergleichbar hoch
- medizinische und psychische Belastung bei der IUI deutlich niedriger als bei der IVF
- vorzeitige Beendigung der Behandlung ohne Eintritt einer Schwangerschaft während einer Serie von 4–6 Zyklen bei der IVF 2–3mal häufiger als bei der IUI
- IUI im Vergleich zur IVF kostengünstigere Alternative

unterschiedlichem Ausmaß reduziert sind. Auch erlaubt die Beurteilung der genannten drei Kriterien, deren gemeinsame Einschränkung eine Störung der Spermiogenese wiederspiegelt, nur eine *ungefähre Vorhersage des Potentials der Spermien zur Fertilisation* der Eizelle in der Kultur. Die Fähigkeit zur Fertilisation ist von einer Reihe funktioneller Parameter abhängig, wie z.B. Akrosomreaktion, Bindung der Spermien an die Zona pellucida und Penetration der Eizelle, die aber mit der routinemäßigen Ejakulatanalyse nach den Kriterien der WHO und auch mit zusätzlichen Funktionstests (s. S. 142) nur äußerst unzureichend abgeschätzt werden können. Aus diesen Überlegungen und aus der bekannten zeitlichen Variabilität der Ejakulatqualität wird verständlich, daß bei gegebener andrologischer Einschränkung die zu erwartende Fertilisationsrate (FR) bei der IVF, aus der Beurteilung des nativen Ejakulats nach den Kriterien der WHO, in der Regel *nicht sicher vorhergesagt* werden kann. Da üblicherweise eine *normale Fertilisationsrate* (Prozent der Zygoten mit zwei Pronuklei) *über 30 %* als Voraussetzung für die Entwicklung einer ausreichenden Zahl von Embryonen und damit für die Erzielung einer akzeptablen Schwangerschaftsrate angesehen wird, stellt sich bei eingeschränkten Parametern des nativen Ejakulats stets die Frage, ob diese Spermien *überhaupt für eine ausreichende Fertilisation bei der IVF geeignet* sind oder ob in diesem Fall nicht besser die ICSI indiziert werden sollte. Während also bei der andrologischen Subfertilität der Indikationsbereich der IVF nach oben hin (in Richtung Normozoospermie) durch die Grenzwerte der WHO klar definiert ist, ist die Abgrenzung nach unten hin (in Richtung OAT Grad II und III) gegenüber dem Indikationsbereich der ICSI letztlich fließend. In großen Kollektiven zeigte sich eine eindeutige Abhängigkeit der FR nach IVF von der Zahl der motilen Spermien normaler Morphologie im Ejakulat. Die FR kann von 80–90 % bei Normozoospermie bis zu 30–40 % bei der OAT Grad III reichen. In der Literatur werden als *Untergrenze für die Anwendung der konventionellen IVF* eine Konzentration von 7–10 Mill./ml, eine progressive Beweglichkeit von 10–20 % und eine normale Morphologie (nach den strengen Kriterien) von 7–15 % im nativen Ejakulat genannt (Tab. 8-31). Sind diese Kriterien nicht erfüllt, ist die Wahrscheinlichkeit einer „guten" FR von über 30 % nach konventioneller IVF reduziert, und es sollte der ICSI der Vorzug gegeben werden. Allerdings stellt die Überschreitung dieser kritischen Werte keine sichere Garantie für eine ausreichende Fertilisation dar. Auch die Entwicklung der Embryonen in der Kultur und deren morphologische Beurteilung („embryo score") sind von andrologischen Parametern, wie der Konzentration und der Rate morphologisch normaler Spermien, abhängig.

8.9.6 Vorhersage der Fertilisationsrate aus andrologischen Parametern

Sowohl die Prozentsätze der progressiven Motilität und normalen Morphologie nach den strengen Kriterien, als auch die Linearität und die geradlinige und kurvilineare Geschwindigkeit in der *computergestützten Analyse des Spermiogrammes* (computer assisted sperm analysis, CASA) korrelieren positiv mit der Befruchtungs- und Schwangerschaftsrate. An Stelle des Prozentsatzes morphologisch normaler Spermien kann der *Teratozoospermie- oder Deformitäts-Index* berechnet werden, der als durchschnittliche Zahl der morphologischen Defekte (an Kopf, Mittelstück oder Schwanz) pro Spermium definiert ist und der zu der zu erwartenden FR umgekehrt proportional ist. Darüber hinaus eignen sich zur Vorhersage der FR *Spermienfunktionsteste*, wie der hypoosmotische Schwelltest der Spermien („hypoosmotic swelling test", HOST), der zur Messung der Integrität der Spermienmembranen in der Lage sein soll und dessen Ausfall nicht mit den Parametern des nativen Ejakulats korreliert. Des weiteren sind der Sper-

Tab. 8-31 Empirische Untergrenzen im nativen Ejakulat für die Anwendung der konventionellen IVF bei andrologischer Subfertilität.

Parameter	Untergrenze
Konzentration (Mill./ml)	7–10
Beweglichkeit (in %)	30
progressive Beweglichkeit (in %)	10–20
Konzentration beweglicher Spermien (Mill./ml)	2–3
normale Morphologie nach strengen Kriterien (in %)	7–15

mienmigrationstest, der Penetrationstest im zervikalen Mukus und die Induktion der Akrosomreaktion, die eine bis zu 3fach höhere Wahrscheinlichkeit einer erfolgreichen Fertilisation in der Kultur anzeigen soll, zur Vorhersage der zu erwartenden FR bedingt geeignet (Tab. 8-32). Allerdings wird die positive Vorhersagekraft des HOST für die Befruchtungsrate nach IVF in der Literatur kontrovers diskutiert. Der „hemizona assay" (HZA) soll sich zur Quantifizierung der Bindungskapazität der Spermien an die Zona pellucida eignen. Der Ausfall des Hamsterei-Penetrationstests („zona free hamster egg penetration assay", HEPA) korreliert nicht mit der FR. Aufgrund ihres methodischen Aufwandes und ihrer fraglichen Vorhersagekraft für eine erfolgreiche Fertilisation nach konventioneller IVF haben diese drei Funktionsteste (HOST, HZA, HEPA) *nur eine geringe Verbreitung erlangt* und erscheinen für die tägliche Praxis der IVF im Zeitalter der Verfügbarkeit der ICSI entbehrlich.

Tab. 8-32 Parameter mit prädiktivem Wert für die Befruchtungsrate bei konventioneller IVF.

- Linearität, geradlinige (> 15 mm/sec) und kurvilineare (> 35 mm/sec) Geschwindigkeit in der computerassistierten Spermienanalyse (CASA)
- Induktion oder Induzierbarkeit der Akrosomreaktion
- Teratozoospermie- oder Deformitätsindex (nach strengen Kriterien)
- hypoosmotischer Schwelltest (> 30–50 % der Spermien)
- Migrationstest, Penetrationstest der Spermien im zervikalen Mukus

Darüber hinaus haben auch die Ausbeute der Spermien nach Aufarbeitung, die spätere Beweglichkeit zu verschiedenen Zeitpunkten der Kultur (z.B. nach 24 oder 48 Stunden) und der Beweglichkeitsverlust während der Kulturdauer Bedeutung für die Fertilisationsrate und die Embryonalentwicklung bei der IVF. Für die *Spätbeweglichkeit nach 24 Stunden* wurden Grenzwerte von 30–50 % motiler Spermien ermittelt, bei deren Unterschreitung mit einem signifikanten Absinken der FR nach IVF zu rechnen ist. Die andrologischen Parameter nach Aufarbeitung hängen ganz wesentlich von der Art der *gewählten Präparationsmethode* ab, so daß insbesondere bei Konzentration und Motilität im Grenzbereich ein Vergleich mehrerer Methoden der Spermienaufarbeitung gegeneinander, vor der Stellung einer rein andrologischen Indikation zur konventionellen IVF, sinnvoll sein kann. Auch für die Ejakulatparameter *nach Präparation* wurden empirische untere Grenzwerte ermittelt, bei deren Unterschreitung der erfolgreiche Verlauf der IVF im Hinblick auf Fertilisation, Embryonalentwicklung und Implantation in Frage gestellt werden muß (Tab. 8-33). Werden die empirischen Untergrenzen für Motilität oder Morphologie nach Aufarbeitung nicht erreicht, kann in gewissen Grenzen ein Ausgleich durch eine Erhöhung der bei der Insemination zugesetzten Zahl der Spermien erfolgen.

Durch die Kombination mehrerer prädiktiver andrologischer Parameter, einschließlich der Vitalität der Spermien, und deren Zusammenfassung zu einem Score aus bis zu 8 bis 9 Pa-

Tab. 8-33 Empirische untere Grenzwerte für die Parameter der Spermiensuspension nach Präparation für die Verwendung bei konventioneller IVF.

Parameter	Untergrenze
Konzentration (Mill./ml)	2–5
Motilität (in %)	40
Konzentration motiler Spermien (Mill./ml)	3
normale Morphologie (in %)	8–10

rametern läßt sich die Vorhersagekraft für die FR nach konventioneller IVF auf maximal 70 bis 80 % steigern. Jedoch kann auch dadurch das Eintreten einer unterdurchschnittlichen FR (< 30 %) oder gar das gefürchtete vollständige Fertilisationsversagen nicht sicher verhindert werden, so daß beim Vorliegen von andrologischen Parametern im Grenzbereich die ICSI großzügig indiziert werden sollte.

8.9.7 Abgrenzung zur intrazyto- plasmatischen Spermieninjektion

Angesichts der unsicheren Fertilisation bei konventioneller IVF aus rein andrologischer Indikation stellt sich die Frage, warum nicht generell, nach eventueller Vorbehandlung mit Inseminationen, bei der OAT Grad I–III die ICSI angewendet werden und die konventionelle IVF den Paaren mit Normozoospermie des männlichen Partners vorbehalten bleiben sollte. Beim Vorliegen einer eingeschränkten Spermaqualität ist *durch die ICSI eine konstantere und durchschnittlich höhere Fertilisationsrate* als durch die konventionelle IVF zu erzielen. Das Vorkommen eines *vollständigen Fertilisationsversagens* ist nach ICSI zwar ebenfalls nicht ausgeschlossen, jedoch *zahlenmäßig deutlich seltener* als nach IVF aus rein andrologischer Indikation. Die ICSI gilt nach heutigem Stand der Wissenschaft als die effektivste Methode zur *Verhütung des Fertilisationsversagens* bei der extrakorporalen Befruchtung. Das bedeutet, daß in großen Sammelstatistiken die *Transferrate* (Anteil der Zyklen mit Embryotransfer bezogen auf die Zahl aller begonnenen Behandlungszyklen) nach ICSI stets der nach andrologisch indizierter konventioneller IVF überlegen ist. Gleichzeitig ist die Differenz zwischen der Schwangerschaftsrate pro Embryotransfer und pro begonnenem Behandlungszyklus, die den Anteil der „verlorenen" Zyklen wiederspiegelt, nach ICSI in der Regel zahlenmäßig niedriger als nach der IVF. Diese Beobachtungen würden durchaus die generelle Anwendung der ICSI

anstelle der IVF bei allen Fällen einer andrologischen Subfertilität unterstützen, da durch die ICSI der Abbruch der Eizellkultur aufgrund einer ausbleibenden oder unterdurchschnittlichen Fertilisation in vielen Fällen verhindert werden könnte. Andererseits bringt die Anwendung der ICSI bei *Normozoospermie* gegenüber der konventionellen IVF *keine Vorteile*. Nach IVF unter Verwendung eines normozoospermen Ejakulats ist mit einer durchschnittlichen FR von 80 bis 90 % zu rechnen, die auch durch die ICSI nicht nennenswert gesteigert werden kann. Gleichzeitig ist die Gefahr des Fertilisationsversagens nach IVF bei Normozoospermie zahlenmäßig unbedeutend. Der Grund, warum trotz dieser offensichtlichen Vorteile der ICSI im Bereich der andrologischen Subfertilität die Methode nur zurückhaltend eingesetzt wird, liegt darin, daß die Frage nach einer eventuellen Erhöhung der Rate an fetalen Fehlbildungen und chromosomalen Aberrationen nach ICSI im Vergleich zur konventionellen IVF noch nicht abschließend beantwortet werden kann. Bei der ICSI handelt es sich um eine junge Methode, die erst seit etwa 1994 national und international in breitem Umfang angewendet wird. Angesichts der Invasivität des Verfahrens und der Selektion eines Spermiums für die Injektion wird der ICSI sowohl in der Öffentlichkeit als auch in der medizinischen Fachwelt mit einem breiten Mißtrauen im Hinblick auf die möglichen fetalen Risiken begegnet. Die bisher vorliegenden Daten weisen zwar darauf hin, daß sowohl die Rate an fetalen Fehlbildungen als auch an chromosomalen Aberrationen nach ICSI entweder gar nicht oder nur marginal gegenüber dem Basisrisiko erhöht sein dürfte. Angesichts der Komplexität des Begriffs „Fehlbildung" und der tatsächlichen Seltenheit der einzelnen Krankheitsbilder steht aber die definitive statistische Absicherung dieser Aussage derzeit noch aus. Daher wird in den meisten Zentren bei der *Auswahl der Fertilisationsmethode* (IVF oder ICSI) derzeit nur Paaren, bei denen aufgrund der Vorgeschichte oder der Befunde keine oder nur eine unterdurchschnittliche FR nach IVF zu erwarten ist, die ICSI angeboten. Bei den übrigen Paaren mit leichter und mittelgradiger andrologischer Subfertilität wird jedoch, trotz der geschilderten Nachteile, die konventionelle IVF aus andrologischer Indikation angewendet. Ein weiterer Faktor, der trotz der nachweislichen *Überlegenheit der ICSI im Bereich der andrologischen Subfertilität* der Anwendung in vielen Fällen entgegensteht, ist in der Regelung der Kostenübernahme durch die gesetzlichen Krankenkassen zu sehen, da nach der derzeitigen Rechtslage nur die konventionelle IVF, nicht aber die ICSI zum Leistungskatalog der gesetzlichen Krankenversicherung zählt. In der Praxis bestehen daher viele Paare trotz der geschilderten Probleme *aus Kostengründen* auf der Durchführung der konventionellen IVF bei bestehender andrologischer Einschränkung.

8.9.8 Idiopathische Sterilität

Die sogenannte *idiopathische Sterilität* ungeklärter Ursache stellt eine weitere anerkannte Indikation für die Durchführung der IVF dar, ist jedoch zahlenmäßig im Vergleich zur tubaren und andrologischen Indikation von untergeordneter Bedeutung. Man versteht hierunter eine Kinderlosigkeit, bei der trotz *Anwendung umfassender diagnostischer Maßnahmen* bei beiden Partnern (Zyklusdiagnostik, Hormonanalyse, Tubenprüfung, Laparoskopie, Abklärung des Cavum uteri, Ausschluß immunologischer Ursachen, mehrfache Spermiogramme mit Funktionstesten, Hormonanalyse beim Mann usw.) eine plausible Ursache für die ausbleibende Konzeption nicht gefunden werden konnte (Tab. 8-34). In diesem Kollektiv können Frauen mit Zyklusdefekten, diskreter Ausprägung des Syndroms der polyzystischen Ovarien, gestörtem Mechanismus der Eiaufnahme in die Tube, geringgradiger pelviner Endometriose oder mit Problemen bei der Implantation enthalten sein. Häufig haben die betroffenen Paare bereits eine *umfangreiche*

Tab. 8-34 Vorbedingungen für die Indizierung der IVF bei idiopathischer Sterilität (ungeklärter Ursache).

- umfangreiche Vordiagnostik bei beiden Partnern ohne plausible organische Ursache für die Kinderlosigkeit
- Ausschöpfung anderer Verfahren der Kinderwunschbehandlung („timed intercourse", Zyklusstimulation ohne oder mit Inseminationen)
- keine Hinweise auf eine psychische oder psychosomatische Ursache der Kinderlosigkeit

Vorbehandlung mit zeitlich gezielten sexuellen Kontakten und Zyklusstimulationen ohne oder mit Inseminationen durchlaufen, ehe als letzte therapeutische Möglichkeit die IVF indiziert wird (Tab. 8-35). Auch bei dieser Indikation ist nach der Durchführung von *Inseminationen im stimulierten Zyklus,* bei deutlich reduziertem medizinischen Aufwand und Kosten, eine der IVF durchaus vergleichbare Schwangerschaftsrate pro Zyklus und kumulativ zu erzielen. Alternativ kommt auch die Durchführung des intratubaren Gametentransfers (GIFT) mit vergleichbarer Erfolgsaussicht in Betracht. Bei der IVF ist bei diesen Paaren trotz Vorliegens einer Normozoospermie nicht selten eine *unterdurchschnittliche Fertilisation oder verzögerte Entwicklung* der Embryonen in der Kultur zu beobachten, so daß die Durchführung der IVF bei dieser Indikation *auch unter diagnostischen Aspekten* erfolgt, um die normale Fertilisation und Entwicklung der Embryonen in der Kultur zu überprüfen. Insgesamt sind in Sammelstatistiken die Fertilisations- und Schwangerschafts-

Tab. 8-35 Therapeutische Optionen bei Paaren mit langjähriger idiopathischer Sterilität.

- sexuelle Kontakte zum Ovulationszeitpunkt („timed intercourse")
- Zyklusstimulation mit Clomiphenzitrat, hMG oder FSH mit homologen Inseminationen
- IVF
- intratubarer Gametentransfer (GIFT)

raten nach IVF bei idiopathischer Sterilität denen bei tubarer Indikation vergleichbar (durchschnittlich 20–27 % pro Embryotransfer), jedoch abhängig von der Vorbehandlung.

8.9.9 Immunologisch bedingte Sterilität

Auch manche Fälle einer *immunologisch bedingten Sterilität* stellen eine relative Indikation für die Anwendung der IVF dar, jedoch in Konkurrenz zu homologen Inseminationen in spontanen oder stimulierten Zyklen. *Spermienantikörper* können in den genitalen Sekreten bei beiden Geschlechtern vorkommen, sowohl im Seminalplasma des Mannes (als Autoantikörper) als auch im zervikalen und uterinen Sekret sowie in der Follikelflüssigkeit der Frau. Beim Vorhandensein hoher Konzentrationen im genitalen Sekret lassen sich die Antikörper (AK) häufig, aber nicht notwendigerweise, auch im Serum nachweisen. Die Bildung der AK wird durch infektiöse oder traumatische Ereignisse induziert. *Spermienautoantikörper* beim Mann führen zu einer Agglutination oder Immobilisation der Spermien im Ejakulat. Sie verhindern die Aszension der Spermien durch den Zervikalschleim oder blockieren die Akrosomreaktion, die Bindung der Spermien an die Zona pellucida und die Penetration der Eizelle. Sie können in verschiedenen Isotypen (IgG, IgA, IgM) vorkommen. Sie binden bevorzugt an bestimmte Partien des Spermiums (Kopf, Schwanz). Der Nachweis erfolgt durch direkte *Bindungsteste* („immunobeads test", „mixed antiglobulin reaction") oder durch *Titerbestimmung*. Die therapeutische Strategie besteht entweder in der Durchführung *homologer Inseminationen* mit gewaschenen Spermien, wodurch die Barriere des Zervikalschleims überwunden und der größte Teil der AK eliminiert wird, oder in der Indikation zur konventionellen IVF oder ICSI. Der Effekt der AK auf die Eizell- und Embryokultur bei der IVF ist abhängig von der Konzentration,

dem Isotyp und dem Ort der Bindung an das Spermium. Hohe Titer blockierender oder immobilisierender AK können die *FR auf 40 bis 50 % reduzieren* und die Entwicklung der Embryonen in der Kultur hemmen, so daß weniger morphologisch gute Embryonen (mit Grad 1 oder 2 im „embryo score") für den Transfer zur Verfügung stehen, mit der Folge einer reduzierten Implantationsrate. Allerdings konnte dieser negative Effekt der Autoantikörper nicht von allen Studien nachvollzogen werden. Im Falle einer niedrigen (< 30 %) FR nach IVF und Nachweis von Autoantikörpern gegen Spermien ist in nachfolgenden Zyklen eine Indikation zur ICSI gegeben. Durch die Therapie des männlichen Partners mit niedrigen Dosen von Predniso(lo)n (bis 20 mg) läßt sich die Schwangerschaftsrate nicht verbessern.

Auch hoch positive Titer von *immobilisierenden Spermienantikörpern bei der Frau* stellen eine relative Indikation für die Durchführung der IVF dar, jedoch ist ebenfalls die Durchführung von *homologen Inseminationen therapeutisch effektiv*. Bei der IVF aus dieser Indikation ist wiederum, in Abhängigkeit von Titer, Isotyp und Bindungsstelle der AK mit einer reduzierten FR, Entwicklung der Embryonen in der Kultur und Implantationsrate zu rechnen. Niedrige Konzentrationen der AK dürften die erfolgreiche Fertilisation und Implantation nicht beeinträchtigen. Beim Nachweis von Spermienantikörpern im Serum der Frau, sollte den Kulturmedien bei der IVF nicht das antikörperhaltige Patientenserum, sondern Humanalbumin zugesetzt werden.

8.10 Schwangerschaftsraten

In den an das Deutsche IVF-Register (DIR) gemeldeten Behandlungszyklen der Jahre 1994–1998 betrug die Rate der Schwangerschaften (definiert als β-hCG über 100 U/l oder klinische Schwangerschaft) pro begonnenem Zyklus 19 bis 21 % und pro Embryotransfer 23 bis 27 % (Tab. 8-36). Die FR schwankte in diesen Jahren zwischen 40 und 67 %, bedingt wohl in erster Linie durch die unterschiedlich häufige Anwendung der ICSI.

8.10.1 Alter der Frau

Eine wesentliche Determinante des Erfolgs bei der IVF ist das *mütterliche Alter*. Ab dem 35. Lebensjahr der Frau kommt es, in individuell unterschiedlicher Ausprägung, zu einem deutlichen Absinken der ovariellen Antwort auf die Zyklusstimulation mit einem Rückgang der durchschnittlichen Zahl der gefundenen Eizellen. Die Häufigkeit der Frauen mit schlechtem ovariellen Ansprechen auf die Ovarstimulation („poor responder") nimmt zu. Die Frequenz der bereits *während der Ovarstimulation abgebrochenen Zyklen* kann in ungünstigen Kollektiven bis zu 20 % betragen. Die Häufigkeit des Fertilisationsversagens nimmt zu, und nur in etwa 65 bis 75 % der begonnenen Zyklen kann ein Embryotransfer erfolgen. Die Schwangerschaftsraten pro zurückgesetztem Embryo und Transfer sind bei Frauen *über 39 Jahren in erheblichem Umfang reduziert*. Ab dem Erreichen des 37.

Lebensjahrs sinkt die *Wahrscheinlichkeit der Implantation* eines transferierten Embryos jährlich um etwa ein Fünftel. Die zu erwartende Schwangerschaftsrate pro Transfer beträgt ab dem 40. Lebensjahr lediglich *10 bis 15 %* bei gleichzeitigem *Anstieg der Abortrate* auf 30 bis 35 %. Die kumulative Rate nach drei Zyklen mit Transfer übersteigt etwa 30 % nicht. Aufgrund der erhöhten Rate von Aborten und fetalen Aneuploidien beträgt bei über 40jährigen Frauen die Aussicht auf eine Lebendgeburt nach einem IVF-Zyklus häufig weniger als 10 %, in ungünstigen Kollektiven nur 4 bis 7 %. Die zahlenmäßige Bedeutung dieses Alterseffektes spiegelt sich in einer Reihe von retro- und prospektiven Kohortenstudien in der Literatur wieder (Tab. 8-37). In Regressionsanalysen zeigte sich ferner, daß auch die *Dauer der Kinderlosigkeit,* unabhängig vom mütterlichen Alter, die Aussicht auf eine Lebendgeburt nach IVF ungünstig beeinflußt.

8.10.2 Zahl der transferierten Embryonen

Die *Zahl der transferierten Embryonen* ist von entscheidender Bedeutung für die zu erwar-

Tab. 8-36 Jährliche Befruchtungs- und Schwangerschaftsraten – in den an das Deutsche IVF-Register (DIR) gemeldeten Zyklen – einer konventionellen IVF in den Jahren 1994–1998.

Schwangerschaftsrate pro begonnenem Zyklus (in %)	18–21
Fertilisationsrate (in %)	40–67
Schwangerschaftsrate pro Embryotransfer (in %)	23–27
Zyklen ohne Embryotransfer* (in %)	9–29

* bedingt durch Abbrüche des stimulierten Zyklus, Follikelpunktion ohne Eizelle, Fertilisationsversagen, ausbleibende Entwicklung von Embryonen in der Kultur

Tab. 8-37 Altersabhängigkeit der Implantations-, Schwangerschafts- und Abortrate nach konventioneller IVF. Die Zahlen entstammen der retrospektiven Kohortenstudie von Szamatowicz et al. an 2511 Paaren, die mit der IVF an einem Zentrum behandelt wurden.

Altersgruppe der Frau (Jahre)	< 30	30–35	36–39	> 39
Implantationsrate pro zurückgesetztem Embryo (in %)	19	14	9	7
Schwangerschaftsrate pro Embryotransfer (in %)	29	20	17	13
Abortrate (in %)	15	17	22	33

tende Rate klinischer Schwangerschaften, aber auch für die Mehrlingsrate. Die durchschnittliche *Implantationsrate* eines Embryos am zweiten Tag der Kultur beträgt, in Abhängigkeit vom Alter der Frau und von zahlreichen weiteren Faktoren, 5 bis 14 % (im Mittel 11–12 %, Tab. 8-38). Die Implantationsrate hängt weiterhin ab von der Geschwindigkeit der embryonalen Entwicklung und der morphologischen Beurteilung des Embryos („embryo score"), die auf der Regelmäßigkeit der Blastomeren und der Fragmentation basiert. 4- und 8-Zeller besitzen nach dem Transfer am Tag 2 der Kultur eine mindestens doppelt so hohe Wahrscheinlichkeit der Implantation wie 2-Zeller.

Die Rate klinischer Schwangerschaften ist der Zahl der zurückgesetzten Embryonen annähernd proportional (Tab. 8-39), wird aber auch von der in diesem Zyklus stattgefundenen Fertilisation und der Möglichkeit der Selektion im Stadium der Zygote beeinflußt. Nach dem Transfer von zwei Embryonen am Tag 2 oder 3, die sich aus genau zwei Zygoten am Tag 1

gesetzmäßig entwickelt haben, ist eine niedrigere Schwangerschaftsrate zu erwarten als nach dem elektiven Transfer von zwei Embryonen, die aus einer Gruppe mehrerer Zygoten am Tag 1 ausgewählt werden konnten. Da die Rate klinischer Schwangerschaften nach dem *elektiven Transfer von zwei Embryonen* nur um wenige Prozentpunkte niedriger liegt als nach dem Transfer von drei Embryonen, wird generell empfohlen, bei Frauen mit einer günstigen Prognose für den Eintritt einer Schwangerschaft die Zahl der transferierten Embryonen auf maximal zwei zu begrenzen.

8.10.3 Rate an Mehrlingsschwangerschaften

Die Rate an Mehrlingsschwangerschaften kann durch die Begrenzung der Zahl der zurückgesetzten Embryonen entscheidend gesenkt werden. Nach dem Transfer von drei Embryonen beträgt die Häufigkeit von Mehrlingsschwangerschaften in Abhängigkeit vom

Tab. 8-38 Wahrscheinlichkeit der erfolgreichen Implantation eines transferierten Embryos am Tag 2 der Kultur. Die Angaben sind der retrospektiven Analyse von de Mouzon an über 160 000 Behandlungszyklen des französischen IVF-Registers (FIVNAT) entnommen.

Implantationsrate eines transferierten Embryos	
durchschnittlich	11 %
Alter der Frau < 25 Jahre	14 %
Alter der Frau > 41 Jahre	5 %
tubare Indikation zur IVF	11 %
andrologische Indikation zur IVF	13 %
Fertilisationsrate > 50 % der inseminierten Eizellen	12 %
Fertilisationsrate < 50 % der inseminierten Eizellen	10 %

Tab. 8-39 Schwangerschaftsrate in Abhängigkeit von der Zahl der transferierten Embryonen am Tag 2 der Kultur (44–48 Stunden nach Insemination). Die Angaben entstammen der retrospektiven Analyse von Staessen et al. von 1915 Behandlungszyklen einer IVF an einem Zentrum.

Zahl der transferierten Embryonen	Schwangerschaftsrate (in %)
1	12
2	19
3	34

behandelten Kollektiv 16 bis 34 %, darin sind 3 bis 7 % Drillinge und selten (< 1 %) Vierlinge enthalten. Nach dem Transfer von zwei Embryonen entwickeln sich weniger als 1 % der Schwangerschaften als Drillinge mit einer monozygoten Zwillingsanlage, und auch die Häufigkeit von Zwillingen ist mit 12 bis 24 % niedriger als nach dreifachem Transfer (Tab. 8-40).

8.10.4 Zahl der Behandlungszyklen

Die Aussicht auf eine Schwangerschaft im aktuellen Zyklus einer IVF hängt von der Zahl der bereits erfolgten Zyklen ab und sinkt pro erfolglos durchgeführtem Behandlungsversuch um etwa 1 bis 2 % (absolut). Die *kumulative Schwangerschaftsrate* wird von der Indikation und einer Vielzahl von prognostischen Faktoren im behandelten Kollektiv beeinflußt. Sie beträgt nach zwei Transfers von bis zu drei Embryonen am Tag 2 der Kultur durchschnittlich 38–42 %, nach vier Transfers 43–56 % und nach sechs etwa 55–72 %. Daraus wird ersichtlich, daß in vielen Fällen, jedenfalls nach vier, beim Fehlen therapeutischer Alternativen manchmal sogar nach sechs erfolglosen Zyklen einer IVF mit Embryotransfer, die Fortführung der Behandlung durchaus sinnvoll sein kann. Die in den Richtlinien des Bundesausschusses der Ärzte und Krankenkassen (1990, s. Kap. 21, S. 318) enthaltene Begrenzung der Leistungspflicht der gesetzlichen Krankenkassen auf vier Versuche einer IVF erscheint vor dem Hintergrund der Datenlage in vielen Fällen willkürlich, da bei Paaren mit günstigen prognostischen Faktoren

die Aussicht auf den Eintritt einer Schwangerschaft auch nach vier Embryotransfers ohne Konzeption noch über 15 % pro begonnenem Zyklus betragen dürfte.

Die kumulative Schwangerschaftsrate ist bei den aus tubarer und idiopathischer Indikation durchgeführten Zyklen vergleichbar, bei der andrologischen Indikation zur IVF jedoch auf etwa 40 % nach vier Zyklen erniedrigt. Eine *frühere Gravidität* erhöht die Schwangerschaftsrate pro Transfer und kumulativ. Frauen mit sekundärer Sterilität besitzen eine um etwa 10 % höhere kumulative Aussicht auf eine Schwangerschaft nach vier Zyklen als Frauen mit primärer Sterilität, und besonders Frauen mit einer Lebendgeburt (frühere Parität) haben eine günstige Prognose auf den Eintritt einer weiteren Konzeption und ausgetragenen Schwangerschaft nach IVF.

8.10.5 Ovarielles Ansprechen auf die Zyklusstimulation

Ein weiteres wesentliches prognostisches Kriterium für den Erfolg der IVF ist das *ovarielle Ansprechen auf die Zyklusstimulation.* Die ovarielle Antwort auf exogene Gonadotropine nimmt tendenziell mit zunehmendem Alter der Frau über 35 Jahren ab, gleichzeitig nimmt der Anteil der Frauen mit weniger als drei Follikeln und gefundenen Oozyten zu. Tatsächlich trägt das ovarielle Ansprechen während der Stimulationsphase mehr zur erwarteten Schwangerschaftsrate bei als das Alter der Frau. Frauen mit einem schlechten ovariellen Ansprechen auf die Zyklusstimulation benötigen eine erhöhte Zahl von Ampul-

Tab. 8-40   Häufigkeiten von Mehrlingen bezogen auf die Gesamtzahl aller klinischen Schwangerschaften in Abhängigkeit von der Zahl der transferierten Embryonen am Tag 2 oder 3.

Zahl der transferierten Embryonen	Mehrlinge insgesamt (in %)	Drillinge und höher (in %)
1	1–2	–
2	12–24	< 1
3	16–34	3–7

len (FSH oder hMG) über eine verlängerte Stimulationsdauer, gleichzeitig ist die Zahl der gefundenen Eizellen und der sich in Kultur entwickelnden Embryonen unterdurchschnittlich. Hierzu zählen auch Frauen *mit nur einem Ovar* nach vorausgegangener Ovar- oder Adnexentfernung und *Raucherinnen*, bei denen in Abhängigkeit vom Ausmaß des Tabakkonsums eine bis zu einem Drittel niedrigere Rate klinischer Schwangerschaften zu erwarten ist als bei Nichtraucherinnen. Bei Frauen mit *Adipositas* ist der Bedarf an Ampullen (FSH oder hMG) in der Regel gesteigert und die Dauer der Stimulation verlängert. Bei erheblichem Übergewicht („body mass index" > 30 kg/m^2) ist die Rate der abgebrochenen Zyklen erhöht. Fertilisations- und Schwangerschaftsraten sind jedoch bei mäßigem Übergewicht nicht signifikant niedriger als bei normalgewichtigen Frauen. Bei Frauen mit dem *Syndrom der polyzystischen Ovarien* (PCOS) ist aufgrund der schwierigen Zyklusstimulation, der Ausbildung leerer Zysten ohne reife Eizelle und der häufig eingeschränkten Qualität der Eizellen mit einer reduzierten FR und vergleichsweise häufig mit einem vollständigen Fertilisationsversagen und einer ausbleibenden Entwicklung der Embryonen in der Kultur zu rechnen. Allerdings sind die Implantationsrate pro transferiertem Embryo und die Schwangerschaftsrate pro Transfer um bis zu zwei Drittel höher als bei anderen Indikationen zur IVF (Tab. 8-41). Die

Tab. 8-41 Besonderheiten der IVF bei Frauen mit dem Syndrom der polyzystischen Ovarien (PCOS).

- schwierige Ovarstimulation, erhöhtes Risiko der ovariellen Überstimulation
- Ausbildung zahlreicher leerer Zysten ohne reife Eizelle
- reduzierte Befruchtungsrate, erhöhtes Risiko des Fertilisations- oder Entwicklungsversagens der Embryonen in Kultur
- erhöhte Implantationsrate der transferierten Embryonen
- Schwangerschaftsrate pro Embryotransfer und kumulativ um über die Hälfte erhöht

kumulative Schwangerschaftsrate nach drei Embryotransfers soll bei Frauen mit PCOS sogar um etwa 80 % (relativ) höher liegen als bei Frauen ohne PCOS, so daß dieses Kollektiv trotz der Probleme der Ovarstimulation eine vergleichsweise günstige Prognose im Hinblick auf den Eintritt einer Schwangerschaft nach IVF besitzt.

8.10.6 Spermaqualität

Die Abhängigkeit der Befruchtungs- und damit auch Schwangerschaftsrate pro Zyklus einer IVF von der *Spermaqualität* äußert sich darin, daß für eine erfolgreiche IVF empirische Untergrenzen (2–3 Mill. bewegliche Spermien im Ejakulat, 7–15 % normale Morphologie nach strengen Kriterien) definiert wurden, bei deren Unterschreitung eine ausreichende Fertilisation (> 30 %) zwar nicht ausgeschlossen ist, aber doch gehäuft mit einem Fertilisationsversagen oder einer unterdurchschnittlichen (< 30 %) Befruchtung gerechnet werden muß. Allerdings besteht nur eine statistisch schwache Korrelation zwischen der FR und der Zahl beweglicher Spermien im Ejakulat, auch ist die Fertilisation von der Reife und der funktionellen Integrität der Eizelle abhängig, so daß im Einzelfall die zu erwartende FR aus den Parametern des nativen Ejakulats *nur schwer vorhersagbar* ist. Bei starkem *Nikotinkonsum* des männlichen Partners ist mit einer Verschlechterung des kumulativen „embryo score" und einem Rückgang der Schwangerschaftsrate pro Zyklus um 2 bis 3 % (absolut) zu rechnen.

8.10.7 Prognostische Abschätzung der Schwangerschaftsrate

Die erwähnten Einflußgrößen auf die Rate der Schwangerschaften und Lebendgeburten nach IVF lassen sich zu *prognostischen Gruppen* zusammenfassen. Eine *extrem ungünstige* (< 10 % pro Transfer) Prognose auf eine Schwangerschaft nach IVF haben Frauen über 35 Jahren mit langjähriger Kinderlosigkeit und umfangreicher Vorbehandlung, bei denen nur zwei Oozyten für die Insemination und nur ein Embryo für den Transfer zur Verfügung stehen. Umgekehrt ist eine *weit überdurchschnittliche Aussicht* auf eine Schwangerschaft (> 30 % pro Zyklus) zu erwarten bei Frauen unter 30 Jahren mit bereits einer Lebendgeburt, kurzer Dauer der Kinderlosigkeit und Vorbehandlung und gutem Ansprechen auf die Zyklusstimulation, bei denen zahlreiche Oozyten gefunden, aus einer Gruppe von Zygoten zwei oder drei Pronukleusstadien ausgewählt und die übrigen kryokonserviert werden können (Tab. 8-42). Diese prognostischen Kriterien haben Bedeutung für die Beantwortung der Frage, wie viele Behandlungszyklen unter Abwägung der Kosten und der erwarteten Schwangerschaftsrate im konkreten Fall sinnvollerweise durchgeführt werden sollten. Andererseits wird offensichtlich, daß die im IVF-Programm zu erzielende Schwangerschaftsrate ganz entscheidend von der *Zusammensetzung des behandelten Kollektivs* abhängig ist. Die *individuelle Schwangerschaftsrate* eines Paares pro Zyklus einer IVF liegt innerhalb einer weiten Bandbreite, die von nur wenigen Prozent bis zu 35–40 % reicht. Sie kann im Einzelfall die durchschnittliche Schwangerschaftsrate von 20 bis 25 % pro Embryotransfer erheblich über- oder unterschreiten.

8.10.8 Schwangerschaftsrate als Maßstab für die Qualität eines IVF-Programmes

Die Schwangerschaftsrate pro begonnenem Zyklus einer IVF und Embryotransfer gilt als ein anerkannter Maßstab für die *Qualität* der an einem Zentrum etablierten Behandlungsroutine und kann daher zum *Vergleich der Standards* zwischen den einzelnen Einrichtungen oder auch zwischen verschiedenen Ländern herangezogen werden. Allerdings sollten für derartige Vergleiche *genügend lange Zeiträume* (mindestens 1 Jahr) und ausreichend hohe Kollektive an behandelten Paaren gewählt werden, da die monatliche oder vierteljährliche Schwangerschaftsrate nach IVF erheblichen Schwankungen unterliegen kann. Wenn die in einem IVF-Zentrum erzielte Schwangerschaftsrate den nationalen Durchschnitt des Deutschen IVF-Registers (DIR) überschreitet, so dokumentiert diese erfreuliche Erfolgsrate sicherlich den an dieser Einrichtung erreichten hohen Standard. Jedoch sollte beim Vergleich der Schwangerschaftsraten zwischen den einzelnen Zentren bedacht werden, daß diese Rate von einer Reihe *anamnestischer Faktoren abhängig* ist, die vom betreffenden Zentrum nicht beeinflußt werden können, und daß die Schwangerschaftsrate, durch die Art der *Indikationsstellung*, die *Rekrutierung* von Paaren mit günstigen progno-

Tab. 8-42 Prognostisch einzuordnende Gruppen für den Behandlungserfolg bei der IVF. In der ungünstigen Gruppe ist mit einer Schwangerschaftsrate unter 10 %, in der günstigen Gruppe mit einer Rate über 30 % pro Transfer zu rechnen.

prognostisch ungünstig	Alter über 35 Jahre, lange Dauer der Kinderlosigkeit, umfangreiche Vorbehandlung, > 3 frühere Transfers nach IVF ohne Schwangerschaft, < 3 gefundene Eizellen, niedriger „embryo score", Transfer von nur einem Embryo
prognostisch günstig	Alter unter 30 Jahre, frühere Lebendgeburt, kurze Vorbehandlung, kurze Dauer der Kinderlosigkeit, zahlreiche gefundene Eizellen, Selektion innerhalb einer Gruppe von Pronukleusstadien am Tag 1, schnelle Embryonalentwicklung, Transfer von 2 oder 3 Embryonen guter Qualität (hoher „embryo score")

stischen Faktoren, den Umfang der Vorbehandlung mit Ovarstimulation und Inseminationen, die *Aggressivität der Zyklusstimulation* und die Häufigkeit des Zyklusabbruchs, vom jeweiligen Zentrum *in gewissen Grenzen selbst gesteuert* werden kann (Tab. 8-43).

8.11 Kostenübernahme durch die gesetzlichen Krankenkassen

Die IVF zählt zu den *Maßnahmen der künstlichen Befruchtung* gemäß den Richtlinien des Bundesausschusses der Ärzte und Krankenkassen vom 14.08.1990 und fällt unter Vorliegen bestimmter Voraussetzungen (Vorliegen der Bescheinigung über die Beratung nach § 27 a Abs. 1 Nr. 5 SGB V, beide Partner miteinander verheiratet, negativer HIV-Test bei beiden Partnern, Alter der Frau unter 40 Jahren, keine Sterilisation als Ursache für die Kinderlosigkeit) unter die Leistungspflicht der gesetzlichen Krankenkassen (Tab. 8-44). Da die Kostenübernahme für die konventionelle IVF im System der gesetzlichen Krankenversicherung in § 27 a SGB V gesetzlich geregelt ist, ist die Krankenkasse bei gegebener Indikation und Vorliegen der Voraussetzungen ohne weiteren Antrag leistungspflichtig. Die Kostenübernahme beschränkt sich auf bis zu vier Zyklen einer IVF, wenn dadurch keine klinische Schwangerschaft eingetreten ist. Der Zyklus zählt als durchgeführt, wenn die Eizellkultur angesetzt worden ist. Nach der Geburt eines Kindes besteht ein erneuter Anspruch auf bis zu vier IVF-Zyklen. Die Übernahme der Kosten für darüber hinausgehende Behandlungszyklen oder bei Frauen über 40 Jahren kann die Krankenkasse auf schriftlichen und begründeten Antrag hin genehmigen, wobei in diesen Sonderfällen meist eine Stellungnahme des Medizinischen Dienstes der Krankenversicherung (MDK) eingeholt wird. Eine IVF bei einem nicht verheirateten Paar ist auch dann keine Kassenleistung, wenn die Durchführung von der bei der zuständigen Ärztekammer eingerichteten Kommission auf schriftlichen und begründeten Antrag hin genehmigt wurde.

8.12 IVF bei einem nicht verheirateten Paar oder unter Verwendung von Donorsperma

Prinzipiell sehen die Richtlinien der Bundesärztekammer zur assistierten Reproduktion und die Berufsordnungen der Bundesländer vor, die IVF *nur bei Ehepaaren* durchzuführen. Allerdings ist eine derartige Vorschrift, die IVF (ohne oder mit ICSI) nur bei Partnern einer bestehenden Ehe vorzunehmen, im Embryonenschutzgesetz nicht enthalten. In bestimmten Fällen sind in den Richtlinien der Bundesärztekammer *Ausnahmen* von der Bindung der IVF an das homologe System vorgesehen. Die geplante Durchführung einer IVF bei einem unverheirateten Paar oder unter Verwendung von Donorsperma muß zuvor schriftlich und unter Angabe einer Begründung von einer bei der zuständigen Landesärztekammer eingerichteten *Kommission begutachtet und genehmigt* werden. Die Durchführung einer IVF bei einem *nicht verheirateten Paar* wird in der Regel nur dann genehmigt, wenn die Partner nachweislich in einer festen und eheähnlichen Beziehung zusammenleben. Die *Verwendung von Donorsperma* zur IVF ohne oder mit ICSI bei einem verheirateten oder nicht verheirateten Paar kommt nur in Frage, wenn Spermien des Ehemannes nicht zur Verfügung stehen (Azoospermie im Ejakulat, erfolgloser Versuch der operativen Gewinnung von Spermien durch die Hodenbiopsie). Voraussetzung ist ferner, daß nur Spermien eines einzigen Samenspenders verwendet werden, und daß dem geborenen Kind nach Erreichen der Volljährigkeit

Tab. 8-43 Einflußgrößen auf die Schwangerschaftsrate pro begonnenem Zyklus einer IVF. + = günstig, – = ungünstig, 0 = kein oder geringer Effekt.

Einfluß auf die Schwangerschaftsrate	
1. Anamnese und Indikation	
Alter der Frau > 35 Jahre	–
Alter des Mannes > 40 Jahre	0
langjährige Kinderlosigkeit	–
frühere Gravidität	+
frühere Parität	+
Erhöhung des basalen FSH (> 15 U/l)	–
Zustand nach einseitiger Ovar- oder Adnexentfernung	–
fortgeschrittene Endometriose (Stadien III und IV der AFS)	–
leichte oder mäßiggradige andrologische Subfertilität (OAT I oder II)	–
Vorbehandlung mit > 3 Zyklen Ovarstimulation oder/und Insemination	–
Vorbehandlung mit > 3 Zyklen IVF	–
starke Raucherin	–
erhebliche Adipositas	–
Syndrom der polyzystischen Ovarien (PCOS)	+
2. Zyklusstimulation	
Zyklusstimulation mit reinem FSH	+
Kombinationen mit GnRH-Agonisten im „long protocol"	+
ungenügende ovarielle Antwort („low responder")	–
Ausbildung von nicht mehr als 3 Follikeln	–
Auffinden von < als 3 Oozyten	–
3. Insemination, Fertilisation und Embryonalentwicklung	
Routine und Schnelligkeit im Umgang mit Gameten und Embryonen	+
Qualitätssicherung im Gametenlabor	+
Karenzzeit vor der Spermiengewinnung	0
Zahl der beweglichen Spermien im Ejakulat < 2–3 Mill.	–
Prozentsatz der Spermien normaler Morphologie < 5–14 %	–
Fertilisationsrate über 30 %	+
günstige morphologische Beurteilung der Pronukleusstadien („pronuclear stage score")	+
Auswahl aus einer Gruppe von Pronukleusstadien am Tag 1	+
Schnelligkeit der Entwicklung der Embryonen in der Kultur	+
4. Embryotransfer	
günstige morphologische Beurteilung der Embryonen („embryo score", Grad 1 oder 2)	+
Routine und Geschick des Operateurs beim Embryotransfer	+
Wahl des Transferkatheters	0
Transfer von einem Embryo	–
Transfervolumen über 100 µl	–
sonographisch gesteuerter Transfer	+
tubarer Embryotransfer	0
Bettruhe nach dem Transfer	0
5. in Deutschland verbotene Maßnahmen	
Selektion von Embryonen für den Transfer	+
Selektion von Blastozysten für den Transfer	+
verlängerte Embryokultur (Tag 3–5) mit Selektion	+
Transfer von über 3 Embryonen bei Frauen > 40 Jahre	+

Tab. 8-44 Voraussetzungen für die Leistungspflicht der gesetzlichen Krankenkassen für die IVF.

- anerkannte Indikation
- Vorliegen der Bescheinigung der Beratung über die medizinischen, psychischen und sozialen Aspekte der künstlichen Befruchtung nach § 27 a Abs. 1 Nr. 5 SGB V durch einen anderen Frauenarzt
- Durchführung an einem Ehepaar
- Alter der Frau unter 40 Jahren
- keine Tubensterilisation als Ursache für die Kinderlosigkeit
- negativer HIV-Test bei beiden Ehepartnern
- Immunität gegen Röteln bei der Frau
- hinreichende Erfolgsaussichten (Durchführung von nicht mehr als 4 Zyklen ohne Eintritt einer klinischen Schwangerschaft)

ein Recht auf Kenntnis seines biologischen Vaters zugestanden wird. Das für die Verwendung von Donorsperma erforderliche juristische Vertragswerk (Verzicht auf Anfechtung der Vaterschaft durch den Ehemann, Anspruch des Kindes auf Unterhalt, Beteiligung am Erbanspruch usw.) ist zusätzlich zu beachten.

Literatur

Adamson GD. Treatment of endometriosis-associated infertility. Semin Reprod Endocrinol 1997; 15: 263–71.

Akande AV, Mathur RS, Keay SD, Jenkins JM. The choice of luteal support following pituitary down regulation, controlled ovarian hyperstimulation and in-vitro fertilization. Br J Obstet Gynecol 1996; 103: 963–6.

Alvarez C, Cremades N, Blasco N, Bernabeu R. Influence of gonadotrophin-releasing hormone agonist total dose in the ovarian stimulation in the long down-regulated protocol for in-vitro fertilization. Hum Reprod 1997; 12: 2366–9.

Alsalili M, Yuzpe A, Tummon I, Parker J, Martin J, Daniel S, Rebel M, Nisher J. Cumulative pregnancy rates and pregnancy outcome after in-vitro fertilization: > 5000 cycles at one centre. Hum Reprod 1995; 10: 470–4.

Asch R, Simerly C, Ord T, Ord VA, Schatten G. The stages at which human fertilization arrests: Microtubule and chromosome configuration in inseminated oocytes which failed to complete fertilization and development in humans. Hum Reprod 1995; 10: 1897–906.

Ashkenazi J, Orvieto R, Gold-Deutsch R, Feldberg D, Dicker D, Voliovitch I, Ben-Rafael Z. The impact of woman's age and sperm parameters on fertilization rates in IVF cycles. Eur J Obstet Gynecol Reprod Biol 1996; 66: 155–9.

Awonuga A, Govindbhai J, Zierke S, Schnauffer K. Continuing the debate on empty follicle syndrome: Can it be associated with normal bioavailability of β–human chorionic gonadotrophin on the day of oocyte recovery? Hum Reprod 1998; 12: 1281–4.

Benkhalifa M, Menezo Y, Janny L, Pouly JL, Qumsiyeh MB. Cytogenetics of uncleaved oocytes and arrested zygotes in IVF programs. J Assist Reprod Genet 1996; 13: 140–8.

Berg FD, Seifert-Klauss V, Lauritzen C, Teschner A, Brucker C. A three step protocol for the treatment of idiopathic subfertility. Arch Gynecol Obstet 1994; 255: 173–80.

Bergendal A, Naffah S, Nagy C, Bergqvist A, Sjoblom P, Hillensjo T. Outcome of IVF in patients with endometriosis in comparison with tubal-factor infertility. J Assist Reprod Genet 1998; 15: 530–4.

Biljan MM, Taylor CT, Manasse PR, Joughin EC, Kingsland CR, Lewis-Jones DI. Evaluation of different sperm function tests as screening methods for male fertility potential – The value of the sperm migration test. Fertil Steril 1994; 62: 591–8.

Bredkjaer HE, Ziehe S, Hamid B, Zhon Y, Loft A, Lindhard A, Andersen AN. Delivery rates after in-vitro fertilization following bilateral salpingectomy due to hydrosalpinges: A case control study. Hum Reprod 1999; 14: 101–5.

Bussen S, Mulfinger L, Sütterlin M, Schleyer M, Kress W, Steck T. Dizygotic twin pregnancy after intracytoplasmic injection of 1 day old unfertilized oocytes. Hum Reprod 1997; 12: 2560–2.

Bussen S, Zimmermann M, Schleyer M, Steck T. Relationship of bacteriological characteristics to semen indices and its influence on fertilization and pregnancy rates after IVF. Acta Obstet Gynecol Scand 1997; 76: 964–8.

Christiaens F, Janssenswillen C, van Steirteghem AC, Devroey P, Verborgh C, Camu F. Comparison of assisted reproduction technology performance after oocyte retrieval under general anaesthesia (propofol) versus paracervical local anaesthetic block: A case-controlled study. Hum Reprod 1998; 13: 2456–60.

Coetzee K, Kruger TF, Lombard CJ. Predictive value of normal sperm morphology: A structured literature review. Hum Reprod Update 1998; 4: 73–82.

Copperman AB, Selick CE, Grunfeld L, Sandler B, Bustillo M. Cumulative number and morphological score of embryos resulting in success: Realistic expectations from in-vitro fertilization-embryo transfer. Fertil Steril 1995; 64: 88–92.

Cottell E, Barry-Kinsella C, Drudy L, Gordon A, Kondaveeti-Gordon U, Harrison RF. Initial and swim-up motile sperm concentration in Earle's medium as a predictor for IVF. Assist Reprod Technol Androl 1997; 9: 129–34.

Daitoh T, Kamada M, Yamano S, Murayama S, Kobayashi T, Maegawa M, Aono T. High implantation rate and consequently high pregnancy rate by in-vitro fertilization-embryo transfer treatment in infertile women with antisperm antibody. Fertil Steril 1995; 63: 87–91.

De Geyter C, de Geyter M, Koppers B, Nieschlag E. Diagnostic accuracy of computer-assisted sperm motion analysis. Hum Reprod 1998; 13: 2512–20.

de Mouzon J. Implantation: Aspects épidémiologiques et données de la fécondation in vitro. Réprod Hum Horm 1996; 9: 470–7.

Devreker F, Emiliani S, Revelard P, van den Bergh M, Govaerts I, Englert Y. Comparison of two elective transfer policies of two embryos to reduce multiple pregnancies without impairing pregnancy rate. Hum Reprod 1999; 14: 83–9.

Dicker D, Ashkenazi J, Feldberg D, Levy T, Dekel A, Ben-Rafael Z. Severe abdominal complications after transvaginal ultrasonographically guided retrieval of oocytes for in-vitro fertilization and embryo transfer. Fertil Steril 1993; 13: 1313–5.

Dmowski WP, Rana N, Michalowska J, Friberg J, Papierniak C, El-Roeiy A. The effect of endometriosis, its stage and activity and autoantibody on in-vitro fertilization and embryo transfer success rates. Fertil Steril 1995; 63: 555–62.

Donnelly ET, Lewis SE, McNally JA, Thompson W. In-vitro fertilization and pregnancy rates: The influence of sperm motility and morphology on IVF outcome. Fertil Steril 1998; 70: 305–14.

Driscoll GL, Tyler JP, Knight DC, Cooke S, Kime L, Clark J, Bernstein J. Failure to collect oocytes in assisted reproduction technology: A retrospective. Hum Reprod 1998; 13: 84–7.

Dumoulin JC, Vanvuchelen RC, Land JA, Pieters MH, Geraedts JP, Evers JL. Effect of oxygen concentration on in-vitro fertilization and embryo culture in the human and in the mouse. Fertil Steril 1995; 63: 115–9.

El-Nemr A, Al-Shawaf T, Sabatini L, Wilson C, Lower AM, Grudzinskas JG. Effect of smoking on ovarian response and ovarian stimulation in in-vitro fertilization and embryo transfer. Hum Reprod 1998; 13: 2192–8.

Engmann L, Maconochio N, Bekir JS, Jacobs HS, Tan SL. Cumulative probability of clinical pregnancy and live birth after a multiple cycle IVF. Br J Obstet Gynecol 1999; 106: 165–70.

Engmann L, Maconochio N, Sladkevicius P, Bekir J, Campbell S, Tan SL. The outcome of in-vitro fertilization treatment in women with sonographic evidence of polycycstic ovarian morphology. Hum Reprod 1999; 14: 167–71.

Fedder J. Nonsperm cells in human semen: With special reference to seminal leukocytes and their possible influence on fertility. Arch Androl 1996; 36: 41–65.

Feichtinger W, Papalambrou K, Pöhl M, Kirschker U, Neumann K. Smoking and in-vitro fertilization: A meta-analysis. J Assist Reprod Genet 1997; 14: 596–9.

Fleming C, Hull MG. Impaired implantation rate after in-vitro fertilization treatment associated with hydrosalpinx. Br J Obstet Gynecol 1996; 103: 268–72.

Garello C, Baker H, Rai J, Montgomery S, Wilson P, Kennedy CR, Hartshorne GM. Pronuclear orientation, polar body placement and embryo quality after intracytoplasmic sperm injection and in-vitro fertilization: Further evidence for polarity in human oocytes? Hum Reprod 1999; 14: 2588–95.

Ghazzani IM, Al-Hasani S, Karaki R, Sonso S. Transfer technique and catheter choice influence the incidence of transcervical embryo expulsion and the outcome of IVF. Hum Reprod 1999; 14: 677–82.

Gillett WR. Evaluation of long-term outcome following tubal microsurgery. Assist Reprod Rev 1998; 8: 140–57.

Giorgetti C, Terriou P, Auquier P, Hans E, Spach JL, Salzmann J, Roulier R. Embryo score to predict implantation after in-vitro fertilization: Based on 957 single embryo transfers. Hum Reprod 1995; 10: 2427–31.

Goverde AJ, McDonnell J, Vermeiden JP, Schats P, Rutten FF, Schoemaker J. Intrauterine insemination or in-vitro fertilization in idiopathic subfertility and male subfertility: A randomized trial and cost-effectiveness analysis. Lancet 2000; 355: 13–8.

Grochowski D, Wolczynski S, Kulikowski M, Kuczynski W, Szmatowicz M. Prevention of high-order multiple gestations in an in-vitro fertilization program. Gynecol Endocrinol 1997; 11: 327–30.

Guzick DS, Sullivan MW, Adamson GD, Cedars MI, Falk RJ, Peterson EP, Steinkampf MP. Efficacy of treatment for unexplained infertility. Fertil Steril 1998; 70: 207–13.

Herrler A, Beier HM. Die Beurteilung der Eizellreifung und frühen Embryonalentwicklung bei der assistierten Reproduktion. Reproduktionsmedizin 1998; 14: 131–42.

Hohlagschwandtner M, Pöhl M, Dewald T, Krischker U, Feichtinger W. Prädiktive Faktoren für die erfolgreiche Durchführung von IVF-Behandlungen. J Fertil Reprod 1999; 4: 7–12.

Hu Y, Maxson WS, Hoffman DI, Ory SJ, Eager S, Dupre J, Lu C. Maximizing pregnancy rates and limiting multiple conceptions by determining the optimal number of embryos to transfer based on quality. Fertil Steril 1998; 69: 650–7.

Hull MG. Effectiveness of infertility treatments: Choice and comparative analysis. Int J Gynecol Obstet 1994; 47: 99–108.

Imoedemhe DA, Signe AB, Pacpaco EL, Olazo AB, Luciano EC. A comparative analysis of embryos derived from routine in-vitro fertilization and subzonal microinsemination. Hum Reprod 1995; 10: 2970–5.

Joesbury KA, Edisiringhe WR, Phillips MR, Yovich JL. Evidence that male smoking affects the likelihood of a pregnancy following IVF treatment: Application of the modified cumulative embryo score. Hum Reprod 1998; 13: 1506–13.

Joshi N, Kodwany G, Balaiah D, Parikh M, Parikh F. The importance of computer-assisted semen analysis and sperm function testing in an IVF program. Int J Fertil Menopausal Stud 1996; 41: 46–52.

Keck C, Grutzmacher E, Neulen J, Breckwoldt M. Antibiotische Behandlung der unspezifischen Leukozytospermie vor In-vitro-Fertilisation: Ergebnisse einer kontrollierten Studie. Geburtsh Frauenheilk 1998; 58: 310–4.

Khan I, Staessen C, van den Abbeel E, Camus M, Wisanto A, Smitz J, Devroey P, van Steirteghem AC. Time of insemination and its effect on invitro fertilization, cleavage and pregnancy rates in GnRH agonist/HMG stimulated cycles. Hum Reprod 1989; 4: 921–6.

Kiefer D, Check JH, Katsoff D. The value of motile density, strict morphology and the hypoosmotic swelling test in in-vitro fertilization-embryo transfer. Arch Androl 1996; 37: 57–60.

Kodama H, Fukuda J, Karube H, Matsui T, Shimizu Y, Tanaka T. High incidence of embryo transfer cancellations in patients with polycystic ovarian syndrome. Hum Reprod 1995; 10: 1962–7.

Korell M, Strowitzki T, Hepp H. Möglichkeiten und Grenzen der endoskopischen Tubenchirurgie. Zentralbl Gynäkol 1995; 117: 663–9.

Krapez JA, Hayden CJ, Rutherford AJ, Balen AH. Survey of the diagnosis and management of antisperm antibodies. Hum Reprod 1998; 13: 3363–7.

Lass A, Croucher C, Duffy S, Dawson K, Margara R, Winston RM. One thousand initiated cycles of in-vitro fertilization in women > 40 years of age. Fertil Steril 1998; 70: 1030–4.

Le SQ, Kutteh WH. When less is more: Simplified protocols for in-vitro fertilization. Assist Reprod Rev 1996; 6: 67–71.

Letterie GS, Marshall L, Angle M. A new coaxial catheter system with an echodense tip for ultrasonographically guided embryo transfer. Fertil Steril 1999; 72: 266–8.

Liversedge NH, Jenkins JM, Keay SD, McLaughlin EA, Al-Sufyan H, Maile LA, Joels LA, Hull MG. Antibiotic treatment based on seminal cultures from asymptomatic male partners in in-vitro fertilization is unnecessary and may be detrimental. Hum Reprod 1996; 11: 1227–31.

Martin JS, Nisher JA, Parker JI, Kaplan B, Tummon IS, Yuzpe AA. The pregnancy rates of cohorts of idiopathic infertility couples gives insights into the underlying mechanism of infertility. Fertil Steril 1995; 64: 98–102.

Meldrum DR, Silberberg KM, Bustillo M, Stokes L. Success rates with repeated cycles of in-vitro fertilization embryo transfer. Fertil Steril 1998; 69: 1005–9.

Miller KF, Falcone T, Goldberg JM, Attaran M. Previous fertilization failure with conventional in-vitro fertilization is associated with poor outcome of intracytoplasmic sperm injection. Fertil Steril 1998; 69: 242–5.

Meniru GI, Craft IL. Evidence from a salvaged treatment cycle supports an aetiology for the empty follicle syndrome that is related to terminal follicular developmental events. Hum Reprod 1997; 12: 2385–7.

Mosgaard P, Hertz J, Steenstrup BR, Sorensen SS, Lindhard A, Andersen AN. Surgical management of tubal infertility. Acta Obstet Gynecol Scand 1996; 75: 469–74.

Nabi A, Awonuga A, Birch H, Barlow S, Stewart B. Multiple attempts at embryo transfer: Does this affect in-vitro fertilization treatment outcome? Hum Reprod 1997; 12: 1188–90.

Navot D, Bergh PA, Williams MA, Garrisi GJ, Guzman I, Sandler B, Grunfeld L. Poor oocyte quality rather than implantation failure as a cause of age-related decline in female fertility. Lancet 1991; 337: 1375–7.

Ndukwe G, Thornton S, Fishel S, Dowell K, Aloum M, Green S. 'Curing' empty follicle syndrome. Hum Reprod 1997; 12: 21–3.

Pagidas K, Hemmings R, Falcone T, Miron P. The effect of antisperm autoantibodies in male or female partners undergoing in-vitro fertilization embryo transfer. Fertil Steril 1994; 62: 363–9.

Pagidas K, Falcone T, Hemmings R, Miron P. Comparison of reoperation for moderate (stage III) and severe (stage IV) endometriosis-related infertility with in-vitro fertilization embryo transfer. Fertil Steril 1996; 65: 791–5.

Pal L, Shifren JL, Isaacson JB, Chang Y, Leykin L, Toth TL. Impact of varying stages of endometriosis on the outcome of in-vitro fertilization embryo transfer. J Assist Reprod Genet 1998; 15: 27–31.

Prietl G, Engelberts U, Maslanka M, van der Ven HH, Krebs D. Kumulative Schwangerschaftsraten der konventionellen In-vitro-Fertilisation in Abhängigkeit der Diagnose und des Alters der Patientin: Ergebnisse des Bonner IVF-Programms. Geburtsh Frauenheilk 1998; 58: 433–9.

Quintans CJ, Donaldson MJ, Blanco LA, Pasqualini RS. Empty follicle syndrome due to human errors: Its occurrence in an in-vitro fertilization programme. Hum Reprod 1998; 13: 2703–5.

Roest J, van Heusden AM, Mons H, Zeilmaker GH, Verhoeff A. The ovarian response as a predictor for successful in-vitro fertilization treatment after the age of 40 years. Fertil Steril 1996; 66: 969–73.

Roest J, van Heusden AM, Zeilmaker GH, Verhoeff A. Treatment policy after poor fertilization in the first IVF cycle. J Assist Reprod Genet 1998; 15: 18–21.

Roest J, Verhoeff A, van Lent M, Huisman GJ, Zeilmaker GH. Results of decentralized in-vitro fertilization treatment with transport and satellite clinics. Hum Reprod 1995; 10: 563–7.

Schmiady H. Assistierte Reproduktion: Probleme der Vorkernbildung. Reproduktionsmedizin 1998; 14: 242–5.

Scott LA, Smith S. The successful use of pronuclear embryo transfer the day following oocyte retrieval. Hum Reprod 1998; 13: 1003–13.

Sharif K, Afnan M, Lendon W. Mock embryo transfer with a full bladder immediately before the real transfer for in-vitro fertilization treatment. The Birmingham experience of 113 cases. Hum Reprod 1995; 10: 1715–8.

Soliman S, Daya S, Collins J, Hughes EG. The role of luteal phase support in infertility treatment: A meta-analysis of randomized trials. Fertil Steril 1994; 61: 1068–76.

Staessen C, Camus M, Bollen N, Devroey P, van Steirteghem AC. The relationship between embryo quality and the occurrence of multiple pregnancies. Fertil Steril 1992; 57: 626–30.

Staessen C, Janssenswillen C, de Clerck E, van Steirteghem AC. Controlled comparison of commercial media for human in-vitro fertilization: Menezo B 2 medium versus Medi-Cult universal and BM1 medium. Hum Reprod 1998; 13: 1548–54.

Staessen C, Nagy ZP, Liu J, Janssenswillen C, Camus M, Devroey P, van Steirteghem AC. One year's experience with elective transfer of two good quality embryos in the human in-vitro fertilization and intracytoplasmic sperm injection programmes. Hum Reprod 1995; 10: 3305–12.

Stamatowicz M, Grochowski D. Fertility and infertility in aging women. Gynecol Endocrinol 1998; 17: 407–13.

Steer CV, Mills CL, Tan SL, Campbell S, Edwards RG. The cumulative embryo score: A predictive embryo scoring technique to select the optimal number of embryos to transfer in an in-vitro fertilization and embryo transfer programme. Hum Reprod 1992; 7: 117–9.

Stovall DW, Bailey LE, Talbert LM. The role of aerobic and anaerobic semen cultures in asymptomatic couples undergoing in-vitro fertilization: Effects on fertilization and pregnancy rates. Fertil Steril 1993; 59: 197–201.

Sütterlin S, Bussen S, Steck T. Prädiktiver Wert des β–hCG Spiegels exakt 14 Tage nach Embryotransfer in Bezug auf den Schwangerschaftsverlauf. Fertilität 1997; 13: 27–33.

Templeton A, Morris JK, Parslow W. Factors that affect outcome of in-vitro fertilization treatment. Lancet 1996; 348: 1402–6.

Terriou P, Giorgetti C, Auquier P, Hans E, Spach JL, Salzmann J, Roulier R. Teratozoospermia influences fertilization rate in vitro but not embryo quality. Hum Reprod 1997; 12: 1069–72.

Tesarik J, Greco E. The probability of abnormal preimplantation development can be predicted by a single static observation on pronuclear stage morphology. Hum Reprod 1999; 14: 1318–23.

Van Blerkom J, Davis PW, Merriam J. A retrospective analysis of unfertilized and presumed parthogenetically activated human oocytes demonstrates a high frequency of sperm penetration. Hum Reprod 1994; 9: 2381–8.

Van Voorhis BJ, Sparks AE, Syrop CH, Stovall DW. Ultrasound-guided aspiration of hydrosalpinges is associated with improved pregnancy and implantation rate after in-vitro fertilization cycles. Hum Reprod 1998; 13: 736–9.

Vazquez-Levin MH, Notrica JA, de Fried EP. Male immunologic infertility: Sperm performance on in-vitro fertilization. Fertil Steril 1997; 68: 675–81.

Weber W, Alexander H. Fortpflanzung und Körpergewicht: Der Body-Mass-Index von Patienten eines In-vitro-Fertilisationsprogrammes. Fertilität 1997; 13: 201–5.

Wittemer C, Warters S, Ohl J, Sudan B, Mache A, Dellenbach P. Prognostic value of objective semen parameters in an in-vitro fertilization program. J Assist Reprod Genet 1997; 14: 321–7.

Wood EG, Batzer FR, Go KJ, Gutmann JN, Corson SL. Ultrasound-guided soft catheter embryo transfers will improve pregnancy rates in in-vitro fertilization. Hum Reprod 2000; 15: 107–12.

Woolcott R, Stanger J. Potentially important variables identified by transvaginal ultrasound-guided embryo transfer. Hum Reprod 1997; 12: 963–6.

Wun WS, Gullett J, Dunn RC, Valdes CT, Grunert GM. Development of one-pronucleus zygotes is abnormal. Assist Reprod 1999; 9: 65–9.

Zayed F, Lenton EA, Cooke ID. Comparison between stimulated in-vitro fertilization and stimulated intrauterine insemination for the treatment of unexplained and mild male factor infertility. Hum Reprod 1997; 12: 2408–13.

Zollner U, Martin S, Liebermann J, Steck T. Evaluation of a cut-off value for sperm motility after different hours of incubation to select the suitable reproductive technology (IVF or ICSI). Acta Obstet Gynecol Scand 1999; 78: 326–31.

Zollner U, Schleyer M, Steck T. Evaluation of a cut-off value for normal sperm morphology using strict criteria to predict fertilization after conventional in-vitro fertilization and embryo transfer in asthenozoospermia. Hum Reprod 1996; 11: 2155–61.

9 Tubare Transfertechniken

Zu den *tubaren Transfertechniken* zählen der intratubare Transfer von Gameten („gamete intrafallopian transfer", GIFT), von Zygoten („zygote intrafallopian transfer", ZIFT) und von Embryonen („embryo intrafallopian transfer", EIFT, oder „tubal embryo transfer", TET). Gemeinsames *Ziel* der tubaren Transfertechniken ist die Entwicklung der frühen Embryonal- und Furchungsstadien im *günstigen Milieu der Tube*. Da die natürliche Fertilisation in der Ampulle der Tube stattfindet und der Embryo während der ersten Tage seiner Entwicklung in der Tube transportiert wird, ist zu vermuten, daß durch den Transfer von Gameten, Zygoten oder Embryonen – an den entsprechend ihrer zeitlichen Entwicklung physiologischen Ort – die Bedingungen für die erfolgreiche Entwicklung und Implantation im Vergleich zum unphysiologischen intrauterinen Transfer verbessert werden können. Weitere Vorteile des tubaren Transfers über die Ampulle mit anschließend *passiver Wanderung in den Uterus* bestehen darin, daß eine mechanische Beschädigung des hoch aufgebauten und vulnerablen Endometriums in der frühen Sekretionsphase ebenso vermieden wird wie eine Expulsion der Embryonen aus dem Uterus nach dem intrauterinen Transfer (Tab. 9-1). Diesen Vorteilen stehen aber auch gewichtige Nachteile gegenüber, wie der erheblich *erhöhte apparative und operative Aufwand* für die Sondierung der Tube entweder von der Vagina aus oder über die Fimbrie im Rahmen einer Laparoskopie und die Notwendigkeit der genauen *Prüfung der Funktion der Tube*, in die der Transfer stattfinden soll.

Die tubaren Transfertechniken, insbesondere der intratubare Gametentransfer, waren Ende der 1980er und Anfang der 1990er Jahre recht populär, jedoch ist ihre Anwendung seither sowohl national als auch international *rückläufig*. Entsprechend den Meldungen an das Deutsche IVF-Register (DIR) betrug die Zahl der in Deutschland während der letzten Jahre durchgeführten Zyklen mit tubarem Transfer weniger als 5 % der mit IVF ohne oder mit ICSI und mit intrauterinem Transfer behandelten Zyklen. Auch in den Registern anderer Länder liegt das Behandlungsvolumen von GIFT, ZIFT und TET bei allenfalls 10–15 % der Zyklen mit intrauterinem Transfer. Die tubaren Transfertechniken spielen daher heute nur noch eine untergeordnete Rolle und sind besonderen Indikationen vorbehalten.

9.1 Intratubarer Gametentransfer (GIFT)

Das Prinzip des GIFT besteht im *gemeinsamen Transfer* von bis zu drei Oozyten und mindestens 100 000 motilen Spermien in die Ampulle der Tube. In den ersten Jahren der Anwendung erfolgten sowohl die Eizellentnahme als auch der GIFT im Rahmen einer *Laparoskopie*, später wurde jedoch die *transvaginale sonographische Follikelpunktion* bevorzugt. Auch für den Transfer der Gameten in die Tube wird vielfach der transuterine Zugang *von der Vagina aus* gewählt, entweder über „blinde" oder ultraschallgestützte Son-

Tab. 9-1   Vor- und Nachteile der tubaren Transfertechniken (tubarer Transfer von Gameten, Zygoten und Embryonen).

Vorteile	Nachteile
• Embryonalentwicklung im physiologischen Milieu der Tube • passiver Transport in den Uterus auf physiologischem Weg • Vermeidung potentieller Probleme beim intrauterinen Transfer (endometriale Blutung, Expulsion des Embryo)	• erhöhter apparativer und operativer Aufwand • Sondierung der Tube nicht immer möglich • präzise Vordiagnostik der Funktion der Tube erforderlich

dierung oder im Rahmen einer Hysteroskopie oder Tuboskopie. Entsprechend ergeben sich zahlreiche Variationen mit spezifischen Vor- und Nachteilen. Ein *prinzipieller Vorteil* aller Methoden des Gametentransfers liegt im Wegfall der *extrakorporalen Kultur*, so daß diese Technik der intrakorporalen Fertilisation für Paare mit *ethisch oder religiös motivierten Vorbehalten gegenüber der IVF* geeignet erscheint.

9.1.1 Indikationen

Indikationen für den GIFT sind die idiopathische Sterilität nach Ausschöpfung der Zyklusstimulation ohne oder mit homologen intrauterinen Inseminationen, die Endometriose in leichter bis mittelgradiger Ausprägung (entsprechend Stadium I und II der revidierten Klassifikation der AFS), die immunologisch bedingte Sterilität und leichte andrologische Subfertilität, wobei aber nach der Präparation die Konzentration mehrere Millionen bewegliche Spermien pro ml betragen sollte (Tab. 9-2).
In der Tabelle 9-2 wird ersichtlich, daß für alle Indikationen auch *alternative* Behandlungsmöglichkeiten mit vergleichbarer Aussicht auf eine Schwangerschaft, aber in der Regel geringerem operativen und instrumentellen Aufwand zur Verfügung stehen, insbesondere die homologen *Inseminationen* nach Zyklusstimulation mit FSH oder hMG und die konventionelle *IVF* sowie bei der OAT II auch die

Tab. 9-2   Indikationen für den intratubaren Gametentransfer (GIFT).

- idiopathische Sterilität nach erfolgloser Anwendung von Zyklusstimulation ohne oder mit homologer Insemination
- leichte bis mäßiggradige Endometriose
- immunologisch bedingte Sterilität (Spermienantikörper der Frau)
- leichte andrologische Einschränkung (OAT I und günstige Fälle von OAT II)

ICSI. Diese Konkurrenz zu anderen, technisch einfacheren Verfahren ist in erster Linie für den zahlenmäßigen Rückgang der GIFT-Behandlung in den letzten 10 Jahren verantwortlich.

9.1.2 Vorbedingungen

Vorbedingungen für die Durchführung des Gametentransfers sind das Vorhandensein mindestens einer durchgängigen und funktionsfähigen Tube und von über 5 Millionen motiler Spermien im nativen Ejakulat (Tab. 9-3). Eine *laparoskopische Prüfung* der Durchgängigkeit und des Zustandes der Tuben ist unabdingbar, eine zusätzliche endoskopische Überprüfung des Tubenlumens (Tubo- oder Salpingoskopie), entweder von proximal als Erweiterung einer Hysteroskopie oder von distal im Rahmen einer Laparoskopie, ist von Vorteil. Wandschäden der Tube, Aussackungen und Schlingenbildung der Tube, in die der Transfer erfolgen soll sowie peritubare

Tab. 9-3 Vorbedingungen für die Durchführung des intratubaren Gametentransfers.

- mindestens eine durchgängige und funktionsfähige Tube (Laparoskopie)
- Gesamtzahl motiler Spermien im nativen Ejakulat über 5 Millionen
- Konzentration motiler Spermien nach Aufarbeitung 2–3 Millionen/ml

Adhäsionen reduzieren die Schwangerschaftschance bei gleichzeitiger Erhöhung des Risikos einer Tubargravidität.

9.1.3 Vorgehen

Die *Zyklusstimulation* für den GIFT entspricht der für die konventionelle IVF. Die Methode der Wahl ist die Gabe von FSH oder hMG in Kombination mit GnRH-Analoga im „langen" Protokoll, aber auch alternative Schemata sind möglich (vgl. Kap. 6, S. 63). Die *Präparation der Spermien* erfolgt wie für die homologe Insemination oder konventionelle IVF (vgl. Kap. 7, S. 88). Die *transvaginale Follikelpunktion* (FP) wird heute allgemein bevorzugt, da die Zahl der gewonnenen Eizellen nach vaginaler FP tendenziell höher liegt als

nach laparoskopischer Eizellentnahme. Alle Follikel in beiden Ovarien sollen abpunktiert werden, da nach dem Transfer von Spermien in die Tube durch die Ovulation intakter Follikel ein zusätzliches, im Einzelfall schwer kontrollierbares *Mehrlingsrisiko* resultiert. Diese Gefahr besteht nicht bei der konventionellen IVF, da hier *keine Spermien in die Tube* gelangen. Die FP erfolgt unter den gleichen Bedingungen wie bei der IVF (vgl. Kap. 8, S. 110). Im Labor werden *maximal drei reife Oozyten* ausgewählt, gewaschen und mit intaktem Cumulus oophorus zusammen mit *100 000–200 000 motilen Spermien in maximal 50 µl Volumen* in einen Tubenkatheter mit angeschlossener Spritze aufgezogen (Abb. 9-1). Eizellen und Spermien können entweder zusammen in einem Tropfen Medium oder durch ein kleines *Luftbläschen voneinander getrennt* aufgezogen werden. Bei reduzierter Morphologie kann die Zahl der inseminierten Spermien bis auf 500 000 erhöht werden. Ein Kontakt von Eizellen und Spermien vor dem Transfer soll sich auf die Schwangerschaftsrate günstig auswirken. Der Transfer erfolgt etwa 2 cm proximal der Fimbrie in die Ampulle der Tube, auf eine *langsame Injektion* der Gameten in das enge Lumen der Tube ist zu achten (Tab. 9-4).

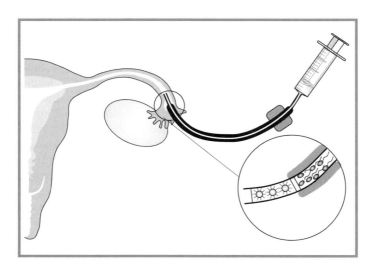

Abb. 9-1 Unilateraler laparoskopischer intratubarer Gametentransfer (schematisch). Der Transferkatheter besteht aus einer starren äußeren Führungshülse und einem biegsamen inneren Katheter aus Kunststoff, der mit bis zu drei reifen Oozyten und den präparierten Spermien beladen wird. Der Gametentransfer erfolgt etwa 2 cm proximal der Fimbrie.

Die *Auswahl der Tube*, in die der Gametentransfer erfolgen soll, richtet sich nach der Erreichbarkeit für den Operateur und dem anatomischen Zustand der Tube (Tab. 9-5). Beim Vorliegen eines Tubenfaktors erfolgt der Transfer in die Tube *mit den geringsten Wandveränderungen*. Ein *unilateraler* GIFT ist in der Regel ausreichend, wobei die Seite des dominanten Follikels keine Rolle spielt. Bevorzugt erfolgt der Gametentransfer im Rahmen einer *Laparoskopie*, da dadurch die Gefahr der Traumatisierung des Endometriums bei der transzervikalen Sondierung umgangen wird. Für einen geübten Operateur reichen bei normalen anatomischen Verhältnissen zwei – ansonsten drei – Einstiche aus. Alternative Zugangswege sind die Minilaparoskopie mit dünnen Trokaren von 2–3 mm Durchmesser und die Minilaparotomie mit Retraktoren, wobei die Vermeidung des Pneumoperitoneums von Vorteil ist. Beim laparoskopischen GIFT nach transvaginaler FP erreichen die *Operationszeiten* einschließlich der Vorbereitung der Oozyten für den Transfer nicht selten *60 Minuten*, deutlich länger als für die alleinige transvaginale FP (< 15 Minuten). Bevorzugt erfolgt der GIFT in *Allgemeinnarkose*, jedoch ist auch eine Durchführung in *Lokalanästhesie* (an den Einstichstellen der Trokare) mit intravenöser *Sedierung* oder Epiduralanästhesie möglich. Damit ist auch der laparoskopische

Tab. 9-4 Technisches Vorgehen beim intratubaren Gametentransfer (GIFT).

- Eizellentnahme bevorzugt vaginal, alternativ auch laparoskopisch
- Abpunktion aller Follikel
- Auswahl von maximal 3 reifen Oozyten mit intaktem Cumulus oophorus, Waschen
- Beladen eines Tubenkatheters mit Oozyten und 100 000–200 000 motilen Spermien in maximal 50 µl Volumen, durch Luftbläschen getrennt
- unverzüglicher Transfer in die Ampulle der Tube etwa 2 cm proximal der Fimbrie
- langsame Injektion der Gameten
- Prüfung des Tubenkatheters auf vollständige Entleerung

Tab. 9-5 Ungünstige anatomische Befunde für die Durchführung des intratubaren Gametentransfers.

- Aussackungen der Tubenwand, Divertikel
- Schlängelung der Tube
- Phimose und Verklebung der Fimbrie
- peritubare Adhäsionen

GIFT mit kurzer postoperativer Nachbeobachtung *ambulant durchführbar*.

Die *Komplikationen* des laparoskopischen GIFT entsprechen denen der Laparoskopie und der transvaginalen Eizellentnahme, das Risiko einer Salpingitis nach tubarem Transfer ist nicht erhöht.

9.1.4 Transvaginaler Gametentransfer

Alternativen des laparoskopischen Gametentransfers sind der transvaginale Transfer mit „blinder" oder sonographisch gesteuerter *Sondierung der Tuben* durch einen gebogenen Tubenkatheter (z.B. nach Jansen und Andersen) mit starrer Metallführung, die Sondierung der Tubenostien im Rahmen einer Hysteroskopie oder der Transfer bei einer Tuboskopie (Tab. 9-6). Bei den transvaginalen (TV) Techniken (*TV-GIFT*) ist die Lokalisation der Fimbrie nicht so exakt bestimmbar wie unter laparoskopischer Sicht. Der Transfer kann zwischen 2 und 5 cm von der Fimbrie entfernt erfolgen (Abb. 9-2). Bei den Variationen des TV-GIFT ist die Vermeidung der zusätzlichen Laparoskopie mit ihren spezifischen Risiken und der peritonealen Reizung durch das *Pneumoperi*

Tab. 9-6 Transvaginale (TV) Techniken des intratubaren Gametentransfers.

- „blinde" oder ultraschallgestützte Sondierung der Tube von der Vagina aus
- Sondierung des Tubenostiums im Rahmen einer Hysteroskopie
- Falloposkopie mit evertierendem Katheter als Erweiterung einer Hysteroskopie

toneum von Vorteil, auch bietet der transvaginale Transferweg eine mögliche Alternative bei distaler Tubenpathologie, erheblicher Adipositas und Darmadhäsionen nach Voroperation. Allerdings gelingt die *Sondierung einer Tube* selbst durch die Hand eines geübten Operateurs nur in 90–95 % der Versuche, so daß teilweise ein zunächst geplanter intratubarer Transfer in einen intrauterinen Transfer umgewandelt werden muß. Auch ist bei der transuterinen Sondierung der Tube die mögliche *Traumatisierung des Endometriums* und der Tubenmukosa von Nachteil, und selbst Perforationen der Tubenwand wurden in wenigen Prozent der Transfers mit starren Kathetern berichtet (Tab. 9-7). Schließlich ist bei der transuterinen Technik der hohe Preis der nicht wiederverwendbaren Tubenkatheter von Nachteil. In großen Sammelstatistiken sind die Schwangerschaftsraten *nach laparoskopischem GIFT* denen nach TV-GIFT *eindeutig überlegen*, so daß prinzipiell dem laparoskopischen Vorgehen der Vorzug gegeben werden sollte. Bei der Wahl des Zugangsweges und dem Gelingen des Transfers in die Ampulle

der Tube spielen die Ausrüstung und Erfahrung des Operateurs eine wesentliche Rolle.

9.1.5 Zahl der transferierten Oozyten

Nach den Bestimmungen des Embryonenschutzgesetzes ist eine Übertragung von mehr als drei Eizellen beim GIFT nicht gestattet. Analog zur Reduzierung der Zahl der transferierten Embryonen bei der IVF ist auch beim GIFT bei Frauen mit einer *günstigen Prognose* für den Eintritt einer Schwangerschaft (Alter unter 35 Jahren, erster oder zweiter Zyklus) ein *elektiver Transfer von zwei Oozyten* empfehlenswert. Es ist sogar zu diskutieren, ob nicht im Hinblick auf die hohe Mehrlingsrate generell die Zahl der beim GIFT transferierten Oozyten auf zwei reduziert werden sollte. Überzählige Oozyten können entweder unbefruchtet oder nach Fertilisation durch die IVF *kryokonserviert* und in einem späteren Zyklus transferiert werden. Nach dem GIFT von drei Oozyten ist ein zu-

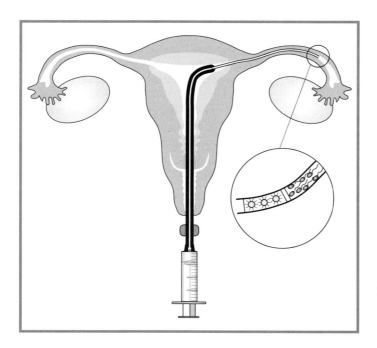

Abb. 9-2 Unilateraler transvaginaler intratubarer Gametentransfer (schematisch). Der Tubenkatheter besteht aus einer äußeren starren Führungshülse, die transzervikal in den Tubenwinkel des Uterus eingeführt wird und über die ein biegsamer Transferkatheter aus Kunststoff, der mit bis zu drei reifen Oozyten und der Spermiensuspension beladen ist, bis in die distale Tube vorgeschoben wird. Der Gametentransfer erfolgt 2–5 cm proximal der Fimbrie.

Tab. 9-7   Vor- und Nachteile der laparoskopischen Technik für den intratubaren Gametentransfer im Vergleich zum transvaginalen Vorgehen.

Vorteile	Nachteile
• simultane Beurteilung des anatomischen Zustands der Tube • genaue Lokalisation der Ampulle der Tube • keine Traumatisierung des Endometriums	• operative Risiken der Laparoskopie • erhöhter apparativer Aufwand in Kombination mit transvaginaler Eizellentnahme (Eingriff in zwei Körperhöhlen) • Inkaufnahme perioperativer Risiken (besonders bei Adipositas, Voroperationen, Darmadhäsionen) • peritoneale Reizung durch Pneumoperitoneum

sätzlicher intrauteriner Embryotransfer im gleichen Zyklus aufgrund der gesetzlichen Vorgaben nicht gestattet und mit einem erhöhten Mehrlingsrisiko behaftet.

9.1.6 Varianten des Gametentransfers

Abwandlungen des GIFT sind der intratubare Eizelltransfer mit homologer intrauteriner Insemination („fallopian replacement of eggs and delayed insemination", FREDI) und der Transfer von Eizellen und Spermien in den Uterus („direct ovum and sperm transfer", DOST), die beide nach kurzzeitiger Erprobung wieder *verlassen* wurden. Eine zusätzliche homologe Insemination in gleicher Sitzung mit GIFT erhöht die Schwangerschaftschance nicht. Nach GIFT unter Verwendung von *Donorsperma* ist eine *höhere Schwangerschaftsrate* pro Zyklus zu erzielen (rund 30 % pro Zyklus) als mit heterologen intrauterinen Inseminationen, so daß diese Selbstzahlerleistung nach einer Serie

von heterologen IUI ohne Konzeption angeboten werden kann.

9.1.7 Schwangerschaftsraten

Die *Rate der klinischen Schwangerschaften* pro Transfer nach laparoskopischem GIFT schwankt in einem weiten Bereich von 15 bis 42 %, im Mittel beträgt sie 24 % pro begonnenem Zyklus und 29 % pro Transfer (Tab. 9-8). Die berichtete Schwangerschaftsrate nach GIFT ist sowohl pro Zyklus als auch pro Transfer *der nach IVF vergleichbar,* in manchen Studien ist sie sogar um 7 bis 9 % (absolut) höher. Jedoch käme bei den meisten mit IVF behandelten Paaren die Anwendung des Gametentransfers aus verschiedenen Gründen gar nicht in Betracht, so daß keinesfalls der GIFT für die überlegene Methode gehalten werden sollte. Auch handelt es sich bei den mit GIFT behandelten Paaren um ein *vergleichsweise prognostisch günstiges Kollektiv* mit einem hohen Anteil an *idiopathischer Sterilität,* bei dem durch Zyklusstimulation mit

Tab. 9-8   Schwangerschaftsraten nach laparoskopischem intratubarem Gametentransfer.

	Rate klinischer Schwangerschaften (in %)
Schwangerschaftsrate pro begonnenem Zyklus	14–28
Schwangerschaftsrate pro Transfer	15–42
Mehrlinge	16–31
Extrauterine Graviditäten	3–6

Gonadotropinen und Insemination eine ähnlich hohe Schwangerschaftsrate zu erzielen ist. Nach dem intratubaren Transfer von nur einer Oozyte sinkt die Schwangerschaftsrate auf etwa 10 %. Die Aussicht auf eine klinische Schwangerschaft nach TV-GIFT (15–27 %) erreicht wahrscheinlich nicht die der laparoskopischen Originalmethode. Die *Mehrlingsrate* (bezogen auf alle klinischen Schwangerschaften) ist mit 16 bis 31 % der nach IVF beobachteten Rate vergleichbar. Besonders Frauen unter 30 Jahren unterliegen einem erhöhten Mehrlingsrisiko. Das Vorkommen von *Vierlingen und Fünflingen* nach GIFT wurde berichtet. Die Häufigkeit von *extrauterinen Graviditäten* beträgt 3 bis 6 %, wobei auch kontralaterale Graviditäten (in der Tube, in die keine Gameten transferiert wurden), heterotope und Ovarialgraviditäten vorkommen. Die kumulative Schwangerschaftsrate beträgt 50 % nach drei und 65 % nach vier bis fünf Zyklen (Tab. 9-9). Bei der Bewertung der berichteten Schwangerschafts- und Mehrlingsraten nach GIFT in der Literatur ist zu berücksichtigen, daß im Gegensatz zur rechtlichen Situation in Deutschland *in vielen anderen Ländern der Transfer von mehr als drei Eizellen erlaubt* ist. Die im Deutschen IVF-Register (DIR) dokumentierten Schwangerschaftsraten eines Jahres lagen in der Regel unter 30 %. Ferner hängt die Schwangerschaftsrate von der Vollständigkeit der FP ab, da eine Schwangerschaft nach GIFT auch aus der *Ovulation ei-*

nes nicht abpunktierten Follikels resultieren kann. Daher ist die Angabe der „Implantationsrate" pro transferierter Eizelle mit Vorbehalt zu interpretieren.

9.1.8 Einflußfaktoren auf die Schwangerschaftsrate

Die Schwangerschaftsrate nach GIFT ist von der *Indikation* und einer Vielzahl anamnestischer Faktoren und Befunde abhängig. Jedoch spielen beim GIFT die *Erfahrung des Operateurs* bei der Auswahl der Tube, seine Ausrüstung und sein Geschick beim intratubaren Transfer eine wesentliche Rolle. Die Schwangerschaftsraten nach transvaginalem Gametentransfer sind denen nach laparoskopischen Verfahren tendenziell unterlegen. Wie bei der IVF und den Inseminationen, so beobachtet man auch beim GIFT einen eindeutigen *Alterseffekt* mit einem Rückgang der Schwangerschaftsrate auf etwa 10 % bei Frauen über 40 Jahren, bei gleichzeitiger Zunahme der Inzidenz von Aborten. Ferner nimmt die Zahl der abgebrochenen Stimulationszyklen zu. Auch nach GIFT ist die Schwangerschaftsrate abhängig von der Dauer der Kinderlosigkeit, der *Parität*, der Art und dem Umfang der *Vorbehandlung*. Bei *reduzierter Spermaqualität,* insbesondere eingeschränkter progressiver Motilität, nimmt die Schwangerschaftsrate deutlich ab auf maximal 20 % pro Zyklus. Der

Tab. 9-9 Raten klinischer Schwangerschaften und Lebendgeburten pro Zyklus. Die genannten Zahlen wurden der retrospektiven Erhebung von Rombauts et al. (1997) an 2941 konsekutiven GIFT-Zyklen an einem Zentrum entnommen.

	Rate klinischer Schwangerschaften (in %)
Implantationsrate bezogen auf alle transferierten Eizellen	13
Mehrlingsrate bezogen auf alle klinischen Schwangerschaften	23
kumulative Schwangerschaftsrate nach 3 Zyklen	50
kumulative Schwangerschaftsrate nach 5 Zyklen	64
kumulative Rate an Lebendgeburten nach 3 Zyklen	39
kumulative Rate an Lebendgeburten nach 5 Zyklen	52

anatomische und funktionelle *Zustand der Tube*, in die der Gametentransfer erfolgen soll, ist wahrscheinlich *der wichtigste prognostische Faktor* für den Eintritt einer Schwangerschaft. Das Vorliegen eines ipsilateralen Tubenschadens und das Vorhandensein *nur einer Tube* wirken sich ungünstig auf die Erfolgsaussicht aus. Eine Endometriose ohne Beteiligung der Tuben verschlechtert die Schwangerschaftsrate pro Gametentransfer nicht. Weiterhin sind, wie bei der IVF, die Chancen auf eine Schwangerschaft reduziert bei mangelhafter ovarieller Antwort auf die Zyklusstimulation mit nachfolgender Ausbildung von nicht mehr als drei Follikeln, asymmetrischem Wachstum der Follikel, *Auffinden von weniger als 3 Oozyten* und Vorhandensein nur eines Ovars. Beim Transfer selbst wirken sich die *Schnelligkeit* und Routine im Umgang mit den Oozyten, die Einhaltung eines möglichst geringen Transfervolumens und eine möglichst *kurze Einwirkzeit des Pneumoperitoneums* (Luft oder CO_2) günstig auf die Schwangerschaftsrate aus (Tab. 9-10). Die Schwangerschaftsrate korreliert mit der Zahl der transferierten Oozyten, ist jedoch nach dem elektiven Transfer von zwei Oozyten nur um wenige Prozent niedriger als nach der Übertragung von drei Oozyten. Bei transvaginaler Transfertechnik ist die Rate klinischer Schwangerschaften tendenziell reduziert, sie ist jedoch in besonderem Maß von der verwendeten Apparatur abhängig.

9.1.9 Stellenwert

Der *Stellenwert der laparoskopischen Methode* wird durch den erheblichen apparativen und operativen Aufwand mit der Inkaufnahme perioperativer Risiken im Vergleich zu konkurrierenden Behandlungsverfahren stark *eingeschränkt*. Die Variationen der Methode erreichen in der Regel nicht die Schwangerschaftsrate des laparoskopischen Gametentransfers. Bei vergleichbarer Aussicht auf eine Schwangerschaft sollte daher der weniger invasiven IVF gegenüber GIFT der Vorzug gegeben werden. Obwohl durch GIFT bei idiopathischer Sterilität (ungeklärter Ursache) im Vergleich zu konkurrierenden Methoden die vergleichsweise *günstigste Schwangerschaftsrate* zu erzielen ist (Tab. 9-11), war die Zahl der Behandlungszyklen in den letzten Jahren stark *rückläufig*. An vielen Zentren wird der GIFT aktiv nicht mehr angeboten. Es handelt sich somit beim GIFT um eine *im Aussterben begriffene Methode*. Die Durchführung des

Tab. 9-10 Einflußfaktoren auf die Rate klinischer Schwangerschaften nach intratubarem Gametentransfer (GIFT). + = günstig, – = ungünstig, 0 = kein oder unwesentlicher Einfluß.

	Einfluß
Vorliegen eines anatomischen oder funktionellen Tubenschadens	–
effektive Methode der Spermienpräparation	+
Transfer von drei Oozyten	+
Transfer von nur einer Oozyte	–
transvaginale Transfertechnik	–
Transfervolumen < 50 µl	+
schnelle Injektion der Gameten in die Tube	–
Schnelligkeit beim Umgang mit den Oozyten	+
Dauer der Laparoskopie über 30 Minuten	
Erfahrung und manuelles Geschick des Operateurs	+

Tab. 9-11 Durchschnittliche Schwangerschaftsraten nach verschiedenen reproduktionsmedizinischen Verfahren bei idiopathischer Sterilität (ungeklärter Ursache). Die genannten Raten sind der retrospektiven Metaanalyse von Guzick et al. (1998) von 45 publizierten Studien entnommen.

	Rate klinischer Schwangerschaften (in %)
keine Behandlung	1–4
IUI im Spontanzyklus	4
Zyklusstimulation mit CC	6
Zyklusstimulation mit CC und IUI	8
Zyklusstimulation mit hMG/FSH	8
Zyklusstimulation mit hMG/FSH und IUI	17
IVF	21
GIFT	27

GIFT anstelle der IVF kann durchaus auch *ideologisch motiviert* sein, wenn bewußt eine Methode nicht mit extrakorporaler, sondern mit intrakorporaler Fertilisation gewünscht wird.

Der GIFT zählt zu den *Maßnahmen zur künstlichen Befruchtung* gemäß den Richtlinien des Bundesausschusses der Ärzte und Krankenkassen vom 14.08.1990. Beim Vorliegen der Voraussetzungen (anerkannte Indikation, Vorliegen der Bescheinigung über die Durchführung der Beratung durch einen anderen Frauenarzt gemäß § 27 a Abs. 1 Nr. 5 SGB V, beide Partner miteinander verheiratet und negativer HIV-Test, Alter der Frau unter 40 Jahren, positiver Rötelntiter bei der Frau, keine Sterilisation als Ursache der Kinderlosigkeit) fällt die Methode unter den *Leistungskatalog der gesetzlichen Krankenkassen*. Die Kostenübernahme durch die Krankenkasse beschränkt sich auf zwei GIFT-Zyklen.

9.2 Intratubarer Zygotentransfer (ZIFT)

Beim intratubaren Transfer von Zygoten („zygote intrafallopian transfer", ZIFT) handelt es sich gleichsam um eine *Mischung aus der IVF und GIFT*. *Ziele* der Methode sind die intrakorporale Entwicklung der Furchungs- und frühen Embryonalstadien im günstigen Milieu der Tube durch den Transfer von Pronukleusstadien an ihren *physiologischen Ort* und die Vermeidung einer Traumatisierung des Endometriums beim intrauterinen Transfer (Tab. 9-12). Man vermutete, daß durch den zeitgerechten Transfer in die Ampulle der Tube, wo sich die Zygoten am ersten Tag nach der natürlicher Konzeption befinden, die Schwangerschaftsrate nach extrakorporaler Befruchtung verbessert werden könnte. Jedoch ist das Verfahren bisher den eindeutigen

Tab. 9-12 Vor- und Nachteile des intratubaren Zygotentransfers (ZIFT) im Vergleich zum intrauterinen Embryotransfer nach IVF ohne oder mit ICSI.

Vorteile	Nachteile
• Transfer der Zygoten an den physiologischen Ort • Entwicklung der Embryonen im Milieu der Tube • passiver Transport der Embryonen in den Uterus • Vermeidung einer Traumatisierung des Endometriums beim intrauterinen Transfer	• erheblich erhöhter apparativer Aufwand • zum Transfer zweiter Eingriff mit Anästhesie erforderlich • perioperative Risiken

Beweis für diese, zunächst plausible Annahme schuldig geblieben. Ein weiterer Vorteil des Zygotentransfers besteht in der *Abkürzung der extrakorporalen Kultur* der Eizellen und Embryonen auf nur einen Tag, so daß potentielle Kulturprobleme vermieden werden. Der wesentliche Nachteil der Methode liegt in ihrem erheblich *erhöhten apparativen und operativen Aufwand* im Vergleich zum intrauterinen Embryotransfer, da der Zygotentransfer bevorzugt *auf laparoskopischem Weg* erfolgt. Während der intrauterine Embryotransfer meist ohne Sedierung oder Analgesie durchgeführt wird, erfordert die Anwendung des ZIFT zum Zurücksetzen der Zygoten *einen weiteren Eingriff mit Anästhesie* zusätzlich zu der Sitzung der Eizellentnahme.

Für den intratubaren Zygotentransfer können Pronukleusstadien nach IVF oder ICSI verwendet werden, auch der tubare Transfer kryokonservierter Zygoten ist möglich. *Voraussetzung* ist das Vorhandensein mindestens einer durchgängigen und funktionsfähigen Tube, so daß der ZIFT in erster Linie nicht bei tubaren Indikationen zur IVF, sondern bei anderen Indikationsgebieten geeignet ist. Ob es überhaupt eine generelle und allgemein akzeptierte *Indikation* für den intratubaren Transfer von Zygoten gibt, erscheint nach dem Stand der aktuellen Literatur mehr als fraglich. Von manchen Zentren wird der ZIFT nach mehreren fehlgeschlagenen Versuchen eines intrauterinen Embryotransfers angewendet.

9.2.1 Vorgehen und Schwangerschaftsraten

Der laparoskopische ZIFT erfolgt in die am besten zugängliche und als normal beurteilte Tube, mindestens 2 cm proximal der Fimbrie. Wie beim GIFT, gibt es auch beim intratubaren Zygotentransfer die Möglichkeit des transvaginalen (TV) Zugangsweges mit Sondierung der Ostien „blind", unter sonographischer Kontrolle oder im Rahmen einer Hysteroskopie, jedoch ist die Aussicht auf eine

klinische Schwangerschaft nach TV-ZIFT wahrscheinlich reduziert. Wie auch bei anderen tubaren Transfertechniken, spielen Ausrüstung, Erfahrung und Geschick des Operateurs eine wesentliche Rolle. Die berichteten *Schwangerschaftsraten* schwanken in einem weiten Bereich zwischen 14 und 41 % pro Transfer – gleichgültig ob die Zygoten durch konventionelle IVF oder ICSI fertilisiert wurden – mit einer Implantationsrate von 11 bis 14 % pro transferiertem Pronukleusstadium. Die Rate an Tubargraviditäten beträgt etwa 5 %. Nach dem aktuellen Stand der Literatur ist durch den ZIFT im Vergleich zum einfachen und nicht invasiven intrauterinen Embryotransfer weder ein therapeutischer noch ein ökonomischer Vorteil zu erzielen. Der *Stellenwert* des tubaren Zygotentransfers ist bescheiden. Die Zahl der jährlich an das Deutsche IVF-Register (DIR) gemeldeten Zyklen mit intratubarem Zygotentransfer beträgt weniger als 1 % aller Transfers nach IVF oder ICSI. Auch aus den Registern anderer Länder ergibt sich eine insgesamt geringe Verbreitung der Methode.

9.3 Tubarer Embryotransfer

Der tubare Embryotransfer („embryo intrafallopian transfer", EIFT, oder „tubal embryo transfer", TET) stellt eine *zeitliche Verschiebung der ZIFT-Methode um ein bis zwei Tage* dar. Der tubare Transfer von Embryonen am Tag 2 oder 3 der Kultur verfolgt die gleichen Ziele wie der Zygotentransfer, in erster Linie also die *intrakorporale Entwicklung der Embryonen* im physiologischen *Milieu der Tube* und deren *passiver Transport in den Uterus*. Der TET erfolgt bevorzugt laparoskopisch, jedoch wurden auch Schwangerschaften nach transzervikalem (TC) tubarem Embryotransfer berichtet. Die *Schwangerschaftsraten* nach TET sind denen nach intrauterinem Transfer nicht überlegen, so daß angesichts des erheblich erhöhten instrumentellen und operativen

Aufwandes der tubare Embryotransfer nur eine *Außenseitermethode* darstellt. Beim Vorliegen einer Hypoplasie des Zervikalkanals, einer Zervixstenose oder nach vorausgegangenen schwierigen intrauterinen Embryotransfers ist seine Anwendung möglicherweise von Vorteil. Die insgesamt geringe Verbreitung der Methode ergibt sich aus den Meldungen an das Deutsche IVF-Register (DIR). In den letzten Jahren umfaßten tubare Embryotransfers weniger als 1 % aller Transfers nach IVF oder ICSI.

Literatur

Bauer O, Diedrich K, van der Ven H, Al-Hasani A, Krebs D. Der transvaginale intratubare Embryotransfer (TV-TET). Arch Gynecol Obstet 1991; 250: 983–5.

Boldt J, Schnarr P, Ajamie A, Ketner J, Bonaventura L, Colver R, Reuter L, Jarrett J. Success rates following intracytoplasmic sperm injection are improved by using ZIFT vs. IVF for embryo transfer. J Assist Reprod Genet 1996; 13: 782–5.

Bustillo M, Yee B, Zeitz J, Baird CM, Doyle MP, Ginsburg FW, Livnat EJ, Jabamoni R, Nash LD, Bennett HG Jr. Assisted reproductive technology in the United States: 1996 results generated from the American Society for Reproductive Medicine/Society for Assisted Reproductive Technology Registry. Fertil Steril 1999; 71: 798–807.

Bustillo M, Zarutskie P. Assisted reproductive technology in the United States and Canada: 1994 results generated from the American Society for Reproductive Medicine/Society for Assisted Reproductive Technology Registry. Fertil Steril 1996; 66: 697–705.

Chang MY, Chiang CH, Hsieh TT, Soong YK, Hsu KH. The influence of endometriosis on the success of gamete intrafallopian transfer (GIFT). J Assist Reprod Genet 1997; 14: 76–82.

Craft I, As-Shawaf T. Limiting the number of oocytes and embryos transferred in GIFT and IVF. Br Med J 1991; 303: 6795.

Crosignani PG, Walters DE. Clinical pregnancy and male subfertility; the ESHRE multicentre trial on the treatment of male subfertility. Hum Reprod 1994; 9: 1112–8.

Fakih H, Marshall J. Subtle tubal abnormalities adversely affect gamete intrafallopian transfer outcome in women with endometriosis. Fertil Steril 1994; 62: 799–801.

Guzick DS, Sullivan MW, Adamson GD, Cedars MI, Falk RJ, Peterson EP, Steinkampf MP. Efficacy of treatment for unexplained infertility. Fertil Steril 1998; 70: 207–13.

Hurst BS, Tucker KE, Guadagnoli S, Awoniyi CA Schlaff WD. Transcervical gamete and zygote intrafallopian transfer: Does it enhance pregnancy rates in an assisted reproduction program? J Reprod Med Obstet Gynecol 1996; 41: 867–70.

Jansen RP, Andersen JC. Transvaginal versus laparoscopic gamete intrafallopian transfer: A case-controlled retrospective comparison. Fertil Steril 1993; 59: 836–40.

Kenny DT. In-vitro fertilization and gamete intrafallopian transfer: An integrative analysis of research,1987–1992. Br J Obstet Gynecol 1995; 102: 317–25.

Leung CK, Leong MK, Chan YM, Wong CJ, Chan HH, Tucker MJ. Fallopian replacement of eggs with delayed intrauterine insemination (FREDI): An alternative to gamete intrafallopian transfer (GIFT). J In Vitro Fert Embryo Transf 1989; 6: 129–33.

Levran D, Mashiach S, Dor J, Levron J, Farhi J. Zygote intrafallopian transfer may improve pregnancy rate in patients with repeated failure of implantation. Fertil Steril 1998; 69: 26–30.

Mastroyannis C. Gamete intrafallopian transfer: Ethical considerations, historical development of the procedure and comparison with other advanced reproductive technologies. Fertil Steril 1993; 60: 389–402.

Meirow D, Schenker JG. Appraisal of gamete intrafallopian transfer. Eur J Obstet Gynecol Reprod Biol 1995; 58: 59–65.

Nadkarni P, Shrivastav P, Bharath M, Craft I. What factors predetermine the risk of having a high-order multiple pregnancy with gamete intra-fallopian transfer? Hum Reprod 1996; 11: 655–9.

Porcu E, Petracchi S, Dal Prato L, Fabbri R, Seracchioli R, Flamigni C. Births after transcervical gamete intrafallopian transfer with a falloposcopic delivery system. Fertil Steril 1997; 67: 1175–7.

Ranieri M, Beckett VA, Marchant S, Kinis A, Serhal P. Gamete intra-Fallopian transfer or in-vitro fertilization after failed ovarian stimulation and intrauterine insemination in unexplained infertility? Hum Reprod 1995; 10: 2023–6.

Ransom MX, Garcia AJ, Doherty K, Shelden R, Kemmann E. Direct gamete uterine transfer in patients with tubal absence or occlusion. J Assist Reprod Genet 1999; 14: 35–8.

Rombauts L, Dear M, Breheny S, Healy DL. Cumulative pregnancy and live birth rates after gamete intra-Fallopian transfer. Hum Reprod 1997; 12: 1338–42.

Sayama M, Araki S, Motoyama M, Tamada T, Sato I. The clinical efficacy of gamete intrafallopian transfer by minilaparotomy versus in-vitro fertilization and embryo transfer. J Obstet Gynecol Res 1996; 22: 409–16.

Seracchioli R, Bafaro G, Bianchi L, Borini A, Cattoli M, Maccolini A, Violini F, Tirelli S, Flamigni C. Influence of spermatozoa characteristics on gamete intra-fallopian transfer procedures: Analysis of results utilizing normozoospermic, oligoasthenozoospermic and donor spermatozoa. Hum Reprod 1993; 8: 2098–101.

Seracchioli R, Porcu E, Ciotti P, Fabbri R, Colombi C, Flamigni C. Gamete intrafallopian transfer: Prospective randomized comparison between hysteroscopic and laparoscopic transfer techniques. Fertil Steril 1995; 64: 355–9.

Sterzik K, Rosenbusch B, Grab D, Lauritzen C. Schwangerschaften nach direktem Oozyten-Spermien-Transfer (DOST) – Eine einfache Alternative zur In-vitro-Fertilisation (IVF). Geburtsh Frauenheilk 1991; 51: 685–7.

Strowitzki T, Korell M, Seehaus D, Hepp H. 'Blind' transvaginal gamete intra-fallopian transfer in distal tubal and peritubal pathology: an evaluation in respect to the laparoscopic approach. Hum Reprod 1993; 8: 1703–7.

Tesarik J, Pilka L, Tvorak M, Travnik P. Oocyte recovery, in-vitro insemination and transfer into oviduct after its microsurgical repair at a single laparotomy. Fertil Steril 1983; 39: 472–5.

Toth TL, Oehninger S, Toner JP, Brzyski RG, Acosta AA, Muasher SJ. Embryo transfer to the uterus or the fallopian tube after in-vitro fertilization yields similar results. Fertil Steril 1992; 57: 1110–3.

Tzafettas J, Loufopoulos A, Stephanatos A, Mukherjee A. Tubal catheterization for intrafallopian insemination and transvaginal gamete (GIFT) or zygote intrafallopian transfer (ZIFT): Our experience in a total of 1128 treatment cycles. J Assist Reprod Genet 1994; 11: 283–8.

Wang AM, Warners GM, Norman RJ, Kirby CA, Clark AM, Matthews CD. Gamete intra-Fallopian transfer: Outcome following the elective or non-elective replacement of two, three or four oocytes. Hum Reprod 1993; 8: 1231–4.

Woolcott R, Stanger J, Cohen R, Silber S. Refinements in the methodology of injection for transvaginal gamete intra-fallopian transfer. Hum Reprod 1994; 9: 1466–8.

Yang YS, Melinda S, Ho HN, Hwang JL, Chen SU, Lin HR, Huang SC, Lee TY. Effect of the number and depth of embryos transferred and unilateral or bilateral transfer in tubal embryo transfer (TET). J Assist Reprod Genet 1992; 9: 534–8.

10 Mikromanipulationen

10.1 Intrazytoplasmatische Spermieninjektion (ICSI)

Die intrazytoplasmatische Spermieninjektion (ICSI) zählt, neben der subzonalen Insemination (SUZI), dem Zona Drilling (ZD) und der partiellen Zonadissektion (PZD), zu den Verfahren der *Mikromanipulation* von Eizellen und Spermien. Seit dem Bericht über die erste Lebendgeburt nach ICSI am Menschen (1992) hat die *weltweite Einführung* der Methode die Behandlung der schweren männlichen Subfertilität radikal verändert. Durch die ICSI können Männer mit einer extremen Einschränkung der Ejakulatqualität (OAT, Kryptozoospermie), bei denen die Anwendung alternativer Behandlungsmethoden (Insemination nach Polyovulation, konventionelle IVF) aussichtslos ist, noch zu einer Vaterschaft kommen. Die ICSI ist die *Therapie der Wahl bei der Behandlung der schweren männlichen Subfertilität* und gleichzeitig eine wirksame Methode zur *Verhinderung des Fertilisationsversagens bei konventioneller IVF* (Tab. 10-1). Eine Untergrenze für die Spermaqualität, die für die ICSI erforderlich ist, gibt es nur insofern, als für die Injektion jeder Eizelle ein vitales Spermium zur Verfügung stehen muß. Damit können mit der ICSI auch schwerste Formen der männlichen Subfertilität, für die bis Anfang der 1990er Jahre keine Möglichkeit der Behandlung mit realistischer Erfolgsaussicht zur Verfügung stand, erfolgreich behandelt werden.

Tab. 10-1 Wertigkeit der intrazytoplasmatischen Spermieninjektion (ICSI).

- Therapie der Wahl bei schwerer männlicher Subfertilität
- Verhinderung des Fertilisationsversagens bei konventioneller IVF

10.1.1 Vorbereitung der Oozyten und Spermien

Die *Zyklusstimulation und -überwachung* unterscheidet sich nicht von der bei konventioneller IVF. Für die Stimulationsphase ist die Gabe von FSH oder hMG in Kombination mit GnRH-Agonisten im „langen" Protokoll das Vorgehen der Wahl. Auch die Induktion der Ovulation mit hCG und die Eizellentnahme erfolgen in gleicher Weise wie bei der konventionellen IVF (s. Kap. 8, S. 108).

Aus der aspirierten Follikelflüssigkeit werden die Cumulus-Oozyte-Komplexe („cumulus oocyte complex", COC) in gepuffertes *Kulturmedium überführt* und im Inkubator bei 37°C, in Raumluft mit 5 % CO_2, zusätzlich auch mit 5 % O_2 (optional) aufbewahrt. Die Verwendung kommerziell erhältlicher gepufferter Kulturmedien mit Zusatz von Antibiotika ist zu empfehlen. Etwa 95 % der COC enthalten eine intakte Oozyte, die übrigen (leere oder beschädigte Zona pellucida, morphologisch abnormale Oozyte) werden ausgesondert.

Denudation der Cumulus-Oozyte-Komplexe

Im Gegensatz zur konventionellen IVF, bei der die COC intakt bleiben, werden für die ICSI die Oozyten *von dem umgebenden Cumulus oophorus und der Corona radiata befreit*. Nach der Präinkubation der COC über 1–6 Stunden (optional) erfolgt die *Denudation* der Eizellen entweder in einem großen Volumen in Kulturmedium an Luft, in Schälchen mit mehreren Vertiefungen („wells") oder in Tröpfchen unter Mineralöl. Wie auch bei der konventionellen IVF, hat die Kultur und Behandlung der Eizellen unter äquilibriertem Mineralöl den *Vorteil*, daß eine *Verdunstung von Wasser und gelöstem CO_2* aus dem Medium weitgehend, wenn auch nicht vollständig, *verhindert* wird und daß *Änderungen von pH-Wert, Osmolarität und Temperatur*, die sich potentiell nachteilig auf die Fertilisation der Oozyte auswirken, weniger schnell und ausgeprägt stattfinden (Tab. 10-2). Die Behandlung der Eizellen erfolgt auf einer auf 37–38°C vorgewärmten Heizplatte unter oder neben dem Inversionsmikroskop.

Die Denudation der Eizellen erleichtert die *Beurteilung der Reife* der Eizelle und die *präzise Injektion des Spermiums*. Die Entfernung des Cumulus oophorus erfolgt enzymatisch, die der Corona radiata zusätzlich auf mechanischem Weg (Tab. 10-3). Bei der Behandlung unter Mineralöl wird ein Schälchen mit mehreren Vertiefungen vorbereitet. In einer Vertiefung wird eine verdünnte und gepufferte Lösung von *Hyaluronidase* (80 IU/ml) angesetzt,

Tab. 10-2 Vorteile der Kultur und Behandlung der Eizellen unter sterilem Mineralöl.

- Schutz vor Verschmutzung des Kulturmediums (Staub)
- verlangsamte Abkühlung auf Raumtemperatur
- Verhinderung der Verdunstung von Wasser und CO_2 aus dem Kulturmedium mit Änderungen von pH-Wert und Osmolarität

Tab. 10-3 Enzymatische und mechanische Denudation der Oozyten zur Entfernung des Cumulus oophorus und der Corona radiata.

- Kultur und Behandlung auf Heizplatte und bevorzugt unter Mineralöl, alle Medien und Lösungen mindestens eine Stunde bei 37°C in Luft mit 5 % CO_2 äquilibriert
- enzymatische Behandlung der Oozyten in einer gepufferten Lösung mit verdünnter Hyaluronidase (maximal 80 IU/ml) über maximal 30 Sekunden, vorsichtiges Pipettieren mit Glaspipette
- mehrmaliges Waschen in Kulturmedium
- mechanische Ablösung der Corona radiata durch mehrmaliges Auf- und Abpipettieren der Oozyten mit der Glaspipette
- Überführung in frisches Kulturmedium, Inkubation über einige Stunden bis zur Injektion

die anderen Vertiefungen werden mit äquilibriertem Kulturmedium gefüllt. Die verdünnte Lösung kann aus einer Stammlösung hergestellt werden, ist aber auch gebrauchsfertig kommerziell erhältlich. Auch geringe Konzentrationen bis 10 IU/ml sind noch effektiv. Bei der Tröpfchentechnik werden unter Mineralöl ein großer Tropfen mit verdünnter Hyaluronidase und weitere Tropfen mit Kulturmedium vorbereitet. Die Oozyte wird nun in einer Glaspipette, deren Innendurchmesser (150–200 µl) über dem der Oozyte liegt, in der verdünnten Lösung mit Hyaluronidase zur Entfernung des Cumulus oophorus vorsichtig auf und ab pipettiert. Die *Einwirkdauer* soll 30 Sekunden nicht überschreiten. Die Verwendung einer zu engen Pipette, eine *zu lange enzymatische Behandlung* oder die Verwendung zu hoher Konzentrationen an Hyaluronidase können die Oozyte *beschädigen*. Die teilweise denudierten Oozyten (Abb. 10-1) werden nun der Reihe nach in den vorbereiteten Volumina mit Kulturmedium gewaschen und zur *mechanischen Entfernung der Corona radiata* weiter auf und ab pipettiert (Abb. 10-2). Geringe Reste des Cumulus oophorus am Ende der Denudation beeinträchtigen die spätere Injektion nicht. Die denudierten Oozyten werden in frisches Kulturmedium überführt und einige Stunden bis zur Durchführung der Spermieninjektion inkubiert.

Beurteilung der Reife der Oozyten

Die *Beurteilung des Reifezustandes* der Oozyten erfolgt unter 200facher Vergrößerung an einem Inversionsmikroskop. Nach normalem Verlauf der Ovarstimulation und Eizellentnahme befinden sich etwa 82–85 % der Oozyten in der Metaphase II (M II), erkennbar

an der Ausstoßung des ersten Polkörperchens (PK, Abb. 10-3). Die übrigen Oozyten liegen entweder zu 5–10 % im Stadium der Metaphase I vor (MI, erstes PK noch nicht ausgestoßen) oder in der Prophase (unreif, etwa 11 %), erkennbar an der Ausbildung des „germinal vesicle" (GV, Abb. 10-4). Die Injektion wird in der Regel nur an den meist haploiden *Oozyten in der M II* ausgeführt. Unreife Oozyten mit dem GV können nach einer Inkubation über Nacht in die M II übergehen und am nächsten Tag noch injiziert werden, allerdings mit einer erheblich *reduzierten Chance* auf

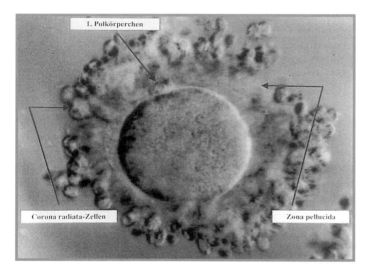

Abb. 10-1 Eizelle nach enzymatischer Entfernung des Cumulus oophorus mit Hyaluronidase. Die Corona radiata ist noch vorhanden.

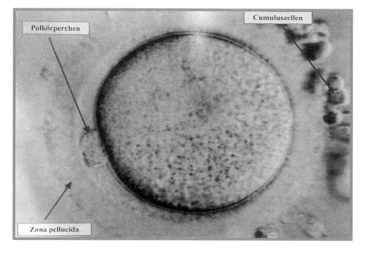

Abb. 10-2 Vollständig denudierte reife Eizelle nach enzymatischer Entfernung der Cumuluszellen und mechanischem Abstreifen der Corona radiata. Winzige Reste der Corona radiata haften noch der Eizelle an.

eine erfolgreiche Fertilisation und Embryonalentwicklung. In der Praxis wird man aufgrund der geringen Aussicht auf eine Implantation nur unter besonderen Umständen die Injektion nachgereifter GV-Oozyten vornehmen (nur wenige intakte M II-Oozyten vorhanden, ausbleibende Fertilisation der injizierten Oozyten). Oozyten in M I können innerhalb einiger Stunden in der Kultur nachreifen und dann zusammen mit den anderen Oozyten in M II injiziert werden (Tab. 10-4).

Spermienpräparation

Die *Präparation der Spermien* aus dem Ejakulat erfolgt wie für die Verwendung zur Insemination (s. Kap. 7, S. 88). Die meisten für ICSI verwendeten Ejakulate sind von *stark reduzierter Qualität* (OAT Grad III), so daß ein Verfahren des „swim up" aufgrund der geringen Motilität der Spermien nur eine unbefriedigende Ausbeute liefert (Tab. 10-5). Die Methode der Wahl ist die *Zentrifugation über Silikonpartikeln* in Form eines Kissens, eines Dichtegradienten oder einer Säule. Für diesen Zweck sind einige kommerziell erhältliche Präparate geeignet, eine Präferenz für ein bestimmtes Fabrikat ist nicht ersichtlich. Wir verwenden der Einfachheit halber keinen Gradienten, sondern ein *einfaches Kissen* aus PureSperm R (Nidacon, Göteborg, Tab. 10-6). Nur bei leicht bis mäßiggradig eingeschränkter Spermaqualität (OAT Grad I und II) ist ein „swim up" geeignet. Bei extremer Verdünnung der Spermien im Ejakulat (Kryptozoospermie, < 1 Mill./ml) kann das Ejakulat ent-

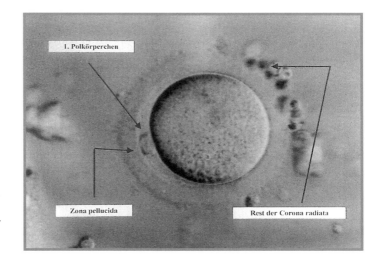

Abb. 10-3 Denudierte reife Eizelle in der Metaphase II. Die Zona pellucida ist in ihrem ganzen Umfang erkennbar, das erste Polkörperchen ist ausgestoßen. Nur Eizellen in der Metaphase II werden injiziert.

Bildbeschriftungen: 1. Polkörperchen — Zona pellucida — Rest der Corona radiata

Tab. 10-4 Beurteilung des Reifezustands der denudierten Oozyten (Inversionsmikroskop, 200fache Vergrößerung).

Stadium	Beschreibung
Prophase	„germinal vesicle" (GV), unreife Oozyte, kann nach Kultur über Nacht nachreifen
Metaphase I (M I)	kein GV mehr erkennbar („GV break down"), erstes Polkörperchen (PK) noch nicht ausgestoßen, kann innerhalb einiger Stunden in M II übergehen und injiziert werden
Metaphase II (M II)	erstes PK sichtbar, haploid, für Spermieninjektion geeignet

weder *einmal gewaschen, bei 400 g zentrifugiert* („single wash") und nach Mischung und Inkubation des „pellet" mit weniger als 1 ml Medium die vereinzelten Spermien aufgesucht, oder die Spermien können unter Verzicht auf jegliche Wasch- und Zentrifugationsschritte nach *Inkubation mit Medium direkt aus dem Ejakulat entnommen* werden (Tab. 10-7). Ejakulate oder Suspensionen mit extrem niedriger Spermienkonzentration bereiten aufgrund der erheblichen Verdünnung oft Probleme und erfordern eine *große Ausdauer* beim Aufsuchen und Einfangen motiler Spermien für die Injektion. Durch die Zugabe von Pentoxifyllin bei der Präparation läßt sich die Motilität nicht verbessern. Weder die Konzentration noch die Beweglichkeit oder Morphologie im nativen Ejakulat haben Einfluß auf die Fertilisations- und Schwangerschaftsrate nach erfolgreicher Injektion eines vitalen Spermiums. Selbst in Grenzfällen, in denen weniger vitale Spermien als Eizellen zur Verfügung stehen, kann die ICSI erfolgreich durchgeführt werden.

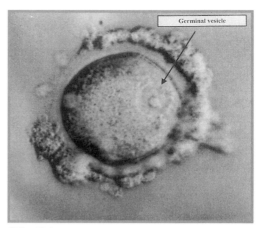

Abb. 10-4 Denudierte unreife Eizelle in der Prophase mit „germinal vesicle". Eizellen mit „germinal vesicle" lassen sich in diesem Stadium durch Injektion nicht erfolgreich fertilisieren.

Auswahl des Spermiums

Die höchsten Fertilisationsraten (FR) werden durch Injektion eines *vitalen und motilen Spermiums* erzielt. Eine wesentliche Voraussetzung für den Erfolg der ICSI ist die Injektion eines vitalen Spermiums, erkennbar an seiner Eigenbeweglichkeit. Beim Vorliegen ausschließlich unbeweglicher Spermien (*komplette Asthenozoospermie*) in dem für die ICSI

zu verwendenden Ejakulat können, außer beim Vorliegen ultrastruktureller Defekte (Tab. 10-8), in einer zweiten Samenprobe noch motile Spermien aufzufinden sein (initiale Asthenozoospermie).

Das Wiederholungsrisiko der kompletten Asthenozoospermie in einem späteren Zyklus beträgt unter 40 %. Bei kompletter Asthenozoospermie kann das Ejakulat zahlreiche vitale, aber auch ausschließlich avitale Spermien enthalten. Vitale Spermien können im *hypoosmotischen Schwelltest* und abgestorbene Spermien durch ihre eosine Anfärbung bei Farbtests erkannt werden.

Tab. 10-5 Möglichkeiten der Spermienpräparation aus dem Ejakulat für die ICSI.

Grad der andrologischen Einschränkung	Methode
leicht bis mittelgradig (OAT Grad I, II)	„swim up", Zentrifugation über Dichtegradienten oder über Säule aus Silikonpartikeln
schwer (OAT Grad III)	Zentrifugation über Dichtegradienten oder über Säule aus Silikonpartikeln
extrem (Kryptozoospermie < 1 Mill./ml)	einmalige Zentrifugation und Waschen („single wash"), direktes Aufsuchen aus dem Ejakulat

Tab. 10-6   Spermienpräparation für die ICSI bei OAT III durch Zentrifugation über ein Kissen aus PureSperm R.

- vorsichtiges Überschichten von 2 ml PureSperm R (65 %) mit 0,2 ml 20%igem Humanalbumin und 2 ml Ejakulat, Vermischung vermeiden
- Zentrifugation über 10 Minuten bei 1200 U/min.
- Verwerfen des Überstandes und Aufnehmen des „pellet" mit motilen Spermien in 1 ml Medium
- erneute Zentrifugation über 5 Minuten bei 1200 U/min.
- Überschichtung mit 0,1–0,3 ml Medium und Inkubation bei 37°C über mindestens 1 Stunde

Nekrozoospermie

Enthält ein Ejakulat ausschließlich avitale Spermien (*Nekrozoospermie*), ist mit einer erfolgreichen Fertilisation und Embryonalentwicklung nach Injektion dieser Spermien nicht zu rechnen (Tab. 10-9). In diesen Fällen ist eine offene oder transkutane Hodenbiopsie indiziert, in der sich in über 50 % der Fälle noch vitale testikuläre Spermien gewinnen lassen, nach deren Verwendung für die ICSI eine durchschnittliche FR und Aussicht auf den Eintritt einer klinischen Schwangerschaft zu erwarten ist.

Globozoospermie

Bei der *Globozoospermie* ist die *Fertilisations- und Implantationsrate deutlich reduziert*, ausgetragene Schwangerschaften wurden aber berichtet. Bei dieser Störung weisen entweder alle oder nur ein Teil der Spermien einen runden Kopf mit mehrfachen strukturellen Defekten auf. Nach ICSI mit *rundköpfigen Spermien*, denen das Akrosom fehlt, bleibt bei etwa der Hälfte der Fälle die Fertilisation vollständig aus. Die Globozoospermie stellt gleichwohl eine *Indikation für den Versuch der ICSI* dar, da nach dem heutigen Kenntnisstand auf andere Weise eine Fertilisation nicht zu erzielen und nach Injektion rundköpfiger Spermien die Häufigkeit eines aberranten Chromosomensatzes in den entstehenden Embryonen nicht erhöht ist.

Testikuläre und epididymale Spermien

Das Aufsuchen von vitalen Spermien aus nativen oder kryokonservierten *Biopsien des Hodens oder Nebenhodens*, die eine geringe Konzentration wenig motiler oder völlig immobiler Spermien, vereinzelte Spermatiden und massenhaft nicht spermatische Zellen enthalten, ist häufig sehr mühsam und zeitaufwendig (Tab. 10-10). Daher und aufgrund der Tatsache, daß durch die Kryokonservierung der Gehalt an vitalen Spermien noch weiter reduziert wird, ist es empfehlenswert, die Präparation der Spermien aus diesen Biopsien (vgl. Kap. 14, S. 238) vor dem Einfrieren vorzunehmen und somit nicht die Biopsate, sondern die daraus gewonnene Spermiensuspension zu kryokonservieren.

Tab. 10-7   Aufsuchen der Spermien für die ICSI bei extremer Oligozoospermie des Ejakulats.

einmalige Zentrifugation und Waschen	direktes Aufsuchen aus dem Ejakulat
<ul><li>Zentrifugation des Ejakulats bei 400 g</li><li>Verwerfen des Überstands und Mischen des „pellet" mit weniger als 1 ml Kulturmedium</li><li>Verteilung der Suspension auf zahlreiche Tropfen mit Medium (unter Mineralöl)</li><li>Inkubation über 1 Stunde</li><li>Aufsuchen der Spermien</li></ul>	<ul><li>Verteilung des Ejakulats auf zahlreiche Tropfen mit Medium (unter Mineralöl)</li><li>Inkubation über 1 Stunde</li><li>Aufsuchen der Spermien</li></ul>

Tab. 10-8 Ultrastrukturelle Defekte der Spermien als Ursache für eine komplette Asthenozoospermie.

* Kartagener-Syndrom
* „immotile cilia syndrome"

Tab. 10-9 Extrem ungünstige Fälle für die Verwendung ejakulierter Spermien bei der ICSI.

* komplette Asthenozoospermie
* Nekrozoospermie
* Globozoospermie

Tab. 10-10 Spermienquelle für die ICSI.

* orthogrades Ejakulat (85–90 %)
* Ejakulat nach Elektrostimulation
* retrogrades Ejakulat
* Kryokonserve ejakulierter Spermien
* native oder kryokonservierte testikuläre Spermien aus transkutaner oder offener Hodenbiopsie („testicular sperm aspiration/ extraction", TESA/TESE)
* native oder kryokonservierte epididymale Spermien aus Aspiration des Nebenhodens („microscopic/percutaneous epididymal sperm aspiration", MESA/PESA)
* Spermien aus natürlicher oder künstlicher Spermatozele (transkutane Punktion)
* Spermatiden verschiedener Reifungsstadien aus Ejakulat oder Hodenbiopsie

Indikationen für die *operative Spermiengewinnung* aus Hoden oder Nebenhoden (s. Kap. 14, S. 237) sind kongenitale oder erworbene Verschlußazoospermie, nicht-obstruktive Azoospermie, Nekrozoospermie sowie manche Fälle einer extremen Kryptozoospermie (Konzentration 0,1–1 Mill./ml). Zunächst sollten immer ejakulierte vitale Spermien, falls vorhanden, für die ICSI verwendet werden und bei Kryptozoospermie nur in den Grenzfällen mit extremer Verdünnung der vitalen Spermien im Ejakulat eine Aspiration oder Biopsie aus dem Hoden indiziert werden (Tab. 10-11).

Bei *Kryptozoospermie im Ejakulat* lassen sich erwartungsgemäß in den meisten Fällen (etwa 85 %) durch Aspiration oder besser Biopsie aus dem Hoden vitale testikuläre Spermien gewinnen. Allerdings kann die Spermiogenese im Hoden nur fokal auf einige Tubuli konzentriert sein, so daß selbst nach der Entnahme mehrerer Biopsien keine Garantie für das Auffinden von Spermien gegeben ist.

Spermiengewinnung bei obstruktiver und nicht-obstruktiver Azoospermie

Bei der *obstruktiven Azoospermie* sind die angeborenen und erworbenen Verschlüsse etwa gleich häufig. Durch Aspiration aus dem Nebenhoden oder Biopsie des Hodens (vgl. Kap. 14, S. 238) lassen sich fast immer reichlich vitale Spermien gewinnen. Bei der *nicht-obstruktiven Azoospermie* ist die Rate des Auffindens von Spermien von der Entnahmetechnik und Indikation abhängig. Generell ist die offene Biopsie (TESE), bei der der Operateur die Exzision auch nach dem makroskopischen Eindruck des Hodengewebes vornehmen kann, der perkutanen Nadelbiopsie im Hinblick auf das Gewinnen von Spermien überlegen. Möglichst sollten *mehrere Biopsate* und, bei negativem Ergebnis der TESE auf einer Seite auch im anderen Hoden entnommen werden, da die Durchführung mehre-

Tab. 10-11 Indikationen zur operativen Spermiengewinnung durch Aspiration oder Biopsie aus dem Hoden oder Nebenhoden.

* obstruktive Azoospermie (kongenitale uni- oder bilaterale Aplasie des Vas deferens, erworbene Verschlüsse, fehlgeschlagene operative Refertilisierung)
* nicht-obstruktive Azoospermie (partielles oder komplettes „sertoli cell only syndrome", unvollständiger oder vollständiger Arrest der Spermatogenese, Hyalinisierung der Tubuli)
* Azoospermie bei Klinefelter-Anomalie (47, XXY oder Mosaik)
* Kryptozoospermie (0,1–1 Mill./ml) bei strenger Indikationsstellung
* Nekrozoospermie

rer Exzisionen auf beiden Seiten die diagnostische Genauigkeit, ob überhaupt noch eine Spermatogenese stattfindet, unterstützt und die Ausbeute an Spermien erhöht.

Die berichteten *Häufigkeiten des Auffindens testikulärer Spermien* nach TESE bei nichtobstruktiver Azoospermie schwanken zwischen 31 und 77 %. Eine Abschätzung der Wahrscheinlichkeit, bei der Hodenbiopsie Spermien zu finden, kann durch die Klinik (Hodengröße), die Histologie vorausgegangener diagnostischer Biopsien und die Ermittlung des basalen Spiegels von FSH vorgenommen werden (Tab. 10-12). Allerdings erlaubt die histologische Begutachtung der Hodenbiopsie im Einzelfall keine sichere Prognose im Hinblick auf das Auffinden von Spermien. Ungünstig sind die histologischen Befunde eines kompletten „sertoli cell only syndrome" (SCO) und eines vollständigen Arrests der Spermatogenese, kleine Hodengröße und erhöhtes basales FSH. Bei normalem basalen FSH ist meistens, bei mäßig (1–2fache obere Normgrenze) in 60–70 % und bei stark (> 2fache obere Normgrenze) erhöhtem Serumspiegel in max. 40–50 % der Fälle mit dem Auffinden von Spermien nach Entnahme mehrfacher Biopsien durch einen erfahrenen Operateur zu rechnen. Beim Nachweis eines *erhöhten FSH-Spiegels* ist somit bei nichtobstruktiver Azoospermie die Gewinnung testikulärer Spermien nicht ausgeschlossen. Bei Männern mit der klassischen Form oder Mosaiken der *Klinefelter-Anomalie* (Karyotyp

47, XXY) liegt meistens eine Azoospermie, manchmal auch eine Kryptozoospermie mit überwiegend avitalen Spermien vor. Die Hodengröße ist in über 90 % der Fälle erniedrigt. Allerdings besteht bei einem Teil der Männer mit Klinefelter-Syndrom eine fokale Spermiogenese, so daß sich durch TESE bei 5–40 % dieser Männer vitale Spermien gewinnen lassen. Die Wahrscheinlichkeit des Auffindens von Spermien ist bei Männern mit einem Mosaik (Karyotyp 46, XY; 47, XXY) höher als bei der klassischen Form.

Da bei Kryptozoospermie und nicht-obstruktiver Azoospermie nicht in jedem Fall einer Aspiration oder Biopsie aus dem Hoden mit dem Auffinden von ausreichend vitalen Spermien gerechnet werden kann, ist vor einer zeitgleichen Durchführung dieses Eingriffs mit der Eizellentnahme bei der Frau zu warnen, da im ungünstigen Fall zwar reichlich Eizellen, aber keine Spermien für die Injektion zur Verfügung stehen. Statt dessen sollte in diesen Fällen bevorzugt *aufeinanderfolgend* vorgegangen werden, mit der Durchführung einer therapeutischen Hodenbiopsie als erstem Schritt und *Kryokonservierung* der präparierten Spermien (alternativ auch der ganzen oder zerkleinerten Hodenbiopsate).

Spermatiden

Etwa 75 % der Ejakulate von Männern mit nicht-obstruktiver Azoospermie enthalten *Spermatiden*, die beim Fehlen jeglicher Spermien ebenfalls *für die Injektion verwendet* werden können. Alternativ können beim fehlenden Nachweis von Spermien in der TESE Spermatiden aus den Tubuli seminiferi isoliert werden (bis zu 6 pro Tubulus). Häufiger findet man *runde* als *längliche* Spermatiden, die beide bei der ICSI injiziert werden können; erstere bei der „round spermatid injection, ROSI, letztere bei der „elongating" oder „elongated spermatid injection", ELSI. Aufgrund der Größe der Spermatiden wird eine Injektionskapillare mit einem verbreiterten In-

Tab. 10-12 Einflußgrößen auf die Wahrscheinlichkeit des Auffindens vitaler testikulärer Spermien nach offener Hodenbiopsie (TESE) bei nicht-obstruktiver Azoospermie.

- Anamnese (Zustand nach Hodenkarzinom, Chemotherapie, einseitige Orchidektomie, Maldescensus testis)
- Klinik (Hodengröße, FSH-Konzentration)
- Histologie des Hodengewebes
- Karyotyp 47, XXY (Klinefelter-Anomalie oder Mosaik)

nendurchmesser (8–10 μm) verwendet. Die elongierten Spermatiden sind leichter zu erkennen als die unreifen runden Vorstufen, deren Form der eines Erythrozyten ähnlich ist.

10.1.2 Arbeitsplatz

Einrichtung für die Mikromanipulation

Die Apparatur zur Durchführung der ICSI steht auf einem vibrationsfreien Tisch in einem Raum möglichst frei von Erschütterungen und Zugluft. Der Arbeitsplatz besteht aus einem *Inversionsmikroskop*, das eine bis zu 400fache Vergrößerung erlaubt und idealerweise an einen Monitor angeschlossen ist, zwei identischen *Mikromanipulatoren mit Halte- und Injektionskapillare*, zwei *Mikroinjektoren* und einer *Heizplatte*, die auf 37–38°C aufgewärmt werden kann (Tab. 10-13). Die Mikromanipulatoren können in allen drei Dimensionen des Raumes entweder elektronisch oder hydraulisch bewegt werden, ein sogenannter „joystick" erlaubt eine zusätzliche *Feinjustierung*. Die *Injektionskapillare* ist an ihrer Spitze um 30–45° gebogen, um die Aspiration des Spermiums und seine Injektion in der Petrischale zu erleichtern. Auch Kapillaren mit geringer Krümmung unter 30° können verwendet wer-

den. Für die Injektion durch einen rechtshändigen Operateur wird die Haltekapillare links und die Injektionskapillare rechts plaziert. Die Mikroinjektoren sind mit der Halte- und Injektionskapillare über Schläuche verbunden. Über sie kann entweder ein *Sog zur Fixierung der Eizelle und Aspiration des Spermiums* oder ein *Druck zum Loslassen der Eizelle und Injektion des Spermiums* ausgeübt werden. Die Injektoren sind mit Mineralöl gefüllt. Die für die ICSI benötigten Apparaturen sind in verschiedenen Ausstattungen und Preisklassen entweder als Komplettlösung oder in einzelnen Komponenten kommerziell erhältlich.

Injektionskapillaren

Besondere Sorgfalt soll auf die geeignete *Beschaffenheit der Injektionskapillaren* gelegt werden. Bei abgestumpfter Spitze ist die Injektion erschwert, ein zu breiter Durchmesser der verwendeten Kapillare kann einen langstreckigen Bruch in der Zona pellucida zur Folge haben. Die gläsernen Injektionskapillaren werden von manchen Zentren in einer zeitaufwendigen und anfälligen Prozedur selbst hergestellt, jedoch ist die kommerzielle Beschaffung der Kapillaren zu bevorzugen. Alle kommerziell erhältlichen Injektions- und Haltekapillaren sind auf Sterilität und Embryotoxizität bei der Maus getestet.

Neben gepufferten Kulturmedien und sterilem Mineralöl benötigt man für die standardmäßige Injektion noch eine 10%ige Lösung von *Polyvinylpyrrolidon* (PVP), die in gebrauchsfertigem Zustand kommerziell erhältlich ist (MediCult, Kopenhagen). Aufgrund seiner Viskosität *verlangsamt* PVP die Motilität der Spermien, erleichtert deren Einfangen und Immobilisation und bremst die Geschwindigkeit der Flüssigkeitssäule in der Injektionskapillare bei der Injektion, so daß das mit dem Spermium in die Eizelle injizierte Volumen an Medium auf ein Minimum reduziert wird. Ferner verhindert PVP das Festhaften des Spermiums an der Injektionskapillare

Tab. 10-13 Arbeitsplatz für die ICSI-Prozedur.

- vibrationsfreier Tisch
- Inversionsmikroskop (bis zu 400fache Vergrößerung) mit Anschluß an Monitor
- zwei identische Mikromanipulatoren mit Halte- und Injektionskapillare, elektronischer und/oder hydraulischer dreidimensionaler Bewegung
- zwei Mikroinjektoren zur Ausübung eines Druckes bzw. Sogs, über Schläuche mit den Mikromanipulatoren verbunden
- Injektionskapillare an der Spitze um 30–45° gebogen, Durchmesser innen 5 μm, außen 7 μm, scharfe Spitze
- Durchmesser der Haltekapillare innen 15–20 μm, außen 60–130 μm

(Tab. 10-14). Die Verwendung von PVP ist zur *Stabilisierung der Prozedur* in vieler Hinsicht hilfreich und verbessert nachweislich die Fertilisationsrate (FR), so daß auf die Zugabe der Substanz bei der Injektion von den meisten Zentren nicht verzichtet wird. *Modifikationen* sind die Injektion ohne die Verwendung von PVP, wobei das Spermium nur teilweise in die Injektionskapillare aufgezogen wird, und die Verwendung einer erniedrigten Konzentration von PVP (3 %) bei extrem reduzierter Motilität. Trotz der potentiell schädlichen Effekte von PVP, das in minimaler Menge über die Injektion auch in das Ooplasma gelangt, sind eine Verschlechterung der Fertilisations- oder Implantationsrate oder gar eine Erhöhung des teratogenen Risikos nicht bekannt geworden. Im Tierversuch ergab sich nach Injektion von PVP in die Zygoten von Rindern kein nachteiliger Effekt auf Fertilisationsrate und Embryonalentwicklung bis zur Blastozyste. Für den Eintritt der Fertilisation nach ICSI ist der Gehalt an Kalzium in der das Spermium umgebenden Flüssigkeit von Wichtigkeit.

Die zur Injektion verwendeten Kapillaren werden bei 37°C vorgewärmt, die Lösungen (Mineralöl, Medien, PVP) zusätzlich mit 5 % CO_2 äquilibriert. Vor der Injektion werden die Injektions- und Haltekapillaren in die dafür vorgesehenen Halterungen eingelegt, in eine sichtbare optische Ebene gebracht, aufeinander ausgerichtet und justiert.

10.1.3 Spermieninjektion

Zur Vorbereitung der Injektion werden je nach gewähltem System (Schälchen mit mehreren Vertiefungen oder Tröpfchen in einer Schale unter Mineralöl) die denudierten Oozyten der Reihe nach einzeln in Kulturmedium überführt. Die Injektion erfolgt auf der bei 37°C vorgewärmten Heizplatte. Die zu injizierenden M II-Oozyten werden in jeweils einen Tropfen von 10 µl Medium oder in eine Vertiefung („well") mit Medium überführt und mit Mineralöl überschichtet. Ein weiterer

Tab. 10-14 Verwendung von Polyvinylpyrrolidon (PVP) bei der Mikroinjektion.

- verlangsamt die Eigenbeweglichkeit des Spermiums
- erleichtert das Aufsuchen und die Immobilisation des Spermiums
- verlangsamt die Geschwindigkeit der Flüssigkeitssäule in der Kapillare bei der Injektion
- verhindert das Festhaften des Spermiums an die Injektionskapillare

Tropfen mit 1–5 µl PVP wird mit 1–2 (–10) µl der präparierten Spermiensuspension versetzt und einige Minuten inkubiert, um den Spermien Zeit zur Wanderung in die äußere Begrenzung des Tropfens zu geben. Die Spitze der *Injektionskapillare wird mit PVP gefüllt.* Nun wird ein vitales und weitgehend verlangsamtes Spermium mit normaler Morphologie aus dem PVP-Tropfen ausgewählt und durch *Druck der Injektionskapillare auf den Schwanz und kurzes Reiben auf dem Boden* der Petrischale *immobilisiert* (Tab. 10-15). Dieses Brechen des Spermienschwanzes führt

Tab. 10-15 Prozedur der intrazytoplasmatischen Spermieninjektion.

- Mischung von 1–5 µl der Spermiensuspension mit wenigen µl PVP
- Auswahl eines vitalen und motilen Spermiums normaler Morphologie
- Immobilisation durch Druck der Kapillare auf den Schwanz und den Boden der Schale
- Aufziehen des immobilisierten Spermiums in das erste Drittel der mit PVP gefüllten Injektionskapillare
- Fixierung der Eizelle mit dem PK bei 6 oder 12 Uhr durch sanften Sog der Haltekapillare
- Injektion bei 3 Uhr in der äquatorialen Ebene der Eizelle tief in das Ooplasma, Durchbrechen des Oolemma (Trichter) durch Aspiration von Zytoplasma in die Kapillare, Injektion des Spermiums mit minimalem Volumen an Medium und PVP
- Abbruch des Injektionsvorganges nach Verlassen des Spermiums aus der Kapillare, langsames Zurückziehen der Kapillare
- Spülung der injizierten Eizelle und Inkubation über Nacht

zum Austritt von Kalzium und Zytokinen und fördert, wahrscheinlich zusammen mit der Wirkung von PVP, die Dekondensation des Spermienkopfes und die Aktivierung der Oozyte. Eine ungenügende Inzision der Membran des Schwanzes hat eine reduzierte Befruchtungsrate nach Injektion zur Folge. Eine Beschädigung der Membran des Kopfes oder Mittelstücks ist zu vermeiden. Nun wird das Spermium mit dem Schwanz voran in die Injektionskapillare *aufgezogen*, wo es im vorderen Drittel der Kapillare zum Liegen kommt. Die zu injizierende M II-Oozyte wird nun mit der Injektionskapillare so gedreht, daß das Polkörperchen bei 6 oder 12 Uhr gelegen ist und in dieser Position mit minimalem *Sog der Haltekapillare* fixiert werden kann. Die eigentliche Injektion erfolgt nun bei 3 Uhr *in der äquatorialen Ebene der Eizelle* in einem rechten Winkel zur meiotischen Spindel, um deren Verletzung zu vermeiden. Nach erneutem Fokussieren von Eizelle und Kapillaren wird das Spermium unmittelbar an die Spitze der Injektionskapillare gebracht und die Kapillare in das Zytoplasma der Eizelle gestochen (Abb. 10-5). Nach meist leichter *Passage durch die Zona pellucida* bildet die biegsame Zytoplasmamembran der Oozyte vor der Spitze der Kapillare üblicherweise einen kleinen *Trichter* (Abb. 10-6). Um das Oolemma zu penetrieren, ist häufig eine leichte Aspira-

tion von Zytoplasma erforderlich, das dann bei der Injektion des Spermiums wieder in das Innere der Eizelle eingebracht wird. Bleibt das Oolemma intakt, wird das Spermium als subzonale Insemination (SUZI) in den perivitellinen Spalt eingebracht, mit wesentlich reduzierter Fertilisationsrate. Die Injektion des Spermiums erfolgt tief (50–75 % des Durchmessers der Eizelle) in das Ooplasma (Abb. 10-7) mit mimimal umgebender Flüssigkeit (1–2 µl Medium und PVP), so daß sofort nach dem Verlassen des Spermiums aus der Kapillare der Injektionsvorgang beendet und die Kapillare langsam aus dem Ooplasma zurückgezogen wird. Nach der Injektion aller Oozyten werden diese in Medium gespült und entweder in einem Schälchen oder Tropfen (25 µl) unter Mineralöl bei 37°C und 5 % CO_2 über Nacht inkubiert. Eine vollständige Sequenz der ICSI-Prozedur zeigt die Abbildung 10-8.

Die Dauer der Injektion selbst überschreitet in der Hand eines geübten Operateurs 10 Minuten nicht. Bei der ICSI ist eine *zügige und sichere Arbeitsweise* von großer Wichtigkeit, da selbst die Behandlung auf der Wärmeplatte die Abkühlung der Oozyten auf Raumtemperatur nicht verhindern kann. Zu Beginn erlebt jeder Operateur eine „*Lernkurve*" im Hinblick auf die Fertilisations- und Schwangerschaftsraten nach der ICSI, die weniger durch den

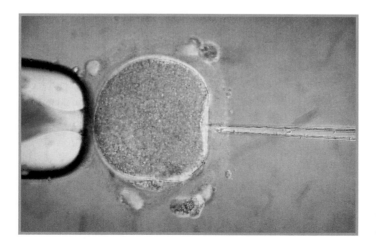

Abb. 10-5 Die Injektionskapillare durchdringt die Zona pellucida und drückt die Ooplasmamembran ein. Das Polkörperchen der mit der Haltekapillare fixierten Eizelle ist bei 6 Uhr gelegen, das im vorderen Drittel der Injektionskapillare gelegene Spermium ist nicht sichtbar.

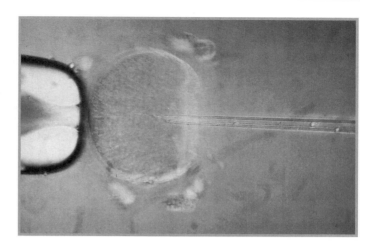

Abb. 10-6 Die Ooplasmamembran bildet vor der Injektionskapillare einen „Trichter" und wird durch Aspiration einer geringen Menge von Zytoplasma durchbrochen.

Rückgang technischer Fehler, als durch die zunehmende *Erfahrung, Schnelligkeit und Sicherheit* beim Aufsuchen und der Immobilisation der Spermien und bei der Injektion bedingt ist. Für die erforderliche störungsfreie und hohe Konzentration des Operateurs ist eine ergonomische Ausstattung des Arbeitsplatzes von großem Vorteil.

10.1.4 Fertilisation

Die *Beurteilung auf Fertilisation* erfolgt nach 16 bis 18 Stunden. Erste Zeichen der Fertilisation sind bereits einige Stunden nach der Injektion erkennbar (Abb. 10-9). Bei Überschreitung dieser Frist können die Vorkerne bereits wieder verschwunden sein und die erste Furchungsteilung begonnen haben, so daß Zeichen einer abnormalen Fertilisation mit einem oder drei Pronuklei (PN) nicht mehr erkennbar sind. Im Gegensatz zur konventionellen IVF wurden die Zellen des Cumulus oophorus und der Corona radiata bereits bei der Denudation entfernt. Etwa 9 bis 14 % der Eizellen werden durch die *Injektion irreversibel geschädigt.*

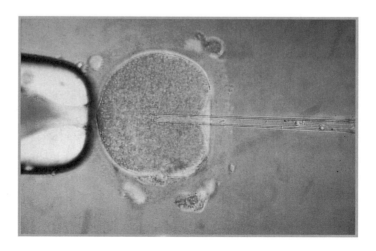

Abb. 10-7 Injektion des Spermiums tief (> 50 % des Durchmessers der Eizelle) in das Ooplasma.

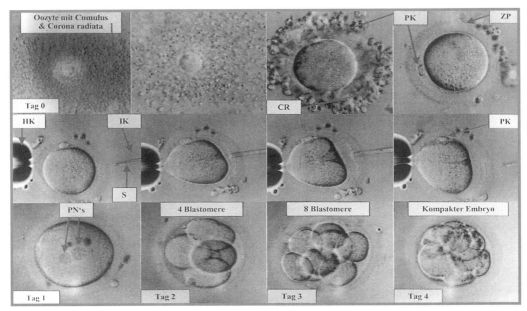

Abb. 10-8 Vollständige Sequenz der ICSI-Prozedur:

Tag 0 *(oben)*: Aufsuchen des Cumulus-Oozyte-Complexes im Punktat, enzymatische Entfernung der Cumuluszellen, mechanisches Abstreifen der Corona radiata (CR). Zona pellucida (ZP) und erstes Polkörperchen (PK) sind sichtbar.

Tag 0 *(Mitte)*: Prozedur der Spermieninjektion, Fixierung der denudierten Eizelle mit der Haltekapillare (HK), Aufziehen des Spermiums (S) und Injektion mit Injektionskapillare (IK).

Tag 1-4 *(unten)*: Zygote mit zwei Vorkernen am Tag 1, 4-Zeller am Tag 2, 8-Zeller am Tag 3 und Morula („compacted embryo") am Tag 4.

Fertilisationsrate

Etwa *42–76 %* der injizierten Oozyten sind *normal fertilisiert* (je 2 PK und PN mit Nukleolen, Abb. 10-10). Die mittlere Fertilisationsrate (FR) beträgt 64 bis 71 %. Im Gegensatz zur FR nach konventioneller IVF ist sie, jedenfalls im Bereich der OAT I-III, *unabhängig von der Konzentration, Motilität und Morphologie* der ejakulierten Spermien. Nach der Injektion eines immobilen Spermiums bei absoluter Asthenozoospermie und Vorliegen genetischer Ziliendefekte sinkt sie auf 12 bis 42 %. Nach der ICSI von immobilen, aber vitalen Spermien sind die zu erwartende FR und Implantationsrate weitgehend normal (> 50 %).

Die FR ist nach der Injektion ejakulierter Spermien um 5–10 % (absolut) höher als nach der Verwendung von testikulären (52–66 %) und epididymalen Spermien (51–73 %), was auf die Probleme beim Auffinden eines vitalen Spermiums zurückzuführen ist (Tab. 10-16). Durch die *Kryokonservierung* ejakulierter oder testikulärer Spermien tritt meist ein Verlust von bis zur Hälfte der motilen und vitalen Spermien ein, so daß bei der Injektion aufgetauter Spermien eine generell reduzierte FR zu erwarten ist. Die Injektion motiler testikulärer Spermien ergibt eine höhere FR (65 %) als die Injektion immobiler Spermien (35 %). Die zu erwartende FR nach Injektion testikulärer Spermien ist von der histologischen Störung im Hodengewebe abhängig und besonders bei vollständigem SCO und Arrest der Spermatogenese sehr ungünstig.

Die FR nach der *Injektion runder Spermati-*

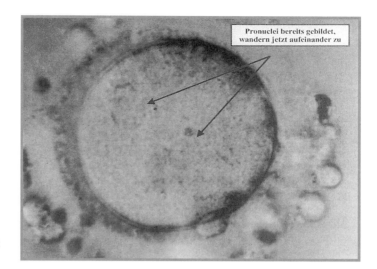

Pronuclei bereits gebildet, wandern jetzt aufeinander zu

Abb. 10-9 Fertilisierte Eizelle 5 Stunden nach Injektion. Die beiden Vorkerne sind bereits gebildet und wandern nun aufeinander zu. Das erste PK ist bei 5 Uhr erkennbar.

den (ROSI) ist, unabhängig von der Quelle der Spermatiden (Ejakulat oder Hodenbiopsie), mit 19 bis 40 % enttäuschend niedrig, auch die Entwicklung der entstehenden Embryonen in der Kultur ist unterdurchschnittlich. Die FR nach der Injektion länglicher Spermatiden (ELSI) ist mit 24 bis 69 % der nach ICSI unter Verwendung testikulärer Spermien vergleichbar.

Wie die Injektion selbst, unterliegt auch die FR einer „Lernkurve", da die Identifikation vitaler und das Einfangen motiler Spermien in erheblichem Maße von der Konzentration, Erfahrung und Ausdauer des Operateurs abhängig sind. Dies gilt besonders für die „schwierigen" Fälle mit einer extremen Verdünnung der Spermien und einer hohen Konzentration an nichtspermatischen Zellen.

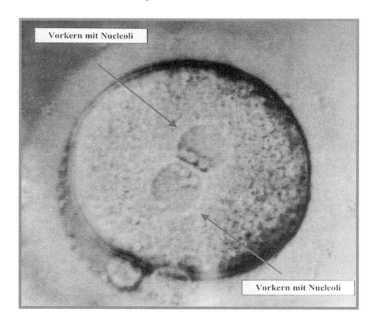

Vorkern mit Nucleoli

Vorkern mit Nucleoli

Abb. 10-10 Normal fertilisiertes Pronukleusstadium 16 Stunden nach Injektion mit günstigen morphologischen Kriterien. Die beiden Vorkerne sind gleich groß, liegen aneinander und die Nukleoli sind reihenförmig angeordnet. Das erste und zweite PK sind bei 6 und 7 Uhr erkennbar.

Tab. 10-16 Fertilisationsrate nach ICSI, bezogen auf die Zahl der injizierten Oozyten, in Abhängigkeit von der Art und Quelle der verwendeten Spermien.

	Fertilisationsrate (in %)
ejakulierte frische Spermien	42–81
testikuläre Spermien	52–66
testikuläre Spermien bei obstruktiver Azoospermie	55–80
testikuläre Spermien bei nicht-obstruktiver Azoospermie	47–57
kryokonservierte testikuläre Spermien	44–56
epididymale Spermien	51–73
kryokonservierte epididymale Spermien	47–57
runde Spermatiden	19–40
elongierte Spermatiden	24–69

Normale und abnormale Fertilisation

Etwa 4–7 % der injizierten Eizellen zeigen drei *PN* und werden vom Transfer ausgeschlossen. Zygoten mit drei PN sind entweder triploid oder diploid ohne Ausstoßung des zweiten PK. Trotz der abnormalen Fertilisation haben Zygoten mit drei PN ein Potential für eine weitere embryonale Entwicklung, so daß sie während der Furchung nicht von Embryonen unterschieden werden können, die sich aus normal fertilisierten Oozyten entwickelt haben. Weitere 5–6 % der injizierten Eizellen weisen *nur einen PN* auf. Diese Oozyten können parthenogenetisch aktiviert sein, aber auch eine normale Fertilisation mit reduziertem Potential für die weitere embryonale Entwicklung ist möglich (Tab. 10-17).

Die weitere embryonale Entwicklung und Kultur unterscheidet sich nicht von der nach konventioneller IVF (s. Kap. 8, S. 127). Da der Zeitpunkt der Fertilisation durch die ICSI für alle Eizellen ungefähr identisch ist, verläuft die Embryonalentwicklung im Vergleich zu der nach IVF um etwa zwei Stunden beschleunigt. Die *Häufigkeit der ausbleibenden Embryonalentwicklung* aus dem Vorkernstadium und die des „embryonic arrest" in späteren Stadien entspricht denen nach konventioneller IVF. Aufgrund morphologischer Kriterien ist es weder an den Vorkern- noch an den embryonalen Furchungsstadien ersichtlich, ob die Oozyten durch konventionelle IVF oder durch ICSI fertilisiert wurden.

Fertilisationsversagen

Ein völliges *Fertilisationsversagen* („fertilization failure", FF) ist auch nach ICSI nicht ausgeschlossen, jedoch liegt die Häufigkeit (etwa 3 %) deutlich niedriger als nach konventioneller IVF (Tab. 10-18). In etwa 25 % der ICSI-Zyklen beträgt die FR unter 50 %. Die Häufigkeit einer ungenügenden Fertilisation (< 30 % der Eizellen) ist nach ICSI ebenfalls geringer. Aus diesem Vergleich wird ersichtlich, daß die ICSI im Vergleich mit der konventionellen IVF im Durchschnitt eine konstantere FR liefert.

Die objektiven Gründe für das Auftreten eines FF nach ICSI, das den Abbruch des Zyklus zur Folge hat, sind anders gelagert als für das FF nach konventioneller IVF. Einen negativen Einfluß auf die Fertilisation haben eine *geringe Zahl von Oozyten und reifen Oozyten* in der Metaphase II, *morphologische Anomalien* der Oozyten, *mechanische Beschädigung* der Oozyten bei der Injektion und die Verwendung von Ejakulaten extrem reduzierter Qualität für die Injektion (nur immobile und nicht-

Tab. 10-17   Beurteilung der Fertilisation 16–18 Stunden nach ICSI (PN = Pronukleus, PK = Polkörperchen).

	Interpretation
1 PK, keine PN	nicht fertilisiert
2 PK, keine PN	abnormale Fertilisation
2 PK, 1 PN	meist haploid, normale Fertilisation möglich, reduziertes Potential für weitere embryonale Entwicklung
2 PK, 2 PN	normale Fertilisation
1 PK, 3 PN	abnormale Fertilisation, triploid (Fertilisation durch zwei Spermien) oder diploid (fehlende Ausstoßung des zweiten PK)

vitale Spermien vorhanden). Bei der feinstrukturellen Analyse der nach ICSI nicht fertilisierten Oozyten erkennt man in etwa 80 % der Fälle eine ausbleibende Aktivierung der Oozyte, die sich noch in der Metaphase II befindet, und in etwa 70 % eine ausbleibende Dekondensation oder eine Schwellung des Spermienkopfes ohne Umwandlung in den männlichen Pronukleus. In etwa 20 % der Fälle erfolgte die Injektion des Spermiums nicht in das Ooplasma. Das *Wiederholungsrisiko* für das FF nach ICSI ist niedrig (< 20 %), die Mehrzahl der Paare erreicht eine normale Fertilisation in einem späteren ICSI-Zyklus.

10.1.5 Indikationen

Die ICSI ist die zur Zeit wirksamste reproduktionsmedizinische Behandlung zur Erzie-

lung einer Fertilisation *in vitro*. Hauptsächliche Indikation für die ICSI ist die *männliche Subfertilität*. Bei schwerer OAT (Grad III) ist die ICSI im Hinblick auf die zu erzielende FR und Schwangerschaftsrate den alternativen Verfahren (konventionelle IVF, GIFT, Inseminationen) eindeutig überlegen, bei Kryptozoospermie und der Verwendung operativ gewonnener Spermien ist sie konkurrenzlos.

Absolute Indikationen

Absolute Indikationen (Tab. 10-19) sind somit die OAT III und Kryptozoospermie, Globozoospermie, komplette Asthenozoospermie, obstruktive und nicht-obstruktive Azoospermie bei der Injektion epididymaler und testikulärer Spermien und das zweimalige Fertili-

Tab. 10-18   Gründe für ein vollständiges Fertilisationsversagen (FF) nach ICSI.

- geringe Zahl von Oozyten und reifen Oozyten in Metaphase II
- mechanische Beschädigung der Oozyten bei der Injektion
- Verwendung von Ejakulaten extrem reduzierter Qualität (ausschließlich immobile und nicht-vitale Spermien vorhanden)
- morphologische Anomalien der Oozyten
- ausbleibende Aktivierung der Oozyte, ausbleibende Dekondensation des Spermienkopfes

Tab. 10-19   Absolute Indikationen der ICSI.

- schwere OAT (Grad III) und Kryptozoospermie
- Globozoospermie, akrosomlose Spermien
- komplette Asthenozoospermie
- obstruktive und nicht-obstruktive Azoospermie mit Verwendung epididymaler oder testikulärer Spermien (Zustand nach operativer Spermiengewinnung)
- zweimaliges Fertilisationsversagen nach konventioneller IVF

sationsversagen nach konventioneller IVF (auch beim Vorliegen einer Normozoospermie). In diesen Situationen ist keine realistische Aussicht auf eine erfolgreiche extra- oder intrakorporale Fertilisation und Implantation nach IVF, GIFT oder Insemination gegeben. Schließlich wird an ausländischen Zentren bei der Durchführung einer Präimplantationsdiagnostik („preimplantation genetic diagnosis", PGD), die in Deutschland aufgrund der gesetzlichen Bestimmungen derzeit nicht praktiziert wird, in der Regel die ICSI als Fertilisationsmethode gewählt.

Relative Indikationen

Bei der *leichten und mäßiggradigen andrologischen Einschränkung* (OAT Grad I–II) konkurriert die ICSI mit der IVF und homologen Inseminationen im stimulierten Zyklus. Die Anwendung der ICSI bietet jedoch den Vorteil der konstanten FR und der im Vergleich zur konventionellen IVF wesentlich *reduzierten Häufigkeit einer ausbleibenden oder ungenügenden (< 30 %) Fertilisation.* Bei leichter bis mäßiggradiger andrologischer Einschränkung sind durch die ICSI durchschnittlich höhere Raten an normaler Fertilisation, bezogen auf die Zahl der inseminierten oder injizierten Eizellen, zu erzielen. Daher ist bei der OAT Grad I und II, in Abhängigkeit von der gegebenen Ejakulatqualität und der Vorbehandlung, die Anwendung der ICSI gegenüber der konventionellen IVF häufig, wenn auch nicht generell, von Vorteil. Zwar ist das Eintreten einer ausreichenden Fertilisation bei der IVF anhand einer Reihe von Kriterien am nativen Ejakulat (Konzentration 7–10 Mill./ml, 30 % progressiv motil, 7–15 % normale Formen) und nach Präparation (Konzentration motiler Spermien 3 Mill./ml, 8–10 % normale Formen) sowie durch Funktionsteste in gewissen Grenzen vorhersagbar, jedoch stellt auch unter Beachtung dieser prädiktiven Parameter beim Vorliegen einer andrologischen Subfertilität die ICSI die überlegene Methode dar, deren breite Anwendung in erster Linie durch die entstehenden Kosten limitiert wird.

Auch *nach einmaligem Auftreten eines FF* nach konventioneller IVF ist aufgrund des Wiederholungsrisikos die Anwendung der ICSI im nächsten Zyklus indiziert (Tab. 10-20). Hierunter zählen auch die Fälle, in denen die ungenügende oder ausbleibende Fertilisation durch hohe Titer blockierender oder immobilisierender Spermienantikörper (ASA) bedingt ist.

In Grenzfällen können auch beide Methoden der extrakorporalen Fertilisation *kombiniert* werden, in dem die Hälfte der vorhandenen Eizellen inseminiert und die andere Hälfte injiziert wird. Andererseits ist klar, daß bei Normozoospermie die Fertilisationsrate nach IVF durch die zusätzliche Anwendung der ICSI nicht mehr zu verbessern ist, so daß bei normalen Parametern im Ejakulat die ICSI keine Vorteile bringt. Auch ist bei schlechtem ovariellen Ansprechen auf die Zyklusstimulation mit einer geringen (< 4) Zahl gefundener Eizellen („*low responder*") die ICSI nicht generell indiziert.

10.1.6 Andrologische Voraussetzungen

Voraussetzung für die Anwendung der ICSI ist ferner, daß keine alternativen, medikamentösen oder chirurgischen Möglichkeiten der Verbesserung der Spermaqualität bei andrologischer Subfertilität zur Verfügung steht. Ein hypogonadotroper Hypogonadismus des Man-

Tab. 10-20 Relative Indikationen der ICSI.

- langjährige leichte und mäßiggradige andrologische Subfertilität (OAT Grad I, II) in Abhängigkeit von der Vorbehandlung
- retrograde Ejakulation, Elektroejakulation
- einmaliges Fertilisationsversagen oder ungenügende Fertilisationsrate 30 % bei konventioneller IVF
- hohe Titer von Spermienantikörpern (ASA)

nes ist durch die Zufuhr von Gonadotropinen und eine Hyperprolaktinämie durch die Gabe von Prolaktinhemmern korrigierbar. Erworbene *Verschlüsse* der Samenwege können operativ rekanalisiert werden (Tab. 5-12, S. 37). Da in diesen und anderen Fällen eine kausale Therapie mit einer nachgewiesenen Wirksamkeit für die Verbesserung der Ejakulatparameter zur Verfügung steht, und diese für das betroffene Paar in der Regel einen geringeren Aufwand darstellt als die Durchführung der ICSI, sollte die andrologische Therapie den reproduktionsmedizinischen Maßnahmen vorausgehen. Nach operativer Refertilisierung eines erworbenen Verschlusses der Samenwege beträgt die kumulative Schwangerschaftsrate 70–85 % innerhalb von 2 bis 3 Jahren, so daß dem Versuch einer mikrochirurgischen Rekanalisation zunächst Priorität eingeräumt werden sollte. Urogenitale Infektionen (Epididymitis) kommen beim Mann nur selten (< 2 %) als auslösende Ursache für eine männliche Subfertilität in Betracht. Die Behandlung einer asymptomatische Bakteriospermie oder chronischen Prostatitis bessert die Spermaqualität in der Regel nicht. Medikamentöse Therapieversuche (Kallikrein, Clomiphen, Tamoxifen, Testolacton, Captopril, Vitamin E, Pentoxiphyllin usw.) und die operative Korrektur einer bestehenden Varikozele besitzen bei der normogonadotropen männlichen Subfertilität keinen nachweisbaren Effekt im Hinblick auf die Verbesserung der Spermienkonzentration oder Erhöhung der spontanen Konzeptionsrate.

Andrologische Voruntersuchungen

Zur Erkennung andrologisch behandelbarer Störungen und von Begleiterkrankungen sollten vor der Aufnahme der ICSI einige *Voruntersuchungen* beim Mann erfolgen (Tab. 10-21). Sowohl eine endokrine Gonadeninsuffizienz als auch Tumoren des Hodens sind häufig mit schwerer andrologischer Subfertilität assoziiert. Bei Männern mit nicht-ob-

Tab. 10-21 Andrologische Untersuchungen vor der ICSI.

- Anamnese (Mumps, Maldescensus testis, Genitaltrauma, Ejakulationsstörung, Mißbildung)
- zwei Ejakulatanalysen
- klinische Untersuchung (Behaarung, Palpation, Sonographie), Ausschluß Varikozele und Hodentumor
- Hormonanalyse (FSH, LH, Testosteron, Prolaktin)
- Karyotypisierung (bei schwerer OAT, Kryptozoospermie, Azoospermie)

struktiver Azoospermie beträgt die Prävalenz eines Hodentumors etwa 5 %. Bei wiederholt erniedrigtem Testosteronspiegel ist eine Substitution auf Dauer indiziert.

10.1.7 Schwangerschaftsraten

Die in der Literatur berichteten *Raten klinischer Schwangerschaften pro Transfer* am Tag 2 oder 3 nach ICSI mit ejakulierten Spermien liegen *zwischen 22 und 34 %*, ebenso wie die Raten nach ICSI mit frischen oder aufgetauten epididymalen oder testikulären Spermien (24–38 %). Aus einigen ausländischen Zentren werden unter den dortigen Bedingungen (Auswahl der Paare mit günstiger Prognose, Kultivierung aller Embryonen bis zum Stadium der Blastozyste und Selektion der Embryonen vor dem Transfer) deutlich günstigere Raten klinischer Schwangerschaften (52–61 %) gemeldet. Insgesamt sind die durchschnittlichen Schwangerschaftsraten *denen nach konventioneller IVF vergleichbar* (Tab. 10-22).

Die Transferrate (Zahl der Transfers bezogen auf die Zahl der begonnenen Zyklen), die Entwicklung und Qualität der Embryonen und die Rate klinischer Schwangerschaften nach ICSI sind, jedenfalls in großen Sammelstatistiken, *weder von der Spermienquelle noch dem Ausmaß der andrologischen Einschränkung signifikant abhängig*. Das bedeutet, daß nach ICSI

Tab. 10-22   Raten klinischer Schwangerschaften pro Transfer am Tag 2 oder 3 nach der Injektion von ejakulierten, epididymalen oder testikulären Spermien. Die Raten sind der Publikation von Tarlatzis et al. (1998) über die Ergebnisse der ESHRE Task Force on ICSI aus den Jahren 1993–1995 entnommen.

Spermienquelle	Raten klinischer Schwangerschaften pro Transfer (in %)
Ejakulat	21
Nebenhoden	22
Hoden	19

mit der Verwendung von Spermien bei schwerer OAT eine vergleichbare Erfolgsrate zu erzielen ist wie nach IVF und Insemination von Spermien bei Normozoospermie. Auch das Vorhandensein von ASA, der Typ der Antikörper (IgG, IgM, IgA), Ort und Ausmaß der Bindung von ASA an die Spermien haben keinen nennenswerten Einfluß auf die Rate klinischer Schwangerschaften nach ICSI. Jedoch ist die Rate klinischer Schwangerschaften erniedrigt, wenn die ICSI bei Normozoospermie aufgrund eines ein- oder mehrmaligen Fertilisationsversagens in einem früheren IVF-Zyklus indiziert wurde. Dieser *ungünstige prognostische Einfluß* eines vorausgegangenen FF bei IVF ist wahrscheinlich auf die wiederholt reduzierte morphologische Beschaffenheit und Reife der Oozyten zurückzuführen.

Schwangerschaftsverläufe

Die *Implantationsrate* pro transferiertem Embryo beträgt 9 bis 25 %, unter besonderen Bedingungen in einigen ausländischen Zentren, ohne die Restriktionen des deutschen Embryonenschutzgesetzes, bis zu 30 %. Aufgrund der geringen Häufigkeit des FF ist die Differenz zwischen den Schwangerschaftsraten pro

Transfer und pro begonnenem Zyklus kleiner (1–3 %) als nach konventioneller IVF. Die berichteten Raten an Aborten (11–21 %), extrauterinen Implantationen (1–2 %) und Mehrlingen (20–31 %) und die Häufigkeiten von Komplikationen in der Schwangerschaft (vorzeitige Wehentätigkeit, Früh- und Mangelgeburt, intrauteriner Fruchttod) sowie die perinatale Morbidität liegen in einem *ähnlichen Bereich wie nach IVF* und sind hauptsächlich mit der Rate der Mehrlinge assoziiert (Tab. 10-23). Beim Vergleich mit den Häufigkeiten nach IVF ist zu berücksichtigen, daß die mit ICSI behandelten Frauen durchschnittlich um zwei Jahre jünger sind als Frauen aus IVF-Kollektiven, und daß das Risiko für zahlreiche Komplikationen in der Schwangerschaft vom mütterlichen Alter abhängig ist.

Einflußgrößen auf die Schwangerschaftsrate

Die Zahl der zur Verfügung stehenden Embryonen und die Implantations- und Schwangerschaftsrate nach ICSI sind vom *Alter des Mannes unabhängig*, zeigen jedoch eine eindeutige negative Korrelation mit dem zunehmenden *Alter der Frau* – besonders über 39

Tab. 10-23   Häufigkeiten von Aborten, extrauterinen Graviditäten und Mehrlingen nach ICSI.

	Raten (in % aller klinischen Schwangerschaften)
Aborte	11–21
Extrauteringraviditäten	1–2
Mehrlinge	20–31

Jahren – und mit anderen weiblichen Faktoren. Die Rate klinischer Schwangerschaften nach ICSI bei *Frauen über 40 Jahren* beträgt nur noch 6–12 % pro Transfer, bei Frauen über 45 Jahren ist der Eintritt einer Schwangerschaft nicht mehr zu erwarten. Beim Nachweis eines erhöhten FSH-Spiegels im Serum ist die Implantationsrate pro zurückgesetztem Embryo nach ICSI ebenfalls ungünstig.

Wie bei der IVF, so ist auch bei der ICSI die Schwangerschaftsrate pro Transfer *abhängig von der Zahl der transferierten Embryonen.* Nach dem Transfer nur eines Embryos beträgt sie nur 10 % (Tab. 10-24). Die Schwangerschaftsrate nach einem *elektiven Transfer*, bei dem im Hinblick auf die Reduktion der Häufigkeit von Mehrlingen bewußt nicht die maximal zulässige Zahl von drei, sondern eine geringere Zahl (in der Regel zwei) Embryonen zurückgesetzt wurden, ist um einige Prozent (absolut) günstiger als die nach einem nicht elektiven Transfer einer gleichen Anzahl von Embryonen (Tab. 10-25).

Wie nach der IVF, so ist auch die Schwangerschaftsrate nach der ICSI von einer Vielzahl von Faktoren abhängig. Diese betreffen die *Anamnese* (Vorbehandlung, Gravidität, Parität), *gynäkologische Zusatzbefunde* (PCOS, Endometriose), die *Indikation* (andrologische Subfertilität, Fertilisationsversagen nach IVF), den *Verlauf des stimulierten Zyklus*, die Zahl und Beurteilung der Eizellen, die verwendeten Spermien (Kryokonserve), die Prozedur der Injektion selbst, die *Embryokultur* (morphologische Beurteilung der Embryonen, Selektion der Zwei-PN-Stadien) und den *Transfer* (Zahl der zurückgesetzten Embryonen, elektiver Transfer). Daneben sind auch Erfahrung und Geschick des Operateurs, der die ICSI durchführt, und die Schnelligkeit beim Umgang mit den Eizellen wesentliche Determinanten des Erfolges (Tab. 10-26).

Schwangerschaften bei Klinefelter-Anomalie

Nach der Injektion testikulärer Spermien eines Mannes mit *Klinefelter-Anomalie* wurden einige Lebendgeburten gesunder Kinder mit unauffälligem Karyotyp berichtet, so daß die ICSI hier nach Aufklärung über die genetische Risikosituation vertretbar erscheint. Aufgrund der *insgesamt geringen Zahl* an Schwangerschaften sind die Implantations- und Schwangerschaftsraten nach Injektion von Spermien eines Klinefelter-Mannes nicht genau zu beziffern. Auch beim Vorliegen des Kartagener-Syndroms und des „immotile cilia syndrome" wurden nach unterdurchschnittlicher Fertilisation Embryotransfers und ausgetragene Schwangerschaften berichtet.

Schwangerschaften nach Injektion von Spermatiden

Nach der *Injektion von runden und elongierten Spermatiden* ist mit einer erhöhten Häufigkeit des Stehenbleibens („arrest") im Pronukleusstadium und einer vergleichsweise ungünstigen Embryonalentwicklung zu rechnen. Die *unterdurchschnittliche Fertilisationsrate* und verzögerte Furchung ist durch die funktionelle Unreife der injizierten Vorstufe

Tab. 10-24   Abhängigkeit der Rate der klinischen Schwangerschaften nach ICSI von der Zahl der transferierten Embryonen. Die Raten sind der retrospektiven Erhebung von Abdalla et al. (1995) entnommen.

Zahl der transferierten Embryonen	Rate klinischer Schwangerschaften pro Transfer (in %)
1	10
2	18
3	38

Tab. 10-25 Unterschiedliche Definitionen des „elektiven Transfers" im In- und Ausland.

deutsche Definition	Auswahl von 2 Pronukleusstadien aus einer Gruppe überzähliger Zygoten am Tag 1 nach der Fertilisation, weitere Kultur und Transfer von 2 Embryonen
internationale Definition	Auswahl von 2 Embryonen aus einer Gruppe überzähliger Embryonen am Tag des Transfers

der Spermiogenese, aber auch durch Probleme bei der Erkennung der runden Spermatiden und deren Unterscheidung von anderen somatischen Zellen erklärbar, da auch durch die Injektion einer runden diploiden Zelle ein der Fertilisation der Eizelle ähnlicher Prozeß ausgelöst werden kann. Die in der Literatur *berichtete Implantationsrate* pro zurückgesetztem Embryo nach ROSI übersteigt nicht *5 %*. Geburten klinisch unauffälliger Kinder nach ROSI und ELSI wurden berichtet. Aufgrund der niedrigen Schwangerschaftsrate nach der Injektion von Spermatiden, besonders nach ROSI, und des möglicherweise erhöhten genetischen Risikos ist die ICSI unter Verwendung von Spermatiden kritisch zu beurteilen und hat sich bislang nicht durchgesetzt.

10.1.8 Risiko fetaler Mißbildungen und genetischer Störungen

Die Frage nach der möglichen Erhöhung der Rate fetaler Malformationen, chromosomaler und genetischer Störungen bei den nach ICSI geborenen Kindern wurde in den vergangenen Jahren weitgehend, wenn auch noch nicht restlos, geklärt. In der Tat stellen Männer, bei denen wegen einer schweren andrologischen Subfertilität die ICSI indiziert ist, ein *genetisches Risikokollektiv* dar.

Genetisches Risikokollektiv

Bei Männern mit schwerer Oligozoospermie und Azoospermie findet man gegenüber der fertilen Normalbevölkerung gehäuft numeri-

sche und strukturelle *Chromosomenanomalien*, Syndrome mit dem Teilsymptom der gestörten Spermiogenese, ultrastrukturelle Spermiendefekte, hetero- und homozygote *Merkmalsträger für Mukoviszidose* und *Mutationen für den Azoospermiefaktor* (AZF) auf dem Y-Chromosom (Tab. 10-27). Diese Männer haben nur eine geringe bis keine Aussicht auf eine Vaterschaft bei natürlicher Fortpflanzung. Bei der Weitergabe numerischer und struktureller chromosomaler Anomalien über die ICSI ist das Risiko der Entstehung fetaler Fehlbildungen gegeben. Ferner ist nach ICSI über die Vererbung feinstruktureller Spermiendefekte, von Mutationen im Gen für den AZF und von chromosomalen Aberrationen, mit einer *Weitergabe der Subfertilität* an Söhne zu rechnen.

Fehlbildungen bei Kindern nach ICSI

Die *Häufigkeit von Fehlbildungen* nach ICSI erscheint nach den bisher vorliegenden Daten gegenüber dem Basisrisiko in der Gesamtbevölkerung *nicht nennenswert erhöht*. Die berichtete Rate an schwerwiegenden („major") und leichten („minor") Fehlbildungen in retro- und prospektiven Erhebungen bei den nach ICSI geborenen Kindern beträgt *2–3 %* und entspricht damit dem Durchschnitt bei den nach spontaner Konzeption geborenen Kindern. In diesen Häufigkeitsangaben sind auch Schwangerschaften enthalten, die aufgrund einer schweren fetalen Anomalie vorzeitig aus mütterlicher Indikation unterbrochen wurden. Gegen die Annahme einer erhöhten Fehlbildungsrate spricht auch die Tatsache, daß wäh-

Tab. 10-26 Einflußgrößen auf die Rate klinischer Schwangerschaften pro begonnenem Zyklus nach ICSI. + = günstig, – = ungünstig, 0 = kein oder untergeordneter Effekt.

	Einfluß
Ausmaß der Einschränkung der Spermaqualität bei OAT	0
absolute Asthenozoospermie	–
Nekrozoospermie	–
Globozoospermie	–
Nachweis von Spermienantikörpern	0
Injektion kryokonservierter Spermien	–
Injektion epididymaler oder testikulärer Spermien	0
Injektion testikulärer Spermien bei nicht-obstruktiver Azoospermie	–
Injektion von Spermatiden	–
vorausgegangenes Fertilisationsversagen bei IVF und Normozoospermie	–
Erfahrung und Geschick des Operateurs	+
Schnelligkeit des Einfangens der Spermien und der Injektion	+

rend der gesamten Embryonal- und Fetalperiode eine Selektion gegen Schwangerschaften mit einer fetalen Fehlbildung stattfindet. Schwerwiegende („major") Malformationen sind dabei definiert als solche, die entweder eine erhebliche funktionelle Beeinträchtigung darstellen oder eine chirurgische Korrektur erfordern. Bei der Bewertung dieser Häufigkeiten ist allerdings zu berücksichtigen, daß es *unterschiedliche Klassifikationen* der „Fehlbildungen" gibt, und daß die Abgrenzung einer „Fehlbildung" von einer Normvariante in vielen Fällen unscharf ist. Manche Fehlbil-

Tab. 10-27 Gehäufte Prävalenz genetischer Störungen bei Männern mit schwerer Oligozoospermie und Azoospermie.

- numerische und strukturelle Anomalien der Chromosomen, einschließlich 47, XXY
- genetisch determinierte Syndrome mit dem Teilsymptom der gestörten Spermiogenese
- feinstrukturelle Spermiendefekte
- hetero- und homozygote Mutationen im Gen für Mukoviszidose (CFTR)
- Mutationen im Gen für Azoospermiefaktor auf dem Y-Chromosom

dungen sind mit dem Leben nicht vereinbar (z.B. Holoprosenzephalie), während andere lediglich eine kosmetische oder geringfügige Beeinträchtigung darstellen oder eine Spontanheilung abgewartet werden kann (z.B. Maldescensus testis). Aufgrund der *großen Seltenheit* ist eine Aussage über Fehlbildungen bestimmter Organsysteme nur an sehr großen Fallzahlen (viele Tausend) geborener und nachuntersuchter Kinder möglich. Schließlich spielen auch die Form der Datenerhebung und die Person und der Kenntnisstand des Untersuchers eine Rolle. Eine *prospektive* (aktive) Erfassung liefert wahrscheinlich eine realistischere Wiedergabe der tatsächlichen Häufigkeiten der Fehlbildungen als – bisher überwiegend durchgeführte – retrospektive (passive) Erhebungen. Aus diesen Überlegungen wird erklärbar, daß auch einige Jahre nach der weltweiten Einführung der ICSI die Häufigkeiten von Fehlbildungen bei den geborenen Kindern nur abgeschätzt werden können (Tab. 10-28). Die exakte Häufigkeit von Fehlbildungen bei den in Deutschland nach ICSI geborenen Kindern wird derzeit in einer laufenden prospektiven Multicenterstudie ermittelt.

Tab. 10-28 Probleme bei der Erfassung der Fehlbildungsrate bei den nach ICSI geborenen Kindern.

- verschiedene Klassifikationen des Begriffes „Fehlbildung"
- unscharfe Abgrenzung gegenüber Normvarianten
- absolute Seltenheit der Fehlbildungen in den einzelnen Organsystemen
- subjektive Interpretierbarkeit durch den Untersucher
- Unterschiede in der prospektiven und retrospektiven Erfassung

Der Vergleich mit den nach IVF geborenen Kindern läßt erkennen, daß es *durch die Injektion selbst* nicht zu einer nennenswerten Erhöhung der Häufigkeit fetaler Mißbildungen kommt. Weder die *Injektion eines mißgestalteten noch eines immotilen Spermiums* haben einen Einfluß auf die Fehlbildungsrate bei den geborenen Kindern. Die spätere intellektuelle und soziale Entwicklung der Kinder nach ICSI wird von der erhöhten Rate an Früh- und Mehrlingsgeburten beeinflußt, unter Berücksichtigung dieser Variablen erscheint sie normal. Aufgrund der kurzen Dauer der Anwendung der Methode (seit etwa 1994) kann über die *Fortpflanzung der nach ICSI geborenen Kinder* noch keine Aussage gemacht werden.

Chromosomenaberrationen bei Männern vor der ICSI

Bei der Beurteilung des genetischen Risikos der ICSI ist eine *differenzierte Betrachtung* erforderlich. Es ist davon auszugehen, daß durch die invasive *Prozedur der Injektion* des Spermiums selbst kein erhöhtes Risiko für chromosomale Aberrationen und andere Störungen induziert wird, sondern daß eventuelle genetische Störungen von den Spermien des subfertilen Mannes und auch von der Eizelle *„mitgebracht"* werden. Bei Männern mit männlicher Subfertilität im ICSI-Programm beobachtet man eine erhöhte Frequenz (2–8 %) von *numerischen und strukturellen*

chromosomalen Aberrationen (Tab. 10-29). Die Prävalenz chromosomaler Aberrationen beim Mann ist von der Spermaqualität abhängig und beträgt bei OAT Grad II und III 4–8 % und bei *Azoospermie 7–15 %*. Meist handelt es sich um numerische *Aberrationen der Geschlechtschromosomen*, Translokationen und Inversionen *kleiner Segmente*, Markerchromosomen und Mosaike niedriger Ausprägung (< 10 %). Die Träger dieser Aberrationen sind bis auf ihre Subfertilität in der Regel symptomlos, so daß auch das reproduktive Risiko bei der Weitergabe dieser Aberrationen als gering bis mäßig einzuschätzen ist.

Die Häufigkeit chromosomaler Aberrationen bei Männern mit Azoospermie beträgt 11–13 %. Allerdings ist auch bei den *Frauen der subfertilen Männer* in ICSI-Programmen die Rate chromosomaler Anomalien in mäßigem Ausmaß (2–4 %) erhöht. Generell ist bei beiden Partnern ungewollt kinderloser Paare eine leicht erhöhte Prävalenz von chromosomalen Aberrationen zu beobachten. Nach ICSI mit Spermien des Trägers einer chromosomalen Aberration sind die *Fertilisations- und Implantationsrate* pro transferiertem Embryo *erniedrigt*, und auch während der intrauterinen Embryonal- und Fetalperiode findet eine *Selektion gegen Schwangerschaften mit einem aberranten Karyotyp* statt. Während bei den *Furchungsstadien nach IVF und ICSI gleichermaßen jeweils 50 %* eine *chromosomale Anomalie* aufweisen, sinkt diese Häufigkeit während der gesamten Schwangerschaft

Tab. 10-29 Gehäuftes Vorkommen numerischer und struktureller chromosomaler Aberrationen bei Männern mit andrologischer Subfertilität (Häufigkeit 2–8 %).

- numerische Aberrationen der Geschlechtschromosomen
- Robertson-Translokationen und reziproke Translokationen kleinerer Segmente
- Inversionen
- Markerchromosomen
- Mosaike geringer Ausprägung (< 10 %)

exponentiell ab bis auf etwa 1 %. Aus der Rate chromosomaler Aberrationen bei beiden Elternteilen kann daher nicht deren Häufigkeit bei den geborenen Kindern abgeleitet werden.

Chromosomenaberrationen bei Schwangerschaften und Kindern nach ICSI

Nach fetaler Karyotypisierung (Amniozentese, Chorionzottenbiopsie) wurde von einigen Arbeitsgruppen eine erhöhte Rate (12–14 %) chromosomaler *Aberrationen bei Schwangerschaften nach ICSI* berichtet, wobei die Aberrationen der Gonosomen überwiegend väterlicher und die der Autosomen überwiegend mütterlicher Herkunft waren. Allerdings kann diese Häufigkeit nach invasiver pränataler Diagnostik *nicht als repräsentativ* für die gesamte Belastung der Schwangerschaften nach ICSI mit chromosomalen Störungen gelten, da es sich bei den zur pränatalen Diagnostik zugewiesenen Schwangerschaften um ein selektioniertes Kollektiv handeln dürfte.

Bei den *nach ICSI geborenen Kindern* ist die Häufigkeit chromosomaler Aberrationen der Autosomen *dem Durchschnitt der Kinder nach natürlicher Konzeption vergleichbar* (0,5–1 %). In Anbetracht der erhöhten Frequenz bei beiden Elternteilen dürfte diese Beobachtung die Selektion während der Schwangerschaft gegen Chromosomenanomalien wiederspiegeln. Die aberranten Karyotypen entsprechen zum überwiegenden Teil denen der Eltern (familiär). Das Risiko für „de novo"-Aberrationen der Autosomen, die weder aus dem Chromosomensatz der Mutter noch aus dem des Vaters ableitbar sind, ist nicht erhöht. Allerdings beobachtet man bei den nach ICSI geborenen Kindern eine erhöhte Frequenz (1–2 %) von *„de novo"-Aberrationen der Gonosomen*, die nicht aus dem Karyotyp der Eltern hervorgehen (Tab. 10-30), so daß auch eine Chromosomenuntersuchung beider Part-

Tab. 10-30 Chromosomale Anomalien bei den nach ICSI geborenen Kindern.

- Risiko für Aberrationen der Autosomen nicht erhöht (0,5–1 %)
- Auftreten autosomaler Aberrationen meist familiär (aus dem Karyotyp der Eltern ableitbar)
- Risiko für „de novo"-Aberrationen der Gonosomen erhöht (1–2 %)

ner vor der ICSI keinen absoluten Schutz bietet. Diese „de novo"-Aberrationen der Geschlechtschromosomen bei den nach ICSI geborenen Kindern gehen wahrscheinlich auf das gehäufte Vorkommen (2–3 %) von nicht haploiden Spermien (Disomie der Geschlechtschromosomen, Diploidie) bei den Männern mit schwerer OAT zurück. Daneben ist bei den für ICSI verwendeten Spermien von Männern mit OAT auch die Rate an Diploidie und Disomie für die Autosomen um einige Prozent erhöht. Bei den meisten Kindern mit einer Aberration der Geschlechtschromosomen (z.B. 45, XO; 47, XXY; 47, XXX) ist eine schwere Mißbildung oder Beeinträchtigung nicht zu erwarten, die Prognose bezüglich der langfristigen Entwicklung ist relativ günstig.

Genetische Untersuchungen vor der ICSI

Aufgrund der Möglichkeit der Weitergabe familiärer chromosomaler Aberrationen nach ICSI ist zumindest beim Mann mit schwerer OAT oder Azoospermie, bevorzugt auch bei der Frau, neben der Erhebung des Stammbaums eine *Chromosomenanalyse* vor Beginn der Behandlung indiziert (Tab. 10-31). Beim Nachweis einer Anomalie ist eine differenzierte genetische Beratung mit Abschätzung des genetischen und Mißbildungsrisikos erforderlich. Allerdings bedeutet die Identifikation einer Chromosomenstörung nicht notwendigerweise eine Kontraindikation gegen die Durchführung der ICSI, und mehr als die

Tab. 10-31 Genetische Untersuchungen vor Durchführung der ICSI bei schwerer OAT oder Azoospermie.

- Stammbaumanalyse
- Chromosomenanalyse des Mannes, bevorzugt auch der Frau
- bei schwerer Oligozoospermie (< 5 Mill./ml) und nicht-obstruktiver Azoospermie molekulargenetische Untersuchung des Azoospermiefaktors (AZF) auf dem Y-Chromosom
- bei kongenitaler uni- oder bilateraler Aplasie des Vas deferens (CUAVD, CBAVD) molekulargenetische Untersuchung auf Mukoviszidose

Hälfte der Träger einer solchen Anomalie entscheiden sich nach Aufklärung unter Inkaufnahme des erhöhten Risikos für die Behandlung.

Darüber hinaus kann die männliche Subfertilität ein *Teilsymptom eines genetisch bedingten Syndroms* darstellen, wobei in den meisten Fällen weder der genaue molekulare Mechanismus noch Details über den Erbgang bekannt sind. Anhaltspunkte für das Vorliegen eines solchen Syndroms können sich aus der Stammbaumanalyse ergeben.

Mutationsträger für Mukoviszidose bei kongenitaler Verschlußazoospermie

Männer mit *Verschlußazoospermie* und insbesondere bei kongenitaler uni- oder bilateraler Aplasie des Vas deferens (CUAVD, CBAVD) sind in etwa 70 % hetero- oder homozygote Mutationsträger im Gen für *Mukoviszidose* (CFTR), so daß bei kongenitaler Verschlußazoospermie eine molekulargenetische Untersuchung auf Mukoviszidose indiziert ist. Allerdings werden mit dem gängigen Screening nur etwa 70–80 % der Defekte erfaßt, so daß auch bei negativem Resultat das Vorliegen einer seltenen Mutation nicht völlig auszuschließen ist. Beim Nachweis von Mutationen im CFTR ist ein *Screening bei der Frau* sinnvoll, um das Risiko einer homozygoten Trägerschaft bei einer nach ICSI entstehenden

Schwangerschaft abschätzen zu können. Ist auch die Frau heterozygote Merkmalsträgerin, ist eine pränatale Diagnostik empfehlenswert, an ausländischen Zentren oder nach Klärung der Rechtslage auch in Deutschland zusätzlich die PGD (Tab. 10-32). Bei 20 % der Männer mit CBAVD findet sich keine Mutation im CFTR-Gen, aber eine *einseitige Fehlbildung der Harnwege*, die ebenfalls genetisch determiniert sein dürfte und nach der ICSI an die Kinder weitergegeben werden kann.

Mutationsträger im Gen für den Azoospermiefaktor

Bei Männern mit schwerer Oligozoospermie (< 5 Mill./ml) liegt in 2–6 % und bei den mit nicht-obstruktiver Azoospermie in 8–17 % der Fälle eine Mikrodeletion vor, die im Gen für den *Azoospermiefaktor* (AZF) bzw. im Cluster „deleted in azoospermia" (DAZ) auf dem langen Arm des Y-Chromosoms (Yq) lokalisiert ist. Diese Risikoerhöhung betrifft nicht die erworbenen Formen der Azoospermie. Die Defekte sind in der Regel neu entstanden („de novo"), auch Mosaike sind möglich. Die Größe der Deletion korreliert mit dem Grad der Einschränkung der Spermiogenese. Bei einem Defekt am Genort AZFc (am häufigsten) ist die Prognose für das Auffinden testikulärer Spermien bei TESE gut, bei einer Deletion im Bereich AZFb dagegen ungünstig. Die FR nach ICSI mit Spermien eines Mutationsträgers im Gen für AZF beträgt etwa 40 %, so

Tab. 10-32 Screening auf Mukoviszidose bei angeborener Aplasie des Vas deferens.

- molekulargenetisches Screening auf eine Gruppe von Defekten im CFTR-Gen
- Restrisiko gegeben (gängiges Screening erfaßt nur 70–80 % der Mutationen)
- beim Nachweis einer Mutation Screening der Frau
- gezielte Beratung mit Abschätzung des genetischen Risikos für die Schwangerschaft
- pränatale Diagnostik, im Ausland auch PGD

daß die *Deletion mit einer Transmissionsrate von 100 % an die männliche Nachkommenschaft weitergegeben* werden kann. Beim Nachweis der Mikrodeletion ist eine gezielte genetische Beratung erforderlich. Da über die *Weitergabe des Fertilitätsproblems* hinaus kein erhöhtes Risiko für körperliche oder intellektuelle Defizite bei den Trägern einer Mutation im Gen für AZF bekannt ist, erscheint das mit der Weitergabe der Deletion verbundene genetische Risiko tragbar, und der Nachweis einer Yq-Mutation ist kein Ausschlußkriterium für die ICSI (Tab. 10-33). Allerdings ist zu erwarten, daß es durch die breite Anwendung der ICSI in diesen Fällen zu einer *Verdoppelung der Prävalenz von Yq-Mutationen in der männlichen Bevölkerung* innerhalb von fünf Generationen kommen dürfte. Diese langsame Zunahme genetisch bedingter Fertilitätsprobleme in zukünftigen Generationen durch die ICSI geht von einem niedrigen Niveau aus, jedoch ist eine gewisse Wachsamkeit hinsichtlich der populationsgenetischen *Langzeiteffekte* der ICSI sicherlich angebracht.

Genetisches Risiko bei Klinefelter-Anomalie

Bei der *Klinefelter-Anomalie* enthalten die testikulären Spermien, falls vorhanden, in 2–3 % der Fälle keinen haploiden Chromosomensatz, sondern eine Disomie für XX oder XY (< 1 %) oder Diploidie (< 2 %), so daß ein

Tab. 10-33 Molekulargenetische Untersuchung des Azoospermiefaktors (AZF) auf dem langen Arm des Y-Chromosoms (Yq).

- Indikation bei schwerer Oligozoospermie (< 5 Mill./ml), Azoospermie
- Prävalenz 2–17 % (abhängig von der Schwere der Störung der Spermiogenese)
- Transmission in 100 % an die männliche Nachkommenschaft (Weitergabe des Fertilitätsproblems)
- gezielte genetische Beratung

um wenige Prozent erhöhtes Risiko der Entstehung eines Embryos mit den Karyotypen 47, XXX und 47, XXY besteht. Jedoch ist das genetische Risiko für die Embryonen allenfalls gering erhöht, da die PGD an den nach ICSI entstandenen Embryonen mehrerer Männer mit 47, XXY-Anomalie einen normalen Chromosomensatz ergab. Es ist unklar, ob die testikulären Spermien bei der Klinefelter-Anomalie aus diploiden Spermatogonien mit einem normalen oder aberranten Karyotyp stammen. Die nach ICSI mit diesen Spermien geborenen Kinder wiesen einen normalen Chromosomensatz auf. Aufgrund der geringen Zahl der Lebendgeburten kann über die Häufigkeit der Weitergabe der Klinefelter-Anomalie keine Aussage gemacht werden. Insgesamt erscheint nach gezielter Beratung das genetische Risiko nach ICSI mit Spermien eines Mannes mit Klinefelter-Anomalie vertretbar, im Ausland kann zusätzlich die PGD angeboten werden. Bei der Injektion von Vorstufen der Spermiogenese (Spermatiden) ist ein erhöhtes genetisches Risiko hinsichtlich der Expression der väterlichen Gene möglich, so daß die Durchführung dieser Variante der ICSI in einigen Ländern bis zur Vorlage weiterer Daten untersagt wurde.

Genetisches Risiko und Indikation zur ICSI

Bei der Bewertung des genetischen Risikos durch die ICSI kommt es somit entscheidend auf die *andrologische Indikation* an. Bei leichter und mäßiggradiger andrologischer Subfertilität (OAT I und II) und nach Fertilisationsversagen bei IVF entspricht das genetische Risiko der Schwangerschaft dem *Basisrisiko*. Bei OAT III und Azoospermie besteht ein erhöhtes Risiko (1–2 %) für das „de novo"-Auftreten einer Anomalie der Gonosomen, das Risiko für die Weitergabe einer unbalancierten familiären Anomalie beträgt weniger als 1 %. Hinzu kommt das Risiko von Yq-Mutationen (2–17 %), die das Fertilitätsproblem an die männliche Nachkommenschaft vererben. Bei kongenitaler Verschlußazoospermie liegt in etwa 70 % ein hetero- oder homozygoter Trägerstatus für Mukoviszidose vor. Nach ICSI mit testikulären Spermien eines Mannes mit dem Karyotyp 47, XXY (Klinefelter) ist das Risiko der Weitergabe der Anomalie niedrig, aber nicht genau bezifferbar (Tab. 10-34).

10.1.9 Kostenübernahme durch die gesetzlichen Krankenkassen

Die ICSI zählt nicht zu den Maßnahmen der künstlichen Befruchtung gemäß den Richtlinien des Bundesausschusses der Ärzte und Krankenkassen vom 14.08.1990 und war zum Zeitpunkt der Verabschiedung dieser Richtlinien auch noch nicht etabliert. In den letzten Jahren hat sich der Bundesausschuß in mehreren Sitzungen, zuletzt am 05.10.1998, nicht dazu entschließen können, die ICSI in den Leistungskatalog der gesetzlichen Krankenversicherung aufzunehmen und damit als vertragsärztliche Leistung anzuerkennen. Der *Ausschluß der ICSI als Leistung der gesetzlichen Krankenversicherung* wurde am 01.10.1997 in den Richtlinien des Bundesausschusses der Ärzte und Krankenkassen über Maßnahmen zur künstlichen Befruchtung explizit festgeschrieben. Da die ICSI unter Ver-

wendung von Spermien des Ehemannes in vielen Fällen eine konkurrenzlos erfolgreiche Methode darstellt und auch in den Richtlinien der Bundesärztekammer zur assistierten Reproduktion (veröffentlicht am 04.12.1998) als *vertretbares Verfahren* bezeichnet wurde, erteilten in der Vergangenheit viele Krankenkassen, trotz der anderslautenden Beschlüsse des Bundesausschusses, auf begründeten Antrag hin schriftliche Zusagen für die Übernahme der Kosten der ICSI einschließlich der vorgeschalteten Zyklusstimulation.

Daher wurde in einer gemeinsamen Stellungnahme der Kassenärztlichen Bundesvereinigung (KBV) und der Spitzenverbände der Krankenkassen (vom 26.11.1998) an die Krankenkassen appelliert, diese Praxis der Übernahme der Behandlungskosten für die ICSI als *außervertragliche Leistung* einzustellen und die ablehnende Entscheidung des Bundesausschusses vom 01.10.1997 zu respektieren. Seit dem 26.11.1998 ist somit eine Übernahme der ICSI-Kosten durch die gesetzliche Krankenkasse *ausgeschlossen*, und dahingehende Anträge dürfen von den Krankenkassen nicht mehr genehmigt werden. Am 29.06.1999 wurde vom Bewertungsausschuß der KBV klargestellt, daß die zugehörige Zyklusstimulation und -überwachung, Eizellentnahme und Embryotransfer ebenfalls nicht zu Lasten der gesetzlichen Krankenkasse abgerechnet werden dürfen, wenn und solange

Tab. 10-34 Vergleich des genetischen Risikos nach ICSI in Abhängigkeit von der Indikation.

Indikation der ICSI	genetisches Risiko für das geborene Kind
OAT Grad I und II	entsprechend dem Basisrisiko
Fertilisationsversagen nach IVF	entsprechend dem Basisrisiko
OAT Grad III, Kryptozoospermie	erhöht für „de novo"-Aberrationen der Gonosomen (1–2 %) nicht erhöht für familiäre oder „de novo"-Aberrationen der Autosomen (< 1 %) erhöht für die Mikrodeletion Yq (2–6 %)
kongenitale Verschlußazoospermie	erhöht für den Trägerstatus Mukoviszidose
kongenitale nicht-obstruktive Azoospermie	erhöht für die Mikrodeletion Yq (8–17 %)

auch die ICSI selbst keine Kassenleistung darstellt.

Möglicherweise wurden die Entscheidungen der Mitglieder des Bundesausschusses, die ICSI nicht in den Leistungskatalog der gesetzlichen Krankenversicherung aufzunehmen, nicht nur von fachlichen, sondern auch von budgetären und verteilungspolitischen Motiven geleitet. Inzwischen wurde der Klage eines Paares gegen den ablehnenden Bescheid zur Übernahme der ICSI-Kosten durch die Krankenkasse vom Landessozialgericht Niedersachsen stattgegeben, und vom Gericht mit der insgesamt positiven Bewertung der ICSI durch die nationalen und internationalen Fachgesellschaften, aber auch mit der fehlenden demokratischen Auswahl der Mitglieder des Bundesausschusses, die je zur Hälfte von den Krankenkassen und der Ärzteschaft in dieses Gremium entsandt werden, begründet. Wahrscheinlich wird der Rechtsstreit über die Übernahme der ICSI-Kosten durch die gesetzlichen Krankenkassen erst in letzter Instanz entschieden werden.

Literatur

Abdalla H, Leonard T, Pryor J, Everett D. Comparison of SUZI and ICSI for severe male factor. Hum Reprod 1995; 10: 2941–4.

Aboulghar MA, Mansour RT, Serour GI, Amin YM. The role of intracytoplasmic sperm injection in the treatment of patients with borderline semen. Hum Reprod 1999; 10: 2829–30.

Adonakis G, Camus M, Joris H, Vandervorst M, van Steirteghem AC, Devroey P. The role of the number of replaced embryos on intracytoplasmic sperm injection outcome in women over the age of 40. Hum Reprod 1997; 12: 2542–5.

Al-Hasani S, Schopper B, Küpker W, Sandmann J, Johannisson R, Fornara P, Sturm R, Bals-Pratsch M, Bauer O, Diedrich K. Die intrazytoplasmatische Injektion von runden und elongierten Spermatiden bei Patienten mit Reifungsarrest der Spermatogenese. Geburtsh Frauenheilk 1999; 59: 220–4.

Arbeitskreis „Assistierte Fertilisation", Arbeitsgemeinschaft „Gynäkologische Endokrinologie und Fortpflanzungsmedizin" der Deutschen Gesellschaft für Gynäkologie und Geburtshilfe. Empfehlungen zur Durchführung der intracytoplasmatischen Spermieninjektion (ICSI) zur Behandlung einer Sterilität. Der Frauenarzt 1996; 37: 1622–3.

Aslam I, Fishel S, Green S, Campbell A, Garratt L, McDermott H, Dowell K, Thornton S. Can we justify spermatid injection for severe male factor infertility? Hum Reprod Update 1998; 4: 213–22.

Barros A, Sousa M, Angelopoulos T, Tesarik J. Efficient modification of intracytoplasmic sperm injection technique for cases with total lack of sperm movement. Hum Reprod 1997; 12: 1227–9.

Battaglia DE, Koehler JK, Klein NA, Tucker MJ. Failure of oocyte activation after intracytoplasmic sperm injection using round-headed sperm. Fertil Steril 1997; 68: 118–22.

Bernabeu R, Cremades N, Takahashi K, Sousa M. Successful pregnancy after spermatid injection. Hum Reprod 1998; 13: 1898–900.

Bonduelle M, Wilikens A, Buysse A, van Assche E, Wisanto A, Devroey P, van Steirteghem AC, Liebaers I. Prospective follow-up study of 877 children born after intracytoplasmic sperm injection (ICSI) with ejaculated, epididymal and testicular spermatozoa and after replacement of cryopreserved embryos obtained after ICSI. Hum Reprod 1996; 11 Suppl 4: 131–59.

Bowen JR, Gibson FL, Leslie GI, Saunders DM. Medical and developmental outcome at 1 year for children conceived by intracytoplasmic sperm injection. Lancet 1998; 351: 1529–34.

Brandell RA, Mielnik A, Liotta D, Ye Z, Veeck LL, Palermo GD, Schlegel PN. AZFb deletions predict the absence of spermatozoa with testicular sperm extraction: Preliminary report on a prognostic genetic test. Hum Reprod 1998; 13: 2812–5.

Cha KY, Oun KB, Kim HJ. Approaches for obtaining sperm in patients with male factor infertility. Fertil Steril 1997; 67: 985–99.

Chandley AC. Chromosome anomalies and Y chromosome microdeletions as causal factors in male infertility. Hum Reprod 1998; 13 Suppl 1: 45–50.

Clarke GN, Bourne H, Baker HW. Intracytoplasmic sperm injection for treating infertility associated with sperm autoimmunity. Fertil Steril 1997; 68: 112–7.

De Croo I, van der Elst J, Everaert K, de Sutter P, Dhont M. Fertilization, pregnancy and embryo implantation rate after ICSI with fresh or frozen-thawed testicular spermatozoa. Hum Reprod 1998; 13 : 1893–7.

Deutsche Gesellschaft für Gynäkologie und Geburtshilfe, Berufsverband der Frauenärzte, Arbeitsgemeinschaft für Gynäkologische Endokrinologie und Fortpflanzungsmedizin. Assistierte Reproduktion: Mikroinjektion (ICSI) – Fehlbildungsrisiko, ovarielle Stimulation und Ovarialkarzinomrisiko. Der Frauenarzt 1995; 36: 614–9.

Devroey P, Hamberger L, Fauser B, Chandley A, Tesarik J, Mandelbaum J, Plachot M, Tarlatzis B. Clinical application of new micromanipulation technologies to treat the male. Hum Reprod 1998; 13 Suppl 3: 112–26.

Diemer T, Desjardins C. Developmental and genetic disorders in spermatogenesis. Hum Reprod Update 1999; 5: 120–40.

Egbase PE, Al-Sharhan M, Grudzinskas JG. Pregnancy rates after intracytoplasmic sperm injection in relation to sperm recovery technique. J Assist Reprod Genet 1997; 14: 317–20.

El-Danasouri I, Chung E, Kemmann E, Rizk B. Female chronological age determines the implantation rate after intracytoplasmic sperm injection. Middle East Fertil Soc J 1996; 1: 217–22.

Engel W, Murphy D, Schmid M. Are there genetic risks associated with microassisted reproduction? Hum Reprod 1996; 11: 2359–70.

Engel W, Neesen J. Praxisbezogene genetische Aspekte der assistierten Reproduktion und der Präimplantationsdiagnostik. J Fertil Reprod 2000; 10: 7–14.

Fishel S, Green S, Hunter A, Lisi F, Rinaldi L, Lisi R, McDermott H. Human fertilization with round and elongated spermatids. Hum Reprod 1997; 12: 336–40.

Flaherty SP, Payne D, Matthews CD. Fertilization failures and abnormal fertilization after intracytoplasmic sperm injection. Hum Reprod 1998; 13 Suppl 1: 155–64.

Flaherty SP, Payne D, Swann NJ, Matthews CD. Aetiology of failed and abnormal fertilization after intracytoplasmic sperm injection. Hum Reprod 1995; 10: 2623–9.

Friedrich KJ, Prieur H, Montag M, van der Ven H, Haidl G. Prognostischer Wert von Hodenhistologien bezüglich der Ergebnisse bei TESE. Fertilität 1997; 13: 155–7.

Fujii Y, Motoyama H, Hiraguchi K, Kobashi C, Kunitomi K. A simple method for recovering the motile spermatozoa from extremely low quality sperm samples. Hum Reprod 1997; 12: 1218–21.

Ghazzawi IM, Alhasani S, Taher MR, Souso S. Re-
productive capacity of round spermatids compared with mature spermatozoa in a population of azoospermic men. Hum Reprod 1999; 14: 736–40.

Ghazzawi IM, Sarraf MG, Taher MR, Khalifa FA. Comparison of the fertilizing capability of spermatozoa from ejaculates, epididymal aspirates and testicular biopsies using intracytoplasmic sperm injection. Hum Reprod 1998; 13: 348–52.

Gianaroli L, Magli MC, Selman HA, Colpi G, Belgrano E, Trombetta C, Vitali G, Ferraretti AP. Prognostic testicular biopsy and cryopreservation of testicular tissue as an alternative to repeated surgical openings in the treatment of azoospermic men. Hum Reprod 1999; 14: 1034–8.

Giltay JC, Kastrop PM, Tuerlings JH, Kremer JA, Tiemessen CH, Gerssen-Schoorl KB, van der Veen F, Vries JD, Hordijk R, Hamers GJ, Hansson K, van der Blij-Philipsen M, Govaerts LC, Pieters HM, Madan K, Scheres JM. Subfertile men with constitutive chromosome abnormalities do not necessarily refrain from intracytoplasmic sperm injection treatment. A follow-up study on 75 Dutch patients. Hum Reprod 1999; 14: 318–20.

Gorgy A, Meniru GI, Bates S, Craft IL. Percutaneous epididymal sperm aspiration and testicular sperm aspiration for intracytoplasmic sperm injection under local anaesthesia. Assist Reprod Rev 1998; 8: 79–93.

Grimbizis G, Vandervorst M, Camus M, Tournaye H, van Steirteghem AC, Devroey P. Intracytoplasmic sperm injection, results in women older that 39, according to age and the number of embryos replaced in selective and non-selective transfers. Hum Reprod 1998; 13: 884–9.

Guttenbach M, Michelmann HW, Hinney B, Engel W, Schmid M. Segregation of sex chromosomes into sperm nuclei in a man with 47, XXY Klinefelter's syndrome. Hum Genet 1997; 99: 474–7.

Hirsh AV, Dean NL, Mohan PJ, Shaker AG, Bekir JS. Natural spermatoceles in irreversible obstructive azoospermia – Reservoirs of viable spermatozoa for assisted conception. Hum Reprod 1996; 11: 1919–22.

Küpker W, Schwinger E, Mennicke K, Hiort O, Bals-Pratsch M, Ludwig M, Schlegel PN, Diedrich K. Genetik der männlichen Infertilität. Gynäkologe 2000; 33: 79–87.

Jezek D, Knuth UA, Schulze W. Successful testicular sperm extraction (TESE) in spite of high serum follicle stimulating hormone and azoospermia:

correlation between testicular morphology, TESE results, semen analysis and serum hormone values in 103 infertile men. Hum Reprod 1998; 13: 1230–4.

Kremer JA, Tuerlings JH, Borm G, Hoefsloot LH, Meuleman EJ, Braat DD, Brunner HG, Merkus HM. Does intracytoplasmic sperm injection lead to a rise in the frequency of microdeletions in the AZFc region of the Y chromosome in future generations? Hum Reprod 1998; 13: 2808–11.

Köhn FM, Schill WB. Optionen einer kausalen Therapie der männlichen Infertilität. Gynäkologe 2000; 33: 104–12.

Lim AS, Fong Y, Yu SL. Estimates of sperm chromosome disomy and diploidy rates in a 47, XXY/46, XY mosaic Klinefelter patient. Hum Genet 1999; 104: 405–9.

Liu J, Nagy Z, Joris H, Tournaye H, Smitz J, Camus M, Devroey P, van Steirteghem A. Analysis of 76 total fertilization failure cycles out of 2732 intracytoplasmic sperm injection cycles. Hum Reprod 1995; 10: 2630–6.

Liu J, Nagy Z, Joris H, Tournaye H, Devroey P, van Steirteghem A. Successful fertilization and establishment of pregnancies after intracytoplasmic sperm injection in patients with globozoospermia. Hum Reprod 1995; 10: 626–9.

Ludwig M, Diedrich K. Die Gesundheit der nach ICSI geborenen Kinder: Eine kritische Beurteilung der vorhandenen Daten. Der Frauenarzt 1999; 40: 156–62.

Ludwig M, Küpker W, Al-Hasani S, Diedrich K. Die intrazytoplasmatische Spermatozoeninjektion (ICSI)-Überblick über die aktuelle Situation. Der Frauenarzt 1996; 37: 1624–33.

Mercan R, Oehninger S, Muasher SJ, Toner JP, Mayer J, Lanzendorf SE. Impact of fertilization history and semen parameters on ICSI outcome. J Assist Reprod Genet 1998; 15: 39–45.

Meschede D, Lemcke B, Exeler JR, de Geyter C, Behre HM, Nieschlag E, Horst J. Chromosome abnormalities in 447 couples undergoing intracytoplasmic sperm injection – Prevalence, types, sex distribution and reproductive relevance. Hum Reprod 1998; 13: 576–82.

Miller F, Falcone T, Goldberg JM, Attaran M. Previous fertilization failure with conventional invitro fertilization is associated with poor outcome of intracytoplasmic sperm injection. Fertil Steril 1998; 69: 242–5.

Moomjyl M, Sills ES, Rosenwaks Z, Palermo GD. Implications of complete fertilization failure after intracytoplasmic sperm injection for subsequent fertilization and reproductive outcome. Hum Reprod 1998; 13: 2212–6.

Moreno C, Ruiz A, Simon C, Pellicer A, Remohi J. Intracytoplasmic sperm injection as a routine indication in low responder patients. Hum Reprod 1998; 13: 2126–9.

Moutel G, Leroux N, Herve C. Keeping an eye on ICSI. Nature Med 1999; 5: 593.

Mulhall JP, Reijo R, Alagappan R, Brown L, Page D, Carson R, Oates RD. Azoospermic men with deletion of the DAZ gene cluster are capable of completing spermatogenesis: Fertility, normal embryonic development and pregnancy occur when retrieved testicular spermatozoa are used for intracytoplasmic sperm injection. Hum Reprod 1997; 12: 503–8.

Munne S, Marquez C, Reing A, Garrisi J, Alikani M. Chromosome abnormalities in embryos obtained after conventional in-vitro fertilization and intracytoplasmic sperm injection. Fertil Steril 1998; 69: 904–8.

Nagy ZP, Joris H, Verheyen G, Tournaye H, Devroey P, van Steirteghem AC. Correlation between motility of testicular spermatozoa, testicular histology and the outcome of intracytoplasmic sperm injection. Hum Reprod 1998; 13: 890–5.

Nagy ZP, Liu D, Joris H, Verheyen G, Tournaye H, Camus M, Derde MP, Devroey P, van Steirteghem AC. The result of intracytoplasmic sperm injection is not related to any of the three basic sperm parameters. Hum Reprod 1995; 10: 1123–9.

Neesen J. Zur Genetik funktioneller und struktureller Spermiendefekte. Reproduktionsmedizin 1999; 15: 55–64.

Nodar F, De Vincentiis S, Olmedo SB, Papier S, Urrutia F, Acosta AA. Birth of twin males with normal karyotype after intracytoplasmic sperm injection with use of testicular spermatozoa from a nonmosaic patient with Klinefelter's syndrome. Fertil Steril 1999; 71: 1149–52.

Okada H, Fujioka H, Tatsumi N, Kanzaki M, Okuda Y, Fujisawa M, Hazama M, Matsumoto O, Gohji K, Arakawa S, Kamidono S. Klinefelter's syndrome in the male infertility clinic. Hum Reprod 1999; 14: 946–52.

Oliva R, Margarit E, Ballesca JR, Carrio A, Sanchez A, Mila M, Jimenez J, Alvarez-Vijande JR, Ballesta F. Prevalence of Y chromosome microdeletions in oligospermia and azoospermia candidates for intracytoplasmic sperm injection. Fertil Steril 1998; 70: 506–10.

Palermo GD, Cohen J, Rosenwaks Z. Intracytoplasmic sperm injection: A powerful tool to overcome fertilization failure. Fertil Steril 1996; 65: 899–908.

Palermo GD, Colombero LT, Schattman GL, Davis OK, Rosenwaks Z. Evolution of pregnancies and initial follow-up of newborns delivered after intracytoplasmic sperm injection. JAMA 1996; 237: 1893–7.

Palermo GD, Joris H, Devroey P, van Steirteghem AC. Pregnancies after intracytoplasmic injection of a single spermatozoon into an oocyte. Lancet 1992; 340: 17–8.

Palermo GD, Schlegel PN, Hariprashad JJ, Ergun B, Mielnik A, Zaninovic PN, Veeck L, Rosenwaks Z. Fertilization and pregnancy outcome with intracytoplasmic sperm injection for azoospermic men. Hum Reprod 1999; 14: 741–8.

Palermo GD, Schlegel PN, Sills ES, Veeck LL, Zaninovic N, Menendez S, Rosenwaks S. Births after intracytoplasmic injection of sperm obtained by testicular extraction from men with nonmosaic Klinefelter's syndrome. N Engl J Med 1998; 338: 588–90.

Pang MG, Hoegerman SF, Cuticchia AJ, Moon SY, Doncel GF, Acosta AA, Kearns WG. Detection of aneuploidy for chromosomes 4, 6, 7, 8, 9, 10, 11, 12, 13, 17, 18, 21, X and Y by fluorescence insitu hybridization in spermatozoa from nine patients with oligoasthenoteratozoospermia undergoing intracytoplasmic sperm injection. Hum Reprod 1999; 14: 1266–73.

Pauer HU, Engel W. Die Bedeutung chromosomaler Anomalien bei der männlichen Infertilität. Gynäkologe 2000; 33: 88–93.

Schöpper B, Al-Hasani S, Ludwig M, Nikolettos N, Diedrich K. Die intrazytoplasmatische Injektion von Spermatiden bei postmeiotischem Reifungsarrest. Gynäkologe 2000; 33: 125–9.

Staessen C, Coonen E, van Assche E, Tournaye H, Joris H, Devroey P, van Steirteghem AC, Liebaers I. Preimplantation diagnosis for X and Y normality in embryos from three Klinefelter patients. Hum Reprod 1997; 11: 1650–3.

Tarlatzis BC, Bili H. Survey on intracytoplasmic sperm injection: Report from the ESHRE Task Force on ICSI. Hum Reprod 1998; 13 Suppl 1: 165–77.

Testart J, Gautier E, Braun C, Rolet F, Sedbon E, Thebault A. Intracytoplasmic sperm injection in infertile patients with structural chromosome abnormalities. Hum Reprod 1996; 12: 2609–12.

Tournaye H, Staessen C, Liebaers I, van Assche E, Devroey P, Bonduelle M, van Steirteghem AC.

Testicular sperm recovery in nine 47, XXY Klinefelter patients. Hum Reprod 1996; 11: 1644–9.

Trokoudes KM, Danos N, Kalogirou L, Vlachou R, Lysiotis T, Georghiades N, Lerios S, Kyriacou K. Pregnancy with spermatozoa from a globozoospermic man after intracytoplasmic sperm injection treatment. Hum Reprod 1995; 10: 880–2.

Van de Velde H, Nagy ZP, de Vos A, van Steirteghem AC. Effects of different hyaluronidase concentrations and mechanical procedures for cumulus cell removal on the outcome of intracytoplasmic sperm injection. Hum Reprod 1997; 12: 2246–50.

van Golde R, Boada M, Veiga A, Evers J, Geraedts J, Barri P. A retrospective follow-up study on intracytoplasmic sperm injection. J Assist Reprod Genet 1999; 16: 227–32.

Van Steirteghem AC, Bonduelle M, Hamberger L, Joris H, Royère D, Tarlatzis BC. Assisted reproduction by intracytoplasmic sperm injection: A survey on the clinical experience in 1994 and the children born after ICSI, carried out until 31 December 1993. Hum Reprod 1998; 13: 1737–46.

Vandervorst M, Tournaye H, Camus M, Nagy ZP, van Steirteghem A, Devroey P. Patients with absolutely immotile spermatozoa and intracytoplasmic sperm injection. Hum Reprod 1997; 12: 2429–33.

Vanderzwalmen P, Nijs M, Stecher A, Zech H, Bertin G, Lejeune B, Vandamme B, Chatziparasidou A, Prapas Y, Schoysman R. Is there a future for spermatid injections? Hum Reprod 1998; 13 Suppl 4: 71–84.

Vanderzwalmen P, Zech H, Birkenfeld A, Yemini M, Bertin G, Lejeune B, Nijs M, Segal L, Stecher A, Vandamme B, van Roosendaal E, Schoysman R. Intracytoplasmic injection of spermatids retrieved from testicular tissue: Influence of testicular pathology, type of selected spermatids and oocyte activation. Hum Reprod 1997; 12: 1203–13.

Vogt PH. Molekulare Gendiagnostik bei idiopathischer Oligo- und Azoospermie: Die Diagnostik des AZF-Locus in Yq11. Reproduktionsmedizin 1998; 14: 290–305.

Westlander G, Hamberger L, Hanson C, Lundin K, Nilsson L, Söderlund B, Werner C, Bergh C. Diagnostic epididymal and testicular sperm recovery and genetic aspects in azoospermic men. Hum Reprod 1999; 14: 118–22.

Würfel W, Krüsmann G, Fiedler K, von Hertwig I, Schleyer M, Böhm I, Ovens-Raeder A, Waldenmaier C, Wiedemann U, Schwarzer U. Zur intrazytoplasmatischen Injektion (ICSI) von Spermatozoen aus dem Nebenhoden (MESA) und dem Hoden (TESE): Eine retrospektive Analyse von über 500 Behandlungszyklen. Geburtsh Frauenheilk 1998; 58: 426–32.

Würfel W, Krüsmann G, Schleyer M, Fiedler K, von Hertwig I, Wiedemann U, Waldenmaier C, Schwarzer U. Erfahrungen mit der intrazytoplasmatischen Injektion von nativen und gefrierkonservierten Spermatiden. Fertilität 1997; 13: 158–61.

Würfel W, Schwarzer U, Krüsmann G, Schleyer M, Fiedler K, Ovens-Raeder A, Wiedemann U, Böhm I, Waldenmaier C. Das „Münchner" Kryo-TESE-Konzept. J Fertil Reprod 1999; 9: 32–7.

Yanagida K, Yazawa H, Katayose H, Suzuki K, Hoshi K, Sato A. Influence of oocyte preincubation time on fertilization after intracytoplasmic sperm injection. Hum Reprod 1998; 13: 2223–6.

Ziebe S, Andersen AN, Andersen AG, Mikkelsen AL, Lindenberg S. Results of intracytoplasmic sperm injection in relation to indication. Acta Obstet Gynecol Scand 1997; 76: 335–9.

10.2 Mikromanipulation an Eizellen

Neben der intrazytoplasmatischen Spermieninjektion (ICSI) gibt es weitere Verfahren der Mikromanipulation, die den *Zugang der Spermien zum Zytoplasma der Eizelle erleichtern*. Diese bestehen in der *Durchlöcherung* der Zona pellucida („zona drilling", ZD), der *partiellen Entfernung* der Zona („partial zona dissection", PZD) und der *subzonalen Insemination* („subzonal insemination", SUZI). Die aufgeführten Techniken sind im Hinblick auf die Fertilisationsrate der ICSI weit *unterlegen*, insbesondere bei der OAT Grad III, so daß heute in der reproduktionsmedizinischen Praxis für sie *keine Indikation mehr* gegeben ist. Die Methodik der Mikromanipulation an unbefruchteten Eizellen bildet jedoch die Grundlage für die Durchführung der *Embryonenbiopsie* für die PGD und des *„assisted hatching"* (AH) an den Embryonen. Daher sollen die Techniken kurz vorgestellt werden.

10.2.1 Subzonale Insemination (SUZI)

Prinzip der subzonalen Insemination ist die Injektion eines oder mehrerer Spermien hinter die Zona pellucida der Eizelle in den *perivitellinen Spalt*, um die Fusion der Spermien mit dem Oolemma und die Fertilisation der Eizelle zu erleichtern. Ziel ist die Erhöhung der Fertilisation im Vergleich zur konventionellen IVF.

Vorgehen

Das *methodische Vorgehen* ist zunächst identisch mit dem der ICSI (s. Kap. 10, S. 170). Nach Zyklusstimulation (bevorzugt mit FSH oder hMG und GnRH-Analoga im „langen" Protokoll), Monitoring und Eizellentnahme werden die Cumulus-Oozyte-Komplexe nach Präinkubation bis zu sechs Stunden (optional) von den umgebenden Zellen des Cumulus oophorus befreit. Diese *Denudation* erfolgt wie für die ICSI durch Inkubation mit Hyaluronidase und mechanischem Abstreifen. Nur Oozyten in der Metaphase II werden für die anschließende Mikromanipulation verwendet. Diese findet entweder in Schälchen mit mehreren Vertiefungen oder in Tröpfchen mit Kulturmedium unter Mineralöl statt. Nach der Präparation des Ejakulats werden im Mittel drei bis vier, aber auch bis zu 15 Spermien in eine Injektionskapillare (Innendurchmesser 10–14 μm) aufgezogen. Eine vorherige Inkubation mit Pentoxifyllin oder Follikelflüssigkeit zur Induktion der Akrosomreaktion soll die Fertilisationsrate erhöhen. Die denudierte Eizelle wird mit der Haltekapillare fixiert (Abb. 10-11). Nun erfolgt die Injektion der Spermien in den perivitellinen Spalt nach mechanischem oder chemischem *Durchbrechen der Zona pellucida* (saure Tyrode-Lösung). Nach Zurückziehen der Injektionskapillare wird die Oozyte von der Haltekapillare entfernt und in frisches Medium überführt (Tab. 10-35).

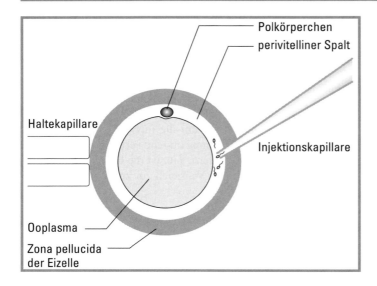

Abb. 10-11 Subzonale Injektion von drei Spermien in den perivitellinen Spalt einer denudierten Eizelle (schematisch). Die Eizelle wird durch den Sog in der Haltekapillare fixiert, die Zona pellucida mit der Injektionskapillare mechanisch durchbrochen.

Fertilisationsrate

Durch die Insemination werden nur 1 bis 3 % der Oozyten beschädigt. Die Insemination der Spermien in den perivitellinen Spalt führt nicht notwendigerweise zur Fusion mit dem Oolemma. Die *Fertilisationsrate* (FR) beträgt 18–35 % bezogen auf die Zahl der inseminierten Eizellen und steigt mit der Zahl der inseminierten Spermien. Die Bildung der Pro-

Tab. 10-35   Vorgehen bei der subzonalen Insemination.

- Mikromanipulation in gepuffertem und mit 5 % CO_2 bei 37°C äquilibriertem Kulturmedium unter Mineralöl
- Denudation der Eizellen in Metaphase II mit Hyaluronidase und mechanisches Abstreifen des Cumulus oophorus
- Fixierung der Oozyte an Haltekapillare
- Präparation des Ejakulats, Induktion der Akrosomreaktion
- Aufziehen von 3–4 (bis zu 15) Spermien in Injektionskapillare
- Injektion in den perivitellinen Spalt nach mechanischem oder chemischem Durchbrechen der Zona pellucida
- Loslassen der inseminierten Eizelle und Überführung in frisches Medium

nuklei ist gegenüber der IVF um einige Stunden beschleunigt. Nach der *Insemination mit drei Spermien beträgt die FR 25–35 %*, allerdings nimmt auch die Rate der abnormalen Fertilisation (*Polyspermie*) unter Ausbildung von mehr als zwei Vorkernen mit der Zahl der inseminierten Spermien zu. Nach SUZI mit mehreren Spermien sind *bis zu 10 % der inseminierten Eizellen durch mehr als ein Spermium fertilisiert*. Im Gegensatz zur FR nach ICSI ist die Fertilisation nach SUZI *abhängig von der Spermaqualität* und der Konzentration motiler Spermien nach Präparation etwa proportional. Die Rate der normalen Fertilisation beträgt beim Vorliegen einer OAT unterschiedlichen Schweregrades weniger als *20 %* und läßt sich auch durch die zusätzliche Durchlöcherung der Zona mit einem Laser nicht nennenswert steigern. Damit ist die FR nach SUZI bei andrologischer Subfertilität *der nach ICSI eindeutig unterlegen*. Bei Normozoospermie ist die FR nach SUZI der nach konventioneller IVF vergleichbar (bis zu 50 %), aber dieses Potential für eine normale Befruchtung wäre in diesen Fällen auch durch konventionelle IVF ohne Mikromanipulation zu erzielen.

Embryonalentwicklung

Die Entwicklung und morphologische Beurteilung der Embryonen nach SUZI ist ungünstiger als nach konventioneller IVF oder ICSI. Nur etwa 55–90 % der fertilisierten Eizellen erreichen die frühen Furchungsstadien. Aufgrund der niedrigen FR und der reduzierten embryonalen Entwicklung kommt es nur in 55–75 % der begonnenen Zyklen zu einem Transfer von meist ein oder zwei Embryonen nach SUZI. Die Rate klinischer Schwangerschaften beträgt 10–19 % pro Transfer und 5–10 % pro begonnenem Zyklus mit einer Implantationsrate von etwa 10 % pro zurückgesetztem Embryo (Tab. 10-36).

Indikationen und Stellenwert

Indikationen für die SUZI sind heute, aufgrund der eindeutigen Überlegenheit der ICSI im Hinblick auf die Fertilisations- und Schwangerschaftsrate, *nicht mehr ersichtlich.* Vor der Verbreitung der ICSI wurde das Verfahren bei schwerer andrologischer Subfertilität und nach Fertilisationsversagen („fertilization failure", FF) bei konventioneller IVF angewendet. Allerdings sind die FR und der weitere Verlauf der Embryokultur nach SUZI bei schwerer OAT Grad III enttäuschend. Wenngleich bei dieser Indikation durch die SUZI gegenüber der konventionellen IVF eine gewisse Verbesserung erzielt werden kann, so

überschreitet doch die FR bei andrologischer Subfertilität nicht 20 %. Auch bei anderen Anwendungen (epididymale Spermien, SUZI an unreifen Oozyten in M I, SUZI an unfertilisierten Oozyten am Tag 1 nach konventioneller IVF) ließ sich durch die SUZI nur eine unbefriedigende FR (< 30 %) erzielen. Nach vorausgegangenem FF bei konventioneller IVF ist, ähnlich wie nach ICSI, auch nach SUZI aufgrund der reduzierten Qualität der Eizellen mit einer niedrigen Fertilisation zu rechnen. Insgesamt hat die Methode aufgrund der ungünstigen Rate normaler Fertilisation mit *erhöhtem Risiko für Polyspermie* – besonders bei schwerer und extremer andrologischer Subfertilität – nur noch historische Bedeutung.

10.2.2 Zona Drilling (ZD) und partielle Zonadissektion (PZD)

Beim „zona drilling" (ZD) und „zona cutting" (ZC) werden chemisch oder mechanisch Löcher in die Zona pellucida der Eizelle eingebracht, um die Durchwanderung der Spermien und die Fusion mit dem Oolemma zu erleichtern. Bei der partiellen Zonadissektion („partial zona dissection", PZD) wird mechanisch oder mit einem Laser in tangentialer Richtung eine Scheibe der Zona pellucida entfernt. Wie auch die SUZI, haben diese beiden Verfahren die *Verbesserung der Fertilisation bei konventioneller IVF* zum Ziel.

Tab. 10-36 Fertilisation und Implantation nach SUZI.

	Rate (in %)
Fertilisation (bezogen auf die Zahl der inseminierten Eizellen in M II)	18–35
normale Fertilisation	15–20
Entwicklung von Embryonen (bezogen auf die Zahl der fertilisierten Eizellen)	55–90
Embryotransfer (bezogen auf die Zahl der begonnenen Zyklen)	55–75
klinische Schwangerschaft (bezogen auf die Zahl der begonnenen Zyklen)	5–10
klinische Schwangerschaft (bezogen auf die Zahl der Embryotransfers)	10–19

Vorgehen

Das *methodische Vorgehen* entspricht zunächst im Hinblick auf die Zyklusstimulation und Eizellentnahme dem der ICSI (s. Kap. 10, S. 170). Nach Präinkubation folgt ebenfalls die Denudation der Eizellen durch Inkubation mit Hyaluronidase und mechanischem Abstreifen. Die Mikromanipulation der Eizelle erfolgt in Schälchen mit mehreren Vertiefungen oder bei der Tröpfchenmethode in Kulturmedium unter Mineralöl. Für das *chemische ZD* wird eine feine Pipette mit Säure (saure Tyrode-Lösung) oder Trypsin gefüllt und mit dieser ein etwa 10–12 µm breites Loch in die Zona pellucida der an einer Haltekapillare fixierten Eizelle angebracht. Bei der Verwendung von Säure ist der deutliche Abfall des pH-Wertes im Zytoplasma der Eizelle in den Minuten nach der Manipulation mit der möglichen Folge einer Degeneration der Eizelle von Nachteil. Alternativ kann zur schnellen und genauen Lyse der Zona pellucida ein *Laserstrahl* verwendet werden, der nach Fokussierung auf 1–3 mm einen etwa 10 µm breiten Kanal in der Zona pellucida hinterläßt. Eine zu schmale oder zu breite Durchlöcherung der Zona wirkt sich nachteilig auf die Fertilisationsrate aus. Beim ungenauen mechanischen ZC wird die Zona pellucida durch die scharfe Spitze einer Pipette angeritzt. Bei der *PZD* wird mit einer scharfen Pipette oder einem *Laserstrahl in tangentialer Richtung* eine Scheibe aus der Zona pellucida der an der Haltekapillare fixierten Eizelle geschnitten,

so daß ein Loch von etwa 14 µm oder $^1/_8$ der Zirkumferenz der Zona entsteht (Abb. 10-12). Nach Loslassen der an der Haltekapillare fixierten Eizelle wird diese in frisches Medium überführt und wie bei der IVF mit mehreren 100 000 beweglichen Spermien *inseminiert* (Tab 10-37).

Fertilisationsrate und embryonale Entwicklung

Durch die chemische Prozedur des „zona drilling" werden mindestens 10 % der Eizellen irreversibel *geschädigt*. Nach Insemination ist eine *FR von 14 bis 34 %* zu erzielen, allerdings mit einer hohen Rate an *Polyspermie* (5–13 % der inseminierten Eizellen) durch die Aufhebung der physiologischen Blockade an der Zona pellucida gegenüber mehrfacher Befruchtung. Die Häufigkeit einer *normalen (diploiden) Fertilisation beträgt häufig nicht über 10 %*. Die embryonale Entwicklung der fertilisierten Eizellen ist unterdurchschnittlich, in mehr als 30 % der begonnenen Zyklen ist kein Embryotransfer möglich.

Die Häufigkeit der Beschädigung der Eizelle bei der partiellen Zonadissektion beträgt weniger als 5 %. Die berichtete *FR schwankt zwischen 17 und 38 %*, jedoch weisen in Abhängigkeit von der Spermaqualität *3–12 % der inseminierten Eizellen eine Polyspermie* auf (3 PN). In weniger als 50 % der nach PZD inseminierten Eizellen beobachtet man Spermien im perivitellinen Spalt. Nach PZD von unfer-

Tab. 10-37 Mikromanipulationen an der Zona pellucida. Alle Techniken erfolgen nach Denudation der Eizelle und Fixierung mit der Haltekapillare.

Methode	Beschreibung
„zona drilling"	Anbringen eines 10–12 µm breiten Loches in der Zona durch eine mit Säure (Tyrode-Lösung) oder Protease (Trypsin) gefüllte spitze Pipette oder einen Laserstrahl
„zona cutting"	mechanische Durchlöcherung der Zona
„partial zona dissection"	Herausschneiden einer Scheibe aus der Zona durch eine scharfe Glasnadel oder Laserstrahl, Loch von etwa 14 µm Größe

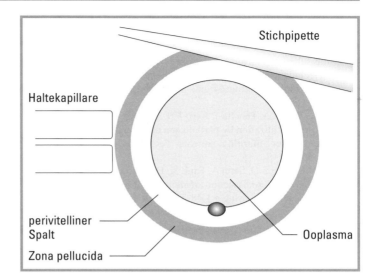

Abb. 10-12 Mechanische Variante der partiellen Zonadissektion (PZD, schematisch). Mit einer Stichpipette wird an der Zona pellucida der denudierten Eizelle eine Öffnung geschaffen, deren Größe etwa $^1/_8$ des Umfangs der Zona entspricht.

Stichpipette

Haltekapillare

perivitelliner Spalt

Zona pellucida

Ooplasma

tilisierten Oozyten nach IVF und Reinsemination wurde eine ähnlich hohe FR berichtet. Die *Rate an normaler (diploider) Fertilisation* beträgt 15–20 %. Die FR ist abhängig von der Konzentration motiler Spermien und wird durch die strikte Kontrolle von pH-Wert und Temperatur sowie die rasche Durchführung der Mikromanipulation günstig beeinflußt. Insgesamt 69–88 % der diploid fertilisierten Eizellen entwickeln sich zu Furchungsstadien weiter. Die *Schwangerschaftsrate* beträgt in den günstigen Fällen lediglich 5 % pro begonnenem Zyklus und *bis zu 15 % pro Embryotransfer.*

Indikationen und Stellenwert

Indikationen für ZD und ZC sind heute *nicht mehr gegeben*, die Methode wurde Anfang der 1990er Jahre bei schwerer andrologischer Subfertilität und nach FF oder niedriger (< 10 %) FR nach konventioneller IVF angewendet. Aufgrund der Gefahr der Beschädigung der Eizelle durch die säurehaltige Lösung, der niedrigen Rate an diploider Fertilisation und ungünstigen morphologischen Entwicklung der Embryonen wurde die Methode wieder verlassen, da ihre Anwendung bei schwerer OAT die in dieser Situation enttäuschenden Resultate der konventionellen IVF nicht wesentlich verbessert.

Auch für die partielle Zonadissektion sind heute *keine Indikationen mehr ersichtlich.* Vor der breiten Einführung der ICSI wurde die Methode bei eingeschränkten andrologischen Befunden und beim FF nach konventioneller IVF angewendet, jedoch war auch damals das Indikationsgebiet für die PZD nicht klar definiert und eine schwere Teratozoospermie durch PZD nicht behandelbar. Zwar erhöht die PZD das Potential einer erfolgreichen Fertilisation bei Spermien reduzierter Qualität, jedoch ist die *Effektivität der Methode niedrig* und eine abnormale Fertilisation (Polyspermie) häufig. Im Zeitalter der Verfügbarkeit von ICSI sollte sie für die Behandlung der schweren männlichen Subfertilität nicht mehr verwendet werden.

Literatur

Antinori S, Versaci C, Fuhrberg P, Panci C, Caffa B, Hossein Gholami G. Seventeen live births after the use of an erbium-yttrium aluminium garnet laser in the treatment of male factor infertility. Hum Reprod 1994; 9: 1891–6.

Bertrand E, Devreker F, van den Bergh M, Englert Y. Is the subzonal-insemination procedure an efficient technique in the treatment of extreme oligo-asthenoteratozoospermia? Eur J Morphol 1996; 34: 245–55.

Calderon G, Veiga A, Penella J, Barri PN. Two years of assisted fertilization by partial zona dissection in male factor infertility patients. Fertil Steril 1993; 60: 105–9.

Germond M, Nocera D, Senn A, Rink K, Delacretaz G, Fakan S. Microdissection of mouse and human zona pellucida using a 1.48-mm diode laser beam: Efficacy and safety of the procedure. Fertil Steril 1995; 64: 604–11.

Imoedemhe DA, Signe AB, Pacpaco EL, Olazo AB, Luciano EC. A comparative analysis of embryos derived from routine in-vitro fertilization and subzonal insemination. Hum Reprod 1995; 10: 2970–5.

Imthurn B, Macas E, Rosselli M, Münch M, Keller PJ. Intrazytoplasmatische (ICSI) versus subzonale Spermatozoeninjektion (SUZI) – Ein Vergleich von zwei verschiedenen Methoden der mikroassistierten Fertilisierung. Geburtsh Frauenheilk 1995; 55: 526–31.

Jean M, Barriere P, Safot P, L'Hermite A, Lopes P. Utility of zona pellucida drilling in cases of severe semen alterations in man. Fertil Steril 1992; 57: 591–6.

Payne D, McLaughlin KJ, Depypere HT, Kirby CA, Warnes GM, Matthews CD. Experience with zona drilling and zona cutting to improve fertilization rates of human oocytes in vitro. Hum Reprod 1991; 6: 423–31.

Redgment CJ, Yang O, Tsirigotis M, Yazdani N, Al-Shawaf T, Craft IL. Experience with assisted fertilization in severe male factor infertility and unexplained failed fertilization in vitro. Hum Reprod 1994; 9: 680–3.

Sterzik K, Rosenbusch B, Danasouri I, Lauritzen C. Etablierung einer Schwangerschaft nach partieller Zona Dissection (PZD) der Eizelle im Rahmen der In-vitro-Fertilisation (IVF). Geburtsh Frauenheilk 1992; 52: 340–2.

Tarin JJ. Subzonal insemination, partial zona dissection or intracytoplasmic sperm injection? An easy decision? Hum Reprod 1995; 10: 165–70.

Tummon IL, Gore-Langton RE, Daniel SA, Squires PM, Koval JJ, Alsalili MB, Martin JS, Kaplan BR, Nisher JA, Yuzpe AA. Randomized trial of partial zona dissection for male infertility. Fertil Steril 1995; 63: 842–8.

Vanderzwalmen P, Barlow P, Nijs M, Bertin G, Leroy F, Schoysman R. Usefulness of partial dissection of the zona pellucida in a human in-vitro fertilization programme. Hum Reprod 1992; 7: 537–44.

Wolf JP, Ducot B, Aymer C, Rodrigues D, Desjardin S, Jardin A, Jouannet P. Absence of block to polyspermy at the oolemma. Fertil Steril 1997; 67: 1095–102.

10.3 Assisted hatching

Die Prozedur des *„assisted (zona) hatching"* (AH, AZH) bezeichnet die Mikromanipulation an der Zona pellucida des Embryos, um das *Schlüpfen der Blastozyste zu erleichtern.* Ziel der Methode ist eine Erhöhung der Rate der geschlüpften Blastozysten und damit eine *Verbesserung der Implantationsrate transferierter Embryonen.* Das AH erfolgt üblicherweise vor der Fusion der Blastomeren an Furchungsstadien am Tag 2 oder 3 nach IVF ohne oder mit ICSI kurz vor dem Embryotransfer.

10.3.1 Vorgehen

Für die Prozedur des „assisted hatching" gibt es mehrere methodische Varianten. Allen Protokollen gemeinsam ist das Ziel, eine etwa *18–20 μm große Öffnung* in der Zona pellucida des Embryos zu schaffen, durch die das Schlüpfen der Blastozyste erleichtert wird.

Das AH erfolgt in Tröpfchen bei 37°C mit 5 % CO_2 äquilibriertem und gepuffertem Kultur- oder Transfermedium, bevorzugt unter Mineralöl. Man benötigt einen für die *Mikromanipulation eingerichteten Arbeitsplatz* mit Inversionsmikroskop, Heizplatte und Haltekapillare, beim chemischen AH zusätzlich auch eine Injektionskapillare (s. Kap. 10, S. 178).

Mechanisches „assisted hatching"

Das *mechanische* AH ähnelt der Prozedur des *„zona drilling"* (s. Kap. 10, S. 203). Der bereits von den Granulosazellen und der Corona radiata befreite Embryo wird mit einer Haltekapillare fixiert. Nun wird mit einer dünnen Mikrokapillare (Innendurchmesser 10 µm) eine dreidimensionale Scheibe aus der Zona pellucida geschnitten, so daß eine Öffnung von etwa 20 µm Größe entsteht (Tab. 10-38). Anschließend wird der Embryo in frisches Kulturmedium überführt.

Laserunterstütztes „assisted hatching"

Beim *laserunterstützten* AH verwendet man einen Laserstrahl, z.B. aus einem Erbium-Yttrium-Aluminium-Garnet-Laser (Er.YAG) mit der Wellenlänge 2900 nm, UV- oder Diodenlaser (Wellenlänge 1480 nm), um eine zirkuläre Öffnung in der Zona zu schaffen. Die Größe der Öffnung soll etwa 20 µm betragen, was üblicherweise etwa dem Eineinhalbfachen des Durchmessers der Zona pellucida entspricht, und weniger als ein Drittel des sichtbaren Umfangs der Zona pellucida umfassen. Die Öffnung ist vom Durchmesser der Pipettenspitze, die den Laserstrahl aussendet, und der Zahl der Pulse des Lasers abhängig. Der Laserstrahl wird *tangential* an den Blastomeren des mit der Haltekapillare fixierten oder im Kulturmedium freiliegenden Embryos vorbei auf die Zona pellucida fokussiert, um eine Verletzung des Embryos zu vermeiden (Abb. 10-13). Ein Kontakt der Spitze der fiberoptischen Pipette mit der Zona pellucida ist nicht erforderlich. Die Dauer der Anwendung des Er.YAG-Lasers beträgt nur wenige Sekunden, beim Diodenlaser ist ein einziger Laserstrahl von weniger als einer Sekunde Dauer (20–30 msec.) ausreichend. Eine für das laserunterstützte AH geeignete Apparatur ist (als Fertilase R) kommerziell erhältlich (Medical Technologies Montreux, Clarens). Das laserassistierte AH erlaubt eine bessere *Kontrolle der Durchlöcherung der Zona pellucida* und ist im Hinblick auf die Größe und Gleichförmigkeit der entstehenden Öffnung dem mechanischen AH überlegen, jedoch ist der hohe Preis der für die Anwendung des Lasers benötigten Apparatur von Nachteil.

Chemisches „assisted hatching"

Eine dritte Variante ist das *chemische* AH unter Verwendung von saurer Tyrode-Lösung (pH 2,3-2,4), wodurch die Glykoproteine der

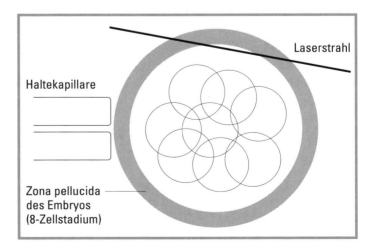

Abb. 10-13 Laserunterstütztes „assisted hatching" an einem Embryo (8-Zeller) am Tag 3 der Kultur (schematisch). Die Größe der entstehenden Öffnung soll etwa 20 µm betragen.

Laserstrahl

Haltekapillare

Zona pellucida des Embryos (8-Zellstadium)

Zona pellucida aufgelöst werden. Das chemische AH erfordert einen Arbeitsplatz für Mikromanipulation mit einer Halte- und Injektionskapillare. Die Applikation der Säure erfolgt *bei 3 Uhr* am – bei 9 Uhr an dem mit der Haltekapillare fixierten – Embryo. Die saure Tyrode-Lösung ist (als ZD 10 R) kommerziell erhältlich (Scandinavian IVF Science, Göteborg) und enthält Polyvinylpyrrolidon (PVP) als Stabilisator. Damit soll der Fluß der Tyrode-Lösung in der Injektionskapillare verlangsamt und ein kontrollierter Austritt einer extrem geringen Menge der Säure aus der Pipettenspitze über einen umschriebenen Bereich an der Zona gewährleistet werden. Nach dem Kontakt mit der sauren Tyrode-Lösung kommt es zunächst zur Auflösung der äußeren und dann der inneren Schicht der Zona pellucida. Die *Größe des Lochs* soll 15–20 µm betragen. Beim chemischen AH ist eine genaue *Kontrolle der Menge* der ausgetretenen sauren Tyrode-Lösung von Wichtigkeit, eine Vermischung der Säure mit dem Kulturmedium ist zu vermeiden. Eine zu lange Exposition des Embryos im sauren Milieu kann zur Beschädigung oder zum Verlust des Embryos führen. Nach Beendigung der Prozedur, die üblicherweise nur wenige Minuten dauert, wird die ausgetretene saure Tyrode-Lösung wieder in die Injektionskapillare aspiriert, der Embryo gespült und in frischem Kulturmedium über einige Stunden inkubiert. Eine Weiterentwicklung des AH ist die *enzymatische* Entfernung der Zona pellucida der Blastozyste durch Inkubation in Pronase (10 IU/100 ml über 60–90 sec.) unmittelbar vor deren Transfer als sogenannter „zona-free blastocyst" (Tab. 10-38).

Bei allen Varianten des AH ist die *Größe der entstehenden Öffnung* entscheidend für den Erfolg im Hinblick auf eine Verbesserung der Implantationsrate. Durch eine zu große Öffnung in der Zona eines Embryos im Furchungsstadium können einzelne Blastomeren entweichen, während eine zu kleine Öffnung (< 5 µm) ein Steckenbleiben der schlüpfenden Blastozyste zur Folge haben kann. Das

Tab. 10-38 Varianten des „assisted hatching". Bei den ersten drei Vorgehensweisen wird ein Loch von etwa 15–20 µm Durchmesser in der Zona pellucida des Embryo geschaffen.

- mechanisch (Injektionskapillare, Piezo-Mikromanipulator)
- laserunterstützt
- chemisch (saure Tyrode-Lösung)
- enzymatisch (vollständige Entfernung der Zona pellucida der Blastozyste durch Pronase)

AH kann mit einer Aspiration von Fragmenten des Embryos oder mit einer *Biopsie von Blastomeren oder Polkörperchen* mit dem Ziel der genetischen Diagnostik (PGD) kombiniert werden.

Durch die Anwendung des AH werden wenige Prozent der Embryonen irreversibel geschädigt. Ferner wurde über eine *erhöhte Rate monozygoter Zwillinge* (1–3 %) mit häufig ungünstigem Verlauf der Schwangerschaft nach Mikromanipulation der Zona pellucida berichtet.

10.3.2 Implantationsrate

Durch das AH läßt sich nachweislich die *Rate der schlüpfenden Blastozysten* bei der verlängerten Kultur bis zum Tag 5 oder 6 *auf über 50 % steigern*. Allerdings ist zu vermuten, daß dieser günstige Effekt des AH nur bei *suboptimalen Kulturbedingungen* zum Tragen kommt. Nach wie vor ist nicht bewiesen, ob das AH auch bei kontrollierten und optimalen Kulturbedingungen in der Lage ist, die Rate der schlüpfenden Blastozysten und die Implantationsrate pro transferiertem Embryo zu verbessern. Die Dicke der Zona pellucida ist sowohl bei nicht fertilisierten Oozyten als auch bei Embryonen recht variabel und von den Bedingungen der Embryokultur, aber auch von der Höhe des basalen Spiegels von FSH zu Beginn der Follikelphase und der präovulatorischen Serumkonzentration von

Östradiol im stimulierten Zyklus abhängig. Eine Verdickung der Zona pellucida auf über 15 µm ist mit einer ungünstigen Prognose für eine erfolgreiche Implantation assoziiert. Daher ist ein positiver Effekt des AH besonders bei Embryonen mit *verdickter Zona pellucida* zu erwarten, während bei Embryonen mit einer dünnen Zona (< 12 µm) eine erhöhte Gefahr der Beschädigung der Blastomeren besteht.

Nach erfolgtem AH sollen die Implantation und das Erscheinen meßbarer Konzentrationen von hCG im Serum zu einem früheren Zeitpunkt erfolgen als nach dem Transfer unbehandelter Embryonen. Die in retrospektiven Erhebungen berichteten Implantationsraten nach AH schwanken zwischen *12 und 25 % pro transferiertem Embryo.* Bei der Bewertung dieser Zahlen ist zu bedenken, daß die Implantationsrate eines nach IVF ohne oder mit ICSI transferierten Embryos von einer Vielzahl weiterer Faktoren beeinflußt wird. Auch für die Prozedur des AH sind zahlreiche methodische Variationen (mechanisch, laserassistiert, chemisch, Tag 2–5 der Kultur) denkbar, die ihrerseits Auswirkungen auf die Implantationsrate haben. Es ist bislang *nicht bewiesen,* ob durch die generelle Anwendung des AH bei allen Paaren nachweislich die Implantations- und Schwangerschaftsrate der transferierten Embryonen im Vergleich zu nicht behandelten Embryonen *verbessert* werden kann. In *prospektiven Studien* an einem nicht selektionierten Patientenkollektiv ließ sich durch das AH die Wahrscheinlichkeit der erfolgreichen Implantation eines transferierten Embryos nach IVF ohne oder mit ICSI *nicht erhöhen,* so daß die breite Anwendung des AH nicht empfohlen werden kann.

Die Rate an Fehlbildungen und chromosomalen Aberrationen bei den nach AH geborenen Kindern dürfte nicht erhöht sein, jedoch ist aufgrund der relativ geringen Zahl der nachuntersuchten Kinder keine präzise Angabe möglich.

10.3.3 Indikationen

Die *Indikationen* für die Anwendung des „assisted hatching" sind *nicht eindeutig definiert.* Wenn überhaupt, so sollte das AH allenfalls bei Paaren mit einer *unterdurchschnittlichen Prognose* für den Eintritt einer Schwangerschaft angewendet werden (Tab. 10-39). Wie bei allen Verfahren der Mikromanipulation, ist auch die Erfolgsrate des AH von der Routine und Schnelligkeit des Operateurs abhängig. In retrospektiven Erhebungen wurde eine Verbesserung der Implantationsrate pro transferiertem Embryo bei *Frauen über 38 Jahren,* mit langjähriger Kinderlosigkeit von mehr als vier Jahren Dauer, mit erhöhtem basalem FSH-Spiegel, *nach mehreren Embryotransfers* ohne Eintritt einer klinischen Schwangerschaft und beim Transfer kryokonservierter Embryonen berichtet. Jedoch ist die Aussagekraft dieser retrospektiven Studien in der Regel durch die unterschiedliche Zuordnung der Paare, die Kleinheit der untersuchten Kollektive und die Verwendung historischer Kontrollen, die in einem anderen Zeitraum behandelt wurden, limitiert. Bei Paaren mit einer günstigen Prognose für den Eintritt einer klinischen Schwangerschaft läßt sich durch die Anwendung des AH vor dem Embryotransfer die *Schwangerschaftsrate nicht weiter erhöhen.* Auch ist fraglich, ob das AH an Embryonen schlechter Qualität (niedriger „embryo score") zur Verbesserung der Implantation geeignet ist. Die Mehrzahl (> 50 %) dieser Embryonen weist chromosomale Anomalien auf,

Tab. 10-39 Indikationen des „assisted hatching" an Furchungsstadien unmittelbar vor dem Embryotransfer.

- Indikationsgebiete nicht eindeutig definiert
- generelle Anwendung nicht empfehlenswert
- Anwendung bei Paaren mit einer unterdurchschnittlichen Prognose für den Eintritt einer Schwangerschaft nach IVF ohne oder mit ICSI im Rahmen von klinischen Studien möglich

die, unabhängig von der Mikromanipulation an der Zona pellucida, der erfolgreichen Implantation und Entstehung einer vitalen Schwangerschaft entgegenstehen.

10.3.4 Stellenwert

Das „assisted hatching" ist in Deutschland derzeit *als experimentelle Methode* zu bezeichnen und wird nur im Rahmen *kontrollierter klinischer Studien* durchgeführt. Positive Voten von Ethikkommissionen zur Frage der Durchführbarkeit des AH liegen vor. Die Methode ist *mit dem ESchG vereinbar*, da es weder zur Entstehung überzähliger Embryonen noch zur Veränderung des Chromosomensatzes der Embryonen kommt.

Es ist zu erwarten, daß durch die Optimierung der Kulturbedingungen bei der verlängerten Kultur bis zum Stadium der Blastozyste die Implantationsrate pro transferiertem Embryo in einen Bereich gesteigert werden kann, der die zusätzliche Anwendung einer Mikromanipulation an der Zona pellucida überflüssig macht.

Literatur

Cieslak J, Ivakhnenko V, Wolf G, Sheleg S, Verlinsky Y. Three-dimensional partial zona dissection for preimplantation genetic diagnosis and assisted hatching. Fertil Steril 1999; 71: 308–13.

Cohen J. Assisted hatching: Indications and techniques. Acta Eur Fertil 1993; 24: 215–9.

Cohen J, Alikani M, Trowbridge J, Rosenwaks Z. Implantation enhancement by selective assisted hatching using zona drilling of human embryos with poor prognosis. Hum Reprod 1992; 7: 685–91.

Dokras A, Ross C, Gosden B, Sargent IL, Barlow DH. Micromanipulation of human embryos to assist hatching. Fertil Steril 1994; 61: 514–20.

Hellebaut S, De Sutter P, Dozortsev D, Onghena A, Qian C, Dhont M. Does assisted hatching improve implantation rates after in-vitro fertiliza-tion or intracytoplasmic sperm injection in all patients? A prospective randomized study. J Assist Reprod Genet 1996; 13: 19–22.

Hershlag A, Paine T, Cooper GW, Scholl GM, Rawlinson K, Kvapil G. Monozygotic twinning associated with mechanical assisted hatching. Fertil Steril 1999; 71: 144–6.

Hu Y, Hoffman DI, Maxson WS, Ory SJ. Clinical applications of nonselective assisted hatching of human embryos. Fertil Steril 1996; 66: 991–4.

Hurst BS, Tucker KE, Awoniyi CA, Schlaff WD. Assisted hatching does not enhance IVF success in good-prognosis patients. J Assist Reprod Genet 1998; 15: 62–4.

Lanzendorf SE, Nehchiri F, Mayer JF, Oehninger S, Muasher SJ. A prospective, randomized, double-blind study for the evaluation of assisted hatching in patients with advanced maternal age. Hum Reprod 1998; 13: 409–13.

Letterie GS. Assisted hatching: Rationale, technique, and clinical outcome. Assist Reprod Rev 1998; 8: 116–25.

Magli MC, Gianaroli L, Ferraretti AP, Fortini D, Aicardi G, Montanaro N. Rescue of implantation potential in embryos with poor prognosis by assisted zona hatching. Hum Reprod 1998; 13: 1331–5.

Marcus SF, Brinsden PR. In-vitro fertilization and embryo transfer in women aged 40 years and over. Hum Reprod Update 1996; 2: 459–68.

Meldrum DR, Silverberg KM, Bustillo M, Stokes J. Success rate with repeated cycles of in-vitro fertilization embryo transfer. Fertil Steril 1998; 69: 1005–9.

Montag M, Baukloh V. Verbessert „Assisted Hatching" die Schwangerschaftsrate? Reproduktionsmedizin 1998; 14: 327–9.

Montag M, Rink K, Delacrétraz G, von der Ven H. Anwendung der Lasertechnik im Bereich der assistierten Reproduktion. Reproduktionsmedizin 1999; 15: 45–54.

Montag M, van der Ven K, Delacrétaz G, van der Ven H. Laser-assisted microdissection of the zona pellucida facilitates polar body biopsy. Fertil Steril 1998; 69: 539–42.

Nakayama T, Fujiwara H, Yamada S, Tastumi K, Honda T, Fujii S. Clinical applications of a new assisted hatching method using a piezo-micromanipulator for morphologically low-quality embryos in poor prognosis infertile patients. Fertil Steril 1999; 71: 1014–8.

Obruca A, Strohmer H, Blaschitz A, Schonickle E,

Dohr G, Feichtinger W. Ultrastructural observations in human oocytes and preimplantation embryos after zona opening using an erbium-yttrium-aluminium-garnet (Er.YAG) laser. Hum Reprod 1997; 12: 2242–5.

Slotnick RN, Ortega JE. Monoamniotic twinning and zona manipulation: A survey of U.S. IVF centers correlating zona manipulation procedures and high-risk twinning pregnancy. J Assist Reprod Genet 1996; 13: 381–5.

Wiemer KE, Steuerwald N. Embryo microsurgery: Assisted hatching, embryo biopsy, removal of blebs and fragments. Infertil Reprod Med Clin North Am 1998; 9: 229–41.

11 In-vitro-Maturation (IVM)

Bei der *In-vitro-Maturation* (IVM) werden unreife Eizellen aus antralen Follikeln über mehrere Tage *bis zum Erreichen der Metaphase II kultiviert*, um sie dann durch konventionelle IVF oder ICSI fertilisieren zu können. Ziele der Methode sind die Vermeidung des stimulierten Zyklus mit seinen Komplikationen durch Induktion der Eizellreifung unabhängig von der Zyklusstimulation und die Erhaltung einer Fertilitätsreserve nach Kryokonservierung unreifer Eizellen und von Ovarialgewebe.

11.1 Vorgehen und Indikationen

Die *transvaginale Aspiration* der antralen Follikel (Durchmesser 2–12 mm) mit dem Ziel der IVM kann entweder zwischen dem Tag 9 und 12 eines *spontanen Zyklus*, zum Zeitpunkt des Abbruchs eines stimulierten Zyklus *ohne hCG-Gabe* oder beim Vorliegen des Syndroms der polyzystischen Ovarien (*PCOS*) im Zustand der Anovulation erfolgen. Man setzt eine modifizierte Technik der Eizellentnahme der IVF ein, mit einer 30 cm langen Nadel mit verkürzter Schrägung und einem Sog von 80–100 mmHg, wodurch sich *über 80 % der Oozyten in den aspirierten Follikeln lösen* lassen. Ab einer Follikelgröße von 14 mm ist diese Technik für die Entnahme unreifer Eizellen wenig erfolgreich. Alternativ können auch bei gynäkologischen Eingriffen (z.B. Sectio caesarea) oder am resezierten Ovar (nach Ovarektomie) die kleinen Follikel abpunktiert und gespült werden (Tab. 11-1).

Zum Zeitpunkt der Entnahme liegen die unreifen Eizellen entweder von einer dichten Corona radiata umgeben oder nackt in der *Prophase I* (mit „germinal vesicle", GV) oder in der *Metaphase I* (ohne GV, erstes Polkörperchen noch nicht ausgestoßen) vor. Es folgt eine Kultivierung über *48–72 Stunden* bei 37°C unter 5 % CO_2 in komplexen Kulturmedien, deren *Zusammensetzung noch nicht standardisiert* ist. Meist handelt es sich um Ham's F 10 oder ein Medium für Gewebekultur, dem inaktiviertes *fetales Kälberserum* (7,5 %) und (fakultativ) verschiedene Hormone (z.B. hMG, FSH, hCG und Östradiol), Wachstumsfaktoren (z.B. EGF) und Follikelflüssigkeit zugesetzt werden. Die an den Oozyten anhaftenden Komplexe von Cumuluszellen bleiben intakt. Nach *48 bis 72 Stunden in Kultur* erreichen *30–80 % der unreifen Oozyten das Stadium der Metaphase II* (M II) und lassen sich durch IVF oder ICSI fertilisieren. Die Rate der Reifung in das M II-Stadium ist in erster Linie von den Kulturbedingungen, aber auch von der Zyklusphase bei Entnahme der Eizelle und vom ursprünglichen Stadium des Zellzyklus der Eizelle (Prophase oder Metaphase I) abhängig. Etwa 60 % der unreifen Oozyten mit GV, die in der Follikelphase eines Spontanzyklus gewonnen werden, erreichen mit dem Verschwinden des GV („break down") die Metaphase.

Alternativ können die unreifen Oozyten *kryokonserviert* (vgl. Kap. 16, S. 252) und nach dem Auftauen in einem späteren Zyklus nach IVM transferiert werden. Die Überlebensrate unreifer Oozyten nach Kryokonservierung beträgt etwa 43 %.

Tab. 11-1 Gewinnung unreifer Eizellen aus antralen Follikeln für die In-vitro-Maturation (IVM).

- Follikelphase eines spontanen Zyklus
- Abbruch eines stimulierten Zyklus
- Zustand der Amenorrhö beim Syndrom der polyzystischen Ovarien
- Entnahme bei gynäkologischen Eingriffen oder am resezierten Ovar

11.2 Fertilisation und Transfer

Ist ein Transfer von nach IVM fertilisierten Oozyten im gleichen Zyklus geplant, wird das Endometrium, außer bei der Entnahme in einem ovulatorischen Zyklus, durch Gabe von Östradiol (z.B. Beginn mit 1–2 mg/Tag oral, ab dem 5.–7. Zyklustag in steigender Dosis von z.B. 1–2 mg/Tag) und nachfolgender Gabe von Östradiol mit Progesteron (vaginal, i.m.) als „artefiziellem Zyklus" auf den Embryotransfer vorbereitet (vgl. Kap. 16, S. 270). Die Oozyten in der Metaphase II lassen sich sowohl durch konventionelle IVF als auch ICSI fertilisieren. Die *Fertilisationsraten betragen 46–87 %*, bezogen auf die Zahl der inseminierten oder injizierten Oozyten in M II. Die embryonale Entwicklung ist häufig verzögert. Aufgrund der Häufigkeit der *Arretierung* in verschiedenen embryonalen Stadien (36–57 %) erreichen nur wenige der Embryonen die Stufe der Blastozyste. Die *Implantationsrate* pro transferiertem Embryo nach IVM ist *enttäuschend niedrig* (< 10 %). Trotzdem wurde eine Reihe von Lebendgeburten nach IVM unreifer Oozyten in der Literatur beschrieben.

11.2.1 IVM unreifer Oozyten aus kleinen präantralen Follikeln

Bei IVM unreifer *Oozyten aus primordialen oder kleinen präantralen Follikeln* (Durchmesser < 3 mm) sind die Rate der Oozyten, die das Stadium der Metaphase II erreichen, und die spätere embryonale Entwicklung noch ungünstiger, als nach IVM von Oozyten aus antralen Follikeln. Die Oozyten werden unter dem Lichtmikroskop aus Scheiben von Ovargewebe nach mechanischer und enzymatischer Dissektion herausgelesen. Eine erfolgreiche Langzeitkultivierung aus primordialen und präantralen Follikeln über mehrere Wochen ist derzeit und auf absehbare Zeit noch nicht praktikabel.

11.3 Stellenwert

Die IVM in Form einer Kultivierung von unreifen Oozyten (mit GV oder in M I), die bei einer Eizellentnahme für die IVF oder ICSI gewonnen wurden, wird *über Nacht* in konventionellen Kulturmedien mit Fertilisierung am nächsten Tag im Stadium M II bereits *routinemäßig* durchgeführt. Die IVM in Form einer *Kultivierung über 2–3 Tage* ist als eine *experimentelle Methode* zu bezeichnen, die nur im Rahmen klinischer Studien angewendet werden sollte. Die breite Anwendung der IVM über mehrere Tage wird derzeit durch die fehlende Standardisierung der Kulturbedingungen, die unbefriedigende Implantationsrate und die ungeklärte Frage nach dem Ausgang der nach IVM resultierenden Schwangerschaften (Geburtsgewicht, fetale Fehlbildungen) limitiert. Die Methode ist mit dem deutschen ESchG vereinbar.

Literatur

Beckers NG, Pieters MH, Ramos L, Zeilmaker GH, Fauser BC, Braat DD. Retrieval, maturation and fertilization of immature oocytes obtained from unstimulated patients with polycystic ovary syndrome. J Assist Reprod Genet 1999; 16: 81–6.

Cha KY, Chian RC. Maturation in vitro of immature human oocytes for clinical use. Hum Reprod Update 1998; 4: 103–20.

Coskun S, Jaroudi KA, Hollanders JM, Atared AM, Roca GL. Recovery and maturation of immature oocytes in patients at risk for ovarian hyperstimulation syndrome. J Assist Reprod Genet 1998; 15: 372–7.

Hwu YM, Lee RK, Chen CP, Su JT, Chen YW, Liu SP. Development of hatching blastocysts from immature human oocytes following in-vitro maturation and fertilization using a co-culture system. Hum Reprod 1998; 13: 1916–21.

Liu J, Compton G, Katz E, Baranski TA, Garcia JE. Successful in-vitro maturation of human oocytes not exposed to human chorionic gonadotropin during ovulation induction, resulting in pregnancy. Fertil Steril 1997; 67: 566–8.

Moor RM, Dai Y, Lee C, Fulka J Jr. Oocyte maturation and embryonic failure. Hum Reprod Update 1998; 4: 223–6.

Salha O, Abusheika N, Sharma V. Dynamics of human follicular growth and in-vitro oocyte maturation. Hum Reprod Update 1998; 4: 816–32.

Schöpper B, Ludwig M, Al-Hasani S, Diedrich K. In-vitro-Reifung und In-vitro-Wachstum von Oozyten und primordialen Follikeln. Reproduktionsmedizin 1999; 15: 179–85.

Trounson A, Wood C, Kausche A. In-vitro maturation and the fertilization and development competence of oocytes recovered from untreated polycystic ovarian patients. Fertil Steril 1994; 62: 353–62.

Tucker MJ, Wright G, Morton PC, Massey JB. Birth after cryopreservation of immature oocytes with subsequent in-vitro maturation. Fertil Steril 1998; 70: 578–9.

12 Blastozystenkultur

Die konventionelle Embryokultur mit Transfer am Tag 2 oder 3 nach konventioneller IVF und ICSI liefert nur mäßig zufriedenstellende Ergebnisse. Die Implantationsrate pro zurückgesetztem Embryo beträgt, in Abhängigkeit von zahlreichen prognostischen Kriterien, lediglich 10 bis 15 %. Um die Rate klinischer Schwangerschaften auf durchschnittlich etwa 25 % pro Transfer anheben zu können, ist der *Transfer mehrerer Embryonen* am Tag 2 oder 3 erforderlich, wobei eine Mehrlingsrate von 15–30 % in Kauf genommen wird. Die Gründe für diese vergleichsweise *geringe Effektivität der extrakorporalen Befruchtung mit frühem Transfer* (Tag 2 oder 3) liegen in der auf maximal 65 bis 75 % reduzierten Fertilisationsrate, der Häufigkeit chromosomaler Anomalien in den Eizellen und Embryonen (bis zu 40–50 %), der fehlenden zeitlichen Synchronisation der Epithelien des genitalen Trakts am Tag 2 oder 3 der Lutealphase und in Problemen der Embryokultur (Tab. 12-1).

12.1 Ziele

Ziele der verlängerten Kultur bis zum Stadium der Blastozyste (Tag 5 oder 6) sind die *verbesserte Wahrscheinlichkeit* der erfolgreichen Implantation pro zurückgesetztem Embryo über eine Verbesserung der Synchronizität zwischen Embryonalstadium und Endometrium und eine Überwindung des „embryonic arrest" auf verschiedenen Entwicklungsstufen (häufig im Stadium des 4- und 8-Zellers). Im Ausland, ohne die restriktiven Bedingungen

Tab. 12-1 Gründe der vergleichsweise niedrigen Effektivität der extrakorporalen Befruchtung mit frühem Transfer (am Tag 2 oder 3 der Kultur).

- reduzierte Fertilisationsrate (maximal 65–75 %)
- chromosomale Anomalien der Furchungsstadien (40–50 %)
- technische Probleme der Embryokultur
- eingeschränkte Aufnahmefähigkeit des Endometriums am Tag 2 oder 3 der Lutealphase für den intrauterin transferierten Embryo

des deutschen Embryonenschutzgesetzes (ESchG), ist im Gegensatz zur Situation in Deutschland eine *Selektion* von Embryonen und Blastozysten gestattet, so daß sowohl *arretierte* als auch *extrem verzögert entwickelte* Embryonen und Embryonen mit *ungünstigen morphologischen Kriterien* ausgesondert und nur die Blastozysten mit der schnellsten Entwicklung und höchsten Wahrscheinlichkeit für eine erfolgreiche Implantation zum Transfer zugelassen werden (Tab. 12-2).

Bei der *natürlichen Konzeption* befindet sich der Embryo bis zum Tag 4 oder 5 (Stadium der Morula und frühen Blastozyste) in der Tube. Bei der verlängerten Kultur bis zum Stadium der Blastozyste wird der Embryo erst in dem Stadium in den Uterus zurückgesetzt, in dem er auch bei der natürlichen Fertilisation den Uterus erreicht, so daß der *natürliche Ablauf der Konzeption und Implantation nachgeahmt* wird. Gleichzeitig wird das zeitliche Intervall zwischen dem intrauterinen Transfer der Blastozyste und der Implantation im Vergleich zum Transfer am Tag 2 oder 3 er-

Tab. 12-2 Ziele der verlängerten Kultur bis zum Tag 5 oder 6 (Stadium der Blastozyste).

- erhöhte Wahrscheinlichkeit einer erfolgreichen Implantation pro transferiertem Embryo
- verbesserte Synchronisation zwischen Embryonalstadium und Endometrium
- Überwindung des „embryonic arrest"
- Aussonderung chromosomal aberranter Embryonen*
- Aussonderung arretierter und verzögert entwickelter Embryonen (reduziertes Potential für weitere Entwicklung)*
- Selektion der Blastozysten mit der am weitesten fortgeschrittenen Entwicklung und günstigen morphologischen Kriterien für den Transfer*

* (nur im Ausland ohne die restriktiven Bedingungen des deutschen ESchG möglich)

heblich verkürzt. Durch die teilweise oder vollständige *Ablösung der Zona pellucida* der Blastozyste („assisted hatching", AH) kann die Verankerung des Trophoektoderms in der Dezidua möglicherweise weiter erleichtert werden, der Effekt des AH auf die Implantationsrate der unter optimalen Bedingungen kultivierten Blastozysten ist jedoch fraglich.

12.2 Kulturbedingungen

In den für die Aufbewahrung bis zum Tag 2 oder 3 verwendeten Medien (z.B. Ham's F 10, IVF-50 und -500 R) liefert die weitere Kultivierung über den Tag 3 hinaus nur unbefriedigende Ergebnisse, da nur 25–30 % der Embryonen das Stadium der expandierenden Blastozyste erreichen. Während die frühen Furchungsstadien reichlich Glukose und wenig Pyruvat benötigen, nimmt ab dem Tag 3 der *Bedarf* des wachsenden Embryos an *Glukose* ab und der an Pyruvat zu, zusätzlich werden *Aminosäuren*, *Wachstumsfaktoren* (z.B. „insulin-like growth factor" I, IGF-I) und *Zytokine* (z.B. „leukemia inhibitory factor", LIF) benötigt.

12.2.1 Zugabe von Co-Kulturen

In der ersten Hälfte der 1990er Jahre wurde der erhöhte metabolische Bedarf der Embryonen ab dem Tag 3 durch sogenannte *Co-Kulturen* der Medien mit somatischen Zellen gedeckt (z.B. Ham's F 12 oder EBSS mit z.B. Zellen aus der Tube einer Spenderin). Durch die Zugabe von Co-Kulturen läßt sich die Rate der Embryonen, die das Stadium der Blastozyste erreichen (Blastulationsrate) auf 40–50 % *steigern*, und die sich entwickelnden Blastozysten weisen eine erhöhte Zellzahl auf (Tab. 12-3).

Allerdings bringt der Gebrauch von Co-Kulturen einige *Probleme* mit sich, wie der erhöhte Laboraufwand bei vermehrter Anfälligkeit des Kultursystems und die Möglichkeit der Übertragung von Infektionen durch *Zellen eines humanen Spenders* oder durch *tierische* Zellen. Das letztgenannte Risiko läßt sich durch den *Zusatz autologer Zellen* aus dem Endometrium oder der bei der Eizellentnahme gewonnenen Theka granulosa vermeiden.

12.2.2 Sequentielle komplexe Medien

In den letzten Jahren wurden „superkomplexe" *sequentielle und proteinfreie Medien* ohne die Zugabe von Co-Kulturen für die Blastozystenkultur entwickelt, z.B. die Kombination aus einem einfachen Medium für die Fertilisation, einem weiteren Medium für die Kultur bis zum 6- bis 8-Zeller am Tag 3 und

Tab. 12-3 Co-Kulturen zur Verbesserung der Blastulationsrate bei der verlängerten Kultur bis zum Tag 5 oder 6.

- humane Tubenepithelien (Spenderin)
- autologes Endometrium
- autologe Theka granulosa
- Nierenepithelien vom Affen („Vero cells")
- Tubenepithelien vom Rind

ein drittes komplexes Medium für die Kultivierung von Blastozysten (Tab. 12-4). Diese Sequenz von Medien ist kommerziell erhältlich, etwa als Kombination der IVF-, G1.2- und G2.2-Medien oder S1- und S2-Medien (Scandinavian IVF Science, Göteborg, Tab. 12-5). Auch andere Hersteller bieten für die Blastozystenkultur ab dem Tag 3 geeignete Medien an (z.B. M 3-Medium, MediCult, Kopenhagen). Diese gebrauchsfertig hergestellten Medien bieten einen *gleichwertigen Ersatz zur aufwendigen Co-Kultur*. Sowohl die Rate der Blastozystenbildung aus den kultivierten Zygoten und Furchungsstadien als auch die morphologischen Kriterien der Blastozysten (z.B. Zellzahl) sind unter beiden Kultursystemen vergleichbar. Die kommerziell erhältlichen sequentiellen Medien haben den zusätzlichen Vorteil einer umfangreichen *Qualitätskontrolle* (Überlebensrate menschlicher Spermien > 80 % nach 36 Stunden, Entwicklung und Schlüpfen von Mausblastozysten > 80 %) und sind über fünf Wochen bei 2–8 °C haltbar.

Tab. 12-4 Sequentielle proteinfreie Medien für die Kultivierung bis zum Stadium der Blastozyste.

- einfaches Medium für Insemination und Fertilisation (Tag 1)
- weiteres Medium für Kultur bis zum Stadium des 6- bis 8-Zellers (Tag 3)
- komplexes Medium für die Kultur bis zum Stadium der Blastozyste (Tag 6–7)

12.2.3 Kulturbedingungen

Die Kultur von Blastozysten erfordert eine genaue Kontrolle der Laborbedingungen (Osmolarität 280–285 mOsm, pH-Wert 7,3–7,4, Temperatur 37°C, Begasung mit 5 % CO_2). Bereits bei konventioneller IVF mit oder ohne ICSI und Transfer am Tag 2 oder 3 bietet die Kultur *unter Mineralöl* eine Reihe von Vorteilen (s. Kap. 8, S. 116). Die Vorteile der Kultur in kleinen Tropfen (5–50 µl) unter Öl sind für den Erfolg der verlängerten Kultur bis zum Tag 5 oder 6 *von entscheidender Bedeutung*. Sie liegen in einem relativen Schutz vor Abkühlung und Verdunstung mit nachfolgender Änderung der Osmolarität, aber auch einer Protektion vor Verunreinigung durch Staub. Darüber hinaus erlaubt die Kultur in wenigen µl Medium im Vergleich zur Aufbewahrung in großen Volumina eine *Anreicherung von Metaboliten* des nun stoffwechselaktiven Embryos und kommt somit den *physiologischen Bedingungen* in der Tube nahe (Tab. 12-6). Das Mineralöl und die verwendeten Medien werden bei 37°C unter 5 % CO_2 und 5 % O_2 (optional) über einige Stunden äquilibriert.

12.2.4 Vorgehen

Das *Vorgehen* bei der Blastozystenkultur ist unter Verwendung der kommerziell erhältlichen Medien einfach und unterscheidet sich

Tab. 12-5 Kombination dreier kommerziell erhältlicher Medien für die Blastozystenkultur (IVF20, G1.2- und G2.2-Medium der Scandinavian IVF Science, Göteborg).

IVF-Medium für Insemination und Fertilisation	modifiziertes „human tubal fluid" (HTF) Medium, mit 25 mM Bikarbonat gepuffert, enthält Penicillin und 10 mg/ml humanes Serumalbumin
G1.2-Medium für die Kultivierung ab dem Pronukleusstadium (Tag 1) bis zum 6- bis 8-Zeller (Tag 3)	mit Bikarbonat gepuffertes IVF-Medium mit nichtessentiellen Aminosäuren und Penicillin, veränderte Konzentration von Glukose, ohne EDTA
G2.2-Medium für die Kultivierung bis zum Stadium der Blastozyste (Tag 5–6) und Transfer	komplettes bikarbonatgepuffertes Kulturmedium mit Aminosäuren, Vitaminen, Hormonen, 2 mg/ml Humanalbumin und Penicillin

Tab. 12-6 Vorteile der verlängerten Kultur bis zum Tag 5 oder 6 in Tropfen unter Mineralöl.

- Kultur in wenigen µl Medium kommt den physiologischen Bedingungen der Tube nahe
- Schutz vor Verdunstung und Entweichen von gelöstem CO_2
- Schutz vor Abkühlung und Verschmutzung

zunächst im Hinblick auf Präinkubation, Insemination und Denudation nicht von der Prozedur der Embryokultur bis zum Tag 2 oder 3 nach IVF ohne oder mit ICSI. Die am Tag 1 in frisches Medium (z.B. G1.2) überführten *Pronukleusstadien* verbleiben in dieser Umgebung bis zum Tag 3 und werden dann in frische Tröpfchen des *komplexen Mediums* (z.B. G2.2) überführt. Eine Vermischung der beiden unterschiedlichen Medien soll möglichst vermieden werden. Anschließend werden die Embryonen bis zum Tag 5 im komplexen Medium weiter kultiviert. Ein Wechsel des Mediums am Tag 4 findet nicht statt. Am Tag 5 erfolgt die *morphologische Beurteilung* der Blastozysten vor dem Transfer. Sind am Tag 5 keine expandierten Blastozysten vorhanden, können die Embryonen in frischem Medium bis zum *Transfer am Tag 6* kultiviert werden (Tab. 12-7). Der Transfer von Blastozysten erfolgt analog dem Transfer von Furchungsstadien am Tag 2 oder 3. Die Zona pellucida der Blastozysten kann vor dem Transfer durch Inkubation mit Pronase (10 IU/100 ml über 60–90 sec.) ganz oder teilweise entfernt werden („assisted hatching" der Blastozyste).

12.3 Embryonale Entwicklung

Bei der verlängerten Kultur bis zum Tag 5 oder 6 werden die *Unterschiede im Wachstumspotential* und der Entwicklungsgeschwindigkeit *mit größerer Deutlichkeit sichtbar* als bei konventioneller Kultur bis zum Tag 2 oder 3. Entsprechend sind die *Unterschiede in*

Tab. 12-7 Blastozystenkultur unter Verwendung der G1.2- und G2.2-Medien (Tag 0 = Tag der Eizellentnahme).

- Kultur einzeln oder in Gruppen (maximal 4) in Tröpfchen (5–50 µl) von Medium unter Mineralöl
- Mineralöl und Medien bei 37°C mit 5 % CO_2 äquilibrieren
- für die IVF Präinkubation und Insemination (Tag 0), Denudation und Beurteilung der Fertilisation (Tag 1) wie bei der Kurzzeitkultur
- für die ICSI Präinkubation, Denudation und Injektion (Tag 0), Beurteilung der Fertilisation (Tag 1) wie bei der Kurzzeitkultur
- Überführung in G1.2-Medium am Tag 1
- kein Wechsel des Mediums am Tag 2
- Beurteilung der embryonalen Entwicklung, Überführung in G2.2-Medium am Tag 3
- kein Wechsel des Mediums am Tag 4
- Beurteilung der embryonalen Entwicklung und Transfer in frisches G2.2-Medium am Tag 5
- Kultivierung in frischem G2.2-Medium und Transfer am Tag 6 (optional)
- teilweise oder vollständige Entfernung der Zona pellucida vor dem Transfer („assisted hatching", optional)

der Implantationsrate zwischen den einzelnen embryonalen Stadien *enorm*.

12.3.1 Abschätzung des Potentials für die erfolgreiche Implantation

Bei der *Abschätzung der Wahrscheinlichkeit einer erfolgreichen Implantation* spielen die morphologische Beurteilung des Pronukleusstadiums („pronuclear stage score"), aus denen sich der betreffende Embryo entwickelt hat, die morphologische Beurteilung der embryonalen Stadien und der Blastozyste sowie die Geschwindigkeit der Entwicklung eine Rolle (Tab. 12-8). Die Bestimmung biochemischer Marker aus der den Embryo umgebenden Flüssigkeit erlaubt keine eindeutigen Rückschlüsse auf das Potential für eine normale Implantation. Das β-hCG erscheint frühestens am Tag 8 oder 9 nach der Befruchtung im Serum.

Die Abschätzung hängt wesentlich von der *Erfahrung* des Embryologen ab. Eindeutige Vorhersagen der erfolgreichen Implantation aus einem hohen „pronuclear stage score" oder „embryo score" sind jedoch *nicht möglich*; auch günstige morphologische Kriterien können eine spätere Arretierung der embryonalen Entwicklung nicht ausschließen. Die Klassifikation der Zwei-PN-Stadien („pronuclear stage score") ist daher *kein vollwertiger Ersatz* für die Blastozystenkultur.

12.3.2 Stadien der embryonalen Entwicklung

Am *Tag 3* liegen die Embryonen bei normaler Entwicklung im Stadium des 6- bis 10-Zellers vor, manchmal auch bereits mit beginnender Fusion der Blastomeren (Morula, „compacting embryo"). Am *Tag 4* sind die Blastomeren verschmolzen („compacted embryo", Abb. 12-1) und das Blastozoel erscheint, füllt jedoch noch weniger als die Hälfte des Embryos

Tab. 12-8 Prognostische Kriterien der erfolgreichen Implantation einer transferierten Blastozyste aus dem Verlauf der embryonalen Entwicklung.

- günstige morphologische Beurteilung des Pronukleusstadiums (angrenzende Pronuklei gleicher Größe, Nukleolen in vertikalen Reihen in jedem Pronukleus, sich kontrahierendes Zytoplasma)
- früher Beginn der Furchung nach 24 Stunden und rasches Durchlaufen der embryonalen Entwicklung
- günstige morphologische Beurteilung des Furchungsstadiums am Tag 2 oder 3 (gleiche Größe der Blastomeren, wenig Abschnürungen)
- günstige morphologische Beurteilung des Stadiums der Blastozyste am Tag 5 (innere Zellmasse, dünne Zona pellucida, sichelförmige Zellen des Trophoektoderms, hohe Zellzahl)

aus („early cavitating embryo", Abb. 12-2). Die Differenzierung in die innere Zellmasse und das Trophoektoderm erfolgt frühestens am *Tag 5*. Das Blastozoel füllt nun mehr als die Hälfte des Embryos aus („late cavitating embryo", Abb. 12-3). Bei der Blastozyste („full blastocyst") sind Trophoektoderm und innere Zellmasse erkennbar (Abb. 12-4). Anschließend kommt es durch Größenwachstum zu einer Ausdünnung der Zona pellucida („expanding blastocyst", „expanded blastocyst", Abb. 12-5 und Abb. 12-6). Das Volumen der expandierten Blastozyste überschreitet das einer nicht fertilisierten Eizelle erheblich (Abb. 12-7). Der Transfer sollte *spätestens im Stadium des beginnenden Schlüpfens* („hatching") der Blastozyste aus der Zona pellucida am *Tag 6* erfolgen (Tab. 12-9). Eine Sequenz der Entwicklung zur Blastozyste zwischen dem Tag 3 und 5 zeigt Abbildung 12-8. Die nach natürlicher Konzeption entstandene Blastozyste weist in der Regel eine höhere innere Zellmasse auf als die extrakorporal kultivierte Blastozyste.

12.4 Blastozystenkultur in Deutschland

12.4.1 Erfolg im Ausland

Der Erfolg der verlängerten Kultur mit einer Implantationsrate von bis zu 30 % pro transferierter Blastozyste, der aus zahlreichen *ausländischen Zentren berichtet* wird, beruht ganz wesentlich auf der Möglichkeit der *mehrfachen Selektion* der Embryonalstadien. In diesen ausländischen Programmen erfolgt üblicherweise eine *erste Selektion* bereits am *Tag 3*, an dem die Embryonen mit günstiger morphologischer Beurteilung und rascher Entwicklung für die weitere Kultur ausgewählt und die übrigen, in ihrer Entwicklung zurückgebliebenen oder arretierten Embryonen entweder verworfen oder kryokonserviert,

Tab. 12-9 Normale embryonale Entwicklung in vitro bis zum Stadium der Blastozyste (Tag 0 = Tag der Eizellentnahme).

Tag	Stadium	Beschreibung
2	Furchung	2- bis 8-Zeller
3	Furchung „compacting embryo"	6- bis 10-Zeller beginnende Fusion der Blastomeren
4	„compacting embryo" „early cavitating blastocyst"	Blastomeren fusioniert Blastozoel füllt weniger als die Hälfte des Embryos aus
5	„late cavitating blastocyst" „full blastocyst" „expanding blastocyst"	Blastozoel füllt mehr als die Hälfte des Embryos aus Blastozoel füllt den Embryo aus, innere Zellmasse und Trophoektoderm erkennbar Größenzunahme, Ausdünnung der Zona pellucida
6	„expanded blastocyst" „hatching blastocyst" „hatched blastocyst"	dünne Zona pellucida (215 μm) Beginn des Schlüpfens des Trophoektoderms durch die Zona pellucida leere Zona pellucida

in Ausnahmefällen (wenn keine fortgeschrittenen Embryonalstadien zur Verfügung stehen) auch transferiert werden. Eine *zweite Selektion* erfolgt dann am *Tag 5*, so daß möglichst nur ein bis zwei „late cavitating" bis „expanding blastocysts" zurückgesetzt und die übrigen kryokonserviert werden. Die mehrfache Selektion der am weitesten entwickelten Embryonen mit der günstigsten morphologischen Beurteilung stellt die Grundlage dar für die berichtete Rate klinischer Schwangerschaften von 40–50 % pro Transfer.

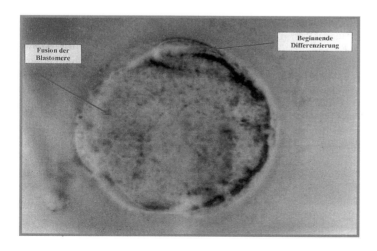

Fusion der Blastomere

Beginnende Differenzierung

Abb. 12-1 Morulastadium („compacted embryo") am Tag 4 der Kultur. Die Blastomeren sind vollständig fusioniert, am oberen Pol des Embryos beginnt die Differenzierung in eine äußere und innere Zellmasse.

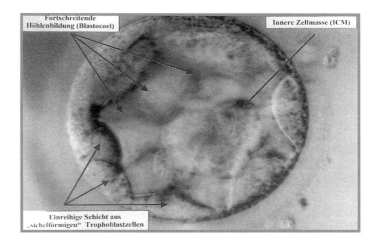

Fortschreitende
Höhlenbildung (Blastocoel)

Innere Zellmasse (ICM)

Einreihige Schicht aus
„sichelförmigen" Trophoblastzellen

Abb. 12-2 Frühe Blastozyste („early cavitating embryo") am Tag 5 der Kultur. Das Blastozoel füllt weniger als die Hälfte des embryonalen Volumens aus.

12.4.2 Bedingungen in Deutschland

Das deutsche ESchG enthält zur Dauer der Embryokultur keine Vorgaben, so daß die Bestimmungen des Gesetzes der verlängerten Kultur bis zum Tag 5 oder 6 *nicht entgegenstehen*.

Allerdings ist den deutschen IVF-Programmen und den behandelten Paaren die Möglichkeit der Selektion von Embryonen verwehrt, da das ESchG grundsätzlich die Kultivierung überzähliger Embryonen untersagt. Das Vorgehen bei der Blastozystenkultur in Deutschland unterscheidet sich insofern grundsätzlich von dem in anderen Ländern, da hierzulande *nur drei Pronukleusstadien* bis zum eventuellen Erreichen der Blastozyste ohne Selektion der Embryonen kultiviert werden dürfen. Zwar kommt der Vorteil der verbesserten Synchronisation zwischen Embryonalstadium und Endometrium bei der Blastozystenkultur auch in Deutschland zum Tragen. Jedoch beträgt die Wahrscheinlichkeit eines kultivierten Zwei-PN-Stadiums, die Stufe der Blastozyste zu erreichen, auch unter optimalen Bedingungen weniger als 70 %, bei der Behandlung von Paaren aus einem *gemischten Kollektiv* nur *20–45 %* (bei unseren Patienten 34 %). Bei

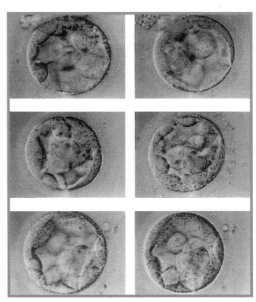

Abb. 12-3 Verschiedene „late cavitating embryos" am Tag 4 und 5 der Kultur nach IVF (links) und ICSI (rechts). Das Blastozoel füllt mehr als die Hälfte des embryonalen Volumens aus.

der Kultur von drei Pronukleusstadien ist daher in einem beträchtlichen Teil der Zyklen damit zu rechnen, daß ein Transfer von Blastozysten nicht erfolgen kann. Daher können die aus ausländischen Programmen berichteten Raten klinischer Schwangerschaften pro

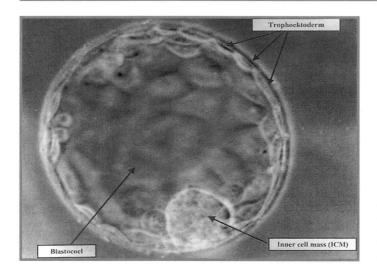

Abb. 12-4 Reife Blastozyste („full blastocyst") am Tag 5 der Kultur. Innere Zellmasse und Trophoektoderm sind erkennbar.

Transfer einer Blastozyste unter den restriktiven Bedingungen des ESchG in Deutschland *auch nicht annähernd erreicht* werden. Es ist sogar fraglich, ob unter diesen gesetzlichen Vorgaben in Deutschland durch die verlängerte Kultur bis zum Tag 5 oder 6 aufgrund des Verbots der Selektion und der begrenzten Blastulationsrate *überhaupt eine Verbesserung* der Schwangerschaftsrate gegenüber der Kurzzeitkultur mit Transfer am Tag 2 oder 3 zu erreichen ist (Tab. 12-10). Die aus dem ESchG resultierende *Limitierung der Schwangerschaftsrate* bei der Blastozystenkultur ist sowohl *aus medizinischer als auch aus ökonomischer Sicht nur als unsinnig* zu bezeichnen, und es fällt schwer, den in der Fortpflanzungsmedizin tätigen ausländischen Ärzten die logische Rechtfertigung dieser deutschen Besonderheit begreiflich zu machen.

Der *Stellenwert* der Methode ist somit im europäischen Ausland grundsätzlich anders zu bewerten. In anderen europäischen Ländern wird die verlängerte Kultur bis zum Tag 5 oder 6 aufgrund der beschriebenen Vorteile möglicherweise in einigen Jahren gegenüber der Kurzzeitkultur bis zum Tag 2 oder 3 das routinemäßige Vorgehen der extrakorporalen Befruchtung darstellen. Dagegen spielt die Methode in Deutschland unter den gegebenen gesetzlichen Vorgaben nur eine untergeordnete Rolle.

Tab. 12-10   Blastozystenkultur in deutschen und ausländischen Zentren.

	Deutschland	europäisches Ausland
Kultivierung von Pronukleusstadien	maximal 3	alle
Kryokonservierung von Pronukleusstadien	erlaubt	unüblich
Selektion von Embryonen und Blastozysten	nicht erlaubt	üblich
Kryokonservierung von Embryonen und Blastozysten	im Ausnahmefall	üblich
Zahl der für den Transfer vorhandenen Blastozysten	reduziert	
Risiko einer ausbleibenden Bildung von Blastozysten	erhöht	

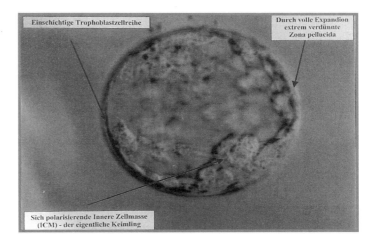

Einschichtige Trophoblastzellreihe

Durch volle Expandion extrem verdünnte Zona pellucida

Sich polarisierende Innere Zellmasse (ICM) - der eigentliche Keimling

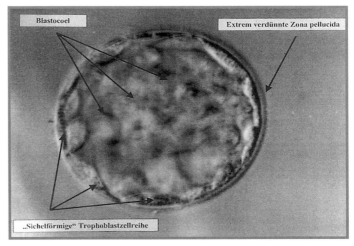

Blastocoel

Extrem verdünnte Zona pellucida

„Sichelförmige" Trophoblastzellreihe

Abb. 12-5 und Abb. 12-6 Expandierte Blastozysten („expanded blastocyst") am Tag 5 der Kultur. Das Blastozoel ist von einer dünnen Reihe sichelförmiger Trophoektodermzellen umgeben, die Zona pellucida ist durch das Größenwachstum ausgedünnt. Aus der inneren Zellmasse entwickelt sich der eigentliche Keimling.

12.5 Implantations- und Schwangerschaftsraten

12.5.1 Blastulationsrate

Unter Verwendung der sequentiellen Medien ohne Zugabe von Serum oder Co-Kulturen erreichen bis zu *50 % der kultivierten Zwei-PN-Stadien* und *40–60 % der Furchungsstadien* am Tag 2 oder 3 nach konventioneller IVF oder ICSI die Stufe der Blastozyste. Gleiches gilt für Pronukleus- oder Furchungsstadien nach Kryokonservierung. Diese *Blastulationsrate* ist von zahlreichen Faktoren abhängig, wie dem Alter der Frau, der Spermaqualität, der Zahl der vorausgegangenen Transfers von Embryonen und Blastozysten, der Zahl der gefundenen Eizellen und der kultivierten Pronukleusstadien sowie der Möglichkeit der Selektion (Tab. 12-11). Furchungsstadien mit *exzellenter* Embryoqualität (hoher „embryo score") am Tag 2 erreichen in 63–74 %, solche mit *schlechter* Qualität (niedriger „embryo score") nur in 9–13 % das Stadium der Blastozyste. Bei der Behandlung eines gemischten Kollektivs kinderloser Paare mit verschiedenen Indikationen beträgt die realistisch zu er-

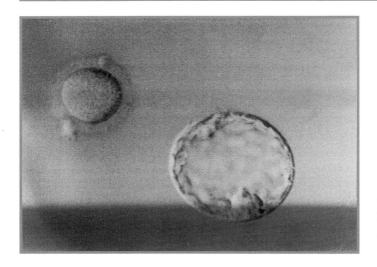

Abb. 12-7 Größenvergleich zwischen einer expandierten Blastozyste am Tag 5 der Kultur und einer nicht befruchteten Eizelle der gleichen Frau.

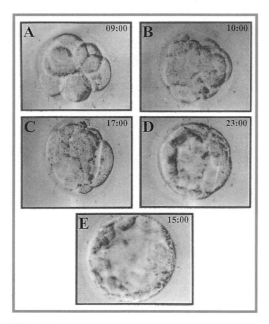

Abb. 12-8 a–e Stadien der Blastozystenentwicklung.
a: 8-Zeller am Tag 3, 09:00 Uhr
b: Morulastadium („compacting embryo") am Tag 4, 10:00 Uhr
c: Morulastadium („compacted embryo") am Tag 4, 17:00 Uhr
d: frühe Blastozyste („early cavitating embryo") am Tag 4, 23:00 Uhr
e: reife Blastozyste („full blastocyst") am Tag 5, 15:00 Uhr

wartende Rate der Bildung von Blastozysten pro kultiviertem Zwei-PN-Stadium *30–40 %*. Bei *Frauen über 40 Jahren* sinkt die Rate der Blastozystenbildung am Tag 5 auf 20–25 % ab. Nach weiterer Kultivierung aller Zygoten mit dem Ziel der Blastozystenkultur, wie sie an ausländischen Zentren in der Regel praktiziert wird, entwickelt sich bei 50–60 % der behandelten Paare *mindestens eine Blastozyste*. Unter den restriktiven Bedingungen des deutschen ESchG mit der *Kultur von maximal drei Pronukleusstadien* ist die Rate der Paare mit Embryonen, die das Stadium der Blastozyste erreichen, deutlich reduziert und kann auf *20–40 %* geschätzt werden. Bei der Mehrzahl der Paare, die in einem Zyklus eine Blastozyste entwickelt haben, ist auch in späteren Zyklen (IVF, ICSI, Kultur nach Kryokonservierung) mit einer erfolgreichen Kultur bis zu diesem embryonalen Stadium zu rechnen. Nach *erfolgloser* Blastozystenkultur erreichen immerhin noch 35 % der Paare in einem späteren Zyklus *mindestens eine Blastozyste*.
In experimentellen Studien ließ sich die Rate der Blastozystenbildung unter nicht optimalen Kulturbedingungen durch die Zugabe von essentiellen Wachstumsfaktoren (z.B. IGF-I) und Zytokinen (z.B. LIF) auf bis zu 60 % steigern. Verspätet fertilisierte Eizellen (Reinse-

Tab. 12-11 Einflußgrößen auf die Blastulationsrate (Rate der Entwicklung bis zur Blastozyste pro kultiviertem Pronukleus- oder Furchungsstadium). – = ungünstig, + = günstig, 0 = kein oder geringer Effekt.

	Effekt
Alter der Frau	–
Zahl der vorausgegangenen Transfers von Embryonen oder Blastozysten	–
erfolgreiche Blastozystenkultur in einem früheren Zyklus	+
reduzierte Spermaqualität	0
Auffinden zahlreicher Eizellen	+
günstige morphologische Beurteilung der Pronukleusstadien („pronuclear stage score")	+
Kultur von mehr als drei Pronukleusstadien*	+
günstige morphologische Beurteilung der Furchungsstadien am Tag 2 oder 3 („embryo score")	+
Möglichkeit der Selektion von Pronukleusstadien und Embryonen*	+
strenge Kontrolle der Kulturbedingungen und -medien	+

mination oder „second day ICSI" nicht fertilisierter Eizellen am Tag 1 der Kultur) zeigen eine deutlich reduzierte Blastulationsrate.

12.5.2 Implantationsrate

Die *Implantationsrate* pro transferierter Blastozyste schwankt zwischen 10 bis 45 %. Generell ist die Wahrscheinlichkeit einer erfolgreichen Implantation einer zurückgesetzten Blastozyste *am Tag 5 etwa doppelt so hoch* wie die eines transferierten *Embryos am Tag 2 oder 3*. Die Aussicht auf eine normale Implantation ist abhängig vom *Stadium* der Blastozyste und der *Geschwindigkeit* der embryonalen Entwicklung, von der Zahl der vorhandenen Blastozysten und der *Möglichkeit der Selektion* („elektiver" Transfer, in Deutschland nicht gestattet) und von der Zahl der vorausgegangenen Transfers von Blastozysten. Ist nach zwei Transfers von Blastozysten keine klinische Schwangerschaft eingetreten, beträgt die Implantationsrate in späteren Behandlungszyklen weniger als 20 %. Stehen für den Transfer am *Tag 5* keine Blastozysten, sondern nur in ihrer Entwicklung ver-

langsame oder in früheren Stadien arretierte Embryonen zur Verfügung, ist die *Implantationsrate reduziert* (11–24 % nach dem Transfer von Morulae, 3–6 % bei Furchungsstadien). Extrem günstige Implantationsraten (etwa 35 %) wurden nach dem Transfer von Blastozysten berichtet, bei denen die Zona pellucida enzymatisch entfernt wurde. Bei der verlängerten Kultur bis zum Tag 5 nimmt allerdings auch die *Häufigkeit des Abbruchs der Embryokultur* aufgrund einer *vollständigen Arretierung* oder Degeneration der Embryonen in frühen und morphologisch ungünstigen Furchungsstadien zu. Wenn in diesen Fällen keine Aussicht auf eine normale Implantation besteht, sollte der Transfer unterbleiben (etwa 7 % aller Zyklen mit Embryokultur).

Man beobachtet auch nach dem Transfer von Blastozysten eine eindeutige Abhängigkeit der Implantations- und Schwangerschaftsrate vom *Alter der Frau*. Die Aussicht auf eine erfolgreiche Implantation pro zurückgesetzter Blastozyste beträgt bei Frauen über 40 Jahren nur 10 % mit einem gleichzeitigen Anstieg der *Abortrate* auf 25 % (Tab. 12-12). Die Zahl der für den Transfer zur Verfügung stehenden Blastozysten ist der Zahl der kulti-

Tab. 12-12 Abhängigkeit der Blastulationsrate (Prozentsatz der Embryonen im Stadium der Blastozyste bezogen auf die Zahl der kultivierten Pronukleusstadien), Implantationsrate (pro zurückgesetztem Embryo) und Rate klinischer Schwangerschaften (pro Transfer am Tag 5 oder 6) vom Alter der Frau. Die genannten Raten sind der retrospektiven Erhebung von Pantos et al. (1999) entnommen.

	Alter der Frau < 40 Jahre	Alter der Frau > 40 Jahre
Blastulationsrate (in %)	41	22
Implantationsrate (in %)	20	9
Schwangerschaftsrate (in %)	45	21

vierten Zwei-PN-Stadien am Tag 1 und der Furchungsstadien am Tag 2 oder 3 direkt proportional.

12.5.3 Schwangerschaftsrate

Die *Rate klinischer Schwangerschaften* nach dem Transfer von Blastozysten am Tag 5 oder 6 ist in erster Linie *abhängig von der Zahl der zurückgesetzten Blastozysten* und beträgt bei der Behandlung eines gemischten Kollektivs zwischen 40 und 68 %. Obwohl der Transfer von drei Blastozysten nach dem ESchG rechtlich zulässig wäre, so sollte doch aufgrund des hohen Risikos für den Eintritt einer Mehrlingsschwangerschaft der Transfer auf *ein bis zwei Blastozysten limitiert* werden. Die zu erwartende vergleichsweise günstige Implantationsrate von über 20 % läßt sogar den *Transfer von nur einer Blastozyste* besonders bei Frauen unter 35 Jahren sinnvoll erscheinen. Die *Mehrlingsrate* nach dem Transfer von zwei oder mehr Blastozysten am Tag 5 oder 6

ist auf 33 bis 40 % erhöht. Jedoch schreiben die Bestimmungen des deutschen ESchG vor, daß die Zahl der zu transferierenden Embryonen nicht erst – wie im europäischen Ausland generell üblich – am *Transfertag*, sondern bereits am Tag 1 der Kultur im Pronukleusstadium festgelegt werden muß.

12.5.4 Transfer nur einer Blastozyste

Der *entscheidende Vorteil* der verlängerten Kultur bis zum Tag 5 oder 6 besteht darin, bereits durch den *Transfer einer einzigen Blastozyste* mit günstigen morphologischen Kriterien, die sich aus einem Pronukleusstadium mit günstigem „pronuclear stage score" entwickelt und die embryonalen Stadien beschleunigt durchlaufen hat, eine Implantationsrate von über 20 % zu erzielen. Im Vergleich zum Transfer mehrerer Furchungsstadien läßt sich hierdurch die Mehrlingsrate auf ein Niveau senken, das der natürlichen

Tab. 12-13 Vor- und Nachteile der verlängerten Embryokultur bis zum Tag 5 oder 6 im Vergleich zur Kurzzeitkultur bis zum Tag 2 oder 3.

Vorteile	Nachteile
• Implantationsrate 10–45 % pro transferierter Blastozyste • Elimination des Mehrlingsrisikos durch elektiven Transfer von einer Blastozyste* • Rate der Blastozystenbildung als prognostisches Kriterium für die Festlegung der Zahl der Behandlungszyklen geeignet	• erhöhter Kultur- und Laboraufwand • Entwicklung von Blastozysten nur in weniger als 60 % der Embryokulturen • Mehrlingsrisiko 30–40 % nach dem Transfer von mehr als einer Blastozyste

*(nur im Ausland ohne die restriktiven Bedingungen des deutschen ESchG sinnvoll)

Konzeption vergleichbar ist (Tab. 12-13). Die Rate der Blastozystenbildung bei wiederholten Embryokulturen ist darüber hinaus auch als prognostisches Kriterium für die Festlegung der sinnvollerweise durchzuführenden Zahl von Behandlungszyklen geeignet.

Literatur

Behr B, Pool TB, Milki AA, Moore D, Gebhard J, Dasig D. Preliminary clinical experience with human blastocyst development in vitro without co-culture. Hum Reprod 1999; 14: 454–7.

Bongso A. Handbook on Blastocyst Culture. Sydney: Sydney Press Indusprint (S) Pte Ltd 1999.

Bongso A, Fong CY, Mathew J, Ng LC, Kumar J, Ng SC. The benefits to human IVF by transferring embryos after the in vitro embryonic block: alternatives to day 2 transfers. Assist Reprod Reviews 1999; 9: 70–8.

Bongso A, Fong CY, Ng SC, Ratnam SS. Co-culture techniques for blastocyst transfer and embryonic stem cell production. Assist Reprod Reviews 1995; 5: 106–14.

Conaghan J, Hardy K, Leese E, Winston RM, Handyside AH. Culture of human preimplantation embryos to the blastocyst stage: a comparison of 3 media. Int J Dev Biol 1998; 42: 85–93.

Fong CY, Bongso A, Ng SC, Kumar J, Trounson A, Ratnam S. Blastocyst transfer after enzymatic treatment of the zona pellucida: improving in-vitro fertilization and understanding implantation. Hum Reprod 1998; 13: 2926–32.

Gardner DK, Lane M. Culture and selection of viable blastocysts: a feasible proposition for human IVF? Hum Reprod Update 1997; 3: 367–82.

Gardner DK, Schoolcraft WB, Wagley L, Schlenker T, Stevens J, Hesla J. A prospective randomized trial of blastocyst culture and transfer in in-vitro fertilization. Hum Reprod 1998; 13: 3434–40.

Guerin JF, Nicollet B. Interest of co-cultures for embryos obtained by in-vitro fertilization: a French collaborative study. Hum Reprod 1997; 12: 1043–6.

Jones GM, Trounson AO, Gardner DK, Kausche A, Lolatgis N, Wood C. Evolution of a culture protocol for successful blastocyst development and pregnancy. Hum Reprod 1998; 13: 169–77.

Magli C, Gianaroli L, Ferraretti AP, Fortini D, Fiorentino A, D'Errico A. Human embryo co-culture: results of a randomized prospective study. Int J Fertil Menopausal Stud 1995; 40: 254–9.

Pantos K, Athanasiou V, Stefanidis K, Stavrou D, Vaxevanoglou T, Chronopoulou M. Influence of advanced age on the blastocyst development rate and pregnancy rate in assisted reproductive technology. Fertil Steril 1999; 71: 1144–6.

Scholtes MC, Zeilmaker GH. A prospective, randomized study of embryo transfer results after 3 or 5 days of embryo culture in in-vitro fertilization. Fertil Steril 1996; 65: 1245–8.

Scholtes MC, Zeilmaker GH. Blastocyst transfer in day-5 embryo transfer depends primarily on the number of oocytes retrieved and not on age. Fertil Steril 1998; 69: 78–83.

Stecher A, Zech H, Zech I, Nijs M, Vandamme B, Vanderzwalmen P. Embryonalentwicklung in sequentiellen Kulturmedien. J Reprod Fertil 1999; 9: 7–11.

13 Präimplantationsdiagnostik

Unter dem Oberbegriff der *Präimplantationsdiagnostik* („preimplantation genetic diagnosis", PGD) versteht man eine genetische Diagnostik am extrakorporal kultivierten Embryo. Üblicherweise erfolgt die Embryobiopsie für die PGD an *Furchungsstadien* am Tag 2 oder 3 der Kultur, bevor die Fusion der Blastomeren („compacted embryo") beginnt. Alternativen sind die Biopsie von ein oder zwei *Polkörperchen* an Pronukleusstadien am Tag 1 und die Entnahme von mehreren Zellen des *Trophoektoderms der Blastozyste* am Tag 5 mit nachfolgender genetischer Untersuchung. Das Prinzip der Methode besteht in einer chemischen oder laserunterstützten Durchlöcherung der Zona pellucida (vgl. Kap. 10, S. 201 und 206) und der Entnahme von ein oder zwei Blastomeren oder Polkörperchen für die genetische Diagnostik am gleichen Tag. Genetisch erkrankte Pronukleusstadien oder Embryonen werden vom Transfer *ausgeschlossen* und verworfen, so daß nur Embryonen, die den vermuteten genetischen Defekt nicht besitzen, transferiert werden.

13.1 Vorgehen

Die Prozedur der Durchlöcherung der Zona pellucida entspricht dem Vorgehen beim „*Assisted Hatching*" (vgl. Kap. 10, S. 206). Sowohl nach konventioneller IVF als auch nach ICSI entstandene Embryonen können mittels PGD untersucht werden.

13.1.1 Embryobiopsie

Für das Vorgehen mit saurer Tyrode-Lösung benötigt man eine Apparatur für Mikromanipulation mit drei Pipetten (Haltekapillare, Injektionskapillare mit saurer Tyrode-Lösung, Aspirationspipette zur Entfernung der biopsierten Blastomere). Bei der Verwendung eines Lasers (z.B. Diodenlaser mit 1480 nm) sind zwei Pipetten ausreichend (Tab. 13-1). Die *Embryobiopsie* erfolgt nach Äquilibrierung in einem kalzium- und magnesiumfreien Kulturmedium, das kommerziell erhältlich ist (z.B. EB R, Scandinavian IVF Science, Göteborg). Nach Fixierung und Adjustierung des Embryos durch Sog an der Haltekapillare erfolgt die Durchlöcherung der Zona pellucida

Tab. 13-1 Embryobiopsie für die PGD.

- Durchführung meist am Tag 2 oder 3 der Kultur (Stadium des 6- bis 10-Zellers) vor der Fusion der Blastomeren
- Arbeitsplatz für Mikromanipulation
- Biopsie nach Äquilibrierung in kalzium- und magnesiumfreiem Medium
- Fixierung und Adjustierung des Embryos durch Sog an der Haltekapillare
- Durchlöcherung der Zona pellucida durch Anwendung von saurer Tyrode-Lösung über eine Injektionskapillare oder laserunterstützt
- vorsichtige Entfernung einer Blastomere mit einer dritten Pipette (Aspirationskapillare)
- Überführung des Embryos in frisches Kulturmedium
- Transfer am gleichen oder folgenden Tag, Kultivierung bis zum Stadium der Blastozyste möglich

entweder mit saurer Tyrode-Lösung oder laserunterstützt (Abb. 13-1). Nun wird mit der *Aspirationspipette* durch vorsichtige Vor- und Rückwärtsbewegungen unter leichtem Sog eine Blastomere entfernt (Abb. 13-2). Eine mechanische Beschädigung der Wand hat den Verlust der Blastomere (Lyse) zur Folge (3–7 %). Die Durchführung der Embryobiopsie dauert in den Händen eines geübten Untersuchers weniger als 10 Minuten. Nach erfolgter Biopsie wird der Embryo in frisches Kulturmedium überführt und entweder am gleichen (Tag 3) oder am nächsten Tag (Tag 4) transferiert.

Die *Biopsie eines Polkörperchens* (PK) ist technisch einfacher durchzuführen als die Biopsie einer Blastomere und erfolgt in analoger Weise an Pronukleusstadien am Tag 1 oder an nicht fertilisierten Eizellen.

13.2 Indikationen und genetische Diagnostik

Die PGD kann zum Nachweis oder zur Vermeidung der Weitergabe einer *monogenischen Erkrankung* oder von *strukturellen oder numerischen Chromosomenaberrationen* eingesetzt werden. Darüber hinaus eignet sich die Methode prinzipiell auch zum *breiten genetischen Screening* von Embryonen vor deren Transfer (Tab. 13-2).

13.2.1 PGD bei monogenischen Erkrankungen

Die Anwendung der PGD zum Nachweis oder Ausschluß einer *monogenischen Erkrankung* setzt eine *familiäre Belastung* voraus. Entweder wurde, im Falle eines autosomal-rezessiven oder X-chromosomalen Erbgangs, bereits an einem Geschwisterkind zweifelsfrei die Diagnose der genetischen Erkrankung gestellt und der Gendefekt identifiziert, oder ein Elternteil leidet, im Fall eines autosomal-domi-

nanten oder Y-chromosomalen Erbgangs, selbst an der Erkrankung (Indexfall). Das bedeutet, daß entweder (bei autosomal-rezessivem Erbgang) beide Elternteile heterozygote Carrier, die Mutter (bei X-chromosomalem Erbgang) Konduktorin oder (bei Y-chromosomalem Erbgang) der Vater erkrankt ist. In der Literatur wurde bei einer Vielzahl monogenischer Erkrankungen die erfolgreiche Durchführung der PGD berichtet (Tab. 13-3). Manche dieser Erkrankungen (z.B. Mukoviszidose, Yq-Mikrodeletion) sind mit Kinderlosigkeit assoziiert, so daß bei dem betroffenen Paar möglicherweise aus anderen Gründen eine assistierte Reproduktion indiziert ist. Bei der Mehrzahl der Paare liegt jedoch eine *normale Fertilität* vor, so daß zum alleinigen Zweck der PGD eine IVF durchgeführt wird.

Tab. 13-2 Anwendungsgebiete der Präimplantationsdiagnostik (PGD).

- erhöhtes Risiko der Weitergabe einer monogenischen Erkrankung
- erhöhtes Risiko der Vererbung einer numerischen oder strukturellen Aberration
- breites genetisches Screening von Embryonen

Tab. 13-3 Monogenische Erkrankungen, bei denen die erfolgreiche Durchführung der PGD berichtet wurde.

- Azoospermie (Mikrodeletion Yq)
- Chorea Huntington
- familiäre adenomatöse Polyposis coli
- Fragiles-X-Syndrom
- Hämophilie
- Lesch-Nyhan-Syndrom
- Marfan-Syndrom
- Mukoviszidose („cystic fibrosis", CF)
- Muskeldystrophie Typ Duchenne
- myotone Dystrophie (Curschmann-Steinert)
- Phenylketonurie
- Retinitis pigmentosa
- Rhesus-Inkompatibilität
- Sichelzellanämie
- spinale Muskelatrophie
- Tay-Sachs-Erkrankung
- Thalassämie

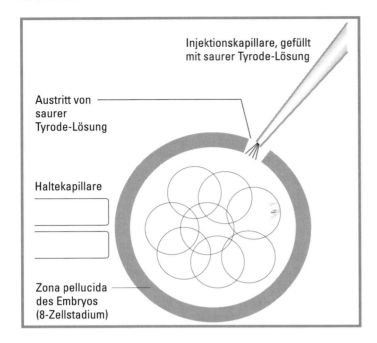

Injektionskapillare, gefüllt
mit saurer Tyrode-Lösung

Austritt von
saurer
Tyrode-Lösung

Haltekapillare

Zona pellucida
des Embryos
(8-Zellstadium)

Abb. 13-1 Chemische Durchlöcherung der Zona pellucida eines Embryos am Tag 3 (8-Zeller) mit saurer Tyrode-Lösung (schematisch).

Die bei den einzelnen Gendefekten angewendeten genetischen Nachweisverfahren, wie z.B. „polymerase chain reaction" (PCR) mit Variationen („multiplex" und „nested PCR"), „restriction fragment length polymorphism" (RFLP), „southern blotting", Mutationsscreening über „single stranded conformation polymorphism" (SSCP) und Heteroduplex-Analyse sind von unterschiedlicher diagnostischer Präzision. In Abhängigkeit von der zu untersuchenden Mutation ist es manchmal erforderlich, ein bestehendes Laborprotokoll zu modifizieren oder neu zu entwickeln.

13.2.2 Probleme der genetischen Diagnostik

Die genetische Diagnostik der Polkörperchen (PK), Blastomeren oder des Trophoektoderms von Blastozysten bringt eine Reihe von *methodischen Problemen* mit sich, die bisher nur teilweise gelöst werden konnten. Da für die

Analyse *nur eine oder maximal zwei embryonale Zellen* zur Verfügung stehen, ist die *Ausbeute der Amplifikation* bei der PCR an Einzelzellen, je nach gewähltem Protokoll, häufig niedrig und anfällig gegenüber Kontamination (6–8 %). Durch *Unterschiede in der Effizienz* der PCR bei der Vervielfältigung mehrerer Allele kann ein Allel bei der visuellen Diagnostik verloren gehen („allele dropout", 6–33 % in Blastomeren und 6–10 % in PK). Der „allele dropout" kann durch simultane Amplifikation und Analyse genetischer Marker, die mit dem interessierenden Genort verknüpft sind, erkannt werden. Schließlich kann aufgrund der geringen Menge zur Verfügung stehender DNA in der Regel nur ein genetisches Untersuchungsverfahren angewendet werden (Tab. 13-4). Ist die Durchführung mehrerer Untersuchungsschritte geplant, kann zunächst die gesamte genomische DNA vervielfältigt werden. Die *diagnostische Sicherheit* bei der Analyse einer Blastomere oder eines PK übersteigt meist nicht 90 %. Die diagnostische Präzision kann durch simultane

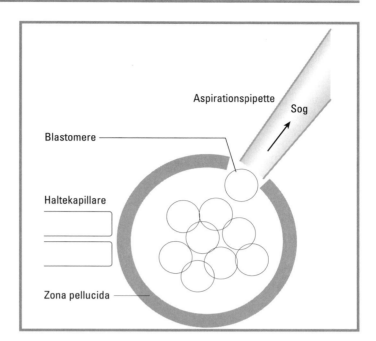

Aspirationspipette

Sog

Blastomere

Haltekapillare

Abb. 13-2 Embryobiopsie durch mechanische Entfernung einer aus dem Verband gelösten Blastomere eines 8-Zellers mit der Aspirationspipette (schematisch).

Zona pellucida

Tab. 13-4 Probleme der PGD.

- Adaptation oder Neuentwicklung des Laborprotokolls in Abhängigkeit von der zu untersuchenden Mutation
- niedrige Ausbeute der PCR
- Gefahr der Kontamination
- Häufigkeit des „allele dropout"
- reduzierte diagnostische Präzision (durch diskrepante Resultate der Analyse an zwei Blastomeren oder zwei PK, 90–95 %)
- Möglichkeit von Fehldiagnosen (1–2 %)
- Zeitdruck bei der genetischen Untersuchung (Gesamtdauer etwa 10 Stunden)

oder sequentielle Analyse von zwei Blastomeren oder zwei PK zwar *auf etwa 95 % gesteigert* werden, jedoch kann in den übrigen Fällen (etwa 5 %) aufgrund diskrepanter Resultate der Analyse an beiden Blastomeren keine Diagnose gestellt werden. Selbst unter optimalen Bedingungen und bei Durchführung von zwei unabhängigen Untersuchungen an beiden Blastomeren oder PK beträgt die Wahrscheinlichkeit einer *Fehldiagnose*

1–2 %. Solche Fehldiagnosen wurden in der Literatur mehrfach berichtet. Das Risiko einer Fehldiagnose ist bei dominantem Erbgang erhöht und bei rezessivem Erbgang abhängig von der Transferpolitik (Transfer nur eines homozygot normalen Embryos oder auch eines heterozygoten Carriers). Daher ist auch bei weiterer methodischer Fortentwicklung der PGD davon auszugehen, daß sie aufgrund der eingeschränkten diagnostischen Genauigkeit und der Probleme bei der Diagnostik an Einzelzellen zukünftig *keinen Ersatz für die pränatale Diagnostik* über Amniozentese oder Chorionzottenbiopsie darstellen wird.

13.2.3 Diagnose des Geschlechts und numerischer Chromosomenstörungen

Eine weitere Anwendung der PGD ist die *Analyse des embryonalen Geschlechts* durch Untersuchung der Gonosomen („fluorescent in situ hybridization", FISH) beim Vorliegen eines X- oder Y-chromosomal gebundenen Erbgangs, wobei jeweils die männlichen Embryonen vom Transfer ausgeschlossen und verworfen werden. Auch *Aneuploidien* der Autosomen und strukturelle Aberrationen (z.B. Translokation, Deletion) können durch die FISH-Technik dargestellt werden. Allerdings überschreitet die diagnostische Aussagekraft der FISH bei der Diagnose numerischer Aberrationen nicht *90 bis 95 %.* Beim Vorliegen einer balancierten Translokation oder eines Mosaiks für das Chromosom 21 bei einem Elternteil besteht ein erhöhtes Risiko für die Entstehung eines Embryos mit *Down-Syndrom.* Dieses kann durch die FISH-Technik oder durch PCR unter Verwendung von fluoreszierenden Sonden für das Chromosom 21 im Rahmen der PGD erkannt werden. Die Weitergabe einer *strukturellen Chromosomenanomalie* (Translokation, Inversion) bei der Frau kann auch durch die FISH-Analyse des ersten PK der Oozyte, das ausschließlich das mütterliche Genom enthält, festgestellt werden (Tab. 13-5).

13.3 Genetisches Screening

Ein weiteres mögliches Einsatzgebiet der PGD ist das genetische Screening von Embryonen nach IVF oder ICSI vor dem Transfer *ohne Vorliegen einer familiären genetischen Belastung.*

13.3.1 Chromosomale Aberrationen in Pronukleus- und Furchungsstadien

In etwa der Hälfte der Pronukleusstadien am Tag 1 und der Embryonen am Tag 3 und 4 lassen sich mit der FISH-Technik *chromosomale Anomalien* aufweisen. Die berichtete Häufigkeit genetischer Aberrationen ist von der Zahl der untersuchten Chromosomen abhängig und

beträgt bei den *Pronukleusstadien etwa 40 %* und bei den *Embryonen am Tag 3 oder 4 nach IVF oder ICSI 33–62 %.* Zum Beispiel weisen bei der FISH-Diagnostik mit Sonden für die Chromosomen X, Y, 13, 18 und 21 *50 bis 60 % der Embryonen keinen durchgängig diploiden Chromosomensatz* auf (Tab. 13-6). Meist handelt es sich um Mosaike, Haploidie oder Polyploidie und unkontrollierte (chaotische) genetische Teilungen. Nahezu alle Embryonen mit solchen genetischen Anomalien gehen noch vor oder während der Implantation zugrunde. Etwa 5–32 % der Embryonen enthalten numerische Aneuploidien (z.B. Trisomie, Monosomie eines Autosoms, Anomalien der Geschlechtschromosomen), die vermehrt als klinischer Abort absterben oder in manchen Fällen (Trisomie 13, 18, 21) bis zur Geburt und danach überlebensfähig sind. Die chromosomal aberranten Embryonen zeigen zwar eine tendenziell verlangsamte Entwicklung und *vermehrte Fragmentation,* lassen sich aber durch die morphologische Beurteilung nicht sicher von den chromosomal normalen Furchungsstadien unterscheiden.

13.3.2 Risikofaktoren für die embryonale Aneuploidie

Die Häufigkeit chromosomal aberranter Embryonen ist beim Vorliegen bestimmter *anamnestischer Faktoren* (Alter der Frau über 36 Jahren, mehrere erfolglose IVF- oder ICSI-Versuche, wiederholte Aborte) erhöht (Tab. 13-7). Durch das genetische Screening der Embryonen von Paaren mit *Risikofaktoren*

Tab. 13-5 PGD bei erhöhtem Risiko für die Weitergabe numerischer oder struktureller Aberrationen der Chromosomen (FISH-Technik).

- balancierte Aberration (Translokation, Inversion) bei einem Elternteil
- Mosaik für Down-Syndrom bei einem Elternteil
- Klinefelter-Anomalie des Mannes

Tab. 13-6 Chromosomale Aberrationen in den Blastomeren von Furchungsstadien am Tag 2 oder 3 nach IVF oder ICSI (Häufigkeit 33–62 %).

- chromosomale Mosaike
- Haploidie, Polyploidie
- numerische Aneuploidie (z.B. Monosomie, Trisomie)
- unkontrollierte (chaotische) genetische Teilungen

Tab. 13-7 Anamnestische Risikofaktoren für die Entstehung chromosomal aberranter Embryonen bei der IVF oder ICSI.

- Alter der Frau über 36 Jahren
- mehrere erfolglose Embryotransfers ohne klinische Schwangerschaft
- wiederholte Aborte

läßt sich die Effizienz der assistierten Reproduktion steigern, da genetisch aberrante Embryonen mit keinem oder nur minimalem Potential für eine erfolgreiche Implantation ausgesondert und durch den Transfer von Embryonen mit normalem Chromosomensatz (normale FISH-Diagnostik) die *Implantationsrate auf 20 bis 28 % gesteigert* werden kann. Allerdings ist auch das genetische Screening von Embryonen mit einer Reihe von methodischen Problemen behaftet (limitierte diagnostische Aussagekraft der FISH-Technik, Zeitdruck bei der Untersuchung, erhöhter Aufwand und Kosten bei generellem Screening).

13.4 Ergebnisse

Das Risiko einer *irreversiblen Beschädigung des Embryos* durch die Biopsie ist gering (< 5 %). Nach der PGD aufgrund eines erhöhten genetischen Risikos ist die Rate klinischer Schwangerschaften pro Transfer am gleichen oder folgenden Tag häufig *unterdurchschnittlich* (< 20 %), da die Schwangerschaftsrate der

Zahl der zurückgesetzten Embryonen direkt proportional ist, und nach der Aussonderung der genetisch aberranten Embryonen in vielen Fällen nur ein oder zwei „gesunde" Embryonen für den Transfer zur Verfügung stehen. Die Implantationsrate pro zurückgesetztem Embryo ist normal und wird von der Methode der Fertilisation (IVF oder ICSI) nicht beeinflußt. Die Schwangerschaftsrate pro Transfer korreliert mit der Zahl der Eizellen und Pronukleusstadien vor der Durchführung der PGD. Abhängig vom Erbgang der Erkrankung und der Zahl der Embryonen vor der genetischen Untersuchung kann in bis zu 25 % der Behandlungszyklen *kein Transfer* stattfinden, da keine als „gesund" erkannten Embryonen zur Verfügung stehen (Tab. 13-8).

Nach durchgeführter PGD erreichen etwa 34–53 % der Embryonen am Tag 3 das Stadium der Blastozyste. Die Blastozysten, die sich aus einem biopsierten Embryo entwickeln, weisen im Hinblick auf Zellzahl, innere Zellmasse und Trophoektoderm eine *normale morphologische Struktur* auf. Generell wird, außer beim genetischen Screening der Embryonen durch FISH, aufgrund der limitierten diagnostischen Genauigkeit der PGD und der Möglichkeit einer Fehldiagnose (1–2 %) zur Absicherung eine *pränatale Diagnostik* (Amniozentese, Chorionzottenbiopsie) empfohlen. Das Auftreten von Komplikationen während der Schwangerschaft und

Tab. 13-8 Ergebnisse der PGD bei erhöhtem familiären Risiko.

- irreversible Beschädigung und Verlust des Embryos durch die Biopsie selten (< 5 %)
- Implantationsrate nach Transfer (Tag 3–5) durchschnittlich
- Schwangerschaftsrate pro Transfer unterdurchschnittlich (< 20 %)
- Schwangerschaftsrate proportional der Zahl der transferierten und genetisch „gesunden" Embryonen
- erhöhte Verlustrate nach Kryokonservierung biopsierter Embryonen

bei der Geburt nach PGD scheint nicht erhöht zu sein. Über die Häufigkeit von Fehlbildungen bei den geborenen Kindern kann aufgrund der geringen Zahl der Geburten keine genaue Aussage gemacht werden.

Die *Akzeptanz* der PGD ist in den Ländern, in denen die Methode etabliert ist, überwiegend gut. In Abhängigkeit vom genetischen Risikostatus und der Vorgeschichte (z.B. Abbruch einer Schwangerschaft aus genetischer Indikation) entscheiden sich 80–96 % der Paare für die Anwendung der PGD.

13.5 Stellenwert

Aufgrund der methodischen Schwierigkeiten wird die PGD auch in den Ländern, in denen die Methode erlaubt ist, nur an *wenigen spezialisierten Zentren* durchgeführt. Die Methode kann im Fall eines erhöhten familiären genetischen Risikos eine *Ergänzung zur pränatalen Diagnostik* darstellen und die enorme psychische Belastung des Paares reduzieren. Aufgrund der eingeschränkten diagnostischen Genauigkeit (90–95 %) und des im Vergleich zur pränatalen Diagnostik erhöhten Risikos einer Fehldiagnose (1–2 %) wird die PGD wahrscheinlich *nicht in der Lage* sein, die pränatale Diagnostik zu ersetzen. Ein anerkannter *Katalog der Indikationen*, die eine PGD rechtfertigen, existiert bislang nicht. Die Anwendung der Methode wird zusätzlich durch ihre Anfälligkeit und den *erhöhten Aufwand* (Indizierung einer IVF bei einem fertilen Paar, Doppeluntersuchung an zwei Blastomeren oder Polkörperchen, zusätzliche Durchführung der pränatalen Diagnostik) limitiert. Die genetische Analyse durch FISH (Dauer mehrere Stunden) und PCR mit nachfolgender Verarbeitung der amplifizierten DNA (Dauer mindestens 6–8 Stunden) steht unter einem gewissen *Zeitdruck*, da der Embryotransfer bereits terminiert ist. Daher und aufgrund der geringen Menge der zur Verfügung stehenden DNA ist die Analyse beim Auftreten methodi-

scher Probleme nicht oder nur bedingt wiederholbar. Eine kritische Gegenüberstellung von Kosten und Nutzen der Methode liegt nicht vor. Auch die PGD zum *genetischen Screening* der Embryonen wird bislang erst *an wenigen ausländischen Zentren* praktiziert. Schließlich stellt sich generell die Frage nach der *Vertretbarkeit* der PGD als Ersatz oder Äquivalent zum Abbruch der Schwangerschaft.

Eine Reihe dieser Aspekte muß auch mit dem betroffenen Paar erörtert werden, so daß sich die *genetische Beratung vor geplanter PGD* umfangreicher gestaltet als vor der pränatalen Diagnostik.

13.6 Durchführbarkeit in Deutschland

In Deutschland wird die PGD aufgrund der Bestimmungen des ESchG bislang nicht durchgeführt. Insbesondere steht das im ESchG enthaltene Verbot des Verbrauchs von Embryonen der Anwendung der PGD in Deutschland entgegen, da nach dem Gesetz eine Blastomere einem ganzen Embryo gleichgestellt ist (Tab. 13-9). Auch darf nach dem ESchG eine Eizelle nur zum Zweck der Herbeiführung einer Schwangerschaft fertilisiert werden, während das vorrangige Ziel der

Tab. 13-9 Einschränkung der PGD in Deutschland durch das ESchG.

- ESchG bezieht sich nur auf Embryonen im Stadium der Totipotenz, ab dem Zeitpunkt der Verschmelzung der Vorkerne bis etwa zum 8-Zeller
- Geschlechtswahl zur Vermeidung einer schweren Erbkrankheit ausdrücklich zulässig
- Verbot des Verbrauchs von Embryonen (eine Blastomere ist dem ganzen Embryo rechtlich gleichgestellt) verbietet PGD an Blastomeren
- Verbot der Kultivierung von mehr als drei Pronukleusstadien schränkt sinnvolle Durchführung der PGD weitgehend ein

PGD die genetische Analyse ist. Ebenso muß die Möglichkeit, daß in Ermangelung genetisch „normaler" Embryonen ein Transfer unterbleibt, in Kauf genommen werden. Allerdings bezieht sich das ESchG nur auf Embryonen nach der Verschmelzung der beiden Vorkerne *im Stadium der Totipotenz* der Zellen, die bis zum 8- bis 16-Zeller gegeben ist, so daß die PGD an Pronukleusstadien (noch kein Embryo im Sinne des ESchG) und an Embryonen über das Stadium des 8-Zellers hinaus sowie Blastozysten (kein Embryo mehr im Sinne des ESchG) zulässig wäre. Darüber hinaus wird jedoch die *praktische Durchführbarkeit* der PGD in Deutschland, durch das Verbot mehr als drei Pronukleusstadien zu kultivieren, *nahezu unmöglich gemacht*, da bei der PGD an *nur drei* Zygoten nach Aussonderung der genetisch aberranten Stadien in vielen Fällen *keine genetisch „normalen" Embryonen für den Transfer zur Verfügung* stehen.

Literatur

Beier HM. Definition und Grenze der Totipotenz. Reproduktionsmedizin 1998; 14: 41–53.

Coonen E, Hopman AH, Geraedts JP, Ramaekers FC. Application of in-situ hybridization techniques to study human preimplantation embryos: a review. Hum Reprod Update 1998; 4: 135–52.

Conn CM, Cozzi J, Harper JC, Winston RM, Dehlanty JD. Preimplantation genetic diagnosis for couples at high risk for Down syndrome pregnancy owing to parental translocation or mosaicism. J Med Genet 1999; 36: 45–50.

Cui KH, Warnes GM, Jeffrey R, Matthews CD. Sex determination of preimplantation embryos by human testis-determining gene amplification. Lancet 1994; 343: 79–82.

Delhanty JD, Harper JC, Ao A, Handyside AH, Winston RM. Multicolor FISH detects frequent chromosome mosaicism and chaotic division in normal preimplantation embryos from fertile patients. Hum Genet 1997; 99: 755–60.

Engel W, Neesen J. Praxisbezogene genetische Aspekte der assistierten Reproduktion und der Präimplantationsdiagnostik. J Fertil Reprod 2000; 10: 7–14.

Fasouliotis SJ, Schenker JG. Preimplantations genetic diagnosis principles and ethics. Hum Reprod 1998; 13: 2238–45.

Gianaroli L, Magli MC, Munne S, Fortini D, Ferraretti AP. Advantages of day 4 embryo transfer in patients undergoing preimplantation genetic diagnosis of aneuploidy. J Assist Reprod Genet 1999; 16: 170–5.

Grifo JA, Giatras K, Tang YX, Krey LC. Successful outcome with day 4 embryo transfer after preimplantation diagnosis for genetically transmitted diseases. Hum Reprod 1998; 13: 1656–9.

Harper JC. Preimplantation diagnosis of inherited disease by embryo biopsy: an update of the world figures. J Assist Reprod Genet 1996; 13: 90–5.

Kuliev A, Rechitsky S, Verlinsky O, Ivakhnenko O, Cieslak J, Evsikov S, Wolf G, Angastiniotis M, Kalakoutis G, Strom C, Verlinsky Y. Birth of healthy children after preimplantation diagnosis of thalassemias. J Assist Reprod Genet 1999; 16: 207–11.

Ludwig M, Schöpper B, Diedrich K. Übersicht über aktuelle Aspekte der Präimplantationsdiagnostik. Reproduktionsmedizin 1999; 15: 65–9.

Magli MC, Gianaroli L, Munne S, Ferraretti AP. Incidence of chromosome abnormalities from a morphologically normal cohort of embryos in poor prognosis patients. J Assist Reprod Genet 1998; 15: 297–301.

Munne S, Sultan KM, Weier HU, Grifo JA, Cohen J, Rosenwaks Z. Assessment of numeric abnormalities of X, Y, 18 and 16 chromosomes in preimplantation human embryos before transfer. Am J Obstet Gynecol 1995; 172: 1191–201.

Netzer C. Die Präimplantationsdiagnostik im Spiegel der Ethik. Reproduktionsmedizin 1999; 15: 336–42.

Ray PF, Ao A, Taylor DM, Winston RM, Handyside AH. Assessment of the reliability of single blastomere analysis for preimplantation diagnosis of the delta F508 deletion causing cystic fibrosis in clinical practice. Prenat Diagn 1998; 18: 1402–12.

Rechitsky S, Strom C, Verlinsky O, Arnet T, Ivakhnenko V, Kukharenko V, Kuliev A, Verlinsky Y. Accuracy of preimplantation diagnosis of single-gene disorders by polar body analysis of oocytes. J Assist Reprod Genet 1999; 16: 192–8.

Snabes MC, Chong SS, Subramanian SB, Kristjansson K, Di Sepio D, Hughes MR. Preimplantation single-cell analysis of multiple genetic loci by whole-genome amplification. Proc Natl Acad Sci USA 1994; 91: 6181–5.

Staessen C, van Assche E, Joris H, Bonduelle M, Vandervorst M, Liebaers I, van Steirteghem AC. Clinical experience of sex determination by fluorescent in-situ hybridization for preimplantation genetic diagnosis. Mol Hum Reprod 1999; 5: 382–9.

Soussis I, Harper JC, Handyside AH, Winston RM. Obstetric outcome of pregnancies resulting from embryos biopsied for pre-implantation diagnosis of inherited disease. Br J Obstet Gynecol 1996; 103: 784–8.

Verlinsky Y, Kuliev A. Preimplantation genetic diagnosis. Reprod Med Rev 1999; 7: 1–10.

14 Operative Spermiengewinnung

Spermien aus einer *Aspiration oder Biopsie aus dem Hoden oder Nebenhoden* eignen sich aufgrund ihrer meist geringen Konzentration und Motilität nur für die intrazytoplasmatische Spermieninjektion (ICSI).

14.1 Voraussetzungen

Prinzipiell sollte immer Spermien aus dem Ejakulat der Vorzug gegeben werden. Die operative Spermiengewinnung sollte auf die Fälle einer kompletten *Azoospermie und schweren Kryptozoospermie* (Spermiendichte < 1 Mill./ml) beschränkt werden, wenn aufgrund der extremen Verdünnung der Spermien im Ejakulat nicht genügend vitale Spermien für die ICSI zur Verfügung stehen.
Voraussetzungen sind, neben dem Vorliegen von *zwei Ejakulatanalysen*, eine klinische Untersuchung (Behaarung, Hochwuchs), Palpation und Sonographie des männlichen Genitale, Hormonanalysen (FSH, LH, Testosteron, Prolaktin), *diagnostische Hodenbiopsie* (kann auch in gleicher Sitzung mit der operativen Spermiengewinnung entnommen werden), Erhebung des Stammbaums, Karyotypisierung sowie eine molekulargenetische Untersuchung auf Mutationen im CFTR-Gen (bei Verschlußazoospermie) und auf Yq-Mikrodeletionen (bei nicht-obstruktiver Azoospermie und Kryptozoospermie).

14.2 Indikationen

Indikationen für die operative Spermiengewinnung sind die Verschlußazoospermie, nicht-obstruktive Azoospermie, Nekrozoospermie, *extreme Kryptozoospermie* mit einer Spermiendichte unter 100 000/ml und manche Fälle einer Anejakulation.

14.2.1 Verschlußazoospermie

Bei der *Verschlußazoospermie* sind die angeborenen Formen einer ein- oder beidseitigen Aplasie des Vas deferens (CUAVD, CBAVD) und Fälle eines erworbenen Verschlusses (rezidivierende Samenwegsinfekte, fehlgeschlagene Refertilisierung, Zustand nach Vasektomie) etwa gleich häufig (Tab. 14-1). Bei den erworbenen Verschlüssen ist die Aussicht auf eine Schwangerschaft nach operativer Refertilisierung (Vasovasostomie, Tubulovasostomie) günstig mit einer kumulativen Schwangerschaftsrate von 70–85 % nach zwei bis drei Jahren, so daß zunächst dem Versuch der operativen Rekonstruktion Vorrang eingeräumt werden sollte.

Tab. 14-1 Verschlußazoospermie als Indikation zur operativen Spermiengewinnung.

- angeboren (kongenitale uni- oder bilaterale Aplasie des Vas deferens)
- erworben (rezidivierende Samenwegsinfekte, fehlgeschlagene Refertilisierung, Zustand nach Vasektomie)

14.2.2 Nicht-obstruktive Azoospermie

Bei der *nicht-obstruktiven Azoospermie* liegt ein angeborener oder erworbener Hypogonadismus vor (Tab. 14-2). Ursächlich kommen Maldescensus testis, Klinefelter-Anomalie, Mumpsorchitis, einseitige Orchidektomie und vorausgegangene Chemotherapie in Frage. Histologisch ergibt sich meist das Bild eines unvollständigen oder vollständigen „sertoli cell only syndrome" (SCO), eines inkompletten oder kompletten Arrests der Spermiogenese oder einer Hyalinisierung der Tubuli. Die histologischen Diagnosen sind von dem untersuchenden Pathologen abhängig.

14.3 Vorgehen

14.3.1 Transkutane Aspiration aus Nebenhoden oder Hoden

Die operative Spermiengewinnung bei Verschlußazoospermie gestaltet sich in der Regel *unproblematisch*, da proximal des Verschlusses meist (> 85 %) reichlich Spermien zu finden sind. Zur Gewinnung von Spermien eignen sich die transkutane blinde Aspiration aus dem Hoden („testicular sperm aspiration", TESA) oder Nebenhoden („percutaneous epididymal sperm aspiration", PESA), die offene mikrochirurgische Aspiration von Spermien aus dem Nebenhoden („microsurgical epididymal sperm aspiration", MESA) oder auch

Tab. 14-2 Operative Spermiengewinnung bei den Ursachen nicht-obstruktiver Azoospermie.

- Maldescensus testis, Mumpsorchitis, Hodentorsion, einseitige Orchidektomie, vorausgegangene Zytostase, Klinefelter-Anomalie
- histologisches Bild des „sertoli cell only syndrome", Arretierung der Spermiogenese, Hyalinisierung der Tubuli seminiferi

die offene Hodenbiopsie („testicular sperm extraction", TESE) in Lokal- oder Allgemeinnarkose (Tab. 14-3). Die weitgehend risikolose *transkutane Aspiration* liefert bei der Verschlußazoospermie im Mittel mehrere Millionen vitaler Spermien, die im gepufferten *Kulturmedium* aufgefangen und direkt für die ICSI am gleichen Tag verwendet werden. In etwa der Hälfte der transkutanen Aspirationen (PESA, TESA) stehen überzählige Spermien für eine zusätzliche Kryokonservierung (optional) zur Verfügung. Die Auffindungsrate von Spermien durch transkutane Aspiration beträgt beim Vorliegen eines Verschlusses der Samenwege *84 bis 96 %*. Der Eingriff kann in späteren Behandlungszyklen mit einer vergleichbaren Rate (> 90 %) wiederholt werden. Bei erfolglosem Versuch der Spermiengewinnung durch transkutane Aspiration ist in einer zweiten Sitzung eine offene Biopsie (MESA oder TESE) erforderlich.

14.3.2 Mikrochirurgische epididymale Aspiration (MESA)

Die *mikrochirurgische Aspiration* aus dem Nebenhoden liefert eine höhere Ausbeute an vitalen Spermien für die ICSI (im Mittel 15 Millionen Spermien) als die PESA und TESA bei gleichzeitig konstant *hoher Auffindungsrate* von Spermien (> 95 % der Eingriffe), so daß die MESA als die *Therapie der Wahl* zur Spermiengewinnung bei der Verschlußazoospermie gilt. In gleicher Sitzung kann die Skrotalregion exploriert und eine diagnostische Hodenbiopsie entnommen werden. Im Rahmen einer geplanten operativen Anastomosierung der Samenwege, etwa nach Vasektomie, sollte die MESA großzügig indiziert werden. Die durch die *offene Aspiration* aus dem Nebenhoden gewonnenen Spermien können, nach Überführung in gepuffertes Kulturmedium und Aufarbeitung über Zentrifugation und Waschen (vgl. Kap. 7, S. 88 und Kap. 10, S. 173), direkt für die ICSI am gleichen Tag verwendet werden. Bei den meisten Aspiratio-

Tab. 14-3 Operative Spermiengewinnung bei Verschlußazoospermie (Auffindungsrate von Spermien > 85 %).

- perkutane Aspiration aus dem Nebenhoden in Lokalanästhesie (PESA)
- perkutane „blinde" Aspiration mit einer dicken Kanüle aus dem Hoden (TESA)
- offene mikrochirurgische Aspiration von Spermien aus dem Nebenhoden in Lokal- oder Allgemeinnarkose (MESA)
- offene Hodenbiopsie (TESE)

Tab. 14-4 Extraktion testikulärer Spermien aus der Hodenbiopsie (mechanische Methode).

- bei Verschlußazoospermie meist 1–3 Biopsate ausreichend, < 1 mm groß, 70–700 mg schwer
- Entnahme einer diagnostischen Biopsie für die histologische Untersuchung (obligat)
- unmittelbar nach der Entnahme Überführung in gepuffertes und mit Humanalbumin versetztes Kulturmedium
- mechanische Zerkleinerung der Biopsate zwischen zwei Objektträger oder Schälchen, mit Pinzetten oder Scheren
- nach Überführung des zerkleinerten Gewebes in frisches Kulturmedium, Durchsuchen auf testikuläre Spermien
- Trennung von Blut und Gewebeklümpchen durch zwei Zentrifugations- und Waschschritte bei niedrigen Umdrehungszahlen (etwa 400 g), Spermien im „pellet" des Röhrchens enthalten
- Dissoziation des verbleibenden Hodengewebes durch Kollagenase (optional)
- Entfernung roter Blutkörperchen durch „erythrocyte lysis buffer" (ELB, optional)
- Suspension in frischem gepufferten Kulturmedium, Verwendung für die ICSI oder Kryokonservierung

nen stehen überzählige epididymale Spermien zur Verfügung, die zweckmäßigerweise nach Präparation in mehreren (3–6) Portionen kryokonserviert werden. In der Regel reicht das nach MESA angelegte Kryodepot für mehr als sechs ICSI-Zyklen aus.

14.3.3 Extraktion testikulärer Spermien aus der Hodenbiopsie (TESE)

Die aufwendige mikrochirurgische MESA ist durch die einfach durchzuführende TESE gleichwertig ersetzbar. Die in der Biopsie des Hodens (TESE) enthaltenen Spermien werden vor ihrer Verwendung für die ICSI oder Kryokonservierung *aus der Hodenbiopsie extrahiert* (Tab. 14-4). Bei der Verschlußazoospermie ist die Entnahme von ein bis drei, meist unter 1 mm großen, zwischen 70 und 700 mg schweren Biopsaten in der Regel ausreichend. Diese werden unmittelbar nach der Entnahme in gepuffertes und mit Humanalbumin versetztes Kulturmedium gelegt und zwischen zwei Glasschälchen oder Objektträgern, mit feinen Pinzetten oder Scheren mechanisch zerkleinert, um die Samenkanälchen aufzubrechen. Die Zugabe von Pentoxifyllin (1 mg/ml) zum Kulturmedium soll die Extraktion motiler Spermien aus der Hodenbiopsie erleichtern; wir haben damit keine Erfahrung. Die erhaltenen kleinen Stückchen aus Hodengewebe und freien Tubuli seminiferi werden in frisches gepuffertes Kulturmedium überführt und unter dem Inversionsmikroskop nach motilen Spermien *durchsucht*. Beim Nachweis testikulärer Spermien folgen zwei *Zentrifugations- und Waschschritte*, um diese von Blut und Gewebeklumpen zu trennen. Die Zentrifugation über ein Kissen oder einen Gradienten aus Silikonpartikeln ist nicht empfehlenswert, da bei dieser Art der Reinigung der überwiegende Teil der testikulären Spermien verlorengeht. Anschließend wird das „pellet" in frischem Kulturmedium resuspendiert und entweder nach Aufsuchen der Spermien in zahlreichen kleinen Tröpfchen für die ICSI am gleichen Tag verwendet oder in mehreren (3–6) Portionen kryokonserviert. Nach Kryokonservierung werden die Biopsate durch Lagerung im Inkubator oder Wasserbad auf 37°C erwärmt.

14.3.4 TESE bei nicht-obstruktiver Azoospermie

Bei *nicht-obstruktiver Azoospermie* ist die Wahrscheinlichkeit des Auffindens von Spermien reduziert (31–77 %). Die Techniken der transkutanen Aspiration sind in der Regel wenig erfolgreich. Die operative Technik der Wahl zur Gewinnung von testikulären Spermien ist daher die TESE. Oberstes Gebot bei der TESE ist eine *minimale Traumatisierung* des Hodengewebes. Meist werden über eine wenige Millimeter lange Inzision der Tunica mehrere (im Mittel 3–6) Biopsate aus beiden Hoden entnommen, bei fehlendem Nachweis von Spermien in den ersten Biopsaten bis zu neun. Auch eine Entnahme aus dem operativ entfernten Hoden ist möglich. Im Hinblick auf eventuelle nachteilige endokrine Effekte der TESE kann die Zahl der Biopsate bei kleinem Hodenvolumen (< 8 ml) auf zwei beschränkt werden. Für den erfahrenen Operateur sind die noch samentragenden Tubuli (im Durchschnitt 50–60 %) nach Mikrodissektion des Hodengewebes an ihrer rötlichen Farbe erkennbar. Die Biopsate werden bereits intraoperativ auf das Vorhandensein von Spermien untersucht. Die mittlere Dauer des Eingriffs beträgt 80 bis 90 Minuten. Die *Auffindungsrate von Spermien* ist von der Anamnese, der klinischen und sonographischen Hodengröße, dem basalen Spiegel von FSH und der Histologie abhängig. Für das Auffinden von Spermien prognostisch ungünstig sind die Befunde eines kompletten SCO und eines vollständigen Arrestes der Spermiogenese sowie das Vorliegen der Klinefelter-Anomalie (Auffindungsrate 5–40 %). Bei mäßig erhöhtem FSH-Spiegel (bis zum 2fachen der oberen Normgrenze) ist in 60–70 %, bei stark erhöhtem FSH (über das 2fache der oberen Normgrenze) in 40–50 % der TESE-Eingriffe mit dem Auffinden von ausreichend vielen testikulären Spermien zu rechnen (Tab. 14-5).

Tab. 14-5 Prognostische Faktoren für das Auffinden von Spermien (TESE) bei nicht-obstruktiver Azoospermie.

- Anamnese (Orchidektomie, Hodenkarzinom, Chemotherapie, Torsion)
- klinische und sonographische Hodengröße
- Histologie der Hodenbiopsie
- basaler FSH-Spiegel

14.3.5 Konzept der TESE mit Kryokonservierung

In diesen Situationen sollte die operative Spermiengewinnung *stets vor der geplanten Eizellentnahme* erfolgen, idealerweise bereits vor Beginn des stimulierten Zyklus bei der Frau. Beim Auffinden von Spermien werden diese nach Aufarbeitung, alternativ auch als ganzes oder mechanisch zerkleinertes Biopsat, in drei bis sechs Portionen kryokonserviert und für spätere ICSI-Zyklen verwendet. Wir bevorzugen die Kryokonservierung der testikulären Spermien in aufbereiteter Form, so daß sie nach dem Auftauen unmittelbar für die ICSI verwendet werden können. Bei diesem *TESE-Kryo-Konzept* wird bewußt ein gewisser Verlust (30–70 %) an Motilität und Vitalität der Spermien durch die Kryokonservierung in Kauf genommen. Die obligate Kombination der TESE mit Kryokonservierung der präparierten Spermien (alternativ auch Einfrieren der ganzen oder zerkleinerten aufgearbeiteten Biopsate) hat zum Ziel, eine *wiederholte Durchführung* der TESE bei Männern mit häufig reduzierter Größe der Hoden und grenzwertiger oder insuffizienter endokriner Funktion möglichst zu *umgehen*. Gleichzeitig wird durch die zeitliche Trennung von TESE beim Mann und Stimulationszyklus mit Eizellentnahme bei der Frau die mißliche Situation vermieden, daß im Falle einer negativen TESE zwar reichlich Eizellen, aber keine Spermien zu deren Fertilisation zur Verfügung stehen (Tab. 14-6).

14.3.6 Enzymatische Extraktion der Spermien bei TESE

Bei geringer Spermiendichte ist die Identifikation vitaler testikulärer Spermien in den blut- und zellreichen Biopsaten häufig äußerst *mühsam und zeitaufwendig*, da sich die meist immobilen testikulären Spermien nicht durch ihre Eigenbeweglichkeit erkennen lassen. Eine mögliche Option bei der mechanischen Zerkleinerung der testikulären Biopsate ist die *Inkubation mit Kollagenase* (Tab. 14-7). Dazu werden die nativen oder mechanisch zerkleinerten Biopsate (s. Tab. 14-4, S. 239) mit Kollagenase Typ IV über ein bis vier Stunden inkubiert und alle 15 Minuten geschüttelt. Die resultierende Suspension wird zweimal zentrifugiert und gewaschen, um das Enzym zu entfernen und die Spermien im „pellet" anzureichern. Durch enzymatische Beseitigung von Gewebeklümpchen wird das Auffinden von Spermien in manchen Fällen erleichtert. Allerdings sind bei der enzymatischen Methode der erhöhte *Zeitaufwand und die Kosten* von Nachteil. Nach unserer Erfahrung liefert die enzymatische Methode alleine oder in Kombination mit der mechanischen Zerkleinerung in den Händen eines geübten Embryologen eine *vergleichbare Ausbeute* an vitalen Spermien wie ohne Enzymeinsatz, so daß ein Vorteil der zusätzlichen Anwendung von Kollagenase nicht ersichtlich ist.

Die in den Biopsaten enthaltenen Erythro-

Tab. 14-6 TESE-Kryo-Konzept.

- obligate Kombination der therapeutischen Hodenbiopsie zur Spermiengewinnung mit der Kryokonservierung der präparierten testikulären Spermien (alternativ auch Einfrieren der ganzen oder mechanisch zerkleinerten testikulären Biopsate)
- Umgehung wiederholter Hodenbiopsien
- Vermeidung von fehlgeschlagenen Zyklen mit Eizellentnahme bei der Frau durch zeitliche Trennung von TESE und Zyklusstimulation bzw. Eizellentnahme

Tab. 14-7 Enzymatische Extraktion von Spermien aus Biopsaten des Hodens (TESE).

- Überführung der Biopsate in gepuffertes Kulturmedium und mechanische Zerkleinerung (optional)
- Inkubation in gepuffertem Kulturmedium mit Kollagenase Typ IV (2,6 mg/ml, Sigma, St. Louis) über 1–4 Stunden, Schütteln in 15 minütigem Abstand
- zweimalige Zentrifugation bei 500–800 g über 5 Minuten und Waschen in Kulturmedium

zyten können zusätzlich durch Zugabe eines „*erythrocyte lysis buffer*" (ELB) entfernt werden, um das Auffinden der Spermien zu erleichtern. Dazu werden die mechanisch zerkleinerten Biopsate mit ELB (155 mM NH_4Cl, 10 mM $KHCO_3$, 2 mM EDTA, pH 7,2) versetzt und anschließend zweimal zentrifugiert und gewaschen. Die resultierende Suspension wird in 20–30 kleine Tröpfchen zu je 5 µl aufgeteilt und nach Spermien durchsucht.

14.4 Risiken

Das *Risiko* der Entnahme multipler Hodenbiopsien bei der TESE besteht vor allem in einem *Abfall des Serumtestosterons* um bis zu 30 % in den Monaten nach dem Eingriff, dessen Auswirkung sich innerhalb eines Jahres meist, zumindest teilweise, wieder *zurückbildet*. Dieser negative endokrine Effekt ist von der präoperativen Hodengröße, aber auch von der Zahl und dem Umfang der Biopsien abhängig. Bei Männern mit nicht-obstruktiver Azoospermie ist die endokrine Hodenfunktion, gemessen an den Serumspiegeln von Testosteron, häufig bereits *vor der Biopsie grenzwertig* bis reduziert, so daß ein weiterer Abfall des Serumtestosterons unter die untere Normgrenze eine kontinuierliche exogene Substitution erforderlich machen kann. Eine *Wiederholung* der TESE innerhalb eines Jahres sollte daher möglichst *vermieden* werden.

Die Produktion von Spermien in anderen Partien des Hodens wird durch die TESE meist nicht nennenswert beeinträchtigt. Bei einer Wiederholung der TESE innerhalb von sechs Monaten ist jedoch die Auffindungsrate an Spermien reduziert. Ein weiteres operationsbedingtes Risiko stellt die sonographisch nachweisbare *Hämatombildung* im Hoden und Skrotum dar, die sich in der Regel ohne Therapie wieder zurückbildet.

Die Gewinnung von Spermien aus einer *Spermatozele* erfolgt üblicherweise durch transkutane Punktion und Aspiration nach vorheriger palpatorischer oder sonographischer Lokalisation. Die enthaltenen Spermien sind meist von reduzierter Qualität.

Literatur

Belker AM, Bergamini DA. The feasibility of cryopreservation of sperm harvested intraoperatively during vasectomy reversals. J Urol 1997; 157: 1292–4.

Crabbé E, Verheyen G, Silber S, Tournaye H, van de Velde H, Goossens A, van Steirteghem A. Enzymatic digestion of testicular tissue may rescue the intracytoplasmic sperm injection cycle in some patients with non-obstructive azoospermia. Hum Reprod 1998; 13: 2791–6.

Crabbé E, Verheyen G, Tournaye H, van Steirteghem AC. The use of enzymatic procedures to recover testicular germ cells. Hum Reprod 1997; 12: 682–7.

Ezeh UI, Moore HD, Cooke ID. Correlation of testicular sperm extraction with morphological, biophysical and endocrine profiles in men with azoospermia due to primary gonadal failure. Hum Reprod 1998; 13: 3066–74.

Friedler S, Raziel A, Soffer Y, Strassburger D, Komarovsky D, Ron-El R. The outcome of intracytoplasmic sperm injection of fresh and cryopreserved epididymal spermatozoa from patients with obstructive azoospermia – A comparative study. Hum Reprod 1998; 13: 1872–7.

Gianaroli L, Magli MC, Selman HA, Colpi G, Belgrano E, Trombetta C, Vitali G, Ferraretti AP. Diagnostic testicular biopsy and cryopreservation of testicular tissue as an alternative to repeated surgical openings in the treatment of azoospermic men. Hum Reprod 1999; 14: 1034–8.

Gorgy A, Meniru GI, Bates S, Craft IL. Percutaneous epididymal sperm aspiration and testicular sperm aspiration for intracytoplasmic sperm injection under local anaesthesia. Assist Reprod Rev 1998; 8: 79–93.

Gorgy A, Meniru GI, Naumann N, Beskis S, Bates S, Craft IL. The efficacy of local anaesthesia for percutaneous epididymal sperm aspiration and testicular sperm aspiration. Hum Reprod 1998; 13: 646–50.

Manning M, Jünemann KP. Aktueller Stand der TESE und MESA bei der Therapie männlicher Fertilitätsstörungen. Reproduktionsmedizin 1998; 14: 306–13.

Manning M, Jünemann KP, Alken P. Decrease in testosterone blood concentration after testicular sperm extraction for intracytoplasmic sperm injection in azoospermic men. Lancet 1998; 352: 37.

Nagy ZP, Verheyen G, Tournaye H, Devroey P, van Steirteghem A. An improved treatment procedure for testicular biopsy specimens offers more efficient sperm recovery: case series. Fertil Steril 1997; 68: 376–9.

Ostad M, Liotta D, Ye Z, Schlegel PN. Testicular sperm extraction for nonobstructive azoospermia: results of a multibiopsy approach with optimized tissue dispersion. Urology 1998; 52: 692–6.

Popken G, Wetterauer U, Schultze-Seemann W. Obstruktive Azoospermie: Diagnostik und Therapie. Reproduktionsmedizin 1998; 14: 66–75.

Schlegel PN. Testicular sperm extraction: microdissection improves sperm yield with minimal tissue excision. Hum Reprod 1999; 14: 131–5.

Schoysman R, Vanderzwalmen P, Nijs M, Segal L, Segal-Bertin G, Geerts L, van Roosendaal E, Schoysman D. Pregnancy after fertilization with human testicular spermatozoa. Lancet 1993; 342: 1237.

Sheynkin YR, Ye Z, Menendez S, Liotta D, Veeck LL, Schlegel PN. Controlled comparison of percutaneous and microsurgical sperm retrieval in men with obstructive azoospermia. Hum Reprod 1998; 13: 3086–9.

Sperling H, Rübben H. MESA (mikrochirurgische epididymale Spermienaspiration) und TESE (testikuläre Spermienextraktion) bei männlicher Subfertilität. Reproduktionsmedizin 1999; 15: 435–41.

Turek PJ, Conaghan J, Nudell DM. Methods of epididymal sperm retrieval: a urologic perspective. Assist Reprod 1999; 9: 60–4.

15 Eizellspende, Embryospende und Leihmutterschaft

Bei allen drei Verfahren wird ein Embryo in den Uterus einer Frau zurückgesetzt, die nicht dessen genetische Mutter ist. Die *Eizellspende* bei der Frau ist das Äquivalent zur Samenspende beim Mann. Die *Embryospende* stellt eine Kombination aus Eizell- und Samenspende mit extrakorporaler Befruchtung dar, und die *Leihmutterschaft* beinhaltet eine Embryospende an eine fertile Empfängerin sowie eine Vereinbarung zur Rückgabe des geborenen Kindes an die genetische Mutter. Sowohl Eizell- und Embryospende als auch Leihmutterschaft gelten in Deutschland aufgrund des ESchG als Straftat für den Arzt, der die Methode durchführt, jedoch bleiben die Spenderin und Empfängerin der Eizellen oder Embryonen straffrei. Die genannten Methoden werden in anderen europäischen Ländern bei definierten Indikationen legal praktiziert.

15.1 Eizellspende

Bei der *Eizellspende* werden Eizellen einer bekannten oder anonymen Spenderin mit den Spermien des Ehemannes oder Partners fertilisiert und anschließend „frisch" oder nach Kryokonservierung transferiert.

15.1.1 Indikationen

Anerkannte *Indikationen* für eine Eizellspende (im Ausland) sind primäre Amenorrhö bei fehlenden oder nicht stimulierbaren Ovarien und vorhandenem Uterus (z.B. Gonaden-dysgenesie, Turner-Syndrom), vorzeitige Menopause vor dem 40. Lebensjahr, gonadotropinresistentes Ovar und fehlende ovarielle Antwort auf exogen zugeführte Gonadotropine (Tab. 15-1). Auch Frauen nach beidseitiger Ovarektomie (nach behandeltem Ovarialkarzinom, fortgeschrittener Endometriose und benignen Neoplasien), Chemotherapie oder Strahlentherapie des kleinen Beckens weisen die Indikation für eine Eizellspende auf. Beim Vorliegen einer *genetischen Erkrankung* oder eines Status als heterozygoter Carrier kann durch die Eizellspende die Weitergabe des veränderten Gens verhindert werden.

15.1.2 Altersgrenze der Empfängerin

Prinzipiell ist die Eizellspende nach hormoneller Vorbereitung des Zyklus (artefizieller Zyklus) in jedem Lebensalter der Empfängerin durchführbar. Die meisten ausländischen Programme, die die Eizellspende anbieten, lehnen dies bei einer *postmenopausalen Frau* ab. Die *Altersgrenze bei etwa 45 bis 50 Jahren* wird mit der Zunahme von Aborten und Komplikationen bei Schwangerschaften postmenopausaler Frauen begründet, hat jedoch auch *soziale und gesellschaftliche Aspekte*. Auch beim Überschreiten der genannten Altersgrenze kann eine Eizellspende noch erfolgreich sein, bei einer Reihe von über 60jährigen Frauen wurde das Austragen einer Schwangerschaft berichtet. In den meisten Programmen ist ferner eine feste Partnerschaft der Empfängerin eine Voraussetzung für die

Tab. 15-1 Indikationen für die (in Deutschland verbotene) Eizellspende.

- primäre Amenorrhö bei vorhandenem Uterus, Gonadendysgenesie (z.B. Turner-Syndrom)
- vorzeitige spontane oder iatrogene Menopause vor dem 40. Lebensjahr, auch nach beidseitiger Ovarektomie, Chemotherapie und Bestrahlung des kleinen Beckens
- fehlende ovarielle Antwort auf Zyklusstimulation durch Gonadotropine, gonadotropinresistentes Ovar
- Verhinderung der Weitergabe einer genetischen Erkrankung
- mehrfache erfolglose Versuche einer IVF mit Embryotransfer

Eizellspende. Die Durchführung einer Eizellspende aus sozialen oder beruflichen Motiven wird in der Regel abgelehnt.

15.1.3 Auswahl der Spenderin

Die *Spenderin* sollte volljährig, aber unter 35 Jahre, idealerweise unter 30 Jahre alt sein und möglichst selbst gesunde Kinder haben. Die Bevorzugung einer *fertilen* Spenderin wird mit der erhöhten Fertilisations- und Implantationsrate bei meist günstiger Embryoqualität („embryo score"), aber auch aus psychologischer Sicht begründet. Die Eizellen einer über 35 Jahre alten Spenderin unterliegen einem erhöhten Risiko für Aneuploidie. Sowohl anonyme als auch bekannte Spenderinnen (z.B. Schwester) kommen für die Eizellspende in Betracht (Tab. 15-2). Die fertile Spenderin hat

Tab. 15-2 Auswahl der Spenderin für die Eizellspende.

- anonyme oder bekannte fertile Spenderin; zwischen 18 und 35 Jahre alt, eigene Kinder, bereit zu Zyklusstimulation und Eizellentnahme mit den damit verbundenen Risiken
- Eizellspende im IVF-Programm bei ausreichender Zahl vorhandener Eizellen, Aufteilung zwischen Spenderin und Empfängerin

überwiegend soziale und altruistische Motive, in manchen Ländern ist aber auch eine finanzielle Honorierung für den Aufwand und das medizinische Risiko, das die Spenderin eingeht, zulässig. Die Spenderin unterzieht sich durch die notwendige *Zyklusstimulation und Eizellentnahme* einem zwar geringen, aber doch bezifferbaren medizinischen Risiko (ovarielle Überstimulation, Komplikationen bei der Eizellentnahme). Daher besteht in den etablierten (ausländischen) Programmen ein ständiger Bedarf an Spenderinnen, der die Zahl der Frauen, die sich als Spenderin zur Verfügung stellen, bei weitem übersteigt. Eine Alternative zur Zyklusstimulation und Eizellentnahme bei einer fertilen Spenderin ist die Eizellspende *bei extrakorporaler Befruchtung*, wenn überzählige Eizellen zur Verfügung stehen. Allerdings wird die Eizellspende bei der IVF (ohne oder mit ICSI) durch die Möglichkeit der Kryokonservierung und Selektion der Eizellen limitiert. Da durch die Selektion der Eizellen mit günstigen morphologischen Kriterien für den bevorzugten Transfer an die Spenderin die zu erwartende Schwangerschaftsrate bei der Empfängerin reduziert würde, ist ein gerechter Ausgleich zwischen den legitimen Interessen der Spenderin und der Empfängerin nur durch eine *Aufteilung der gefundenen Eizellen* („egg-sharing") zwischen Spenderin und Empfängerin möglich. Eine *umfangreiche Beratung* ist unverzichtbar. Aufgrund des überwiegenden Mangels an geeigneten Spenderinnen kann auf die eigentlich wünschenswerte *Übereinstimmung der äußeren Merkmale* zwischen Empfängerin und Spenderin nicht immer geachtet werden. Eine Spenderin kann in mehreren Zyklen und an mehrere Empfängerinnen Eizellen abgeben, jedoch wird die Zahl der Zyklen üblicherweise limitiert.

15.1.4 Screening der Spenderin

Vor der Eizellspende erfolgen ein umfangreiches *Screening der Spenderin* auf übertragbare Infektionen (HIV, Hepatitis B und

C, Lues) und genetische Untersuchungen (Stammbaum, Karyotyp, evtl. molekulargenetische Untersuchungen auf Mukoviszidose). Das Risiko der Transmission von Zytomegalie (CMV) durch Eizell- oder Embryospende ist gering. Frauen mit Malignom oder familiären genetischen Erkrankungen sind als Spenderin nicht geeignet. Der Umfang dieses Screenings ist zwischen den ausländischen Zentren, die die Eizellspende durchführen, variabel. In einigen Ländern ist das Screening behördlich oder durch Empfehlung der Fachgesellschaft geregelt (z.B. HEFA in Großbritannien, ASRM in USA).

15.1.5 Kombination der Eizellspende mit Kryokonservierung

Bevorzugt wird die Eizellspende nach Fertilisation mit den Spermien des Ehemannes oder Partners mit einer *Kryokonservierung von Pronukleusstadien oder Embryonen* (vgl. Kap. 16, S. 264) kombiniert, um nach einigen Monaten der *Quarantäne* und nach Wiederholung der serologischen Untersuchungen dann den Kryotransfer im spontanen oder artefiziellen Zyklus vorzunehmen. Die als Folge der Kryokonservierung zu erwartende Reduktion der Implantations- und Schwangerschaftsrate um etwa ein Drittel wird dabei bewußt in Kauf genommen. Durch die Kryokonservierung der fertilisierten gespendeten Eizellen oder Embryonen wird ferner die *Anonymität der Spenderin unterstützt* und eine *Synchronisation* mit dem Zyklus der Empfängerin erleichtert (Tab. 15-3). Die unbekannte Spende-

Tab. 15-3 Kombination der Eizellspende mit Kryokonservierung der fertilisierten Eizellen oder Embryonen.

- Quarantäne über mehrere Monate bis zur Wiederholung des serologischen Screenings auf Infektionen
- Erleichterung der Anonymität
- Synchronisation mit dem Zyklus der Empfängerin

rin erhält völlige Vertraulichkeit und Schutz ihrer Anonymität zugesichert, ihr werden allerdings auch keine Informationen über die Empfängerin, den Verlauf der Behandlung und Eintritt einer Schwangerschaft offenbart.

15.1.6 Transferzyklus

Zur hormonellen *Vorbereitung des Endometriums* im Transferzyklus verwendet man den spontanen Zyklus mit Monitoring des LH-Gipfels oder bevorzugt den artefiziellen Zyklus, da die Empfängerinnen vielfach entweder eine Amenorrhö oder keinen stabilen Zyklus aufweisen. Zur Proliferation des Endometriums eignet sich die Zufuhr von oralem oder transdermalem Östradiol entweder in aufsteigender oder konstanter Dosis (6–8 mg) über mindestens 9 bis 10 Tage; eine Verlängerung der Östrogenphase auf bis zu neun Wochen zur Synchronisation des Zyklus der Empfängerin mit der Eizellentnahme bei der Spenderin ist möglich (vgl. Kap. 16, S. 269). Zur Verschiebung des Zyklus der Empfängerin eignet sich auch die Induktion einer Entzugsblutung mit Gestagenen oder Kombinationspille oder die Kombination mit GnRH-Hemmstoffen.

15.1.7 Schwangerschaftsraten

Die berichteten *Schwangerschaftsraten nach Eizellspende* sind exzellent (17–49 % pro Transfer) mit einer kumulativen Schwangerschaftsrate von etwa 85 % nach vier Transfers. Nach zwischenzeitlicher Kryokonservierung der Pronukleusstadien oder Embryonen liegt die zu erwartende Schwangerschaftsrate bei weniger als 30 % pro Transfer. Die Implantationsrate pro zurückgesetztem Embryo ist meist überdurchschnittlich (7–19 %). Diese zunächst überraschende Beobachtung erklärt sich durch die relativ *hohe natürliche Fruchtbarkeit* von Frauen im Zustand der Amenorrhö als Empfängerin (Schwangerschaftsrate über 50 %) und die *positive Selektion der*

Spenderin (Parität, Alter unter 30 Jahren). Bei Frauen mit Gonadendysgenesie (z.B. Turner-Syndrom) beträgt die Schwangerschaftsrate, wahrscheinlich als Folge der Hypoplasie des Uterus, allerdings nur 20–25 %. Bei der Eizellspende im IVF-Programm besteht aufgrund der Indikationsstellung und *Selektion der Empfängerin* meist ein *Unterschied* zwischen der Fertilität der Spenderin und der Empfängerin, so daß bei der zahlenmäßig gleichen Aufteilung der Eizellen („egg sharing") die zu erwartende Schwangerschaftsrate selbst nach Kryotransfer bei der Empfängerin durchschnittlich höher liegt als die nach dem „frischen" Transfer bei der Spenderin, die selbst das IVF-Programm durchläuft. Wie auch bei der IVF, ist die Aussicht auf eine klinische Schwangerschaft nach Eizellspende der Zahl der transferierten Embryonen direkt proportional und sinkt mit der Zahl der bereits durchgeführten Transfers merklich ab. Aufgrund der überdurchschnittlich hohen Implantationsrate sollte zur Begrenzung der Mehrlingsrate die Zahl der zurückgesetzten Embryonen *auf zwei begrenzt* werden. Auch bei der Eizellspende nimmt die Empfänglichkeit des Endometriums für eine erfolgreiche Implantation mit zunehmendem *Alter der Empfängerin* ab – bei gleichzeitiger Zunahme der *Abortrate* (29–54 %). Die zu erwartende Rate klinischer Schwangerschaften pro Transfer beträgt im Mittel *35 % bei Frauen unter 30 Jahren*, aber nur *15–20 % bei Frauen über 40 Jahren*.

15.1.8 Komplikationen in der Schwangerschaft

Bei den Schwangerschaften nach Eizellspende beobachtet man im Vergleich zu den Schwangerschaften nach IVF eine *erhöhte Inzidenz geburtshilflicher Komplikationen*, wie Blutung in der Frühschwangerschaft (> 50 %), Bluthochdruck (30 %) und Wachstumsretardierung. Das gehäufte Vorkommen von Komplikationen während der Schwangerschaft und

bei der Geburt und die erhöhte perinatale Mortalität (bis zu 3 %) sind zum Teil auf die *erhöhte Mehrlingsrate* und auf die *ungünstige Altersverteilung* bei den häufig über 40jährigen Frauen nach der Eizellspende zurückzuführen. Die Dauer der vorgeburtlichen Hospitalisation und die Sektiorate sind überdurchschnittlich (> 50 %), ebenso die mütterliche Sterblichkeit als unmittelbare oder mittelbare Folge von Komplikationen in der Schwangerschaft (Tab. 15-4). Die körperliche und psychosoziale Entwicklung der geborenen Kinder dürfte sich jedenfalls bei Müttern vor dem Eintritt in das Klimakterium nicht von den nach natürlicher Konzeption geborenen Kindern unterscheiden, jedoch sind aufgrund der geringen Zahl der geborenen und nachuntersuchten Kinder nur wenige Daten verfügbar.

15.1.9 Medizinische und ethische Probleme

Bei einer *Trennung oder Scheidung* des Paares oder beim *Tod eines Partners* werden die kryokonservierten Pronukleusstadien oder Embryonen verworfen oder als (in Deutschland verbotene) Embryospende einer dritten Frau übertragen, da keiner der beiden Partner alleine ein Verfügungsrecht über die Pronukleusstadien oder Embryonen besitzt. Die *Probleme* der Akzeptanz der Behandlung sind in erster Linie nicht durch das nur gering erhöhte medizinische Risiko bedingt, sondern

Tab. 15-4 Erhöhte Frequenz geburtshilflicher Komplikationen bei Schwangerschaften nach Eizellspende.

- Aborte
- Mehrlinge
- Blutung im ersten Trimester, Bluthochdruck bzw. Präeklampsie, Gestationsdiabetes, Wachstumsretardierung
- pränatale Hospitalisierung und operative Geburtsbeendigung
- erhöhte perinatale und mütterliche Mortalität

gehen auf ethische, religiöse und moralische *Bedenken* gegenüber dem *Auseinanderfallen der genetischen und sozialen Mutterschaft* zurück. Die überwiegende Mehrzahl der Paare dürfte die Eizellspende gegenüber dem geborenen Kind geheimhalten und auch gegenüber der Familie und dem Freundeskreis Stillschweigen bewahren. Das Kind hat in vielen Ländern nach Erreichen seiner Volljährigkeit das Recht, seine genetische Mutter zu kennen, so daß der Spenderin nur eine eingeschränkte Anonymität zugesichert werden kann.

Tab. 15-5 Rechtliche Regelungen der Eizellspende.

- in Deutschland durch das ESchG explizit verboten und mit Freiheitsstrafe für den durchführenden Arzt bedroht, Mitwirkung bei der Behandlung als Beihilfe strafbar, Spenderin und Empfängerin bleiben straffrei
- Verbot in einigen europäischen Ländern (Österreich, Norwegen, Schweden) und Zulassung in anderen (Dänemark, Frankreich, Großbritannien, Spanien)
- Durchführung der Eizellspende in Finnland, Griechenland, Italien

15.1.10 Regelung im europäischen Ausland

Die *rechtliche Regelung* der Eizellspende ist in den europäischen Ländern unterschiedlich. In Deutschland ist die Eizellspende aufgrund des ESchG explizit *verboten* und mit einer Freiheitsstrafe von bis zu drei Jahren bedroht (Tab. 15-5). Auch die Mitwirkung bei der hormonellen Behandlung des Transferzyklus kann als Beihilfe zur Straftat interpretiert und verfolgt werden. In ähnlicher Weise ist die Anwendung der Methode auch in Österreich, Norwegen und Schweden untersagt. Dagegen ist die Eizellspende in Dänemark, Frankreich, Großbritannien, Spanien und der Schweiz *erlaubt* und wird überdies in weiteren europäischen Ländern (z.B. Belgien, Finnland, Griechenland, Italien) *praktiziert*. Außerhalb Europas wird die Methode z.B. in den USA, in Israel, Brasilien, Kolumbien und Chile angewendet. Die unterschiedliche Regelung in den einzelnen europäischen Staaten hat einen *Tourismus* der betroffenen Paare über große Entfernungen bei gleichzeitig erhöhter psychischer Belastung zur Folge. Zahlreiche Paare in Deutschland sind nicht gewillt, die Einschränkung ihrer Lebensplanung durch das im ESchG enthaltene Verbot hinzunehmen, und lassen die Eizellspende an seriösen und lizensierten Zentren des europäischen Auslands durchführen. Die Logik des deutschen Gesetzgebers, die Eizellspende bei der Frau zu verbieten und gleichzeitig die Samenspende beim Mann straffrei zu belassen, ist nur schwer verständlich.

15.2 Embryospende

In zahlreichen europäischen Ländern wird neben der Eizellspende auch die in Deutschland verbotene *Spende von Pronukleusstadien oder Embryonen* durchgeführt. Hierbei handelt es sich in der Regel um *kryokonservierte* überzählige Zygoten oder Embryonen eines Paares, die im Rahmen einer IVF ohne oder mit ICSI eingefroren wurden und an deren Transfer nach erfülltem Kinderwunsch, Änderung der Lebensumstände, Trennung, Tod eines Partners oder aus anderen Gründen *kein Interesse mehr* besteht. Diese gleichsam „unerwünschten" Zygoten oder Embryonen können, in Abhängigkeit von der nationalen Gesetzgebung, als Embryospende an ein kinderloses Paar transferiert werden.

15.2.1 Indikationen

Die *Indikationen* der Embryospende entsprechen denen der Eizellspende: vorzeitige Menopause, chirurgische Kastration, gonadotropinresistentes Ovar mit ausbleibender ovariel-

ler Antwort auf exogene Zufuhr von Gonadotropinen, wiederholt ausbleibende Konzeption
nach IVF/ET und Verhinderung der Weitergabe einer genetischen Erkrankung. Somit
dient die Embryospende weitgehend als *Ersatz für die Eizellspende*. Da in den Ländern,
in denen die Durchführung sowohl der Eizell-
als auch der Embryospende erlaubt ist, der
Bedarf an Eizellen die Zahl der zur Verfügung
stehenden Spenderinnen in der Regel weit
übersteigt, kann als Ersatz die Spende von
Pronukleusstadien oder Embryonen bei gegebener Indikation zur Anwendung kommen.
Eine eigenständige Indikation für die Embryospende ist nur bei einer gleichzeitigen
Azoospermie des Ehemannes oder Partners ersichtlich, wobei diese Konstellation aufgrund
ihrer Seltenheit die Ausnahme darstellen
dürfte, während bei männlicher Subfertilität
in der Regel die gespendeten Oozyten durch
ICSI mit den homologen Spermien fertilisiert
werden können.

15.2.2 Vorgehen

Die Embryospende erfolgt in der Regel auf
anonymer Basis. Das *serologische und genetische Screening* vor der Embryospende, die
Beratung und die rechtliche Regelung (Zusicherung der Anonymität an die Spenderin,
Anerkennung der Elternschaft gegenüber
dem geborenen Kind usw.) entsprechen dem
bei der Eizellspende üblichen Umfang. Eine
finanzielle Kompensation ist zum Beispiel
in den USA üblich. Die Durchführung einer
Zyklusstimulation mit dem Zweck der Eizellentnahme bei der Spenderin entfällt. Die
Embryospende erfolgt nach Proliferation des
Endometriums im spontanen oder artefiziellen Zyklus der Empfängerin (vgl. Kap. 16,
S. 269) als intrauteriner oder intratubarer
Transfer zwischen dem Tag 2 und 6 der Progesteronphase. Die Schwangerschaftsrate entspricht der nach Kryokonservierung und
Transfer der eigenen Pronukleusstadien und
Embryonen und liegt in Abhängigkeit von

der Zahl der transferierten Embryonen und
zahlreichen weiteren Faktoren um 25 % pro
Transfer.

15.2.3 Bewertung

Bei der Embryospende handelt es sich um
eine medizinisch einfache und weitgehend risikolose Maßnahme. Der wesentliche *Vorteil*
besteht im Vermeiden der Vernichtung bereits
vorhandener und kryokonservierter Embryonen. Durch die Methode erhalten Pronukleusstadien oder Embryonen eine Chance auf eine
Implantation, die anderenfalls verworfen würden, da ein Transfer an die genetische Mutter
von dieser aus verschiedenen Gründen, die
vom Therapeuten weder hinterfragt noch beeinflußt werden können, nicht mehr gewünscht wird. Die Embryospende entspricht
in dieser Hinsicht der *Adoption*, allerdings mit
dem Unterschied, daß bei einer Adoption die
Schwangerschaft von der biologischen Mutter
ausgetragen wird (Tab. 15-6).

15.2.4 Probleme und Regelung im europäischen Ausland

Die Embryospende bringt einige *Probleme*
mit sich, wie die Dissoziation der genetischen
und sozialen Elternschaft bei beiden Partnern,
die psychische Belastung und die Frage des
Status des geborenen Kindes bei einer Trennung oder Scheidung des Paares.

Tab. 15-6 Vorteile der (in Deutschland verbotenen)
Embryospende.

- Ersatz für die Adoption
- Verwendung von bereits kryokonservierten
  Pronukleusstadien oder Embryonen, deren
  Transfer an die genetische Mutter nicht ge-
  wünscht ist (und die anderenfalls vernichtet
  würden)
- medizinisch risikolose Methode mit geringem
  Aufwand

Die Durchführung der Embryospende ist nach dem deutschen ESchG explizit *verboten* und mit einer Freiheitsstrafe von bis zu drei Jahren bedroht. Auch die Mitwirkung bei der Planung oder Durchführung kann als Beihilfe zur Straftat ausgelegt werden. In anderen europäischen Ländern ist die rechtliche Regelung zum Teil unterschiedlich.

Bei der juristischen und ethischen Bewertung der Methode im *Vergleich zur Adoption* ist zu bedenken, daß derzeit in Deutschland die Zahl adoptionswilliger Paare die Zahl der zur Adoption freigegebenen Säuglinge und Kleinkinder um ein Vielfaches übersteigt. Daher bestehen für die Mehrheit der Paare, die sich um die Adoption eines gesunden Kleinkindes in Deutschland bemühen, tatsächlich keine realistischen Aussichten auf die Erfüllung ihres Wunsches. Auch eine Adoption von Kindern aus dem Ausland kann aus einer Reihe von Gründen den bestehenden Mangel an zur Adoption stehenden Kindern in Deutschland nicht ausgleichen.

Tab. 15-7 Indikationen für die (in Deutschland verbotene) Leihmutterschaft.

- kongenitale Aplasie des Uterus und der Vagina (Mayer-Rokitansky-Küster-Hauser-Syndrom)
- Zustand nach Hysterektomie (z.B. bei Uterus myomatosus, Uterusruptur, atonischer Nachblutung)
- Zustand nach Radikaloperation beim Zervixkarzinom
- medizinische Kontraindikationen gegen das Austragen einer Schwangerschaft (z.B. angeborenes oder operiertes Herzvitium)

die Leihmutterschaft den einzigen Weg für ein genetisch von der betreffenden Frau abstammendes Kind dar. Bei der kongenitalen Aplasie des Uterus und der Vagina handelt es sich übrigens nicht um eine erbliche Erkrankung, da die nach Leihmutterschaft geborenen Mädchen von Frauen mit dieser Aplasie sämtlich ein unauffälliges äußeres Genitale aufweisen.

15.3 Leihmutterschaft

Bei dieser wohl umstrittensten Variante der Gameten- und Embryospende wird zwischen der genetischen Mutter und der Leihmutter eine Embryospende mit Rückgabe des geborenen Kindes nach Austragen der Schwangerschaft vereinbart.

15.3.1 Indikationen

Indikationen sind in Ländern, in denen die Methode straffrei praktiziert werden kann, in erster Linie Frauen ohne Uterus (kongenitale Aplasie des Uterus und der Vagina, Zustand nach Hysterektomie und Radikaloperation beim Zervixkarzinom) und mit medizinischen Kontraindikationen gegen eine ausgetragene Schwangerschaft (Tab. 15-7). Bei diesen Zuständen und funktionsfähigen Ovarien stellt

15.3.2 Vorgehen

Die *Leihmutter* soll sich in einem vergleichbaren Lebensalter wie die genetische Mutter befinden, unter 38 Jahre alt sein, selbst gesunde Kinder haben und in einer stabilen Partnerschaft leben. Die *potentielle Leihmutter* durchläuft zunächst ein serologisches und genetisches *Screening,* eine umfangreiche Beratung über die mit der Methode verbundenen Probleme (Erfolgsrate, Abort- und Mehrlingsrisiko) und eine psychologische Evaluation, ehe nach positiver Begutachtung durch eine ärztliche Kommission die *Vereinbarung* über den Ablauf der Leihmutterschaft geschlossen wird. Die Möglichkeit der *finanziellen Kompensation* der Leihmutter ist in den Ländern, in denen die Methode legal durchgeführt werden kann, unterschiedlich geregelt. In den USA ist eine angemessene Honorierung der Leihmutter üblich. Die Leihmutter ist manchmal mit der genetischen Mutter verwandt, meist aber handelt es sich um eine Frau aus dem Bekanntenkreis oder der Kontakt kommt durch ein Inserat zustande. Bei der *Spenderin* erfolgt nach Durchführung der üblichen Voruntersuchungen generell eine Zyklusstimulation, *Eizellentnahme* aus den vorhandenen Ovarien und eine konventionelle IVF oder ICSI mit *Fertilisation durch Spermien des Ehemannes* oder Partners. Das Monitoring der Zyklusstimulation ist erschwert, wenn bei fehlendem Uterus die Endometriumdicke nicht bestimmt werden kann und eine Menstruation, die den Zyklusbeginn markiert, nicht eintritt. Abhilfe kann dann die Bestimmung der Zyklusphase durch wiederholte Messungen von Progesteron sein und nach Suppression mit GnRH-Agonisten im „langen" Protokoll die hMG- oder FSH-Stimulation. Der intrauterine Transfer der Embryonen an die Leihmutter erfolgt im spontanen oder artefiziellen Zyklus nach Synchronisation der Zyklusphase (hormonelle Induktion der Entzugsblutung, Verlängerung der Proliferation im artefiziellen Zyklus, Suppression mit GnRH-Agonisten) oder nach zwischenzeitlicher Kryokonservierung. Die Schwangerschaftsrate ist aufgrund der positiven Selektion der Leihmutter der nach konventioneller IVF zumindest ebenbürtig.

15.3.3 Bewertung

Die Methode weist zahlreiche medizinische, psychologische, ethische und juristische Probleme auf (Vorhandensein von zwei Müttern, Dreiecksverhältnis zwischen den beiden Müttern und dem genetischen Vater, emotionale Bindung der Leihmutter, Widerruf der Vereinbarung durch die Leihmutter nach Beginn der Behandlung). Die Leihmutterschaft ist in den *meisten europäischen Ländern nicht erlaubt.* In Deutschland stellt sie aufgrund der Bestimmungen des ESchG eine Straftat dar und ist mit einer Freiheitsstrafe von bis zu drei Jahren bedroht.

Literatur

Abdalla H, Shenfield F, Latarche E. Statutory information for the children born of oocyte donation in the UK: what will they be told in 2008? Hum Reprod 1998; 13: 1106–9.

Ahuja KK, Mostyn BJ, Simons EG. Egg sharing and egg donation: attitudes of British egg donors and recipients. Hum Reprod 1997; 12: 2845–52.

Ahuja KK, Simons EG, Fiamanya W, Dalton M, Armar NA, Kirkpatrick P, Sharp S, Arian-Schad M, Seaton A, Watters AJ. Egg-sharing in assisted conception: ethical and practical considerations. Hum Reprod 1996; 11: 1126–31.

Ben-Rafael Z, Bar-Hava I, Levy T, Orvieto R. Simplifying ovulation induction for surrogacy in women with Mayer-Rokitansky-Küster-Hauser syndrome. Hum Reprod 1998; 13: 1470–1.

Brazier M, Golombok S, Campbell A. Surrogacy: review for the UK Health Ministers of current arrangements for payments and regulation. Hum Reprod Update 1997; 3: 623–8.

Borini A, Bafaro MG, Bianchi L, Violini F, Bonu MA, Flamigni C. Oocyte donation programme: Results obtained with intracytoplasmic sperm injection in cases of severe male factor infertility or previous failed fertilization. Hum Reprod 1996; 11: 548–50.

Damario MA, Hammitt DG, Galanits TM, Stevens SA, Session DR, Dumesic DA. Anonymous oocyte donation performed exclusively with embryo cryopreservation at the pronuclear stage. Fertil Steril 1999; 71: 830–5.

Friedman F Jr, Copperman AB, Brodman ML, Shah D, Sandler B, Grunfeld L. Perinatal outcome after embryo transfer in ovum recipients: a comparison with standard in-vitro fertilization. J Reprod Med Obstet Gynecol 1996; 41: 640–4.

Hounshell CV, Chetkowski R. Donation of frozen embryos after in-vitro fertilization is uncommon. Fertil Steril 1996; 66: 837–8.

Lawal AH, Lynch CB. Borderline ovarian cancer, bilateral surgical castration, chemotherapy and a normal delivery after ovum donation and in-vitro fertilization-embryo transfer. Br J Obstet Gynecol 1996; 193: 931–2.

Lewis V, Seller DN Jr, Konides RW, Garza J. Survey of genetic screening for oocyte donors. Fertil Steril 1999; 71: 278–81.

Mantzavinos T, Dimitriadou F, Kanakas N, Rizos D, Arvaniti K, Voutsina K. Pregnancy results after ovum donation following one to seven embryo transfers. Fertil Steril 1996; 66: 765–8.

Meniru GI, Craft HL. Experience with gestational surrogacy as a treatment for sterility resulting from hysterectomy. Hum Reprod 1997; 12: 51–4.

Sauer MV. Oocyte and embryo donation for treating human infertility. Curr Probl Obstet Gynecol Fertil 1996; 19: 213–9.

Saunders D, Bowman M. The upper age limit for egg donation recipients. J Assist Reprod Genet 1995; 11: 230–2.

Schnitzer JJ, Maers RP. Gestational surrogacy. Semin Reprod Endocrinol 1995; 13: 204–9.

Söderström-Anttila V, Sajaniemi N, Tiitinen A, Hovatta O. Health and development of children born after oocyte donation compared with that of those born after in-vitro fertilization, and parents' attitudes regarding secrecy. Hum Reprod 1998; 13: 2009–15.

Söderström-Anttila V, Tiitinen A, Foudila T, Hovatta O. Obstetric and perinatal outcome after oocyte donation: comparison with in-vitro fertilization pregnancies. Hum Reprod 1998; 13: 483–90.

Van den Akker OB. Organiziational selection and assessment of women entering a surrogacy agreement in the UK. Hum Reprod 1999; 14: 262–6.

Van Voorhis BJ, Grinstead DM, Sparks AE, Berard JL, Weir RF. Establishment of a successful donor embryo programme: medical, ethical, and policy issues. Fertil Steril 1999; 71: 604–8.

Yaron Y, Amit A, Kogosowski A, Peyser MR, David MP, Lessing JB. The optimal number of embryos to be transferred in shared oocyte donation: walking the line between low pregnancy rates and multiple pregnancies. Hum Reprod 1997; 12: 699–702.

Yaron Y, Ochschorn Y, Amit A, Kogosowski A, Yovel I, Lessing JB. Oocyte donation in Israel: a study of 1001 initiated treatment cycles. Hum Reprod 1998; 13: 1819–24.

16 Kryokonservierung

16.1 Kryokonservierung von Eizellen und Ovargewebe

Wie die Kryokonservierung von Spermien, so würde sich im Prinzip auch die *Kryokonservierung von unbefruchteten Eizellen* zur Erhaltung einer *Fertilitätsreserve* bei Frauen vor einer geplanten chirurgischen Kastration, Chemo- oder Radiotherapie eignen. Jedoch liefert die Kryokonservierung von Eizellen beim derzeitigen Stand der Technik *enttäuschende Ergebnisse*, so daß die Methode zur routinemäßigen klinischen Anwendung nicht empfohlen werden kann. In Ausnahmefällen ergibt sich auch *bei geplanter IVF* ohne oder mit ICSI die Notwendigkeit zur Kryokonservierung reifer unbefruchteter Eizellen, wenn am Tag der Eizellentnahme keine Spermien zur Verfügung stehen.

16.1.1 Vorgehen und Indikationen

Kryokonservierung

Die Kryokonservierung *reifer Oozyten* (in der Metaphase II) erfolgt in gleicher Weise wie die Kryokonservierung von Pronukleus- und Furchungsstadien (vgl. Kap. 16, S. 264) mit 1,2-Propandiol und Sukrose als Gefrierschutzmittel. Sukrose fördert die Dehydratisierung der Zellen während des Einfrierens und verhindert die Lyse der Zellen während des Auftauens. Der *Arbeitsplatz* für die Kryokonservierung reifer Oozyten, Pronukleusstadien

und Embryonen entspricht dem für die Kryokonservierung von Spermien (vgl. Kap. 16, S. 257). Allerdings sind die für die Kryokonservierung von Eizellen verwendeten Röhrchen („straws") üblicherweise kleiner (Volumen etwa 0,25 ml) als die Röhrchen zur Konservierung von präparierten Spermien. Die Aufbewahrung im Lagerbehälter erfolgt im Schubladensystem. Sowohl das offene als auch das geschlossene *Einfriersystem* können verwendet werden. Zu Beginn erfolgt eine zumindest teilweise Entfernung des Cumulus oophorus und der Corona radiata durch mechanische Dissoziation und Inkubation in Hyaluronidase (vgl. Kap. 10, S. 171). Der *Gefrierpuffer* besteht aus 1,5 M 1,2-Propandiol, 0,1 M Sukrose und phosphatgepufferter Kochsalz-Lösung (Biochrom, Berlin) mit Humanalbumin (25 mg/ml) oder inaktiviertem fetalem Kälberserum (10 Vol.%) und Penicillin (optional) und wird bei Raumtemperatur äquilibriert (Tab. 16-1). Vor dem Einfrieren können die Eizellen fakultativ über 10 Minuten zur osmotischen Anpassung (Schrumpfung) in ein Schälchen mit 1,5 M 1,2-Propandiol in phosphatgepufferter Kochsalzlösung gegeben werden. Die zum Einfrieren und Auftauen benötigten Lösungen können selbst hergestellt oder kommerziell bezogen werden (Freeze-Kit 1 R und Thaw-Kit 1 R, Scandinavian IVF Science, Göteborg). Anschließend werden die einzufrierenden Eizellen in ein Schälchen mit 1 ml Gefrierlösung pipettiert und in „straws" gefüllt. Üblicherweise enthält ein Röhrchen bis zu drei Oozyten. Nach Beschriften und Verschließen des „straws" mit Metallkugel oder Stöpsel wird das Röhrchen

Tab. 16-1 Kryokonservierung von unbefruchteten Eizellen (PBS = phosphatgepufferte Kochsalzlösung mit Penicillin und 25 mg/ml Humanalbumin oder 10 %igem inaktiviertem fetalem Kälberserum).

- mechanische und enzymatische Entfernung der Cumuluszellen und der Corona radiata
- Äquilibrierung der denudierten Eizellen bei Raumtemperatur in 1,5 M 1,2-Propandiol in PBS (optional)
- Überführung der Eizellen in Gefrierpuffer (1,5 M 1,2-Propandiol und 0,1 M Sucrose in PBS) bei Raumtemperatur, Eizellen schrumpfen auf Rosinenform
- Einfüllen in beschriftete Röhrchen („straws") mit Geißel, bis zu 3 Eizellen pro Röhrchen, Verschluß mit Metallkugel oder Stöpsel
- Einhängen in einem Hänger in die Gefrierapparatur und Starten des Gefrierprogrammes

in einem Hänger in die Gefrierapparatur eingehängt und das Gefrierprogramm gestartet.

Beim Einfrieren von Eizellen, Pronukleusstadien und Embryonen ist die vollständige *Kristallisation* („seeding") möglichst nahe am Gefrierpunkt der Lösung von großer Bedeutung. Die vollständige Kristallisation wird erreicht, indem bei der Einfrierprozedur die kontinuierliche Abkühlung etwa 1–2°C unter dem *Gefrierpunkt der verwendeten Lösung* für rund 10 Minuten angehalten wird („autoseeding") und/oder die Röhrchen manuell mit einer zuvor in flüssigen Stickstoff getauchten Zange berührt werden (Tab. 16-2). Die Kristallisation der die Eizelle umgebenden Lösung führt zu einer weitgehenden *Dehydrati-*

tion der Zelle und verhindert die intrazelluläre Eisbildung. Nach Beendigung der Einfrierprozedur werden die bis unter –80°C gekühlten Eizellen in den flüssigen Stickstoff des Lagerbehälters überführt.

Die Eizellen werden in einem definierten Lagerplatz in Schubladen dauerhaft gelagert. Die empfohlene maximale Lagerdauer beträgt bis zu fünf Jahren.

Auftauen

Zum *Auftauen* werden die Röhrchen aus dem flüssigen Stickstoff des Lagerbehälters entnommen und zunächst in eine Kanne mit flüssigem Stickstoff überführt. Anschließend werden die Röhrchen für bis zu 30 Sekunden an der Raumluft getaut und für weitere 30 Sekunden bis zur vollständigen Auflösung der Kristalle in ein 30°C warmes Wasserbad getaucht (Tab. 16-3). Nun wird das Röhrchen durch Entfernen der Metallkugel oder des Stöpsels geöffnet, das Ende der Geißel abgeschnitten und der Inhalt des „straw" nach Ansetzen einer mit Luft und Auftaupuffer 1 gefüllten 1 ml-Spritze in ein Schälchen mit *Auftaupuffer 1* geblasen. Gelegentlich haften die Eizellen an der Wand des „straw" und müssen durch erneutes Auffüllen und Spülen mit Pufferlösung entfernt werden. Nach Äquilibrierung im Auftaupuffer 1 für fünf Minuten bei Raumtemperatur werden die Eizellen zur Entfernung des Gefrierschutzmittels (1,2-Propandiol) für jeweils fünf Minuten im Auftaupuffer 2 und 3 inkubiert und anschließend in das bei 37°C mit 5 % CO_2 äquilibrierte Kultur-

Tab. 16-2 Einfrierprogramm zur Kryokonservierung von Eizellen.

Rampe 1	Abkühlung um 2°C/Min. von Raumtemperatur bis –6 oder –7°C
Rampe 2	konstant bei –6 oder –7°C für 10 Min. („seeding")
Rampe 3	Abkühlung um 0,3°C/Min. bis –30°C
Rampe 4	Abkühlung um mindestens 10°C/Min. bis unter –80°C
Überführung in flüssigen Stickstoff bei –196°C	

Tab. 16-3 Auftauen kryokonservierter Eizellen (PBS = phosphatgepufferte Kochsalzlösung mit Penicillin und 25 mg/ml Humanalbumin oder 10 Vol.% inaktiviertem fetalem Kälberserum).

- Auftaupuffer 1: 1 M 1,2-Propandiol, 0,2 M Sukrose in PBS
- Auftaupuffer 2: 0,5 M 1,2-Propandiol, 0,2 M Sukrose in PBS
- Auftaupuffer 3: 0,2 M Sukrose in PBS
- Überführung des Röhrchens aus dem Lagerbehälter in eine Kanne mit flüssigem Stickstoff
- Auftauen des Röhrchens an Raumluft über 30 Sekunden
- Eintauchen des Röhrchens in ein 30°C warmes Wasserbad über 30 Sekunden bis zur vollständigen Auflösung der Kristalle
- Öffnen des Röhrchens durch Entfernen der Metallkugel oder des Stöpsels und Aufschneiden der Geißel
- Herausblasen des Inhalts (Eizellen in Gefrierpuffer) durch Aufsetzen einer mit Luft und Auftaupuffer 1 gefüllten 1 ml-Spritze
- erneutes Füllen und Durchspülen des Röhrchens – falls nicht alle Eizellen entleert
- Inkubation in Auftaupuffer 1 bei Raumtemperatur für 5 Min.
- Inkubation in Auftaupuffer 2 und 3 bei Raumtemperatur für jeweils 5 Min.
- Überführung in PBS und Inkubation bei Raumtemperatur für 10 Min. (optional)
- Überführung in bei 37°C mit 5 % CO_2 äquilibriertes Kulturmedium und Lagerung im Inkubator

medium überführt und im Inkubator bis zur Fertilisation aufbewahrt.

Anlage einer Fertilitätsreserve

Die Kryokonservierung reifer Eizellen eignet sich im Prinzip zur *Anlage einer Fertilitätsreserve* vor geplanter chirurgischer Kastration (z.B. beidseitige Ovarektomie bei Ovarialkarzinom, benigner Neoplasie oder fortgeschrittener Endometriose), Chemotherapie oder Bestrahlung des kleinen Beckens (z.B. primäre oder adjuvante Bestrahlung des Zervixkarzinoms). Jedoch wird zur Gewinnung reifer Ei-

zellen ein natürlicher oder (besser) stimulierter Zyklus benötigt. Das Abwarten bis zur transvaginalen Eizellentnahme am Tag der nächsten spontanen oder induzierten Ovulation würde jedoch den Beginn der geplanten Behandlung in der Regel um einige Wochen hinausschieben. Diese *Verzögerung* ist beim Vorliegen eines Malignoms in der Regel unerwünscht und nach Stellung der Diagnose auch psychisch belastend. Darüber hinaus sind die Ergebnisse der Kryokonservierung von frischen oder einen Tag alten reifen Eizellen bis heute enttäuschend geblieben. Eine routinemäßige Anwendung der Kryokonservierung reifer Eizellen vor iatrogener Menopause stellt daher derzeit *keine praktikable Option* dar und kann aufgrund reduzierter Erfolgsaussichten zur Anlage einer Fertilitätsreserve nicht empfohlen werden.

Anwendung im IVF-Programm

Die einzige praktikable Indikation der Kryokonservierung reifer unbefruchteter Eizellen ergibt sich im IVF-Programm (mit oder ohne ICSI), wenn überraschend *keine Spermien zur Verfügung stehen*. Diese mißliche Situation kann eintreten, wenn der männliche Partner am Tag der geplanten Eizellentnahme erkrankt oder *nicht zur Ejakulation in der Lage* ist, überraschend eine *Azoospermie im Ejakulat* vorliegt oder wenn eine zeitgleich (am Tag der Eizellentnahme) durchgeführte operative Spermiengewinnung wider Erwarten erfolglos bleibt (Tab. 16-4). Eine alternative Möglichkeit beim Vorliegen einer unerwarteten Azoo-

Tab. 16-4 Indikationen zur Kryokonservierung von reifen unbefruchteten Eizellen.

- Fehlen von Spermien am Tag der geplanten Eizellentnahme (kein Ejakulat zur Verfügung)
- unerwartete Azoospermie im Ejakulat am Tag der geplanten Eizellentnahme
- fehlgeschlagene operative Spermiengewinnung am Tag der Eizellentnahme

spermie im Ejakulat würde in der Durchführung einer operativen Spermiengewinnung (TESE) noch am Tag der Eizellentnahme bestehen, jedoch dürften die personellen und organisatorischen Voraussetzungen für eine sogenannte „Notfall-TESE" nicht in allen Zentren zur Verfügung stehen.

16.1.2 Kryokonservierung unreifer Oozyten und von Ovargewebe

Auch die Kryokonservierung von *unreifen Oozyten* (in der Prophase I) ist zur Anlage einer Fertilitätsreserve problematisch. Unreife Oozyten (mit „germinal vesicle") können aus mittelgroßen Follikeln eines spontanen oder vor der hCG-Gabe abgebrochenen stimulierten Zyklus oder beim PCO-Syndrom im Zustand der Amenorrhö durch Aspiration gewonnen und mit 1,2-Propandiol als Gefrierschutzmittel, unter Verwendung eines ähnlichen Protokolls wie in Kap. 16, S. 252, kryokonserviert werden. Bei der Kryokonservierung unreifer Oozyten überstehen lediglich *16–43 %* die Prozedur des Einfrierens und Auftauens ohne sichtbare mechanische Beschädigung. Alternativ können unreife Oozyten nach ihrer in-vitro Reifung (IVM) in Metaphase II (M II) kryokonserviert werden. Maximal 80 % der unreifen Eizellen erreichen nach IVM meiotische Kompetenz und sind in M II fertilisierbar. Allerdings ist auch bei Kryokonservierung von in-vitro nachgereiften Oozyten die Rate der nach dem Auftauen morphologisch und funktionell intakten Zellen enttäuschend niedrig.

Alternativ können primordiale Follikel in dünnen Scheiben von *Ovargewebe*, das anläßlich eines chirurgischen Eingriffs entnommen wird, kryokonserviert werden. Aus dem Gewebe der Ovarrinde können nach dessen Auftauen und mechanischer und enzymatischer Dissektion kleine Oozyten gewonnen und bis zur Metaphase II inkubiert werden. Etablierte Indikationen der Kryokonservierung von *Ovargewebe* als potentielle Fertilitätsreserve bei der Frau gibt es nicht. Sowohl die Kryo-

konservierung von unreifen Oozyten als auch von Ovargewebe zum Aufbau einer *Gewebebank mit Ovarbiopsien* sind derzeit *rein experimentelle Verfahren*. Eine klinische Schwangerschaft nach der IVM kleiner Oozyten, die aus primordialen Follikeln präpariert wurden, wurde bisher nicht berichtet. Auch die theoretisch mögliche autologe Transplantation von Ovargewebe ist bislang nicht mit Erfolg durchgeführt worden.

Vor einer unkritischen Anwendung bei Frauen mit drohendem Verlust der Ovarfunktion ist zu warnen. Es erscheint zweifelhaft, ob diese Methoden mit dem praktischen Nutzen der Erhaltung von Fertilität und Umgehung der bevorstehenden Menopause in absehbarer Zeit etabliert werden können. Wenn immer möglich, sollten Eizellen nach der Fertilisation in Form von Vorkernstadien kryokonserviert werden.

16.1.3 Ergebnisse

Kryokonservierung reifer Eizellen

Nur *18 bis 54 %* der kryokonservierten reifen Oozyten überstehen die Prozedur des Einfrierens und Auftauens unbeschädigt, die übrigen weisen bereits unter dem Mikroskop erkennbare *Kryoschäden* auf (Ablösung oder Bruch der Zona pellucida, Aufbrechen des Oolemmas, braune oder schwarze Verfärbung des Ooplasmas). Die Frequenz der sichtbaren Kryoschäden nimmt *in den Stunden nach dem Auftauen* zu. Die *Fertilisationsrate* der nach dem Auftauen intakten Oozyten beträgt 30–65 %. Aufgrund der Härtung der Zona pellucida durch die Kryokonservierung ist zur Fertilisation wahrscheinlich die ICSI die Methode der Wahl und der konventionellen IVF überlegen. Nach dem Auftauen sind bis zu 24 % der reifen Eizellen *parthenogenetisch aktiviert*, d.h. sie zeigen ein oder zwei Vorkerne ohne Fertilisation. Die Embryonalentwicklung nach erfolgreicher Fertilisation von kryokonservierten reifen Eizellen ist unterdurchschnittlich. Die *Schwangerschaftsrate* pro Transfer beträgt weniger als 10 %. Ausgetragene Schwangerschaften nach Kryokonservierung von unbefruchteten Eizellen wurden vereinzelt in der Literatur berichtet. Die Häufigkeit chromosomaler Aberrationen nach Fertilisation kryokonservierter Eizellen ist nicht bekannt.

Die Methode *ist mit dem ESchG vereinbar*, zählt jedoch, wie auch die Kryokonservierung von Spermien, nicht zum Leistungskatalog der gesetzlichen Krankenkassen.

Kryokonservierung unreifer Eizellen

Nur 16 bis 43 % der *unreifen Oozyten in der Prophase I* überstehen die Kryokonservierung ohne sichtbare Schäden. Von den nach dem Auftauen morphologisch intakten unreifen Oozyten erreichen 27–58 % durch IVM das Stadium der M II und lassen sich zum Teil fertilisieren. Allerdings beträgt die Rate normaler Fertilisation höchstens 60 %. Die weitere embryonale Entwicklung ist verzögert, und weniger als 5 % der Zygoten erreichen das Stadium der Blastozyste. Aufgrund der extrem reduzierten Aussicht auf eine erfolgreiche Implantation ist die Kryokonservierung unreifer Oozyten mit nachfolgender IVM für die routinemäßige Anwendung in keiner Weise geeignet.

Literatur

Bernard A, Fuller BJ. Cryopreservation of human oocytes: a review of current problems and perspectives. Hum Reprod Update 1996; 2: 193–207.

Bonetta L. Postponing pregnancy by freezing oocytes. Nature Med 1998; 4: 138.

Donnez J, Bassil S. Indications for cryopreservation of ovarian tissue. Hum Reprod Update 1998; 4: 248–59.

Gangrade BK. Oocyte and embryo cryopreservation: current applications and future outlook. Infertil Reprod Med Clin North Am 1998; 9: 259–73.

Gook DA, Osborn SM, Johnston WI. Cryopreservation of mouse and human oocytes using 1,2-propanediol and the configuration of the meiotic spindle. Hum Reprod 1993; 8: 1101–9.

Gook DA, Osborn SM, Johnston WI. Parthenogenetic activation of human oocytes following cryopreservation using 1,2-propanediol. Hum Reprod 1995; 10: 654–8.

IVF Science Procedure Manual 11/99. Scandinavian IVF Science, Göteborg.

Kazem R, Thompson LA, Srikantharajah A, Laing MA, Hamilton MP, Templeton A. Cryopreservation of human oocytes and fertilization by two techniques: in-vitro fertilization and intracytoplasmic sperm injection. Hum Reprod 1995; 10: 2650–4.

Ludwig M, Al-Hasani S, Küpker W, Bauer O, Diedrich K. Kryokonservierung im Rahmen der assistierten Reproduktion. Überblick über die aktuelle Situation und Abwägung der Indikationen. Fertilität 1996; 12: 146–51.

Mandelbaum J, Belaisch-Allart J, Junca AM, Antoine JM, Plachot M, Alvarez S, Alnot MO, Salat-Baroux J, Jones H, Trounson A. Cryopreservation in human assisted reproduction is now routine for embryos but remains a research procedure for oocytes. Hum Reprod 1998; 13, Suppl. 3: 161–77.

Polak de Fried E, Notrica J, Rubinstein M, Marazzi A, Gomez Gonzalez M. Pregnancy after human donor oocyte cryopreservation and thawing in association with intracytoplasmic sperm injection in a patient with ovarian failure. Fertil Steril 1998; 69: 555–7.

Porcu E, Fabbri R, Seracchioli R, Ciotti PM, Magrini O, Flamigni C. Birth of a healthy female after intracytoplasmic injection of cryopreserved human oocytes. Fertil Steril 1997; 68: 724–6.

Salka OH, Sharma V, Gosden RG. The value of oocyte and ovarian tissue banking for cancer patients. Middle East Fertil Soc J 1998; 3: 22–8.

Shaw JM, Dawson KJ, Trounson AO. A critical evaluation of ovarian tissue cryopreservation and grafting as a strategy for preserving the human female germline. Reprod Med Rev 1997; 6: 163–83.

Toth TL, Lanzendorf SE, Sandow BA, Veeck LL, Hassen WA, Hausen K, Hodgen GD. Cryopreservation of human prophase I oocytes collected from unstimulated follicles. Fertil Steril 1994; 61: 1077–82.

Tucker MJ, Morton PC, Wright G, Sweitzer CL, Massey JB. Clinical application of human egg cryopreservation. Hum Reprod 1998; 13: 3156–9.

Tucker M, Wright G, Morton P, Shanguo L, Massey J, Kort H. Preliminary experience with human oocyte cryopreservation using 1,2-propanediol and sucrose. Hum Reprod 1996; 11: 1513–5.

16.2 Kryokonservierung von Spermien

Die *Kryokonservierung von Spermien* ist aus dem Ejakulat, aber auch aus anderen Quellen durchführbar. Hauptsächliche Anwendungsgebiete sind die Konservierung motiler Spermien bei Männern mit *malignen Erkrankungen* vor einer geplanten Chemo- oder Radiotherapie, die Erleichterung der assistierten Reproduktion bei Männern mit *Problemen bei der Ejakulation*, die Vermeidung mehrfacher *operativer Eingriffe* zur Spermiengewinnung aus dem Hoden oder Nebenhoden sowie die *Lagerung und der Versand* von Donorsperma aus einer Samenbank zur heterologen Insemination.

16.2.1 Vorgehen

Arbeitsplatz

Die Prozedur des Einfrierens erfolgt bevorzugt in einer *programmierbaren Gefrierapparatur*, die eine kontrollierte und gesteuerte Absenkung der Temperatur in einem mit flüssigem Stickstoff gefüllten Container in mehreren zeitlichen und thermischen Stufen erlaubt (Tab. 16-5). Man unterscheidet das *geschlossene* und das *offene Gefriersystem*, bei dem der flüssige Stickstoff in einem nach oben hin offenen Behälter gelagert ist. Dadurch bildet sich eine *Gasphase mit Temperaturgefälle über dem flüssigen Stickstoff*, das zur kontrollierten Abkühlung der Probe benutzt wird. Die Apparatur für das offene Gefriersystem ist kommerziell erhältlich (CTE 880, Cryotech, Erlangen).

Gefrierschutzmittel und Gefrierpuffer

Zur Kryokonservierung benötigt man gepuffertes Kulturmedium und *Gefrierschutzmittel* (z.B. Glyzerin, 1,2-Propandiol), das eine weit-

Tab. 16-5 Arbeitsplatz für die Kryokonservierung von Spermien und Eizellen.

- Gefrierapparatur mit kleiner Kammer mit flüssigem Stickstoff und hydraulischer Hebe- und Senkvorrichtung für die kontrollierte Absenkung der Röhrchen
- offenes System dadurch Gasphase über dem flüssigen Stickstoff mit Temperaturgradient
- geschlossenes System mit isolierter Gefrierkammer und Zugabe von flüssigem Stickstoff aus einem Tank
- Druckbehälter für die langfristige Lagerung in Körbchen (Spermien) und Schubladen (Eizellen)
- zylindrische Röhrchen mit Geißel („straws"), Volumen 0,3–1 ml (für Spermien) bzw. 0,2 ml (für Eizellen)

gehende *Dehydrierung und Schrumpfung* der Zelle bewirkt. Prinzipiell ist die Kryokonservierung von Spermien *nach deren Aufarbeitung* und in gebrauchsfertigem Zustand, z.B. für die Insemination, zu bevorzugen.

Zunächst erfolgt eine *Aufarbeitung des Ejakulats* mit üblichen Methoden (vgl. Kap. 7, S. 88 und Kap. 10, S. 173). Die gewählte *Methode der Spermienpräparation* (Waschen, „swim up", Zentrifugation über Kissen oder Gradient von Silikonpartikeln) richtet sich nach der Konzentration motiler Spermien im Ejakulat (idealerweise über 10 Mill./ml) und dem später geplanten reproduktionsmedizinischen Verfahren (Insemination, IVF, ICSI). Die Präparation vor der Kryokonservierung hat keine nachteiligen Effekte auf die Motilität und Bindungskapazität der Spermien an die Zona pellucida. Die *mit Kulturmedium versetzte* Präparation der Spermien wird im Volumenverhältnis 1:1 mit einem *Gefrierpuffer* gemischt, der selbst hergestellt werden kann (Tab. 16-6), jedoch ist der kommerzielle Erwerb zu bevorzugen (SteriTec R, SteriPharm, Berlin). SteriTec R besteht aus je einem Röhrchen Lyophilisat und Lösungsmittel, das bei –20°C gelagert und kurz vor Gebrauch im Wasserbad auf 37°C erwärmt wird. Die Zu-

Tab. 16-6 Zusammensetzung des Gefrierpuffers für die Kryokonservierung von Spermien.

- Hepes-Puffer, pH-Wert 7,2–7,3
- Glyzerin
- Fruktose, Glukose
- Streptomycin, Penicillin

gabe von Pentoxifyllin (5 mM) soll die Akrosomreaktion nach dem Auftauen verbessern.

Einfrierprotokoll

Das Gemisch aus Spermienpräparation und Gefrierpuffer wird in drei bis sechs *Portionen* blasenfrei in beschriftete zylinderförmige Röhrchen (Volumen 0,3–1 ml) mit anhängender Geißel („straws") gegeben, so daß diese zu etwa $^4/_5$ gefüllt sind, luftdicht verschlossen und in einem Hänger in die Gefrierapparatur eingebracht.

Steht für das Abkühlen der Röhrchen keine Gefrierapparatur zur Verfügung, so kann das Einfrieren der Spermien, nicht aber der Eizellen, mit der *mechanischen Methode* erfolgen (Lagerung im Kühlschrank bei 4°C, Absenken des Körbchens mit den „straws" in die Gasphase über dem flüssigen Stickstoff im Lagerbehälter über einen Zeitraum von 30 Minuten, schließlich Eintauchen und Lagerung in flüssigem Stickstoff).

Gegenüber der mechanischen Methode liefert das Einfrieren von Spermien in einer *Gefrierapparatur* mit Gefrierprogramm verbesserte Ergebnisse (Tab. 16-7). Ein Temperaturprotokoll (Abb. 16-1) gibt Auskunft über den Temperaturverlauf während des Einfrierens.

Lagerung

Die am Ende des Einfriervorgangs auf etwa −110°C gekühlten Röhrchen werden in einen kommerziell erhältlichen *Druckbehälter* zur langfristigen Lagerung in Körbchen über-

führt. Zur Gewährleistung einer konstanten Temperatur von etwa −196°C wird der Druckbehälter ständig mit *flüssigem Stickstoff* gefüllt. Jeder Spermakonserve wird ein definierter und numerierter Lagerplatz mit Nummern von Körbchen und Röhrchen zugeordnet. Um Verwechslungen vorzubeugen, ist eine doppelte Buchführung über das Lagersystem empfehlenswert. Eine definitive Beschränkung der *Lagerdauer* gibt es nicht, jedoch sollte die Dauer der Konservierung im Mittel vier Jahre nicht überschreiten. Über den Eintritt von Schwangerschaften nach Verwendung von über 10 bis 20 Jahren kryokonservierten Spermien wurde berichtet.

Das *Auftauen* kryokonservierter Spermien kann im Wasserbad, Inkubator oder bei Raumtemperatur erfolgen.

16.2.2 Indikationen und Stellenwert

Fertilitätsreserve vor Polychemo- oder Radiotherapie

Die Kryokonservierung von Spermien wird seit Jahren zur *Erhaltung einer Fertilitätsreserve* vor Chemo- oder Radiotherapie maligner Erkrankungen angewendet, wenn durch die Therapie mit einer *Verschlechterung oder dem Erlöschen der Spermiogenese* zu rechnen ist. Ausmaß und Dauer der Einschränkung der Spermiogenese sowie die mögliche Rückbildung sind im Einzelfall *schwer vorhersagbar* und von der Auswahl, Kombination und kumulativen Dosis der verwendeten Zytostatika abhängig. Die *Polychemotherapie* bei Hodgkin-Lymphom und den Non-Hodgkin-Lymphomen, Leukämien, Osteo- und Weichteilsarkomen hat besonders ungünstige Effekte auf die Fertilität. Nach *Radiotherapie* des Beckens und/oder Polychemotherapie kommt es bei etwa 60 % der Männer zu einem signifikanten Abfall der Spermienkonzentration im Ejakulat und bei etwa 20–25 % zur Azoospermie (Tab. 16-8).

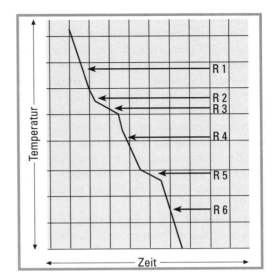

Abb. 16-1 Einfrierprotokoll der Kryokonservierung
von Spermien.
Rampe 1 (R 1): 2°C/Min. bis 0°C
Rampe 2 (R 2): 1°C/Min. bis –5°C
Rampe 3 (R 3): 0,5°C/Min. bis –10°C
Rampe 4 (R 4): 2°C/Min. bis –30°C
Rampe 5 (R 5): 0,5°C/Min. bis –35°C (optional)
Rampe 6 (R 6): 2°C/Min. bis –110°C

Tab. 16-7 Gefrierprogramm für das Einfrieren von Spermien.

Rampe 1	Abkühlung um 2°C/Min. von Raumtemperatur bis 0°C
Rampe 2	Abkühlung um 1°C/Min. bis –5°C
Rampe 3	Abkühlung um 0,5°C/Min. bis –10°C
Rampe 4	Abkühlung um 0,5°C/Min. bis –30°C
Rampe 5	Abkühlung um 2°C/Min. bis –110°C

Fertilitätsreserve vor Behandlung eines Hodenkarzinoms

Eine weitere Indikation ist die geplante *Orchidektomie* bei *Hodenkarzinom* (Tab. 16-8). Nach adjuvanter Radio- oder Polychemotherapie bei Hodenkarzinomen ist bei über 80 % der Männer mit einer Oligozoospermie oder Azoospermie mit gleichzeitiger Erhöhung der Serumspiegel von FSH zu rechnen. Diese *FSH-Erhöhung* (hypergonadotroper Hypogonadismus) ist bei 60–70 % der Männer noch mehr als fünf Jahre nach Polychemotherapie als Ausdruck einer bleibenden Einschränkung der Spermienbildung nachweisbar. Dieser ungünstige Effekt auf die Spermiogenese ist durch eine endokrine Blockade der Gonadenfunktion (z.B. durch die Gabe von GnRH-Hemmstoffen) nicht zu verhindern.
Beim Hodenkarzinom ist die Spermiogenese

im kontralateralen Hoden häufig eingeschränkt, so daß durch die einseitige Entfernung des Hodens die verbleibende Produktion von Spermien um mehr als die Hälfte reduziert wird.
Die zusätzliche *Entfernung der retroperitonealen Lymphknoten* kann, in Abhängigkeit von der Ausdehnung des Eingriffs und dem Befall der Lymphknoten, durch Schädigung

Tab. 16-8 Kryokonservierung von Spermien als Fertilitätsreserve bei malignen Erkrankungen.

- Hodenkarzinom (vor Orchidektomie, retroperitonealer Lymphadenektomie, Bestrahlung, Polychemotherapie)
- hämatologische Malignome (Hodgkin-Lymphom, Non-Hodgkin-Lymphome, Leukämien)
- Weichteilsarkome
- andere Karzinome und Sarkome

sympathischer Nervenbahnen eine *Anejakulation* zur Folge haben, die heute durch nervenschonende Operationstechniken in einem ipsilateralen eingeschränkten Resektionsgebiet meist vermeidbar ist.

Durch fraktionierte *Bestrahlung des Beckens* (beim Seminom in den Stadien I und II) resultiert eine Streustrahlung auf den Hoden, die ab einer Gonadendosis von 10 cGy eine temporäre Verschlechterung der Spermiogenese zur Folge hat, die sich meist nach 20 bis 30 Monaten vollständig wieder erholt (Tab. 16-9).

Die *adjuvante Polychemotherapie*, insbesondere mit Kombinationen von Cisplatin, hat meist eine *Azoospermie* zur Folge, die sich in 50 % nach zwei und 80 % nach fünf Jahren wieder zurückbildet. Jedoch bleibt auch danach die Konzentration motiler Spermien im Ejakulat meist erheblich eingeschränkt. Die Beeinträchtigung der Spermiogenese ist am Anstieg des FSH-Spiegels im Serum quantifizierbar. Sie ist von der *kumulativen Dosis und der Zahl* der *Zyklen der Chemotherapie* abhängig. Nach Applikation von bis zu vier Zyklen ist mit einer Suppression für durchschnittlich drei Jahre zu rechnen, jedoch meist ohne bleibende FSH-Erhöhung. Bei manchen Männern mit Hodenkarzinom führt die Radio- oder Chemotherapie darüber hinaus zur *endokrinen Insuffizienz* des verbliebenen kontralateralen Hodens, so daß eine langfristige Supplementierung mit *Testosteron* erforderlich ist.

Tab. 16-9 Reduktion der Fertilität nach behandeltem Hodenkarzinom.

- häufig bereits zum Zeitpunkt der Diagnosestellung eingeschränkte Spermiogenese
- durch einseitige Orchidektomie Rückgang der Produktion um mehr als die Hälfte
- Anejakulation oder retrograde Ejakulation als mögliche Folge der retroperitonealen Lymphadenektomie (bei nervenschonender Operationstechnik 2 %)
- Schädigung des Keimepithels durch adjuvante Bestrahlung des Beckens oder Polychemotherapie, meist nur teilweise reversibel

Andrologische Subfertilität bei Männern mit malignen Erkrankungen

Bei Männern mit onkologischen Erkrankungen ist häufig bereits vor Kryokonservierung die *Spermaqualität reduziert*. Etwa die Hälfte der Männer mit diagnostizierten malignen Erkrankungen weisen bereits vor der Erstbehandlung weniger als *10 Millionen bewegliche Spermien* im Ejakulat, mit reduziertem Anteil progressiv motiler Spermien und eingeschränkten Motilitätsparametern, auf. Auch bei hämatologischen Malignomen ist die Zahl der motilen Spermien im Ejakulat vielfach reduziert bei zusätzlich erhöhter Verlustrate an motilen und vitalen Spermien nach der Prozedur des Einfrierens und Auftauens. Etwa 9–18 % der Männer mit hämatologischen Malignomen zeigen sogar eine Azoospermie.

Assoziation zwischen andrologischer Subfertilität und Hodenkarzinomen

Die *höchste Frequenz* andrologischer Subfertilität findet man *vor der Therapie des Hodenkarzinoms* mit einer durchschnittlichen Konzentration von lediglich 6 bis 7 Millionen Spermien/ml. Das Ausmaß der andrologischen Einschränkung kann durch die Serumspiegel von FSH abgeschätzt werden. Bei etwa einem Viertel der Männer mit Hodenkarzinom findet man zu Beginn der Therapie eine schwere Störung der Spermiogenese („sertoli cell only syndrome"), und etwa ein Drittel der Männer mit beidseitigem Hodenkarzinom weist eine Azoospermie auf. Die beobachtete *Assoziation zwischen Hodenkarzinomen und andrologischer Subfertilität* verdient besondere Beachtung in der andrologischen Diagnostik. Männer mit Maldescensus testis unterliegen einem erhöhten Risiko für testikuläre intraepitheliale Neoplasien (TIN) und Hodenkarzinome.

Eine gewisse Abhilfe kann die *Kryokonservierung mehrerer Ejakulate* (im Mittel 2–3) schaffen, jedoch wird die Abgabe wiederholter Samenproben durch die wünschenswerte Karenzzeit und den *bevorstehenden Beginn der onkologischen Behandlung* in der Regel zeitlich limitiert. Aus Sicherheitsgründen sollte *keine Kryokonservierung während einer laufenden Radio- oder Chemotherapie* erfolgen.

Voraussetzungen

Das großzügige Angebot der Kryokonservierung von Spermien vor Beginn der onkologischen Behandlung ist nicht vom Bestehen einer festen Partnerschaft abhängig, sondern bezieht sich ausdrücklich auch auf *Männer ohne konkreten Kinderwunsch*. Die angelegte Fertilitätsreserve ist häufig von *erheblicher psychologischer Bedeutung*. Allerdings sollte der Rat zur Kryokonservierung vom Alter, den Lebensumständen und der Prognose der Erkrankung abhängig gemacht werden.

Beendigung der Lagerung

Mögliche Gründe für die *Beendigung der Lagerung kryokonservierter Spermien* sind die Rückkehr der normalen Fertilität, ausbleibender oder erfüllter Kinderwunsch oder Progression der malignen Erkrankung (Tab. 16-10). Nach Beendigung der Polychemotherapie ist ein Intervall von sechs Monaten bis zwei Jahren bis zu einer spontanen Konzeption empfehlenswert. In diesem Zeitraum kann bei dringendem Kinderwunsch eine reproduktionsmedizinische Behandlung mit den kryokonservierten Spermien erfolgen. Das Risiko für genetische Aberrationen oder Fehlbildungen bei den später gezeugten Kindern dürfte

Tab. 16-10 Gründe für die Beendigung der Kryokonservierung von Spermien.

- Rückkehr der normalen Fertilität
- kein oder erfüllter Kinderwunsch
- Progression der malignen Erkrankung

nicht erhöht sein, kann jedoch aufgrund der geringen Zahl der nachuntersuchten Kinder nicht genau beziffert werden.

Stellenwert der Fertilitätsreserve

Unter Berücksichtigung der möglichen zeitlichen Abläufe und der Gründe für den Abbruch der Kryokonservierung ist davon auszugehen, daß durch die Kryokonservierung die *Fertilitätsaussichten von etwa 50 % der Männer* mit Radiotherapie im Becken und/oder Polychemotherapie *verbessert* werden. Bei Kinderwunsch können die kryokonservierten Spermien, abhängig von der Qualität, entweder für die homologe *Insemination*, konventionelle *IVF oder ICSI* verwendet werden. Zur Durchführung einer Insemination werden mehrere Millionen motiler Spermien verbraucht. In der Mehrzahl der Fälle einer Kryokonservierung bei Männern mit Malignomen ist aufgrund der Schwere der andrologischen Einschränkung die *ICSI indiziert*, bei der die Fertilisations- und Schwangerschaftsrate pro Zyklus von den andrologischen Parametern unabhängig sind.

Kryokonservierung von Spermien bei assistierter Reproduktion

Bei der *Donorinsemination* ist eine Kryokonservierung zur Quarantäne der Samenprobe und zum Versand generell üblich. Bei Männern mit *Problemen bei der Ejakulation* wird durch die Kryokonservierung vor geplanter IVF ohne oder mit ICSI der psychische Druck reduziert, am Tag der geplanten Eizellentnahme eine Samenprobe produzieren zu müssen (Tab. 16-11). Gleichzeitig wird die mißliche Situation vermieden, daß nach erfolgreicher Follikelpunktion zwar zahlreiche Eizellen, aber keine Spermien zu deren Fertilisation zur Verfügung stehen. Bei Männern mit *Anejakulation* ist eine Kryokonservierung des nach Elektrostimulation gewonnenen Eja-

Tab. 16-11 Indikationen der Kryokonservierung von Spermien bei assistierter Reproduktion.

- Probleme der Ejakulation (psychische Belastung)
- Elektroejakulation in Narkose (z.B. bei Querschnittslähmung)
- retrograde Ejakulation (Gewinnung aus Urin)
- Kryokonservierung von epididymalen oder testikulären Spermien aus einer Aspiration aus dem Nebenhoden (MESA) oder einer Biopsie aus dem Hoden (TESE)

kulats empfehlenswert. Auch bei Männern mit *retrograder Ejakulation* ist die Kryokonservierung der aus dem Urin gewonnenen Spermien sinnvoll, um die zeitraubende und belastende Prozedur der Gewinnung von Spermien aus der Harnblase zu ersparen.

Die *Kryokonservierung testikulärer Spermien* aus einer Hodenbiopsie (TESE) erfolgt bevorzugt nach Aufarbeitung, kann jedoch auch als natives oder mechanisch zerkleinertes Biopsat vorgenommen werden. Man verwendet ein ähnliches Protokoll wie für die Kryokonservierung ejakulierter Spermien mit Glyzerin als Gefrierschutzmittel.

16.2.3 Ergebnisse

Abfall der Motilität und Vitalität der Spermien nach dem Auftauen

Durch die Kryokonservierung kommt es generell zum *Verlust an motilen und vitalen Spermien*, dessen Ausmaß von der Konzentration vor dem Einfrieren bestimmt wird, jedoch

von der *Dauer der Lagerung unabhängig* ist. Je ausgeprägter die Einschränkung der Spermaqualität im nativen Ejakulat und nach Präparation, gemessen als Zahl der beweglichen Spermien und ihrer progressiven linearen und kurvilinearen Beweglichkeit, desto höher ist üblicherweise der durch die Prozedur des Einfrierens und Auftauens eintretende Abfall der prozentualen Beweglichkeit und Vitalität. Bei normozoospermen Ejakulaten ist durch die Kryokonservierung und das nachfolgende Auftauen eine Verringerung der prozentualen *Motilität und Vitalität* der Spermien *um 25–40 %* sowie eine verminderte Bindung an die Zona pellucida im Hemizona-Assay zu erwarten. Durch die Kryokonservierung und das nachfolgende Auftauen testikulärer Spermien wird die Motilität und Vitalität in ungünstigen Fällen *um 60–70 % gesenkt*. Ein erneutes (zweites) Einfrieren und Auftauen ist aufgrund des weitgehenden Verlusts der enthaltenen Spermien möglichst zu vermeiden.

Der Motilitätsverlust ist abhängig vom Vorgehen bei der Einfrierprozedur, der Art des Gefrierschutzmittels und der zugesetzten Antibiotika. Unsachgemäße Lagerung bei zu hoher Temperatur führt zum fortschreitenden Absinken der Motilität bereits vor dem Auftauen.

Fertilisations- und Schwangerschaftsraten

Der *Motilitätsverlust* bewirkt bei Verwendung kryokonservierter Ejakulate zur Insemination generell eine Verschlechterung der Schwangerschaftsrate pro Zyklus (Tab. 16-12). Trotz

Tab. 16-12 Schwangerschaftsrate pro Zyklus unter Verwendung kryokonservierter Spermien im Vergleich mit frischen Spermien, bezogen auf verschiedene reproduktionsmedizische Verfahren.

Verfahren	Schwangerschaftsrate
Insemination nach Polyovulation	reduziert
konventionelle IVF	tendenziell reduziert, ICSI zu bevorzugen
ICSI	nicht reduziert, Therapie der Wahl

der eingeschränkten Motilität nach dem Auftauen sind jedoch die *Fertilisations- und Schwangerschaftsraten* pro Transfer *nach ICSI* bei Verwendung kryokonservierter Spermien aus verschiedenen Indikationen nicht verschlechtert, wenn genügend vitale Spermien für die Injektion zur Verfügung stehen.

Versand kryokonservierter Spermien

Beim *Versand kryokonservierter Spermien an einen anderen Ort* ist die Gefrierkette bei −196°C unbedingt einzuhalten. Während des Versands sind die Spermien in einer mit Trockeneis gefüllten Kiste maximal einen Tag, in einem mit flüssigem Stickstoff gefüllten Container bis zu zwei Tage lang, ohne wesentliche Einschränkung der Motilität und Vitalität nach dem Auftauen, haltbar. Ein über zwei Tage dauernder Transport ohne Nachfüllen des verbrauchten flüssigen Stickstoffs kann jedoch über einen Anstieg der Temperatur zu einem fortschreitenden Verlust an motilen Spermien führen.

16.2.4 Stellenwert und Kostenregelung in Deutschland

Die Kryokonservierung von ejakulierten, epididymalen und testikulären Spermien ist heute *fester Bestandteil der assistierten Reproduktion* mit konventioneller IVF und ICSI. Bei der heterologen Insemination (Samenspende) ermöglicht sie die Lagerung des Ejakulats in Quarantäne bis zur Wiederholung des Screenings auf übertragbare Infektionen und *erhöht* somit die *Sicherheit* der Methode.
Die Kryokonservierung von Spermien gehört in Deutschland *nicht zum Leistungskatalog der gesetzlichen Krankenkassen*. Diese Kostenregelung ist bei der Donorinsemination, die eine Selbstzahlerleistung darstellt, akzeptabel, bei Männern mit malignen Erkrankungen aber nur schwer verständlich. Bei der

Kryokonservierung von Spermien kommt das ESchG nicht zur Anwendung.

Literatur

Albers P. Hodentumor und Fertilität. Reproduktionsmedizin 2000; 16: 55–61.

Carrell DT, Wilcox AL, Urry RT. Effects of fluctuations in temperature encountered during handling and shipment of human cryopreserved semen. Andrologia 1996; 28: 315–9.

Check ML, Check DJ, Katsoff D, Check JH. Improved results of thawed sperm cryopreserved with slow stage cooling with a cellevator. Arch Androl 1996; 37: 61–4.

Cohen J, Garrisi GJ, Congedo-Ferrara TA, Kieck KA, Schimmel TW, Scott RT. Cryopreservation of single human spermatozoa. Hum Reprod 1997; 12: 994–1001.

Crabbé E, Verheyen G, Tournaye H, van Steirteghem A. Freezing of testicular tissue as a minced suspension preserves sperm quality better than whole-biopsy freezing when glycerol is used as cryoprotectant. Int J Androl 1999; 22: 43–8.

Howell S, Shalet S. Gonadal damage from chemotherapy and radiotherapy. Endocrinol Metab Clin North Am 1998; 27: 927–43.

Hallak J, Kolettis PN, Sekhon VS, Thomas AJ Jr, Agarwal A. Cryopreservation of sperm from patients with leukemia: is it worth the effort? Cancer 1999; 85: 1973–8.

Kamal A, Fahmy I, Mansour R, Aboulghar M, Serour G, Tawab N, Anis T. Cryopreservation reduces the motility and viability of surgically retrieved spermatozoa but does not affect the outcome of ICSI. Middle East Fertil Soc J 1998; 3: 178–84.

Kliesch S, Bergmann M, Hertle L, Nieschlag E, Behre HM. Semen parameters and testicular pathology in men with testicular cancer and contralateral carcinoma in situ or bilateral testicular malignancies. Hum Reprod 1997; 12: 2830–5.

Larson JM, McKinney KA, Mixon BA, Burry KA, Wolf DP. An intrauterine insemination-ready cryopreservation method compared with sperm recovery after conventional freezing and post-thaw processing. Fertil Steril 1997; 68: 143–8.

Lass A, Akagbosu F, Abusheikha N, Hassouneh M, Blayney M, Avery S, Brinsden P. A programme of semen cryopreservation for patients with malignant disease in a tertiary infertility centre: lessons from 8 years' experience. Hum Reprod 1998; 13: 3256–61.

Ludwig M, Al-Hasani S. Einsatz der Kryotechnologie in der Behandlung der männlichen Infertilität. Gynäkologe 2000; 33: 130–4.

Naysmith TE, Blake De, Harvey VJ, Johnson NP. Do men undergoing sterilizing cancer treatments have a fertile future? Hum Reprod 1998; 13: 3250–5.

Polcz TE, Stronk J, Yiong C, Jones EE, Olive DL, Huszar G. Optimal utilization of cryopreserved human semen for assisted reproduction: recovery and maintenance of sperm motility and viability. J Assist Reprod Genet 1998; 15: 504–12.

Rothman C. Reproductive cryobanking: sperm, oocytes and embryos. Infertil Reprod Med Clin North Am 1999; 10: 597–606.

Royere D, Barthelemy C, Hamamah S, Lansac J. Cryopreservation of spermatozoa: a 1996 review. Hum Reprod Update 1996; 2: 553–9.

Trounson A, Dawson K. Storage and disposal of embryos and gametes. Br Med J 1996; 313: 1–2.

Yogev L, Gamzu R, Paz G, Kleiman S, Botchan A, Hauser R, Yavetz H. Pre-freezing sperm preparation does not impair thawed spermatozoa binding to the zona pellucida. Hum Reprod 1999; 14: 114–7.

16.3 Kryokonservierung von Pronukleusstadien und Embryonen

Die Kryokonservierung von *befruchteten Eizellen* (Pronukleusstadien) und *Embryonen* ist heute fester *Bestandteil der Behandlungsroutine* der assistierten Reproduktion. Sie macht ein *Verwerfen* von Pronukleusstadien und Embryonen (im Ausland praktiziert) während des Behandlungszyklus *überflüssig* und steigert so die *Effizienz* der extrakorporalen Befruchtung. Durch die Anwendung der Kryokonservierung kann das reproduktive Potential eines stimulierten Zyklus voll ausgeschöpft, die kumulative Schwangerschaftsrate pro Eizellentnahme gesteigert und gleichzeitig das *Mehrlingsrisiko gesenkt* werden. *Ziel* der Kryokonservierung ist der Erhalt eines morphologisch und funktionell intakten Pronukleusstadiums oder Embryos mit normalem Potential für die weitere Entwicklung und erfolgreiche Implantation.

16.3.1 Vorgehen

Für die Kryokonservierung von Pronukleusstadien und bis zu vier Tage alten Embryonen ist das zur Kryokonservierung von unbefruchteten Eizellen (vgl. Kap. 16, S. 252) beschriebene Protokoll in gleicher Weise geeignet.

Arbeitsplatz und Gefrierpuffer

Der *Arbeitsplatz* entspricht dem der Kryokonservierung von Spermien (vgl. Kap. 16, S. 257) und besteht aus einer programmierbaren Einfrierapparatur (offenes oder geschlossenes System) mit hydraulischer Absenkvorrichtung, einem Lagerbehälter mit flüssigem Stickstoff zur langfristigen Lagerung der Pronukleusstadien und Embryonen in kleinen Röhrchen („straws", mit einem Volumen von ca. 0,25 ml) in Schubladen und einer Kanne mit flüssigem Stickstoff zum Auftauen. Gefrier- und Auftaupuffer können selbst hergestellt oder kommerziell bezogen werden (Freeze-Kit 1 R und Thaw-Kit 1 R, Scandinavian IVF Science, Göteborg) und sind bei 4°C einige Wochen haltbar.

Gefriervorgang

Die Pronukleusstadien und Embryonen werden in denudiertem Zustand ohne die umgebende Corona radiata und Granulosazellen eingefroren (Tab. 16-13). Die *Zahl* der Pronukleusstadien und Embryonen pro Röhrchen richtet sich nach der Zahl der vorhandenen befruchteten Eizellen und der Zahl der Embryonen, die später beim Kryotransfer zurückgesetzt werden sollen. Unter den Bedingungen des deutschen ESchG werden meist drei Pronukleusstadien oder Embryonen zusammen kryokonserviert.

Tab. 16-13 Kryokonservierung von Pronukleusstadien und Embryonen bis zum Tag 3 der Kultur (PBS = phosphatgepufferte Kochsalzlösung mit Penicillin und 25 mg/ml Humanalbumin oder 10 Vol.% inaktiviertem fetalem Kälberserum).

- mechanische Entfernung der Granulosazellen bei Pronukleusstadien nach IVF
- Äquilibrierung in 1,5 M 1,2-Propandiol in Schälchen bei Raumtemperatur für 10 Minuten (optional)
- Äquilibrierung in Gefrierpuffer (1,5 M 1,2-Propandiol und 0,1 M Sukrose in PBS), aufgrund des Dichteunterschieds steigen die Pronukleusstadien und Embryonen nach oben und schrumpfen (Abb. 16-2)
- Einfüllen von bis zu 3 Pronukleusstadien oder Embryonen mit Gefrierpuffer in ein Röhrchen, Verschluß mit Metallkugel oder Stöpsel
- Einführung der Röhrchen in einem Hänger in die Einfrierapparatur und Start des Einfrierprogramms innerhalb von 5 Minuten

Einfrierprotokoll

Das *Einfrierprotokoll* (Abb. 16-3) berücksichtigt die Kristallisation der Lösung bei −6 bis −7°C („seeding"). Um die zeitliche Dauer der Prozedur abzukürzen, kann zusätzlich zu Beginn des Einfrierprogrammes eine rasche Abkühlung um 10°C/Min. von Raumtemperatur auf 4°C erfolgen (Tab. 16-14). Die Prozedur des Einfrierens einschließlich der Vorbereitung der Lösungen und Äquilibrierung der Pronukleusstadien und Embryonen in Gefrierpuffer nimmt etwa zwei Stunden in Anspruch.

Lagerung

Die *Lagerdauer* von Pronukleusstadien und Embryonen ist kürzer als die von Spermien und beträgt im Mittel sechs Monate. Die Lagerdauer wird üblicherweise auf fünf Jahre begrenzt, jedoch wurde auch nach Lagerung über acht Jahre der Eintritt einer Schwangerschaft nach dem Transfer kryokonservierter Pronukleusstadien berichtet. In einigen Ländern ist die Lagerdauer von Embryonen durch behördliche Regelungen begrenzt (z.B. in Großbritannien auf zur Zeit maximal 10 Jahre). Eine analoge Regelung gibt es in Deutschland derzeit nicht. Die Lagerdauer hat keinen wesentlichen Einfluß auf die Implantations- und Schwangerschaftsrate nach dem Kryotransfer.

Auftauen

Die Prozedur des *Auftauens* bei Raumtemperatur und der Äquilibrierung in drei Auftaupuffern entspricht dem Protokoll der Kryokonservierung von Eizellen (vgl. Kap. 16, S. 252). Das im Gefrierpuffer enthaltene *Gefrierschutzmittel* (1,5 M 1,2-Propandiol) wird in drei Schritten (1 M und 0,5 M 1,2-Propandiol) gegen 0,2 M Sukrose in PBS ausgetauscht. Zur Abkürzung der Prozedur ist auch die Entfernung des Gefrierschutzmittels in einem einzigen Schritt geeignet (Tab. 16-15). Nach Überführung der Pronukleusstadien oder Embryonen in frisches Kulturmedium (Äquilibrierung bei 37°C und 5 % CO_2) wer-

Tab. 16-14 Einfrierprotokoll für die Kryokonservierung von Pronukleusstadien und Embryonen.

Rampe 1	um 10°C/Min. von Raumtemperatur auf 4°C (optional)
Rampe 2	um 2°C/Min. bis −6 oder −7°C
Rampe 3	konstant bei −6 oder −7°C für 10 Min. („seeding")
Rampe 4	um 0,3°C/Min. bis −30°C
Rampe 5	um mindestens 10°C/Min. bis unter −80°C
Überführung in flüssigen Stickstoff bei −196°C	

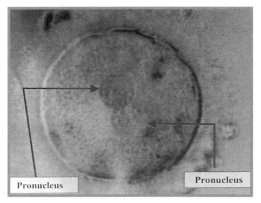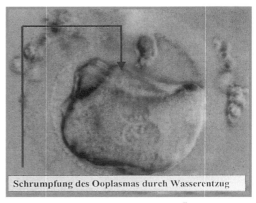

Abb. 16-2 Pronukleusstadien etwa 18 Stunden nach Insemination vor (links) und nach (rechts) Äquilibrierung in 1,5 M 1,2-Propandiol. Das Zytoplasma der Zygote schrumpft durch Wasserentzug.

den diese zunächst unter dem Lichtmikroskop auf morphologische Intaktheit und vorhandene *Kryoschäden* untersucht.

Kryokonservierung und Auftauen von Blastozysten

Für die *Kryokonservierung von Blastozysten* am Tag 5 oder 6 verwendet man Glyzerin als Gefrierschutzmittel. Die Gefrierpuffer enthalten das Kulturmedium der Blastozystenkultur (z.B. G2.2 R, Scandinavian IVF Science, Göteborg) und 5 bzw. 9 % Glyzerin in Hepes-Puffer. Eine vorherige Co-Kultur mit somatischen Zellen ist nicht erforderlich. Die

Gefrier- und Auftaupuffer können selbst hergestellt oder kommerziell bezogen werden (Freeze-Kit 2 R und Thaw-Kit 2 R, Scandinavian IVF Science, Göteborg). Nach Äquilibrierung in beiden Gefrierpuffern für 10 Minuten wird die Blastozyste zusammen mit dem Gefrierpuffer 2 in das Röhrchen gefüllt (eine Blastozyste pro Röhrchen mit 0,25 ml Volumen), mit einer Metallkugel oder Stöpsel verschlossen und nach Einhängen in die Einfrierapparatur das Gefrierprogramm gestartet (Tab. 16-16). Die Kryokonservierung von Blastozysten ist zur Zeit noch kein etabliertes Verfahren, mit einer zunehmenden Verbreitung ist jedoch zu rechnen.

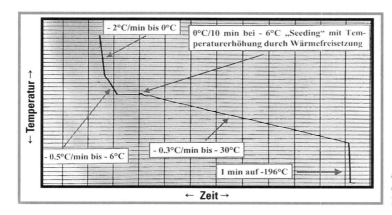

Abb. 16-3 Einfrierprotokoll der Kryokonservierung von Pronukleusstadien.

Tab. 16-15 Auftauen von kryokonservierten Pronukleusstadien und Embryonen.

- Überführung der Röhrchen in eine Kanne mit flüssigem Stickstoff
- Auftauen bei Raumtemperatur und im Wasserbad bei 30°C für 30 Sekunden bis zur vollständigen Auflösung der Kristalle
- Eröffnung der Röhrchen an zwei Stellen (Entfernen der Metallkugel oder des Stöpsels und Aufschneiden der Geißel)
- Herausblasen des Inhalts durch Aufsetzen einer 1 ml-Spritze, die mit Luft und Auftaupuffer 1 gefüllt ist, bei unvollständiger Entleerung erneut Spülen und Durchblasen des Röhrchens
- Äquilibrierung in Auftaupuffer 1 (1 M 1,2-Propandiol, 0,2 M Sukrose in PBS), Auftaupuffer 2 (0,5 M 1,2-Propandiol, 0,2 M Sukrose in PBS) und Auftaupuffer 3 (0,2 M Sukrose in PBS) für jeweils 5 Minuten bei Raumtemperatur
- Überführung in frisches Kulturmedium (Äquilibrierung bei 37°C unter 5 % CO_2) und Lagerung im Inkubator

Tab. 16-16 Kryokonservierung und Auftauen von Blastozysten am Tag 5 oder 6.

- Gefrierpuffer 1 aus 5 % Glyzerin im Kulturmedium der Blastozystenkultur (z.B. G2.2 R, Scandinavian IVF Science, Göteborg), Penicillin, Humanalbumin oder inaktiviertes fetales Kälberserum und Hepes-Puffer
- Gefrierpuffer 2 aus 9 % Glyzerin, sonst wie Gefrierpuffer 1
- Lagerung der Gefrierpuffer bei 4°C, vor Gebrauch Äquilibrierung im Inkubator bei 37°C und 5 % CO_2
- Äquilibrierung der Blastozyste in Gefrierpuffer 1 und 2 für 10 Minuten bei Raumtemperatur
- Überführung der Blastozyste im Gefrierpuffer 2 in Röhrchen (0,25 ml), Verschluß mit Metallkugel oder Stöpsel, Einbringen in Hänger in die Gefrierapparatur
- Start des Einfrierprogramms (2°C/Min. von Raumtemperatur bis −7°C, konstant bei −7°C für 5 Minuten und „seeding", 0,3°C/Min. bis −40°C, danach mindestens 10°C/Min. bis unter −80°C und Überführung in flüssigen Stickstoff bei −196°C)
- Auftauen bei Raumtemperatur und im Wasserbad bei 30°C bis zu 30 Sekunden, bis zur vollständigen Entfernung der Kristalle
- Eröffnen des Röhrchens und Ausblasen des Inhalts (Gefrierpuffer mit Blastozyste) durch Aufsetzen einer 1 ml-Spritze, die mit Luft und Auftaupuffer 1 gefüllt ist
- Überführung in bei 37°C und 5 % CO_2 äquilibrierten Auftaupuffer 1 (0,5 M Sukrose in Kulturmedium der Blastozystenkultur, Penicillin, Humanalbumin oder inaktiviertes fetales Kälberserum, Hepes-Puffer) für 10 Minuten bei Raumtemperatur
- Überführung in bei 37°C und 5 % CO_2 äquilibrierten Auftaupuffer 2 (0,2 M Sukrose, sonst wie Auftaupuffer 1) für 10 Minuten bei Raumtemperatur
- Lagerung im Inkubator bei 37°C und 5 % CO_2

Das *Auftauen der Blastozyste* im Röhrchen erfolgt bei Raumtemperatur und im Wasserbad bei 30°C für 30 Sekunden bis zur vollständigen Auflösung der Kristalle. Nach Öffnen des Röhrchens und Ausblasen des Gefrierpuffers mit der Blastozyste wird diese für 10 Minuten bei Raumtemperatur in Auftaupuffer 1 (0,5 M Sukrose in Kulturmedium der Blastozystenkultur und Hepes-Puffer) und Auftaupuffer 2 (0,2 M Sukrose in Kulturmedium und Hepes-Puffer) äquilibriert, anschließend im Inkubator bei 37°C und 5 % CO_2 gelagert und auf morphologische Intaktheit untersucht.

Kryoschäden

Bereits lichtmikroskopisch erkennbare *Kryoschäden* von Pronukleusstadien sind Einrisse oder *Brüche der Zona pellucida*, Beschädigung des Oolemmas oder eine bräunliche oder schwärzliche *Verfärbung des Zytoplasmas*, die auch erst einige *Stunden nach dem Auftauen erkennbar* werden können. Bei der Kryokonservierung von Embryonen manifestieren sich Kryoschäden als Beschädigung der Zona pellucida mit *Verlust oder Lyse von Blastomeren* (Tab. 16-17).

16.3.2 Überlebensrate nach Kryokonservierung und Auftauen

Die Prozedur der Kryokonservierung und des nachfolgenden Auftauens hat eine *irreversible Schädigung* mancher Vorkernstadien oder Embryonen zur Folge. Von den „überlebenden" Zygoten oder Embryonen behalten nicht alle ihr volles Entwicklungspotential. Die *Überlebensrate* nach Kryokonservierung von Pronukleusstadien oder Embryonen („cryosurvival") wird entweder als *Prozentsatz* der nach dem Auftauen unter lichtmikroskopischer Beurteilung *morphologisch intakten Zygoten oder Embryonen* oder als *Prozentsatz der Zellen mit einer weiteren normalen embryonalen Entwicklung* angegeben. Um die funktionelle Intaktheit der Pronukleusstadien oder Embryonen nach dem Auftauen zu überprüfen und das Potential für die weitere embryonale Entwicklung abzuschätzen, werden die Pronukleusstadien oder Embryonen nach dem Auftauen üblicherweise über *mindestens einen Tag kultiviert* (Tab. 16-18).

Tab. 16-17 Lichtmikroskopisch sichtbare Kryoschäden bei der Kryokonservierung von Pronukleusstadien und Embryonen.

- Aufbrechen oder Defekt der Zona pellucida, leere Zona pellucida
- bräunliche oder schwärzliche Degeneration des Zytoplasmas der Pronukleusstadien
- Verlust oder Lyse von Blastomeren des Embryos

Morphologische Intaktheit

Die *morphologische Überlebensrate* ist von der subjektiven Einschätzung des Untersuchers abhängig, da kleine Kryoschäden bei lichtmikroskopischer Betrachtung übersehen werden können. Sie ist üblicherweise höher als die für den Eintritt einer erfolgreichen Implantation relevante *funktionelle Überlebensrate*.

Nach dem Einfrieren und Auftauen von Pronukleusstadien sind in Abhängigkeit vom verwendeten Protokoll zwischen *74 und 94 % morphologisch intakt*. Nach Kryokonservierung und Auftauen von Embryonen und Blastozysten sind die Häufigkeit sichtbarer Kryoschäden und damit die Rate morphologisch intakter Embryonen vergleichbar (70–90 %). Diese Überlebensraten sind nicht von der Fertilisationsmethode (IVF oder ICSI) abhängig, durch die Durchlöcherung der Zona pellucida bei der *Spermieninjektion* wird die Häufigkeit von Kryoschäden *nicht erhöht*. Jedoch wurde nach Durchführung der *Embryobiopsie* für die PGD und nachfolgender Kryokonservierung eine erhöhte Häufigkeit aufgelöster Blastomeren berichtet.

Üblicherweise werden Pronukleusstadien und (im Ausland) Embryonen mit Kryoschäden *von der weiteren Kultur und dem Transfer ausgeschlossen*, obwohl auch nach dem Auftauen teilweise beschädigte Embryonen ein minimales Potential (< 5 %) für eine erfolgreiche Implantation besitzen. Weisen alle aufgetauten Pronukleusstadien Kryoschäden auf und/oder zeigen keine weitere embryonale Entwicklung, sollte ein Transfer unterbleiben und der

Tab. 16-18 Definition der Überlebensraten nach Kryokonservierung und Auftauen von Pronukleusstadien und Embryonen.

morphologische Überlebensrate	Prozentsatz der Zygoten oder Embryonen ohne lichtmikroskopisch erkennbare Kryoschäden
funktionelle Überlebensrate	Prozentsatz der Zygoten oder Embryonen mit normaler embryonaler Entwicklung in der Embryokultur über mindestens 24 Stunden

hormonell behandelte Transferzyklus abge-brochen werden.

Embryonale Entwicklung nach dem Auftauen

Die funktionelle Überlebensrate der kryokon-servierten und aufgetauten Pronukleusstadien und Embryonen ist niedriger als die Rate mor-phologisch intakter Zellen. Nach dem Auf-tauen intakte Vorkernstadien oder Embryonen, die sich in den nächsten 24 Stunden nicht wei-terentwickeln, befinden sich meist (> 90 %) in einem definitiven *Wachstumsstillstand* („em-bryonic arrest"). Die Aussicht auf erfolgreiche Implantation nach Transfer arretierter Pronu-kleusstadien oder Embryonen ist minimal. In der Regel werden die in ihrer Entwicklung stehengebliebenen Zygoten *vom Transfer aus-geschlossen.* Arretierte oder in ihrer Entwick-lung weit verzögerte Embryonen nach Kryo-konservierung weisen in etwa 60 % der Fälle keinen diploiden Chromosomensatz auf, müs-sen aber unter den Bedingungen des deut-schen ESchG (Verbot des Entstehens überzäh-liger Embryonen) trotz der extrem ungünsti-gen Prognose zurückgesetzt werden.

Mehrmaliges Einfrieren und Auftauen

Ein *mehrfaches* Einfrieren und Auftauen von Pronukleusstadien oder Embryonen ist zwar möglich, sollte jedoch aufgrund der zahlen-mäßigen Zunahme der Kryoschäden vermie-den werden. Eine erfolgreiche Implantation und klinische Schwangerschaft nach zweima-ligem Auftauen von Pronukleusstadien wurde berichtet.

16.3.3 Transferzyklus

Zum Transfer der aufgetauten Pronukleussta-dien oder Embryonen eignen sich prinzipiell ein spontaner, artefizieller oder ein mild stimu-lierter Zyklus. Die Implantations- und Schwan-gerschaftsraten unter Anwendung dieser drei Varianten des Transferzyklus sind vergleichbar.

Kryotransfer im Spontanzyklus

Voraussetzung für den *Kryotransfer im Spon-tanzyklus* ist das Vorhandensein eines ovulato-rischen und regelmäßigen Zyklus (Basaltem-peraturkurve, LH- und Progesteronbestim-mung). Sind diese Vorbedingungen erfüllt, ist der Kryotransfer im Spontanzyklus die *Me-thode der Wahl* und sollte als erste Alternative versucht werden. Das *Monitoring* beginnt etwa am Tag 12 (Endometriumdicke, Östra-diol, LH) mit nachfolgender zweitägiger bis täglicher Messung von LH im Serum oder Urin zum Nachweis des präovulatorischen LH-Gipfels. Bei adäquater *Endometriumdicke* (mindestens 8–10 mm) wird der Kryotransfer terminiert (Abb. 16-4). Das Auftauen erfolgt *immer synchron* mit der Entwicklung der fri-schen Embryonen (Tab. 16-19). Da der LH-Gipfel der Ovulation etwa 24 Stunden voraus-

Tab. 16-19 Kryotransfer im spontanen ovulatori-schen Zyklus.

- Voraussetzung: ovulatorischer Zyklus (Regel-tempo, Basaltemperatur, Bestimmung von LH oder Progesteron
- Monitoring am Tag 12 mit Endometriumdicke, Östradiol und LH im Serum, dann zweitägig bis täglich LH im Serum oder Urin
- Planung des Kryotransfers bei adäquater Endometriumdicke (8–10 mm) und Nachweis des präovulatorischen LH-Anstiegs
- Synchrones Auftauen von kryokonservierten Pronukleusstadien am Tag LH + 2 und von 2 Tage alten Embryonen am Tag LH + 3
- Kryotransfer als Embryonen am Tag 2 der Entwicklung am Tag LH + 3, als Embryonen am Tag 3 der Entwicklung den Tag LH + 4 und als Blastozysten am Tag 5 der Entwicklung am Tag LH + 6
- Behandlung der Lutealphase mit Crinone R 8 % 1 × 1 täglich oder Utrogest R 100 3 × 1 täglich (optional)

geht, werden kryokonservierte Pronukleusstadien am Tag LH + 2 und kryokonservierte
zwei Tage alte Embryonen am Tag LH + 3 aufgetaut. Der Kryotransfer erfolgt einen Tag
später, bei Furchungsstadien am Tag LH + 3
bzw. bei drei Tage alten Embryonen am Tag
LH + 4. Sollen die aufgetauten Pronukleusstadien bis zum Tag 3 oder bis zum Stadium der
Blastozyste weiter kultiviert werden, verschiebt sich der Tag des Kryotransfers weiter
nach hinten in die Lutealphase des Zyklus
hinein. Der Transfer von Blastozysten, die
sich aus kryokonservierten Zwei-PN-Stadien
entwickelt haben, erfolgt am Tag 5 ihrer Entwicklung (Tag LH + 6). Das *Zeitfenster für die
erfolgreiche Implantation* beträgt immer einige Tage, beispielsweise kann der Transfer
von Blastozysten zwischen den Tagen LH + 5
und LH + 9 erfolgen. Die *Lutealphase* des
Spontanzyklus kann ab dem Tag des LH-Gipfels mit *Progesteron vaginal* (z.B. als Crinone
R 8 % 1 × 1 täglich oder Utrogest R 100 3 × 1
täglich) gestützt werden (optional). Nach dem
Eintritt einer Schwangerschaft ist eine weitere
Supplementierung mit Progesteron in die
Frühschwangerschaft hinein nicht zwingend
erforderlich.
Bei Anovulation oder inadäquater Endometriumdicke wird der geplante Kryotransfer nicht
durchgeführt und der Zyklus abgebrochen.
Vorteile des Spontanzyklus sind der nicht notwendige hormonelle Eingriff in den Zyklus
mit dem Risiko einer ovariellen Überstimulation und die Vermeidung von Medikamentenkosten. Die Notwendigkeit der Stützung des
Corpus luteum graviditatis in der Frühschwangerschaft entfällt. Von Nachteil ist die
relativ hohe *Abbruchrate* (19–48 %), auch läßt
sich durch die Abhängigkeit vom spontanen
LH-Anstieg der Kryotransfer an Wochenenden nicht vermeiden.

Kryotransfer im artefiziellen Zyklus

Beim *artefiziellen (künstlichen) Zyklus* wird
das Endometrium durch exogen zugeführte
Hormone aufgebaut und auf die Implantation
vorbereitet. Östradiol kann oral, transdermal
oder vaginal zugeführt werden, Progesteron
oral, intramuskulär oder ebenfalls vaginal.
Auch die Gabe konjugierter (equiner) Östrogene (Beginn mit 1,25 mg täglich oral) und
synthetischer Gestagene (z.B. 30 mg Dydro-
gesteron als Duphaston R) ist mit vergleichba-
rem Effekt möglich. Ein Beispiel für einen artefiziellen Zyklus mit oraler Zufuhr von Östradiol (oder Östradiolvalerat) zeigt Tabelle

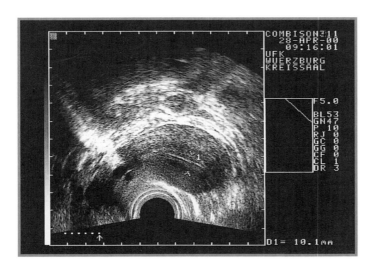

Abb. 16-4 Adäquate Endometriumdicke (10 mm im
vaginalen Sonogramm) für
die Durchführung des Kryotransfers.

Tab. 16-20 Artefizieller Zyklus mit oraler Zufuhr von Östradiolvalerat (z.B. als Progynova R 21) und vaginaler Gabe von Progesteron (z.B. als Crinone R 8 % 2 × 1 oder Utrogest R 100 3 × 2 täglich).

Zyklustag	1	2	3	4	5	6	7	8	9	10	11	12	13	14	15	16	17
Östradiol oral (mg)	2	2	2	2	4	4	4	6	6	6	8	8	8	8	8	8	4 usw.
Progesteron vaginal													×	×	×	×	× usw.
Monitoring (Endometriumdicke)												×					
Auftauen von Pronukleusstadien													×				
Kryotransfer														×			

Bei nicht adäquater Endometriumdicke am Tag 12 Verlängerung der Proliferationsphase, zweites Monitoring Tag 14 oder 15, Beginn mit Progesteron bei einer Endometriumdicke > 8 mm

16-20. Die exogene Hormonzufuhr für den artefizielle Zyklus beginnt üblicherweise am 1.–3. Tag des menstruellen Zyklus. Zahlreiche Varianten des artefiziellen Zyklus wurden beschrieben.

Mögliche *Modifikationen* dieses Protokolls (Tab. 16-21) bestehen in der Gabe einer erhöhten Dosis von Östradiol (z.B. 4–8 mg täglich) von Anfang an mit dem Ziel eines beschleunigten Aufbaus des Endometriums. Auch die *transdermale Zufuhr* ist möglich (Tab. 16-22), eine Präferenz für ein bestimmtes Protokoll ist nicht ersichtlich.

Üblicherweise dauert die proliferative Phase des Zyklus (= Dauer der Östrogenzufuhr) zwischen 13 und 17 Tagen, in Einzelfällen bis zu 20 Tagen. In weniger als 10 % der Zyklen kommt es zur Bildung endogener Follikel, jedoch *bleibt der endogene LH-Gipfel meist aus*, und auch eine endogene Progesteronbildung ist meist nicht vorhanden. Die früher praktizierte zusätzliche hypophysäre *Suppres-sion mit einem GnRH-Analogon* in der Lutealphase des vorhergehenden Zyklus (d.h. ab dem 20.–22. Zyklustag) ist *entbehrlich* und wird eigentlich nur noch für eine Synchronisierung des Zyklus der Spenderin und der Empfängerin bei der (in Deutschland nicht erlaubten) Eizellspende benötigt.

Aufgrund der Suppression des endogenen Zyklusgeschehens kann sich das *Monitoring* auf die Messung der Endometriumdicke beschränken, die über 8 mm (im Mittel 9–13 mm) betragen soll. Die Reaktion des Endometriums auf exogen zugeführte Steroide ist individuell unterschiedlich. Bei ungenügender *Endometriumdicke* wird die Proliferationsphase um einige Tage verlängert. Ab einer adäquaten Endometriumdicke beginnt die zusätzliche Gabe von Progesteron, z.B. vaginal als Crinone R 8 % 2 × 1 täglich oder Utrogest R 100 3 × 2 täglich oder Progesteron i.m 50–100 mg täglich. Das Auftauen der Pronukleusstadien erfolgt am zweiten Tag der Pro-

Tab. 16-21 Modifikationen des artefiziellen Zyklus mit oraler Zufuhr von Östradiolvalerat (z.B. als Progynova R 21).

hochdosiertes Protokoll	Gabe von Östradiol 4–4–4–6–6–6–6–8–8–8–8 mg oder kontinuierlich 6 oder 8 mg oral ab dem 1. Zyklustag, erstes Monitoring am Tag 12, Gabe von Progesteron und Terminierung des Kryotransfers wie in Tabelle 16–20 (Vorteil: rascher Aufbau des Endometriums)
niedrigdosiertes Protokoll	Gabe von Östradiol 2–2–2–2–4–4–6–6–6 ab dem 5. Zyklustag, erstes Monitoring am Tag 15, Gabe von Progesteron und Terminierung des Kryotransfers wie in Tabelle 16-20

Tab. 16-22 Artefizieller Zyklus mit transdermaler Zufuhr von Östradiol als Estraderm R TTS 100 Pflaster und vaginaler Gabe von Progesteron (Crinone R 8 % 2 × 1 oder Utrogest R 100 3 × 2 täglich).

Zyklustag	1	2	3	4	5	6	7	8	9	10	11	12	13	14	15	16	17	18	19
Estraderm R TTS 100 Pflaster	1		1		1		2		2		4		4		3		3		2 usw.
Monitoring (Endometriumdicke)														×					
Progesteron vaginal															×	×	×	×	× usw.
Auftauen der Pronukleusstadien														×					
Kryotransfer																×			

Bei nicht adäquater Endometriumdicke am Tag 14 Verlängerung der Proliferationsphase, zweites Monitoring am Tag 16 oder 17, Beginn mit Progesteron bei Endometriumdicke > 8 mm

gesteronphase und nach eintägiger Kultur werden diese als Embryonen am Tag 2 ihrer Entwicklung am dritten Tag der Progesteronphase transferiert. Am Tag 2 oder 3 kryokonservierte Embryonen werden ein oder zwei Tage später, d.h. am dritten oder vierten Tag der Lutealphase aufgetaut. Der Zeitpunkt des Auftauens richtet sich immer nach dem Stadium der embryonalen Entwicklung, in dem die Zelle kryokonserviert wurde. Der Transfertag verschiebt sich entsprechend der nachfolgenden Embryokultur nach hinten. Somit erfolgt der Transfer von Blastozysten am Tag 5 ihrer Entwicklung am Tag 6 der Prosteronphase. Das *Zeitfenster für den erfolgreichen Embryotransfer* reicht vom *Tag 2 bis 6* nach Beginn der Progesterongabe.

Vorteile des artefiziellen Zyklus sind seine *Anwendbarkeit bei Zyklusstörungen*, Amenorrhö und Syndrom der polyzystischen Ovarien, aber auch während des Klimakteriums und

bei Frauen *ohne Ovarfunktion* (vgl. Kap. 15, S. 245). Das Monitoring ist einfach, ein *Abbruch* wegen unzureichender Proliferation des Endometriums (< 8 mm) oder vorzeitiger endogener Luteinisierung und Progesteronbildung *nur selten* (< 10 %) erforderlich. Der artefizielle Zyklus ist gut steuerbar, so daß Transfers an den Wochenenden vermieden werden können. Die Gefahr einer Zystenbildung oder Überstimulation entfällt. Der wesentliche *Nachteil* liegt in der Notwendigkeit, die Funktion des Corpus luteum graviditatis bis mindestens zum Ende der 8. Schwangerschaftswoche auszugleichen.

Substitution des Schwangerschaftsgelbkörpers

Beim artefiziellen Zyklus ist eine hochdosierte *Hormonersatztherapie für die fehlende*

Tab. 16-23 Hormonelle Substitution des Schwangerschaftsgelbkörpers in der Frühschwangerschaft nach Kryotransfer im artefiziellen Zyklus.

Umfang	• Beginn ab dem Tag des positiven hCG-Tests im Serum • Dauer bis 70 Tage nach dem Transfer (= 12 kpl. SSW) • Dosisreduktion ab dem 45. Tag nach Transfer (= 8 kpl. SSW) möglich
Dosis	• Gravibinon R 2 ml 1 Ampulle i.m. jeden zweiten Tag oder Progynova R 21 4 × 1 Tablette täglich und Crinone R 8 % 2 × 1 Applikation vaginal täglich oder • Estraderm R TTS 100 2 × 1 Pflaster jeden 2. Tag und Crinone R 8 % 2 × 1 Applikation vaginal täglich

Funktion des Corpus luteum graviditatis in der Frühschwangerschaft erforderlich (Tab. 16-23), die sich nach positivem hCG-Test unmittelbar und lückenlos an die hormonelle Therapie des artefiziellen Zyklus anschließt. Die Hormonersatztherapie in Form von Gravibinon R 2 ml jeden zweiten Tag oder Crinone R 8 % 2 × 1 täglich und Progynova R 21 4 × 1 täglich (oder transdermales Östrogen als Estraderm R TTS 100 2 × 1 jeden zweiten Tag) wird in dieser Dosis bis mindestens 44 Tage nach dem Transfer, danach in absteigender Dosis längstens bis 70 Tage nach dem Transfer fortgesetzt. Unterbrechungen oder Unterdosierungen dieser hormonellen Stützung der Frühschwangerschaft bedingen ein *erhöhtes Abortrisiko*.

Kryotransfer im stimulierten Zyklus

Eine dritte Alternative besteht in der Anwendung eines *mild stimulierten Zyklus* zur Vorbereitung des Endometriums. Aufgrund seines peripher antiöstrogenen Effektes kommt es unter alleiniger Gabe von *Clomiphenzitrat* (CC) häufig nicht zur Proliferation des Endometriums über die gewünschte Dicke von 8 mm hinaus, so daß die Therapie der Wahl aus einer Kombination von *CC mit hMG oder FSH* oder einer alleinigen „low dose" hMG- oder FSH-Therapie besteht (Tab. 16-24). Wir wenden diese Variante nur in schwierigen Fällen an (z.B. Syndrom der polyzystischen Ovarien, erhebliche Adipositas), wenn sowohl der spontane als auch der artefizielle Zyklus nicht zu einer zufriedenstellenden Proliferation des Endometriums geführt haben. Die „low dose" hMG- oder FSH-Stimulation beginnt mit einer Ampulle zu 75 IU FSH täglich vom 3.–7. Zyklustag an über fünf Tage. Das Monitoring beginnt beim mild stimulierten Zyklus früher als beim spontanen oder artefiziellen Zyklus am 8.–10. Zyklustag, die Ovulation wird bei Erreichen einer adäquaten Follikelgröße (16–18 mm) und Endometriumdicke (> 8 mm) *mit 5000–10 000 IU hCG i.m. oder s.c. induziert* und am Tag darauf mit der Zufuhr von Progesteron begonnen. Das Auftauen von Pronukleusstadien erfolgt am Tag hCG + 2 und der Transfer von Embryonen am zweiten Tag ihrer Entwicklung am Tag hCG + 3. Wie auch bei den anderen Protokollen, wird der *Synchronismus zwischen endokriner Zyklusphase und embryonaler Entwicklungsphase* streng bewahrt. Nach der erweiterten Kultur bis zum Tag 5 werden somit Blastozysten am Tag hCG + 6 zurückgesetzt.

Tab. 16-24 Protokoll eines mild stimulierten Zyklus für die hormonelle Vorbereitung des Endometriums zum Kryotransfer durch Gabe von CC (= Clomiphenzitrat) und vaginale Gabe von Progesteron (z.B. als Crinone R 8 % 1 × 1 oder Utrogest R 100 3 × 1 täglich). Das Monitoring besteht aus der Messung von Östradiol und LH im Serum sowie Messung der Endometriumdicke.

Zyklustag	1	2	3	4	5	6	7	8	9	10	11	12	13	14	15	16
CC (Tablette zu 50 mg oral)			2	2	2	2	2									
hMG oder FSH Ampulle zu 75 IU			1		1		1	1	1	1	1	1				
Monitoring								×			×		×			
hCG 5000–10 000 IU i.m. oder s.c.													×			
Progesteron vaginal														×	×	× usw.
Auftauen von Pronukleusstadien														×		
Kryotransfer															×	

Bei nicht adäquater Follikelreifung und/oder Endometriumdicke ist eine Dosiserhöhung von hMG oder FSH erforderlich

Der *Vorteil* des mild stimulierten Zyklus besteht im relativ sicheren proliferierenden Effekt der endogenen Östrogene auf das Endometrium. Die *Rate der abgebrochenen Transferzyklen* ist *niedrig* (< 10 %). Die Notwendigkeit der hormonellen Unterstützung in der Frühschwangerschaft entfällt, die verwendeten Medikamente sind der Patientin bereits bekannt. Von Nachteil sind insbesondere die mit der Durchführung einer *Ovarstimulation* verbundenen Risiken (Zystenbildung, Überstimulation) und die beträchtlichen *Kosten* für die zur Stimulation erforderlichen Medikamente, die sich jedoch durch den Wegfall der hormonellen Therapie in der Frühschwangerschaft im Vergleich zum artefiziellen Zyklus wieder relativieren.

Bei der überwiegenden Zahl der Transferzyklen ist durch den spontanen oder artefiziellen Zyklus ein ausreichender Aufbau des Endometriums zu erzielen, so daß zunächst diesen beiden Varianten der hormonellen Vorbereitung für den Transfer der Vorzug gegeben werden sollte.

16.3.4 Implantations- und Schwangerschaftsraten

Die Implantationsrate von Pronukleusstadien und Embryonen nach Kryokonservierung, Auftauen und Transfer ist von einer Vielzahl von Faktoren abhängig und beträgt *zwischen 8 und 25 %*. Bei der *Behandlung eines gemischten Kollektivs* liegt sie *eher bei 6 bis 11 %*. Die Implantations- und Schwangerschaftsraten nach Kryotransfer sind *durchschnittlich um etwa ein Drittel niedriger* als die Raten nach dem Transfer „frischer" Embryonen, da nach dem Auftauen die *Häufigkeit subtiler Kryoschäden*, das Auftreten einer Verzögerung oder eines Stillstands der embryonalen Entwicklung („embryonic arrest") und das Ausmaß der *Fragmentation* der Embryonen im Vergleich zur Embryokultur ohne Kryokonservierung in den meisten Stadien tendenziell erhöht sind (Tab. 16-25).

Tab. 16-25 Ursachen für die erniedrigten Implantations- und Schwangerschaftsraten nach Kryotransfer im Vergleich zum Transfer „frischer" Embryonen.

- Selektion zugunsten des „frischen" Transfers (Pronukleusstadien mit günstigen morphologischen Kriterien werden bevorzugt im Entnahmezyklus transferiert)
- Häufigkeit von Kryoschäden
- erhöhtes Vorkommen des „embryonic arrest" nach dem Auftauen
- tendenzielle Zunahme der Fragmentierung der Embryonen nach Kryokonservierung und Auftauen (ungünstiger „embryo score")

Selektion der Pronukleusstadien

Die *Implantationsrate* wird von der, auch in Deutschland zulässigen, *Selektion* von Pronukleusstadien oder, im europäischen Ausland, von Embryonen aufgrund des „pronuclear stage score" oder „embryo score" bestimmt. Bei der Kryokonservierung von Embryonen spielen darüber hinaus deren Teilungsstadium und die Geschwindigkeit der Entwicklung vor dem Einfrieren eine Rolle. Durch *Auswahl der prognostisch günstigen Pronukleusstadien* oder (im Ausland) Embryonen *für den frischen Transfer* wird die zu erwartende Implantations- und Schwangerschaftsrate nach dem Transfer aufgetauter Pronukleusstadien oder Embryonen (Kryotransfer) gesenkt. Werden daher die Pronukleusstadien mit günstigem „pronuclear score" bevorzugt für den „frischen" Transfer reserviert und die Zygoten mit niedrigem „pronuclear score" kryokonserviert, so resultiert aus dieser *Selektion* wahrscheinlich eine unterdurchschnittliche Schwangerschaftsrate im Kryo-Programm.

Die durchschnittliche Implantationsrate nach dem Transfer eines sich nach dem Auftauen *weiter teilenden Embryos* beträgt etwa *10 %*, die nach dem Transfer eines *arretierten Embryos* ohne aktive Teilung dagegen *weniger als 5 %*. Durch die Möglichkeit der Auswahl aus einer Gruppe von Embryonen für den Transfer, wie sie im europäischen Ausland, ohne die restriktiven Bestimmungen des deutschen ESchG üblicherweise praktiziert wird, läßt sich die Implantationsrate auf 15–20 % steigern. Durch die (in Deutschland verbotene) Selektion von Embryonen für den Transfer kann die Schwangerschaftsrate pro Transfer um einen höheren Betrag angehoben werden als durch die (in Deutschland erlaubte) Selektion von Vorkernstadien.

Kriterien des Entnahmezyklus

Die Schwangerschaftsrate nach Kryotransfer ist in vielerlei Weise von der Schwangerschaftsrate im IVF/ICSI-Programm mit dem Transfer „frischer" Embryonen abhängig. Die Implantationsrate nach Kryotransfer wird bestimmt von den *Kriterien des Entnahmezyklus*, aus dem die Eizellen stammen, der Anamnese (Alter der Frau unter 40 Jahren) und den endokrinen *Charakteristika des stimulierten Zyklus* (Zyklusstimulation mit hMG oder FSH im „long protocol" mit GnRH-Analoga, gutes ovarielles Ansprechen auf die Stimulation, hohe Zahl der gefundenen Eizellen). Der Eintritt einer klinischen Schwangerschaft nach dem Transfer „frischer" Embryonen im Entnahmezyklus bedingt eine günstige Prognose nach dem Kryotransfer von Embryonen, die *aus dem gleichen stimulierten Zyklus stammen*. Bei Frauen, die nach einer Geburt einen Kryotransfer von Embryonen aus dem gleichen Entnahmezyklus erhalten, ist die Aussicht auf den Eintritt einer weiteren Schwangerschaft überdurchschnittlich hoch. Kommt es nach Kryotransfer erneut zu einer Lebendgeburt, so handelt es sich bei den beiden Kindern definitionsgemäß um zweieiige Zwillinge, da die Eizellen im gleichen Zyklus entnommen wurden.

Embryonale Entwicklung

Wesentliche Faktoren hierfür sind die Prozedur des Einfrierens und Auftauens selbst, die *Embryoqualität* aufgrund der morphologischen Beurteilung nach dem Auftauen (Zahl und Beschaffenheit der Blastomeren, Fragmente), die weitere Entwicklung und Geschwindigkeit der Teilung in Kultur sowie die Effizienz der hormonellen Vorbereitung des Endometriums im Transferzyklus (Tab. 16-26). Der Transfertag ist für die Wahrscheinlichkeit einer Implantation von untergeordneter Bedeutung, und es ist fraglich, ob durch eine verlängerte Embryokultur bis zum Tag 3 oder 5 nach Kryokonservierung ohne die Möglichkeit der Selektion von Embryonen die Erfolgsrate gesteigert werden kann. Auch der Transfer der aufgetauten Zygoten in die Tube (tubarer Zygotentransfer, ZIFT) ohne zusätzliche Embryokultur verbessert die Implantationsrate nicht.

Schwangerschaftsrate

Die *Schwangerschaftsrate pro Kryotransfer* von Embryonen schwankt in einem weiten Bereich zwischen *11 und 26 %*. Nach dem Kryotransfer von Blastozysten wird meist eine Schwangerschaftsrate von 25 % berichtet. Wie beim Transfer im Entnahmezyklus, so ist auch nach Kryotransfer die Rate klinischer Schwangerschaften *der Zahl der transferierten Embryonen direkt proportional*. Nach dem Kryotransfer nur eines Embryos ist die Wahrscheinlichkeit für den Eintritt einer klinischen Schwangerschaft ungünstig (6–10 %). Nach *elektiver Kryokonservierung* der Pronukleusstadien oder Embryonen *bei drohender Überstimulation* ist die zu erwartende Schwangerschaftsrate pro Kryotransfer vergleichsweise *überdurchschnittlich*. In Kryo-Programmen im europäischen Ausland ohne die restriktiven Bestimmungen des deutschen ESchG kann durch die Selektion von Embryonen unmittelbar vor dem Transfer und Zurücksetzen der am weitesten entwickelten Stadien mit günstiger morphologischer Beurteilung die Erfolgsrate weiter gesteigert werden. Die *Rate biochemischer Schwangerschaften* (nur transitorischer Anstieg von β-hCG) beträgt etwa

Tab. 16-26 Prognostische Faktoren der Implantation eines nach Kryokonservierung im Pronukleus- oder Embryonalstadium transferierten Embryos. + = günstig, − = ungünstig, 0 = kein oder geringer Einfluß.

	Relevanz für die Implantationsrate nach Kryotransfer
1. Entnahmezyklus	
Alter der Frau unter 35 Jahren	+
umfangreiche Vorbehandlung	−
elektive Kryokonservierung bei hoher Zahl gefundener Eizellen	+
günstige globale Schwangerschaftsrate im IVF/ICSI-Programm	+
Eintritt einer Schwangerschaft nach dem Transfer „frischer" Embryonen im Entnahmezyklus	+
2. Kryokonservierung und Auftauen	
Selektion von Pronukleusstadien vor dem Einfrieren („pronuclear score")	+/−
Kryokonservierung von Pronukleusstadien mit einem Vorkern	−
Selektion von Embryonen vor dem Einfrieren („embryo score")*	+/−
Selektion von Blastozysten vor dem Einfrieren („blastocyst score")*	+/−
morphologische Kryoschäden nach dem Auftauen	−
Arretierung der weiteren embryonalen Entwicklung nach dem Auftauen	−
3. Kryotransfer	
Wahl der Proliferation des Endometriums (spontaner, artefizieller, stimulierter Zyklus)	0
Endometriumdicke über 8 mm am Tag des Transfers	+
Verlängerung der Kulturdauer (Transfer am Tag 3, 4 oder 5) ohne Selektion von Embryonen	?
Möglichkeit der Selektion von Embryonen oder Blastozysten am Transfertag*	+

* aufgrund der Bestimmungen des ESchG in Deutschland nicht gestattet

17–24 %. Einige retrospektive Erhebungen berichten über eine erhöhte Häufigkeit *klinischer Aborte*, bezogen auf die Zahl aller Schwangerschaften, die etwa 17 bis 27 % ausmachen soll.

Die Rate an Malformationen und genetischen Anomalien bei den nach Kryokonservierung geborenen Kindern dürfte nicht erhöht sein, jedoch ist aufgrund der begrenzten Zahl der geborenen und nachuntersuchten Kinder keine eindeutige Aussage möglich.

16.3.5 Indikationen

Vorhandensein überzähliger Pronukleusstadien

Die übliche Indikation für die elektive Kryokonservierung ist das *Vorhandensein überzähliger Pronukleusstadien*, die im Entnahmezyklus aufgrund der Limitierung des Transfers auf zwei oder drei Embryonen nicht zurückgesetzt werden können (Tab. 16-27). In Abhängigkeit vom gewählten Protokoll der Zyklusstimulation ist nur *in 35 bis 50 % der Zyklen eine Kryokonservierung überzähliger Vorkernstadien möglich.* Bei der Selektion der Pronukleusstadien für die Kryokonservierung sollten die gleichen Maßstäbe angelegt werden wie bei der Embryokultur im Entnahmezyklus. Nur regulär befruchtete Pronukleusstadien mit zwei Pronuklei sollten eingefroren und die abnormal fertilisierten Zygoten mit ein oder drei Pronuklei verworfen werden. Auch wenn *nur wenige (1 oder 2) Pronukleusstadien* für die Kryokonservierung zur Verfügung stehen, bieten wir das Einfrieren der Zygoten an. Prinzipiell hat bei uns das Zurücksetzen kryokonservierter befruchteter Eizellen *Priorität* vor Beginn einer erneuten Zyklusstimulation. Vor Planung einer weiteren Eizellentnahme sollten zunächst alle gelagerten Zygoten aufgetaut und transferiert werden, da der mit Auftauen und Kryotransfer verbundene medizinische Aufwand im Vergleich zu einem vollständigen Zyklus einer assistierten Reproduktion verhältnismäßig gering ist. Alternativ können Pronukleusstadien aus mehreren Entnahmezyklen *gesammelt* und gemeinsam (maximal drei) transferiert werden. Auch ein gemischter Transfer von „frischen" und kryokonservierten Embryonen ist möglich.

Eine definierte *Altersgrenze* für den Transfer kryokonservierter Pronukleusstadien oder Embryonen gibt es nicht. In den meisten in- und ausländischen Programmen wird jedoch das Zurücksetzen von kryokonservierten und aufgetauten Zygoten oder Embryonen bei *Frauen über 45 Jahren* oder gar nach der Menopause abgelehnt.

Prophylaxe der ovariellen Überstimulation

Die *Prophylaxe des Syndroms der ovariellen Überstimulation (OHSS)* im Entnahmezyklus durch elektive Kryokonservierung der Vorkernstadien ist eine weitere anerkannte Anwendung der Kryokonservierung. Durch die elektive Kryokonservierung wird der Eintritt einer *Schwangerschaft im Entnahmezyklus*

Tab. 16-27 Indikationen der Kryokonservierung von Pronukleusstadien oder Embryonen.

- Vorhandensein überzähliger Pronukleusstadien oder (im Ausland) Embryonen
- Prophylaxe der drohenden ovariellen Überstimulation
- Fertilitätsreserve vor iatrogener Menopause
- „notfallmäßige" Kryokonservierung bei interkurrierenden Erkrankungen

verhindert und das damit zusammenhängende Risiko für den Eintritt eines OHSS oder der Verschlechterung eines bereits bestehenden OHSS eliminiert. Da vor der Eizellentnahme hCG gegeben wurde, sind die Voraussetzungen für die Entstehung des Krankheitsbildes auch bei elektiver Kryokonservierung der Pronukleusstadien gegeben, so daß eine *Prophylaxe gegen die Frühformen des OHSS nicht gegeben* ist. Insgesamt kann die *Häufigkeit des schweren OHSS* und auch die Inzidenz von Mehrlingen durch die elektive Kryokonservierung der Pronukleusstadien *auf weniger als 1 % reduziert* werden. Durch die Kryokonservierung wird bewußt eine gewisse *Verlustrate* (etwa 10–30 %) der Vorkernstadien aufgrund morphologisch sichtbarer Kryoschäden oder Stillstand der embryonalen Entwicklung nach dem Auftauen in Kauf genommen. Die zu erwartende Schwangerschaftsrate nach Kryotransfer in einem späteren Zyklus ist daher im Vergleich zu der durch den Transfer im Punktionszyklus zu erzielenden Rate um wenige Prozent (absolut) erniedrigt. Bei diesem Vergleich ist zu berücksichtigen, daß Frauen mit Risikofaktoren für die Ausbildung eines OHSS (Alter unter 30 Jahren, Amenorrhö, PCOS, überschießende ovarielle Antwort auf Zyklusstimulation) *generell eine günstige Prognose* für den Eintritt einer Schwangerschaft nach reproduktionsmedizinischen Verfahren aufweisen.

Andere Indikationen

Auch bei einer *unzureichenden Proliferation des Endometriums* (Endometriumdicke < 8 mm zum Zeitpunkt der Eizellentnahme), die in der Regel nur im spontanen oder mit CC stimulierten Zyklus zu erwarten ist, kann der Transfer durch elektive Kryokonservierung auf einen späteren Zyklus verschoben werden. In Einzelfällen wurde die elektive Kryokonservierung von Vorkernstadien oder (im Ausland) von Embryonen auch als *Fertilitätsreserve* vor iatrogener Menopause eingesetzt, etwa vor der geplanten Radikaloperation bei Zervixkarzinom oder vor adjuvanter Chemotherapie bei Mammakarzinom, wobei aber die kryokonservierten Pronukleusstadien nach Entfernung des Uterus nur an eine Leihmutter übertragen werden können (in Deutschland nicht gestattet).

Kryokonservierung von Embryonen

Die einzige in Deutschland erlaubte Indikation für die Kryokonservierung von Embryonen ist der Eintritt einer *unvorhergesehenen Erkrankung oder Notlage* (z.B. Verkehrsunfall), die dem Transfer von Embryonen entgegensteht oder aufgrund der der Eintritt einer Schwangerschaft in diesem Zyklus unerwünscht ist. Im Vergleich zur Kryokonservierung von Pronukleusstadien liefert die Kryokonservierung von Embryonen um wenige Prozentpunkte (absolut) günstigere Implantations- und Schwangerschaftsraten.

Beendigung der Lagerung

Mögliche Gründe für die *vorzeitige Beendigung der Lagerung* kryokonservierter Pronukleusstadien oder Embryonen sind die Erfüllung des Kinderwunsches, Adoption, Trennung oder Scheidung, Frustration wegen einer vermeintlichen oder tatsächlichen Aussichtslosigkeit der Kinderwunschbehandlung oder

auch finanzielle Motive, da die Kryokonservierung in Deutschland nicht zu den Leistungen der gesetzlichen Krankenversicherung zählt (Tab. 16-28). Nach Beendigung der Kryokonservierung müssen die eingelagerten Pronukleusstadien in Deutschland verworfen werden. In anderen europäischen Ländern, in denen eine Embryospende legal durchgeführt werden kann, können die aufgetauten Embryonen an andere kinderlose Paare gespendet oder für Forschungszwecke verwendet werden.

16.3.6 Stellenwert und Anwendung

Erhöhung der kumulativen Schwangerschaftsrate pro Eizellentnahme

Die Bedeutung der Kryotechnik besteht darin, daß durch ihre Anwendung alle entnommenen und fertilisierten Eizellen in wiederholten Transferzyklen zurückgesetzt und somit das *reproduktive Potential* eines einzigen stimulierten Zyklus im Hinblick auf den Eintritt einer klinischen Schwangerschaft vollständig genutzt werden kann. Das „*reproduktive Potential*" eines Zyklus ist dabei zu verstehen als die Wahrscheinlichkeit einer erfolgreichen Implantation nach dem simultanen oder sequentiellen *Transfer aller Embryonen*, die aus den in diesem Zyklus gebildeten und entnommenen Eizellen fertilisiert wurden. Die *kumulative Schwangerschaftsrate* aus einem „frischen" Embryotransfer und zwei Transfers von kryokonservierten und aufgetauten Pronukleusstadien aus dem gleichen Entnahme-

Tab. 16-28 Beendigung der Kryokonservierung von Pronukleusstadien oder Embryonen.

- erfüllter oder kein Kinderwunsch
- Adoption
- Frustration wegen der vermeintlichen oder tatsächlichen Aussichtslosigkeit der reproduktionsmedizinischen Behandlung
- finanzielle Motive (Selbstzahlerleistung)

zyklus beträgt etwa 41 %. Durch die elektive Kryokonservierung überzähliger Pronukleusstadien oder (im Ausland) Embryonen läßt sich die *kumulative Rate klinischer Schwangerschaften pro Entnahmezyklus um durchschnittlich 7 % steigern*. Diese Rate schließt auch Paare mit ein, die sich später aus einer Reihe von Gründen nicht zum Transfer ihrer kryokonservierten Pronukleusstadien entschließen, so daß davon auszugehen ist, daß bei Paaren, die kryokonservierte Embryonen zurückgesetzt erhalten, die kumulative Schwangerschaftsrate (aus frischem Transfer und Kryotransfer zusammen) um durchschnittlich 11 % pro Entnahmezyklus günstiger ausfällt als ohne Kryokonservierung. Die Methode kann somit zur *Einsparung von Entnahmezyklen* (mit Ovarstimulation und Follikelpunktion) beitragen. Gleichzeitig können durch die großzügige Anwendung der vergleichsweise kostengünstigen Kryokonservierung, deren Kosten pro Zyklus in Abhängigkeit von der Effizienz der Methode nur 25–45 % der Kosten eines Entnahmezyklus betragen, die insgesamt entstehenden Medikamenten- und Behandlungskosten erheblich reduziert werden.

Anwendung in Deutschland und im europäischen Ausland

Der Stellenwert der Methode in Deutschland unterscheidet sich aufgrund der Bestimmungen des ESchG und der Richtlinien der Bundesärztekammer grundsätzlich von dem im europäischen Ausland. Aufgrund des Verbots der Entstehung überzähliger Embryonen und der Selektion ist eine *elektive Kryokonservierung in Deutschland nur an Pronukleusstadien* gestattet, die keine Embryonen im Sinne des Gesetzes darstellen. Die Kryokonservierung von Embryonen ist in Deutschland nur im Fall einer unvorhergesehenen Erkrankung oder Notlage möglich („notfallmäßige" Kryokonservierung). Im europäischen Ausland werden dagegen *überwiegend Embryonen* und – in zunehmendem Maß – auch Blastozysten kryokonserviert, nachdem die Embryonen mit günstigen morphologischen Kriterien für den Transfer im „frischen" Zustand ausgewählt wurden; die Kryokonservierung von Pronukleusstadien bleibt besonderen Indikationen vorbehalten (Tab. 16-29).

Unter rein medizinischen Gesichtspunkten erscheint die aufgrund der gesetzlichen Regelung erzwungene Praxis der Kryokonservierung in Deutschland im Vergleich zu dem im europäischen Ausland praktizierten Vorgehen nur beschränkt sinnvoll. Bei der Kryokonservierung am Tag 1 werden auch Pronukleusstadien *ohne wesentliches Potential* für eine spätere normale embryonale Entwicklung eingefroren. Die Folge ist eine *Arretierung* dieser Zygoten nach dem Auftauen mit der *Gefahr eines Abbruchs des hormonell behandelten Transferzyklus*. Bei der in Deutschland üblichen – vom ESchG vorgegebenen – Praxis ist damit zu rechnen, daß mehr hormonell behandelte Transferzyklen in Ermangelung entwickelter Embryonen abgebrochen werden müssen als im europäischen Ausland.

Dagegen können im europäischen Ausland bei elektiver Kryokonservierung am Tag 2 oder 3

Tab. 16-29 Praxis der Kryokonservierung in Deutschland und im europäischen Ausland.

Praxis in Deutschland	nur elektive Kryokonservierung von Pronukleusstadien gestattet, Kryokonservierung von Embryonen nur im Fall einer unvorhergesehenen Erkrankung oder Notlage
Praxis im europäischen Ausland	meist Kryokonservierung von Embryonen oder Blastozysten mit der Möglichkeit der Selektion und Aussonderung der arretierten Embryonen, Kryokonservierung von Pronukleusstadien nur im Ausnahmefall

der Kultur die arretierten oder sich extrem langsam entwickelnden Embryonen identifiziert und vor dem Einfrieren ausgesondert werden, so daß das Risiko eines Wachstumsstillstands bei der Kultivierung nach dem Auftauen wesentlich reduziert wird.

Die Kryokonservierung von Pronukleusstadien oder (notfallmäßig) von Embryonen gehört derzeit *nicht zum Leistungskatalog der gesetzlichen Krankenkassen*. Diese Regelung erscheint zumindest diskussionswürdig, da die Kryokonservierung nachweislich die Effizienz der reproduktionsmedizinischen Behandlung erhöht und dazu beitragen kann, Zyklen mit Eizellentnahme und extrakorporaler Fertilisation (IVF) als obligate Kassenleistung einzusparen.

Literatur

Al-Hasani S, Diedrich K, Bauer O, Hartje M, Krebs D. Kryokonservierung menschlicher Oozyten im Vorkernstadium in einem automatisierten „offenen System". Geburtsh Frauenheilk 1995; 55: 49–52.

Al-Hasani S, Ludwig M, Gagsteiger F, Küpker W, Strum W, Yilmaz A, Bauer O, Diedrich K. Comparison of cryopreservation of supernumerary pronucluear human oocytes obtained after intracytoplasmic sperm injection (ICSI) and after conventional in-vitro fertilization. Hum Reprod 1996; 11: 604–7.

Brown JR, Modell E, Obasaju M, Ying YK. Natural cycle in-vitro fertilization with embryo cryopreservation prior to chemotherapy for carcinoma of the breast. Hum Reprod 1996; 11: 197–9.

Cedars M. Embryo cryopreservation. Semin Reprod Endocrinol 1998; 16: 183–95.

Dulioust E, Busnel MC, Carlier M, Roubertoux P, Auroux M. Embryo cryopreservation and development: facts, questions and responsibility. Hum Reprod 1999; 14: 1141–5.

Ferraretti AP, Gianaroli L, Magli C, Fortini D, Selman HA, Feliciani E. Elective cryopreservation of all pronucleate embryos in women at risk of ovarian hyperstimulation syndrome: efficiency and safety. Hum Reprod 1999; 14: 1457–60.

Frederick JL, Ord T, Kettel LM, Stone SC, Balmaceda JP, Asch RH. Successful pregnancy out-

come after cryopreservation of all fresh embryos with subsequent transfer into an unstimulated cycle. Fertil Steril 1995; 64: 987–90.

Hoover L, Baker A, Check JH, Lurie D, Summers D. Clinical outcome of cryopreserved human pronuclear stage embryos resulting from intracytoplasmic sperm injection. Fertil Steril 1997; 67: 621–4.

Horne G, Critchlow JD, Newman MC, Edozien L, Matson PL, Lieberman BA. A prospective evaluation of cryopreservation strategies in a two-embryo transfer programme. Hum Reprod 1997; 12: 542–5.

Imthurn B, Macas E, Rosselli M, Keller PJ. Effect of a programmed short-term stimulation protocol on the replacement of cryopreserved embryos. J Assist Reprod Genet 1996; 13: 709–12.

Jones HW Jr, Jones D, Kolm P. Cryopreservation: a simplified method of evaluation. Hum Reprod 1997; 12: 548–53.

Karlström PO, Bergh T, Forsberg AS, Sandkvist U, Wikland M. Prognostic factors for the success rate of embryo freezing. Hum Reprod 1997; 12: 1263–6.

Kaufman RA, Menezo Y, Hazout A, Nicolett B, Du Mont M, Servy EJ. Cocultured blastocyst cryopreservation: experience of more than 500 transfer cycles. Fertil Steril 1995; 64: 1125–9.

Kondo I, Suganuma N, Ando T, Asada Y, Furuhashi M, Tomoda Y. Clinical factors for successful cryopreserved-thawed embryo transfers. J Assist Reprod Genet 1996; 13: 201–6.

Kowalik A, Palermo GD, Barmat L, Veeck L, Rimarchin J, Rosenwaks Z. Comparison of clinical outcome after cryopreservation of embryos obtained from intracytoplasmic sperm injection and in-vitro fertilization. Hum Reprod 1998; 13: 2848–51.

Laverge H, Van der Elst J, De Sutter P, Verschraegen-Spae MR, De Paepe A, Dhont M. Fluorescent in-situ hybridization on human embryos showing cleavage arrest after freezing and thawing. Hum Reprod 1998; 13: 425–9.

Lelaidier C, de Ziegler D, Freitas S, Olivennes F, Hazout A, Frydman R. Endometrium preparation with exogenous estradiol and progesterone for the transfer of cryopreserved blastocysts. Fertil Steril 1995; 63: 919–21.

Lin YP, Cassidenti DL, Chacon RR, Soubra SS, Rosen GF, Yee B. Successful implantation of frozen sibling embryos is influenced by the outcome of the cycle from which they were derived. Fertil Steril 1995; 63: 262–7.

Magli MC, Gianaroli L, Fortini D, Ferraretti AP, Munne S. Impact of blastomere biopsy and cryopreservation techniques on human embryo viability. Hum Reprod 1999; 14: 770–3.

Miller KF, Goldberg JM. In vitro development and implantation rates of fresh and cryopreserved sibling zygotes. Obstet Gynecol 1995; 85: 999–1002.

Moilanen JM, Tulppala M, Reima I, Hovatta O. Fertilization, embryo quality, and cryosurvival in invitro fertilization and intracytoplasmic sperm injection cycles. J Assist Reprod Genet 1999; 16: 17–23.

Queenan JT Jr, Ramey JW, Seltman HJ, Eure L, Veeck LL, Muasher SJ. Transfer of cryopreserved-thawed pre-embryos in a cycle using exogenous steroids without prior gonadotrophin-releasing hormone agonist suppression yields favourable pregnancy results. Hum Reprod 1997; 12: 1176–80.

Selick CE, Hofmann GE, Albano C, Horowitz GM, Copperman AB, Garrisi GJ, Navot D. Embryo quality and pregnancy potential of fresh compared with frozen embryos – is freezing detrimental to high quality embryos? Hum Reprod 1995; 10: 392–5.

Servy EJ, Kaufmann RA, Liu Z, Menezo Y, Keskintepe L. Human pregnancies after transfer of fresh (four- to eight-cell) versus frozen-thawed blastocysts resulting from intracytoplasmic sperm injection. J Assist Reprod Genet 1998; 15: 422–6.

Shonkir Y, Chardonnens D, Campana A, Bischof P, Sakkas D. The rate of development and time of transfer play different roles in influencing the viability of human blastocysts. Hum Reprod 1998; 13: 676–81.

Simon A, Hurwitz A, Pharhat M, Revel A, Zentner BS, Laufer N. A flexible protocol for artificial preparation of the endometrium without prior gonadotropin-releasing hormone agonist suppression in women with functioning ovaries. Fertil Steril 1999; 71: 609–13.

Simon A, Hurwitz A, Zentner BS, Bdolah Y, Laufer N. Transfer of frozen-thawed embryos in arteficially prepared cycles with and without prior gonadotrophin-releasing hormone agonist suppression: a prospective randomized study. Hum Reprod 1998; 13: 2712–7.

Sutcliffe AG, D'Souza SW, Cadman J, Richards B, McKinlay IA, Lieberman B. Outcome in children from cryopreserved embryos. Arch Dis Child 1995; 72: 290–3.

Tanos V, Friedler S, Zajicek G, Neiger M, Lewin A, Schenker JS. The impact of endometrial preparation on implantation following cryopreserved-thawed embryo transfer. Gynecol Obstet Invest 1996; 41: 227–31.

Van den Abbeel E, Camus M, Van Waesberghe L, Devroey P, Van Steirteghem AC. Viability of partially damaged human embryos after cryopreservation. Hum Reprod 1997; 12: 2006–10.

Van Voorhis BJ, Syrop CH, Allen BD, Sparks AE, Stovall DW. The efficacy and cost-effectiveness of embryo cryopreservation compared with other assisted reproductive technologies. Fertil Steril 1995; 64: 647–50.

Wood MJ. Embryo freezing: is it safe? J Br Fertil Soc 1997; 2: 32–7.

Yee B, Lin YP, Chacon RR, Soubra S, Rosen GF, Cassidenti DL. A simplified method of timing frozen embryo transfer. Am J Obstet Gynecol 1995; 172: 1844–50.

Ergebnisse

17 Schwangerschaftsverläufe nach assistierter Reproduktion

Die Verläufe der Schwangerschaften nach reproduktionsmedizinischen Verfahren sind mittlerweile in zahlreichen Erhebungen dokumentiert. Generell handelt es sich bei einer Schwangerschaft nach IVF oder verwandten Verfahren um eine *Risikoschwangerschaft*. Das Auftreten von Bluthochdruck und Präeklampsie, Wachstumsretardierung, Blutungen in der Spätschwangerschaft, drohender und erfolgter Frühgeburt sind im Vergleich zum „Normalkollektiv" der spontan eingetretenen Schwangerschaften erhöht (Tab. 17-1). Auch die Inzidenz von Aborten und Tubargraviditäten ist bei den Schwangerschaften nach reproduktionsmedizinischen Verfahren überdurchschnittlich hoch. Allerdings ist davon auszugehen, daß diese Komplikationen und ungünstigen Ausgänge *nicht durch die extra-korporale Befruchtung an sich* verursacht werden, sondern auf das gehäufte Vorkommen von *Mehrlingen* sowie auf *Risikofaktoren* bei den Frauen, bei denen eine reproduktionsmedizinische Behandlung indiziert ist, zurückzuführen sind. Schwangere nach der Anwendung von reproduktionsmedizinischen Verfahren sind im Durchschnitt um einige Jahre älter, sind häufiger Erstgebärende und mit mehr Aborten in der Vorgeschichte belastet als die Gesamtheit aller Schwangeren. Risikofaktoren für Komplikationen in der Schwangerschaft, wie z.B. Zyklusstörungen, uterine Anomalien und Adipositas, sind bei den mit IVF und verwandten Verfahren behandelten Frauen überdurchschnittlich häufig vertreten.

Tab. 17-1 Komplikationen in den Schwangerschaften nach der IVF und verwandten Verfahren. Das erhöhte Risiko für die genannten Komplikationen ist in erster Linie, wenn auch nicht ausschließlich, auf die erhöhte Frequenz von Mehrlingsschwangerschaften zurückzuführen.

- Abort, Tubargravidität, heterotope Gravidität
- intrauteriner Fruchttod
- Frühgeburt
- intrauterine Wachstumsretardierung
- Bluthochdruck, Präeklampsie
- Blutung in der Spätschwangerschaft, vorzeitige Plazentalösung
- Gestationsdiabetes
- Anämie
- Insertio velamentosa, abnormale Lokalisation und Form der Plazenta
- vorzeitiger Blasensprung
- Beckenendlage

17.1 Aborte und Tubargraviditäten

17.1.1 Abortrate

Die in der Literatur berichtete Rate an *spontanen Aborten* (= klinische Aborte mit uteriner Blutung und Gewebeabgang) nach der IVF schwankt von 11 bis 32 %, bezogen auf die Gesamtzahl aller Schwangerschaften, und erscheint gegenüber der Abortrate bei der Gesamtheit aller Schwangerschaften (etwa 11–15 %) allenfalls geringfügig erhöht (Tab. 17-2). In großen Sammelstatistiken und nationalen Registern beträgt die Rate klinischer Aborte nach IVF etwa 18 bis 22 %. Dazu kommen noch 15 bis 28 % *präklinische*

Tab. 17-2 Abortraten nach IVF ohne oder mit ICSI, bezogen auf die Gesamtzahl aller eingetretenen Schwangerschaften.

	IVF (in %)	ICSI (in %)
präklinische (mensuelle) Aborte	15–28	15–26
klinische Aborte	11–32	11–24

Aborte (vorübergehender Anstieg des β-hCG ohne Nachweis einer Fruchtanlage) nach IVF. Diese Häufigkeit präklinischer Aborte ist der nach natürlicher Konzeption vergleichbar. Für die *Abortrate nach ICSI* werden ähnliche Zahlen genannt (klinische Aborte 11–24 %, präklinische Aborte 15–26 %). Die berichteten Abortraten nach ICSI liegen tendenziell niedriger als die nach IVF. Diese zunächst überraschende Beobachtung erklärt sich durch die *unterschiedliche Verteilung der Risikofaktoren* für Aborte bei den mit IVF und ICSI behandelten Frauen. Frauen, bei denen wegen einer schweren Subfertilität ihres männlichen Partners die ICSI indiziert ist, sind jünger und in geringerem Umfang mit früheren Aborten und anatomischen und endokrinen Risikofaktoren für Aborte belastet als Frauen im IVF-Programm. Die Aborthäufigkeit nach ICSI ist von der Spermaqualität und der Spermienquelle (Ejakulat, Hoden, Nebenhoden) unabhängig.

Beim Vergleich der Abortrate nach IVF ohne oder mit ICSI mit der im „Normalkollektiv" aller Schwangerschaften ist zu berücksichtigen, daß zahlreiche frühe (vor der 6. SSW) Abgänge nach spontaner Konzeption, die sich lediglich in einer um einige Tage verschobenen und verstärkten Blutung manifestieren, von den Frauen *nicht als Abort wahrgenommen* werden, während durch die routinemäßige Messung des β-hCG etwa 14 Tage nach dem Embryotransfer die eintretenden präklinischen und klinischen Aborte nach IVF und verwandten Verfahren lückenlos erfaßt werden. Bekanntlich sinkt das Abortrisiko mit zunehmender Schwangerschaftswoche, so daß durch die *Unterschiede in der Erfassung* der präklinischen und frühen klinischen Aborte die *tatsächliche Rate spontaner Aborte nach*

natürlicher Konzeption wahrscheinlich unterschätzt wird. Nach sonographischem Nachweis einer Fruchtanlage beträgt die Abortrate nach IVF ohne oder mit ICSI weniger als 20 %. *Mehrlingsschwangerschaften* nach IVF ohne oder mit ICSI unterliegen einem erhöhten Risiko für Spätaborte durch Zervixinsuffizienz, ferner kommt es in einer Häufigkeit von 20 bis 45 % zum Absterben eines der Feten der Mehrlingsanlage und somit zur spontanen Reduktion eines Mehrlings (z.B. von einer Zwillings- zu einer Einlingsschwangerschaft).

17.1.2 Risikofaktoren für Aborte

Als *Ursache* für die – allenfalls marginale – Erhöhung der Abortrate nach IVF und verwandten Verfahren ist *nicht die Prozedur der extrakorporalen Befruchtung selbst* anzusehen, vielmehr ist diese auf anamnestische und befundete Risikofaktoren der Frauen im behandelten Kollektiv zurückzuführen (Tab. 17-3). Dieser kausale Zusammenhang wird auch durch die Beobachtung belegt, daß die

Tab. 17-3 Erhöhte Prävalenz von Risikofaktoren für Aborte bei Frauen, die mit IVF und verwandten Verfahren behandelt werden.

- Alter der Frau über 35 Jahre
- Zustand nach zwei oder mehr Aborten
- uterine Fehlbildungen, Myome, Zervixinsuffizienz
- Syndrom der polyzystischen Ovarien, Amenorrhö, Hyperandrogenämie, Lutealdefekt
- Antiphospholipidantikörper

Abortrate bei Frauen, die sich einer *alleinigen Zyklusstimulation* ohne oder mit *Insemination* oder einem *intratubaren Gametentransfer* unterziehen, in ähnlicher Weise wie in einem IVF-Kollektiv erhöht ist. Ein wesentlicher Risikofaktor für Aborte ist das *Alter*. Die Aborthäufigkeit korreliert positiv mit dem mütterlichen Alter (besonders bei Frauen über 38 Jahren). Dieser altersbedingte Anstieg der Abortrate ist in erster Linie durch die *Zunahme fetaler Aneuploidien* bei den abortierten Feten bedingt. Bei einer über 40jährigen Frau beträgt das Abortrisiko nach assistierter Reproduktion etwa 25 bis 30 %. Bei der (in Deutschland verbotenen) Eizellspende ist die Abortrate vom Alter der *Spenderin*, nicht von dem der Empfängerin abhängig, so daß die altersbedingte Zunahme des Abortrisikos nach IVF durch die Übertragung einer Eizelle, die von einer jungen Frau stammt, wieder ausgeglichen werden kann. Ferner ist die Abortrate von der *Zahl der bereits stattgefundenen Aborte* abhängig und beträgt etwa 19–35 % nach zwei und 25–46 % nach drei vorangegangenen Abgängen (Tab. 17-4). Weiterhin finden sich anatomische, endokrine und immunologische Ursachen und Risikofaktoren für Aborte gehäuft bei Frauen, die mit IVF oder verwandten Verfahren behandelt werden. Starke Raucherinnen unterliegen zudem einem erhöhten Abortrisiko nach IVF.

Ein wichtiger endokriner Risikofaktor für Aborte nach assistierter Reproduktion ist das *Syndrom der polyzystischen Ovarien* (PCOS), bei dessen Vorliegen mit einer Abortrate von 35–40 % nach IVF und verwandten Verfahren zu rechnen ist. Darüber hinaus haben die Indikationen zur reproduktionsmedizinischen Behandlung (z.B. Tubenschaden, eingeschränkte Spermaqualität, Endometriose), die *Wahl des Gonadotropins* (FSH oder hMG) und die basale Konzentration von *FSH keinen wesentlichen Einfluß* auf die Aborthäufigkeit. Die Kombination mit GnRH-Agonisten im „langen" Protokoll dürfte sich jedoch günstig auf das Abortrisiko auswirken. Nach schwerer ovarieller Überstimulation im Konzeptionszyklus ist mit einer erhöhten Aborthäufigkeit (etwa 30 %) zu rechnen.

17.1.3 Inzidenz von Tubargraviditäten

Die Häufigkeit von *Tubargraviditäten* nach IVF und verwandten Verfahren schwankt zwischen zwei und sechs Prozent und ist bei der *tubaren Indikation erhöht*. Bei der IVF aus *andrologischer Indikation* und ICSI ohne begleitenden Tubenschaden der Frau beträgt die Rate von Tubargraviditäten dagegen *nur etwa 1 %* und liegt damit in einem Häufigkeitsbereich wie die Gesamtheit aller Schwangerschaften nach natürlicher Konzeption. Von den extrauterinen Graviditäten nach IVF implantierten sich etwa 85 % als *tubare Einlingsgravidität* und die übrigen als tubare Mehrlingsgravidität, kombinierte intra- und extrauterine (heterotope) Gravidität und Ovarialgravidität (s. Kap. 6, S. 76). Für die Häufigkeit der heterotopen und tubaren Mehrlingsgraviditäten spielt auch die *Zahl der transferierten Embryonen* eine Rolle.

Tab. 17-4 Abhängigkeit der Aborthäufigkeit von der Zahl vorangegangener Aborte.

	Risiko eines klinischen Abortes (in %)
jede Schwangerschaft	11–15
Zustand nach 1 Abort	12–24
Zustand nach 2 Aborten	19–35
Zustand nach 3 Aborten	25–46

17.2 Schwangerschafts-verläufe

Die nach IVF und verwandten Verfahren resultierenden Schwangerschaften sind durch eine erhöhte Rate verschiedener Komplikationen belastet. Diese Häufung von Komplikationen und ungünstigen Verläufen ist *überwiegend*, wenn auch nicht ausschließlich, auf die *erhöhte Mehrlingsrate* nach reproduktionsmedizinischen Verfahren zurückzuführen. Die in der Literatur und in nationalen Registern genannten Häufigkeiten von Komplikationen in der Schwangerschaft sind erheblichen *Schwankungen* unterworfen, da sie von der Art und Häufigkeit der Mehrlinge im untersuchten Kollektiv bestimmt sind (Tab. 17-5).

17.2.1 Mehrlingsschwangerschaften

Die erhöhte Rate an Komplikationen während der Schwangerschaft ist, wie bereits erwähnt, in erster Linie auf die gegenüber der Gesamtheit aller Schwangerschaften um ein Vielfaches erhöhte *Frequenz an Mehrlingen* (12–34 % nach IVF) zurückzuführen. Die Rate an *Frühgeburten* ist etwa 5fach und die *Häufigkeit des intrauterinen Fruchttodes* etwa 2fach gegenüber dem Durchschnitt aller Schwangerschaften gesteigert. Auch die *perinatale Sterblichkeit* ist auf 2–3 % erhöht. Ferner wird bei den Schwangerschaften nach IVF erheblich häufiger und aus verschiedenen Gründen eine Geburtseinleitung indiziert und eine *operative Beendigung der Geburt* durchgeführt (Tab. 17-6). Die Häufigkeit von Schnittentbindungen ist bei den Schwangerschaften nach IVF dadurch bis zu 3fach erhöht. Entsprechend niedrig ist der Anteil der Schwangerschaften, die nach spontanem Eintritt von Wehen mit einer vaginalen Geburt beendet werden.

Durch die Reduktion der Mehrlingsrate nach IVF und verwandten Verfahren, etwa über den elektiven Transfer von nur zwei Embryonen, können nachweislich die Häufigkeit von Frühgeburten und Kindern mit niedrigem Geburtsgewicht unter 2500 g so-

Tab. 17-5   Häufigkeiten von Komplikationen und ungünstigen Verläufen in den Schwangerschaften nach IVF und ICSI, bezogen auf die Gesamtzahl aller klinischen Schwangerschaften (Einlinge und Mehrlinge).

	Häufigkeiten nach IVF (in %)	Häufigkeiten nach ICSI (in %)
Bluthochdruck, Präeklampsie	9–17	keine Angaben
Frühgeburt vor der 37. SSW	19–29	17–26
vorzeitige Wehentätigkeit, drohende Frühgeburt	22–44	keine Angaben
intrauterine Wachstumsretardierung, Hypotrophie („small for gestational age")	18	keine Angaben
Geburtsgewicht < 2500 g („low birth weight")	24–38	17
Geburtsgewicht < 1500 g („very low birth weight")	6	2
vorzeitiger Blasensprung	27	keine Angaben
intrauteriner Fruchttod	2–3	2–3
Gestationsdiabetes	3	keine Angaben

Tab. 17-6   Geburtseinleitung und operative Beendigung der Geburt eines Kindes nach IVF und verwandten Verfahren.

	Häufigkeiten (in %)
indizierte Geburtseinleitung	25
Sectio caesarea	32–47

wie die Dauer und Kosten der neonatologischen Intensivbehandlung erheblich gesenkt werden.

17.2.2 Geburtshilfliche Komplikationen

Bei der Bewertung von Schwangerschaftsverläufen nach IVF ist die Koinzidenz vieler der genannten Komplikationen zu berücksichtigen. Beispielsweise liegt bei *Präeklampsie* in über 50 % der Fälle auch eine *intrauterine Wachstumsretardierung* vor. Aufgrund dieses erhöhten fetalen und maternalen Risikos wird die Schwangerschaft häufig als *Frühgeburt* und mit einem Geburtsgewicht unter 2500 g beendet, so daß alle Komplikationen kausal miteinander verknüpft sind. Auch ist vorstellbar, daß die Geburtshelfer bei den Schwangerschaften nach IVF und verwandten Verfahren recht großzügig und nicht immer aus triftigen Gründen eine Einleitung der Geburt oder deren operative Beendigung indizieren, was eine iatrogene Verkürzung der Tragzeit und Erniedrigung des Geburtsgewichts zur Folge haben kann. Schließlich sollte berücksichtigt werden, daß die Frühgeburtenrate von der Qualität der Schwangerenvorsorge abhängt und

durch den Einsatz verschiedener Maßnahmen gesenkt werden kann.

Bei den Einlingsschwangerschaften nach IVF ist die Häufigkeit geburtshilflicher Probleme sehr viel niedriger als bei Mehrlingen (Tab. 17-7). Unter den Einlingen beträgt die Frequenz von *Frühgeburten* vor der 37. SSW nur noch 9–17 % gegenüber dem „Basisrisiko" von 7–10 % bei allen Schwangerschaften nach natürlicher Konzeption. Auch die Häufigkeit von Wachstumsretardierung und *niedrigem Geburtsgewicht* („low birth weight") unter 2500 g ist erheblich niedriger als im Gesamtkollektiv der Schwangerschaften nach IVF (Einlinge und Mehrlinge). Dennoch ist das Gestationsalter von Einlingen nach IVF um durchschnittlich eine Woche kürzer und das Geburtsgewicht um etwa 400 g niedriger als bei den Kindern nach natürlicher Konzeption. Wie bei der Abortrate, ist dieser Unterschied auf die Belastung des Kollektivs der mit IVF behandelten Frauen durch *Risikofaktoren* (erhöhtes mütterliches Alter, erste Parität, vorausgegangene Aborte) und auf die der Kinderlosigkeit zugrundeliegende Erkrankung zurückzuführen. Korrigiert man in einer multiplen Regressionsanalyse diese Risikofaktoren, wird offensichtlich, daß Einlinge nach IVF und verwandten Verfahren *nicht aufgrund*

Tab. 17-7   Häufigkeiten geburtshilflicher Komplikationen bei Einlingen nach IVF, bezogen auf die Gesamtheit aller Schwangerschaften. Die Raten sind der retrospektiven Erhebung von Doyle et al. (1992) und anderen Kohortenstudien entnommen.

	Häufigkeiten (in %)
Frühgeburt	9–17
Geburtsgewicht < 2500 g	11
intrauterine Wachstumsretardierung	17

des Entstehens der Schwangerschaft durch assistierte Reproduktion einem erhöhten Risiko für Frühgeburtlichkeit, niedriges Geburtsgewicht, perinatale Mortalität und Morbidität (neonatale Komplikationen) unterliegen. Eine erhöhte Frequenz von Komplikationen in der Schwangerschaft ist, unabhängig vom Weg der Konzeption, generell nach einer Konzeption nach Zyklusstimulation zu beobachten. Es ist davon auszugehen, daß *durch die Methode der IVF selbst das Risiko von Komplikationen in der Schwangerschaft nicht erhöht ist.*

17.2.3 Risikostatus höhergradiger Mehrlinge

Entsprechend sind Mehrlingsschwangerschaften nach IVF und verwandten Verfahren durch eine tendenziell erhöhte Frequenz von Frühgeburten, niedrigem und sehr niedrigem Geburtsgewicht, retardiertem oder diskordantem Wachstum der Mehrlingskinder und einer höheren Rate an neonataler Morbidität (längere Dauer der Intensivmaßnahmen und maschineller Beatmung) im Vergleich zu den Mehrlingen nach spontaner Konzeption belastet. Das hauptsächliche Problem der Mehrlingsschwangerschaften ist die *Frühgeburtlichkeit* (Tab. 17-8). Drillingsschwangerschaften nach IVF und verwandten Verfahren sind Schwangerschaften mit höchstem geburtshilflichen und perinatalen Risiko und in der Mehrzahl der Fälle durch drohenden Abort, drohende Frühgeburt und erhöhte neonatale Morbidität und Mortalität gefährdet. Das Risikopotential einer höhergradigen Mehrlingsschwangerschaft läßt sich durch die, an einigen deutschen und ausländischen Abteilungen praktizierte, aus medizinischer und ethischer Sicht allerdings problematische Methode der *fetalen Reduktion* (selektiver Fetozid) senken.

17.2.4 Geburtshilfliche Komplikationen nach ICSI

Die Häufigkeit geburtshilflicher und neonataler Komplikationen ist zwischen den nach konventioneller IVF und nach ICSI entstandenen Schwangerschaften in etwa vergleichbar. Da die ICSI in breitem Umfang erst seit 1994 angewendet wird, stehen Daten über die Verläufe der Schwangerschaften, der Geburten und der neonatalen Periode nicht in solchem Umfang zur Verfügung wie nach konventioneller IVF. Die bisher vorliegenden, meist retrospektiven Erhebungen deuten sogar darauf hin, daß die Rate an Frühgeburten und Kindern mit niedrigem Geburtsgewicht unter 2500 g *nach ICSI tendenziell günstiger ist als nach konventioneller IVF.* Diese auf den ersten Blick überraschende Beobachtung dürfte ursächlich nichts mit dem reproduktionsmedizinischen Verfahren an sich zu tun haben, sondern auf die Unterschiede zwischen den mit IVF und ICSI behandelten Frauen zurückzuführen sein. Frauen, die wegen einer schweren Subfertilität ihres männlichen Partners das ICSI-Programm durchlaufen, sind durchschnittlich jünger und weniger mit Aborten oder Totgeburten und anderen Schwangerschaftsrisiken (z.B. Adipositas, vorbestehende Hypertonie) belastet als Frauen, bei denen eine konventionelle IVF indiziert ist. Schwangerschaften, die nach dem *Transfer von kryokonservierten Pronukleusstadien oder Embryonen* resultieren, unterscheiden sich im Hinblick auf die zu erwartende Rate an geburtshilflichen und neonatalen Komplikationen nicht von den Schwangerschaften nach dem Transfer „frischer" Embryonen.

Tab. 17-8 Frühgeburtenrate bei Einlingen, Zwillingen und Drillingen nach IVF und ICSI.

	nach IVF (in %)	nach ICSI (in %)
Einlinge	9–17	9–10
Zwillinge	52–61	57
Drillinge	100	97

Tab. 17-9 Erweiterte und engmaschige Mutterschaftsvorsorge bei Risikoschwangerschaften nach IVF und verwandten Verfahren.

- frühzeitige Diagnose der Mehrlingsschwangerschaft
- Angebot der pränatalen Diagnostik nach ICSI (Sonographie, fetale Karyotypisierung)
- frühzeitige Erkennung von Wachstumsretardierung und Präeklampsie (Blutdruck, Sonographie, Dopplersonographie, Kardiotokographie)
- Verlängerung der Schwangerschaft bei drohender Frühgeburt (Wehenhemmung, RDS-Prophylaxe, Behandlung zervikaler Infektionen)

17.2.5 Mutterschaftsvorsorge

Die *Mutterschaftsvorsorge* bei Schwangerschaften nach IVF und verwandten Verfahren sollte dem erhöhten Risikopotential Rechnung tragen. Maßnahmen zur Früherkennung von Wachstumsretardierung und Präeklampsie und zur Verlängerung der Schwangerschaft bei Mehrlingen sollten großzügig eingesetzt werden (Tab. 17-9). Schwangere nach IVF und verwandten Verfahren beginnen im übrigen früher mit der *Mutterschaftsvorsorge*, nehmen mehr antenatale Vorsorge in Anspruch und werden häufiger während der Schwangerschaft *stationär behandelt* als die Gesamtheit aller Schwangeren.

17.3 Fehlbildungen und chromosomale Aberrationen

17.3.1 Fehlbildungsrate nach IVF

Die Rate an *Fehlbildungen nach konventioneller IVF* beträgt in großen unselektionierten Kollektiven und nationalen Registern *zwischen 2 und 4 %* und entspricht damit dem „Basisrisiko" der Gesamtheit der Schwangerschaften nach spontaner Konzeption (etwa 3 %). Schwerwiegende *Fehlbildungen* („major

malformations"), die die weitere Entwicklung des Kindes in erheblicher Weise beeinträchtigen oder eine operative Korrektur erfordern, wurden bei bis zu 2 % der Kinder beobachtet. Auch diese Häufigkeit unterscheidet sich nicht vom Gesamtkollektiv aller geborenen Kinder. *In ausgewählten Kollektiven*, etwa bei Frauen, die nach vorausgegangener assistierter Reproduktion zur gezielten pränatalen Diagnostik überwiesen wurden, wurde eine Fehlbildungsrate von bis zu 7 % berichtet, die aber durch die erfolgte Selektion erklärbar ist.

Bei der Bewertung der Fehlbildungsrate ist zudem zu berücksichtigen, daß die Abgrenzung des Begriffes „Fehlbildung" von Normvarianten und auch die Unterscheidung zwischen schwerwiegenden („major malformations") und leichten („minor malformations") Fehlbildungen nicht einheitlich und vom Untersucher interpretierbar sind. Darüber hinaus ist es vorstellbar, daß der untersuchende Geburtshelfer oder Kinderarzt in Kenntnis der vorangegangenen assistierten Reproduktion vielleicht eher geneigt ist, das Vorliegen eines kontrollbedürftigen Befundes zu attestieren als bei Kindern nach spontaner Konzeption.

Das *Verhältnis Knaben zu Mädchen* bei den nach IVF ohne oder mit ICSI geborenen Kindern beträgt etwa 1,00 zu 1,07 und ist damit der Proportion der Geschlechter bei spontan konzipierten Schwangerschaften vergleichbar.

17.3.2 Chromosomale Anomalien

Die *Rate an chromosomalen Aberrationen* ist bei Schwangerschaften und Kindern nach konventioneller IVF nicht erhöht. Allerdings ist die positive Korrelation von auftretenden chromosomalen Aberrationen mit dem *erhöhten mütterlichen Alter über 35 Jahren* zu berücksichtigen. Eine routinemäßige Chromosomenanalyse der Frau vor Beginn einer IVF ist nicht indiziert. Für die Annahme, die Häufigkeit von Fehlbildungen oder chromosomalen Aberrationen nach konventioneller IVF sei erhöht, gibt es somit keine Belege (Tab. 17-10).

17.3.3 Fehlbildungsrate nach ICSI

Für die Häufigkeiten von fetalen Fehlbildungen nach Zyklusstimulation mit Insemination und intratubarem Gametentransfer, aber auch für die *Fehlbildungsrate nach ICSI,* werden ähnliche Raten genannt. Allerdings wurden wegen der relativ kurzen Zeit der Anwendung der *ICSI* (s. Kap. 10, S. 190) weitaus *weniger Kinder* im Rahmen von Studien erfaßt und nachuntersucht als nach konventioneller IVF. Aufgrund der erwähnten Probleme bei der Definition und Abgrenzung des Begriffes „Fehlbildung" und der Seltenheit vieler Malformationen und Syndrome besteht bei der Frage der Fehlbildungsrate nach ICSI derzeit noch eine gewisse *Unsicherheit,* jedoch ergibt sich aus den bisher vorliegenden Daten kein triftiger Beleg für die Hypothese, daß die Häufigkeit von Fehlbildungen nach ICSI gegenüber dem „Basisrisiko", dem jede Schwangerschaft unterliegt, erhöht sei. Es ist davon auszugehen, daß durch die *Prozedur der Spermieninjektion selbst* kein meßbar erhöhtes Risiko einer fetalen Malformation induziert wird.

17.3.4 Chromosomale Anomalien nach ICSI

Bei der Frage der *Häufigkeit genetischer Aberrationen nach ICSI* ist eine differenzierte Betrachtungsweise erforderlich. Männer mit

schwerer Oligozoospermie (Konzentration < 5 Mill./ml), bei denen eine ICSI indiziert ist, stellen ein *genetisches Risikokollektiv* dar (s. Kap. 10, S. 190). Azoospermie und schwere Oligozoospermie sind mit zahlreichen Erbkrankheiten und Syndromen assoziiert. Entsprechend beobachtet man bei Männern mit schwerer *OAT oder Azoospermie* ein gehäuftes Vorkommen (bis zu 5 % und mehr) von chromosomalen Aberrationen (z.B. numerische oder strukturelle Aberrationen der Gonosomen, Translokationen, Inversionen, Markerchromosomen, Mosaike niedriger Ausprägung). Männer mit nicht-obstruktiver Azoospermie oder Kryptozoospermie (Konzentration < 1 Mill./ml) sind in bis zu 10 % Träger einer *Mikrodeletion im Gen für den Azoospermiefaktor* auf dem Y-Chromosom und können diese an ihre über die ICSI entstehenden männlichen Nachkommen weitergeben. Männer mit obstruktiver Azoospermie und insbesondere einer uni- oder bilateralen *Aplasie des Vas deferens* sind häufig hetero- oder homozygote Träger von Mutationen im Gen für *Mukoviszidose,* bei deren Weitergabe ebenfalls ein fetales Risiko resultiert (Tab. 17-11). Diese genetischen Störungen bei Männern mit schwerer Oligozoospermie oder Azoospermie können durch entsprechende Untersuchungen vor Aufnahme des Paares in das ICSI-Programm ausgeschlossen werden. Es ist davon auszugehen, daß durch die *Maßnahme der Spermieninjektion selbst keine Erhöhung des genetischen Risikos* für eine Schwangerschaft induziert wird, sondern die eventuelle genetische Anomalie von dem zur Injektion verwendeten Spermium, möglicherweise auch von der Eizelle, *mitgebracht* wird. Da chromosomale Aberrationen auch isoliert

Tab. 17-10 Häufigkeiten von Fehlbildungen und chromosomalen Aberrationen bei Schwangerschaften und Kindern nach konventioneller IVF.

	nach IVF (in %)	nach spontaner Konzeption (in %)
fetale Fehlbildungen	2–4	2–4
chromosomale Aberrationen	0,5–1	0,5–1

Tab. 17-11   Genetische Anomalien bei Männern, bei denen wegen einer schweren andrologischen Einschränkung die ICSI indiziert ist.

	erhöhte Prävalenz von
schwere Oligozoospermie	numerischen und strukturellen chromosomalen Aberrationen Produktion nicht haploider Spermien
Kryptozoospermie, Azoospermie	Deletionen im Gen für den Azoospermiefaktor
Verschlußazoospermie, ein- oder beidseitige kongenitale Aplasie des Vas deferens	hetero- oder homozygoten Mutationen im Gen für Mukoviszidose

in den Keimzellen vorkommen und bei Männern mit schwerer OAT bis zu 2 % der Spermien zwei Geschlechtschromosomen enthalten können, bietet auch die *Chromosomenanalyse* aus peripheren somatischen Zellen des Mannes vor der ICSI *keinen absoluten Schutz vor der Weitergabe* einer genetischen Anomalie. Während die Häufigkeit von „neu entstandenen", d.h. nicht aus dem peripheren Karyotyp der Eltern ableitbaren, chromosomalen Aberrationen der Autosomen bei den nach ICSI geborenen Kindern nicht erhöht ist (< 1 %), gibt es Hinweise auf ein erhöhtes Auftreten (etwa 1–2 %) von „neu entstandenen" Aberrationen der Geschlechtschromosomen bei den nach ICSI geborenen Kindern, das wahrscheinlich auf die Charakteristika der schweren männlichen Subfertilität und die zugrundeliegende Störung der Spermiogenese zurückzuführen ist. Die genannten genetischen Risiken beziehen sich *nur auf Männer mit schwerer Oligozoospermie*, nicht aber auf die anderen Indikationen zur Durchführung der ICSI (langjährige männliche Subfertilität, Fertilisationsversagen, niedrige Fertilisationsrate < 30 %). Entsprechend ist vor der Durchführung der ICSI nur bei schwerer OAT oder Azoospermie eine Chromosomenanalyse und eine molekulargenetische Diagnostik indiziert, während die zu erwartende Rate chromosomaler Aberrationen bei den anderen Indikationen zur ICSI der Rate nach konventioneller IVF vergleichbar sein dürfte.

Die berichtete Rate an *Fehlbildungen nach dem Transfer kryokonservierter Embryonen oder Pronukleusstadien* (etwa 3 %) unterscheidet sich nicht von der nach dem Transfer frischer Embryonen. Weder die Methode der assistierten Reproduktion (konventionelle IVF oder ICSI) vor der Kryokonservierung, noch die Dauer der Lagerung als Kryokonserve beeinflussen die Rate an fetalen Fehlbildungen bei entstehenden Schwangerschaften.

17.4 Entwicklung der geborenen Kinder

Die um ein Vielfaches erhöhte Rate an Mehrlingen ist in erster Linie, wenn auch nicht ausschließlich, für die *erhöhte neonatale Morbidität* verantwortlich. Aufgrund der Häufigkeit von frühgeborenen und hypotrophen Kindern mit einem *niedrigen Geburtsgewicht* unter 2500 g benötigen die nach IVF und verwandten Verfahren geborenen Kinder im Durchschnitt eine *längere Hospitalisierung* auf der neonatalen Intensivstation und eine längere Dauer der maschinellen Beatmung als Kinder nach spontanem Entstehen der Schwangerschaft. Gleichzeitig ist die Prävalenz von *neonatalen Komplikationen* wie Atemnotsyndrom, persistierender Ductus arteriosus Botalli und Infektionen im Vergleich zu Kindern nach spontaner Konzeption erhöht. Die pädiatrischen Intensivmaßnahmen haben zur Folge, daß – insbesondere bei Mehrlingskindern – die für ein nach assistierter Reproduktion geborenes Kind aufgewendeten *Kosten* um ein

Mehrfaches über denen für Kinder aus spontan entstandenen Schwangerschaften liegen.

Trotz der Belastung der nach IVF und verwandten Verfahren geborenen Kinder mit Frühgeburt, Hypotrophie, niedrigem Geburtsgewicht und neonatalen Komplikationen sind das durchschnittliche *Längenwachstum* und die *körperliche Entwicklung* der nach IVF geborenen Kinder während der ersten beiden Lebensjahre weitgehend normal. Auch die *psychomotorische* und *kognitive Entwicklung* in den ersten Lebensjahren verläuft meist regelgerecht. Die Wachstumskurven der nach assistierter Reproduktion geborenen Kinder entsprechen denen nach spontaner Empfängnis, und auch die Prävalenz von chronischen Erkrankungen ist nicht nennenswert erhöht. Etwa 2 % der Kinder nach IVF und verwandten Verfahren weisen eine leichte bis mäßiggradige Behinderung auf; diese Rate ist gegenüber dem Gesamtkollektiv aller geborenen Kinder nicht wesentlich erhöht. Im Schulalter zeigen die nach IVF geborenen Kinder ein *normales Leistungsvermögen*. In einer kleinen Kohorte von nach ICSI geborenen Kindern wurde nach Abschluß des ersten Lebensjahres eine milde Verzögerung der Entwicklung festgestellt, jedoch kann aus dieser Beobachtung aufgrund der kleinen Zahl der untersuchten Kinder noch nicht auf ein generell erhöhtes Risiko einer körperlichen oder intellektuellen Retardierung der nach ICSI geborenen Kinder geschlossen werden.

Der Eintritt einer Schwangerschaft und Geburt nach assistierter Reproduktion wirkt sich auf die *Paarbeziehung* und die *Befindlichkeit* der Eltern überwiegend günstig aus. Nach erfülltem Kinderwunsch steigen in der Regel die Zufriedenheit, das Selbstwertgefühl und die Zahl sozialer Kontakte.

Literatur

Abramov Y, Elchalal U, Schenker JG. Obstetric outcome of in-vitro fertilized pregnancies complicated by severe ovarian hyperstimulation syndrome: a multicenter study. Fertil Steril 1998; 70: 1070–6.

Aytoz A, Camus M, Tournaye H, Bonduelle H, van Steirteghem A, Devroey P. Outcome of pregnancies after intracytoplasmic sperm injection and the effect of sperm origin and quality on this outcome. Fertil Steril 1998; 70: 500–5.

Balen AH, MacDougall J, Tan SL. The influence of the number of embryos transferred in 1060 in-vitro fertilization pregnancies on miscarriage rates and pregnancy outcome. Hum Reprod 1993; 8: 1324–8.

Baumann P, Felberbaum R, Diedrich K. Schwangerschaft und Geburt nach In-vitro-Fertilisation. Gynäkologe 1996; 29: 507–12.

Bernasko J, Lynch L, Lapinski R, Berkowitz RL. Twin pregnancies conceived by assisted reproductive technologies: maternal and neonatal outcomes. Obstet Gynecol 1997; 89: 368–72.

Bonduelle M, Wilikens A, Buysse A, van Assche E, Devroey P, van Steirteghem AC, Liebaers I. A follow-up study of children born after intracytoplasmic sperm injection (ICSI) with epididymal and testicular spermatozoa and after replacement of cryopreserved embryos obtained after ICSI. Hum Reprod 1998; 13, Suppl 1: 196–207.

Bowen JR, Gibson FL, Leslie GI, Saunders DM. Medical and developmental outcome at 1 year for children conceived by intracytoplasmic sperm injection. Lancet 1998; 351: 1529–34.

Dhont M, De Neubourg F, Van der Elst J, De Sutter P. Perinatal outcome of pregnancies after assisted reproduction: a case-control study. J Assist Reprod Genet 1997; 14: 575–80.

Doyle P, Beral V, Maconochie N. Preterm delivery, low birthweight and small-for-gestational-age in liveborn singleton babies resulting from in-vitro fertilization. Hum Reprod 1992; 7: 425–8.

Friedler S, Mashiach S, Laufer N. Births in Israel resulting from in-vitro fertilization/embryo transfer, 1982-1989: national registry of the Israeli association for fertility research. Hum Reprod 1992; 7: 1159–63.

Froster UG. Genetische Risiken bei In-vitro-Fertilisation. Geburtsh Frauenheilk 1995; 55: 121–6.

Gagel DE, Ulrich D, Pastor VS, Kentenich H. IVF-Paare und IVF-Kinder. Reproduktionsmedizin 1998; 14: 31–40.

Gissler M, Malin Silveria M, Hemminki E. In-vitro fertilization pregnancies and perinatal health in Finland 1991–1993. Hum Reprod 1995; 10: 1856–61.

Govaerts I, Devreker F, Koenig I, Place I, Van den Bergh M, Englert Y. Comparison of pregnancy outcome after intracytoplasmic sperm injection and in-vitro fertilization. Hum Reprod 1998; 13: 1514–8.

Johnson MD. Genetic risks of intracytoplasmic sperm injection in the treatment of male infertility: recommendations for genetic counseling and screening. Fertil Steril 1998; 70: 397–411.

Logerot-Lebrun H, de Mouzon J, Hachelot A, Spira A. Pregnancies and births resulting from in vitro fertilization: French national registry, analysis of data 1986 to 1990. Fertil Steril 1995; 64: 746–56.

Makhseed M, Al Sharhan M, Egbase P, Al Essa M, Grudzinskas JG. Maternal and perinatal outcomes of multiple pregnancy following IVF-ET. Int J Gynecol Obstet 1998; 61: 155–63.

Moise J, Laor A, Armon Y, Gur I, Gale R. The outcome of twin pregnancies after IVF. Hum Reprod 1998; 13: 1702–5.

Nisanto A, Bonduelle M, Camus M, Tournaye H, Magnus M, Liebaers I, van Steirteghem A, Devroey P. Obstetric outome of 904 pregnancies after intracytoplasmic sperm injection. Hum Reprod 1996; 11, Suppl 4: 121–30.

Olivennes F, Blanchet V, Kerbrat V, Fanchin R, Rufat P, Frydman R. Follow-up of a cohort of 422 children aged 6 to 13 years conceived by in-vitro fertilization. Fertil Steril 1997; 67: 284–9.

Olivennes F, Rufat P, André P, Pourade A, Quiros MC, Frydman R. The increased risk of complications observed in singleton pregnancies resulting from in-vitro fertilization (IVF) does not seem to be related to the IVF method itself. Hum Reprod 1993; 8: 1297–300.

Palermo GD, Colombero LT, Schattman GL, Davis OK, Rosenwaks Z. Evolution of pregnancies and initial follow-up of newborns delivered after intracytoplasmic sperm injection. JAMA 1996; 276: 1893–7.

Reubinoff BE, Samueloff A, Ben Haim M, Friedler S, Schenker JG, Lewin A. Is the obstetric outcome of in vitro fertilized singleton gestations different from natural ones? A controlled study. Fertil Steril 1997; 67: 1077–83.

Rufat P, Olivennes F, de Mouzon J, Dehan M, Frydman R. Task force report on the outcome of pregnancies and children conceived by in-vitro fertilization (France 1987 to 1989). Fertil Steril 1994; 61: 324–30.

Saunders K, Spensley J, Munro J, Halasz G. Growth and physical outcome of children conceived by in-vitro fertilization. Pediatrics 1996; 97: 688–92.

Scholtes MC, Behrend C, Dietzel-Dahmen J, van Hoogstraten DG, Marx K, Wohlers S, Verhoeven H, Zeilmaker GH. Chromosomal aberrations in couples undergoing intracytoplasmic sperm injection: influence on implantation and ongoing pregnancy rates. Fertil Steril 1998; 70: 933–7.

Serour GI, Aboulghar M, Mansour R, Sattar MA, Amin Y, Aboulghar H. Complications of medically assisted conception in 3500 cycles. Fertil Steril 1998; 70: 638–42.

Simon C, Rubio C, Vidal F, Gimenez C, Moreno C, Parrilla JJ, Pellicer A. Increased chromosome abnormalities in human preimplantation embryos after in-vitro fertilization in patients with recurrent miscarriage. Reprod Fertil Dev 1998; 10: 87–92.

Steck T, Bussen S, Marzusch K. Strategien zur Abortprophylaxe bei einer Vorgeschichte mit wiederholten Aborten. I. Epidemiologie, genetische und anatomische Aborturschen. Fertilität 1997; 13: 7–16.

Steck T, Bussen S, Marzusch K. Strategien zur Abortprophylaxe bei einer Vorgeschichte mit wiederholten Aborten. II. Infektionen, metabolische und endokrine Störungen, Schadstoffe und Gerinnungsdefekte. Fertilität 1997; 13: 17–26.

Steck T, Bussen S, Marzusch K. Strategien zur Abortprophylaxe bei einer Vorgeschichte mit wiederholten Aborten. III. Histokompatibilität, Autoantikörper, Antiphospholipidsyndrom, aktive und passive Immuntherapie, psychosoziale Faktoren. Fertilität 1997; 13: 69–82.

Tuerlings JH, de France HF, Hamers A, Hordijk R, Van Hemel JO, Hansson K, Hoovers JM, Madan K, Van der Blij-Philipsen M, Gerssen-Schoorl KB, Kremer JA, Smeets DF. Chromosome studies in 1792 males prior to intra-cytoplasmic sperm injection: the Dutch experience. Eur J Hum Genet 1998; 6: 194–200.

Wennerholm UB, Albertsson-Wikland K, Bergh C, Hamberger M, Niklasson A, Nilsson C, Thiringer K, Wennergren M, Wikland M, Borres MP. Postnatal growth and health in children born after cryopreservation as embryos. Lancet 1998; 351: 1085–90.

Wennerholm UB, Bergh C, Hamberger L, Nilsson L, Reismer E, Wennergren M, Wikland M. Obstetric and perinatal outcome of pregnancies following intracytoplasmic sperm injection. Hum Reprod 1996; 11: 1113–9.

Zhon C, Knight DC, Tyler JP, Driscoll GL. Factors affecting pregnancy outcome resulting from assisted reproductive technology (ART). J Obstet Gynecol Res 1998; 24: 343–7.

18 Ergebnisse des deutschen IVF-Registers (DIR)

Die in Deutschland lizensierten IVF-Zentren melden alljährlich auf freiwilliger Basis Details der Behandlung im Rahmen reproduktionsmedizinischer Verfahren an das unter dem Dach der Deutschen Gesellschaft für Gynäkologie und Geburtshilfe (DGGG) bei der Ärztekammer Schleswig-Holstein in Bad Segeberg geführte *Deutsche IVF-Register* (DIR). Die Meldungen umfassen nur die Verfahren In-vitro-Fertilisation (IVF), intrazytoplasmatische Spermieninjektion (ICSI), intratubarer Gametentransfer (GIFT), tubare Transfertechniken (Zygotentransfer, tubarer Embryotransfer) und die Kryokonservierung von befruchteten Eizellen mit Kryotransfer (Tab. 18-1). Nicht gemeldet werden die Behandlungszyklen mit Inseminationen und Samenspende. Die statistische Auswertung der innerhalb eines Jahres an das Register gemeldeten Daten wird den beteiligten Zentren am Jahrestreffen in Form eines *Jahrbuchs* und einer individuellen Auswertung mitgeteilt (Tab. 18-2). Teilweise wurden die Auswertungen des DIR auch in Fachzeitschriften publiziert und somit der Öffentlichkeit zugänglich gemacht, wie in den Richtlinien der Bundesärztekammer zur assistierten Reproduktion (s. Kap. 21, S. 324) gefordert.

Beim DIR handelt es sich um eine nationale Maßnahme zur *Qualitätssicherung* auf hohem Niveau. Die Teilnahme am DIR ist zwar obligatorisch, jedoch ist ein Fernbleiben von den Registermeldungen bisher nicht mit Sanktionen bedroht worden. Mehr als 90 % der lizensierten Zentren haben (im Jahr 1998) ihre Daten zur Verfügung gestellt, so daß die Auswertung der Registerdaten ein *realistisches Abbild*

Tab. 18-1 Im Deutschen IVF-Register (DIR) dokumentierte Ergebnisse reproduktionsmedizinischer Verfahren in Deutschland.

- In-vitro-Fertilisation (IVF)
- intrazytoplasmatische Spermieninjektion (ICSI)
- intratubarer Gametentransfer (GIFT), tubarer Zygoten- und Embryotransfer
- Kryokonservierung von befruchteten Eizellen und deren Embryotransfer

der Behandlungsroutine wiedergibt. Die Vollständigkeit und Aussagekraft der Datensammlung wurde durch die ab Mitte 1997 stattfindende *prospektive Anmeldung* eines jeden Behandlungszyklus noch erhöht, auch erlaubt das Register seit 1998 nur noch die Meldung vollständiger Datensätze. In anderen europäischen Ländern existieren vergleichbare Register, wie etwa in Frankreich (FIVNAT) und in Großbritannien (Jahresbericht der Human Fertility & Embryology Authority).

Tab. 18-2 Details der Meldungen an das Deutsche IVF-Register.

- Anamnese
- Indikation
- Zyklusstimulation und -verlauf
- Eizellentnahme
- Spermienquelle
- Fertilisation und Embryokultur
- Embryotransfer
- Art und Verlauf der Schwangerschaft
- Gestationsalter, Geschlecht, Geburtsgewicht

18.1 Zahl der Zentren und Behandlungszyklen

Die *Zahl der behandelnden Zentren* und *Behandlungszyklen* (IVF und ICSI) erfuhren im Lauf der Jahre 1994–1998 eine kontinuierliche Zunahme, gleichzeitig nahm die zahlenmäßige Bedeutung der ICSI gegenüber der konventionellen IVF zu (Tab. 18-3). Im gewichteten Mittel wurden im Jahr 1998 etwa 360 Behandlungszyklen pro Zentrum und durchschnittlich etwa 1,5 Zyklen pro Paar an das Register gemeldet. Durch die Verbreitung der ICSI nahm der relative Anteil der andrologischen Indikationen (reduzierte Spermaqualität) für die IVF gegenüber tubaren Indikationen (Tubenverschluß oder -schaden) von 26 % (1994) auf 16 % (1997) ab. Diese Zahlen bestätigen die prinzipielle *Überlegenheit der ICSI* bei der Behandlung der mäßiggra-

digen und schweren andrologischen Subfertilität.
Die Zahl der an das DIR gemeldeten Behandlungszyklen mit *GIFT* war von 1047 (1994) auf nur noch 11 (1998) rückläufig, und auch die Zahl der dokumentierten Zyklen eines *intratubaren Zygoten- und Embryotransfers* betrug unter 500 pro Jahr, so daß die tubaren Transfertechniken heute zahlenmäßig nur noch eine untergeordnete Rolle spielen.

18.1.1 Fertilisation

Der Anteil der Zyklen ohne Embryotransfer (Abbruch des stimulierten Zyklus, Follikelpunktion ohne Eizelle, Fertilisationsversagen, ausbleibende Entwicklung der Embryonen in der Kultur) war nach ICSI stets nur etwa halb so hoch wie nach konventioneller IVF (Tab. 18-4). Diese Beobachtung unterstützt die

Tab. 18-3 Zahl der Zentren mit Meldung an das Register, Zahl der begonnenen Zyklen (IVF ohne oder mit ICSI) und relativer Anteil der konventionellen IVF in den Auswertungen des Deutschen IVF-Registers 1994–1998.

	Zahl der Zentren	Zahl der Behandlungszyklen (IVF, ICSI)	davon IVF (in %)
1994	70	22031	73
1995	67	32329	58
1996	72	30727	47
1997	75	25267	39
1998	91	40341	42

Tab. 18-4 Anteil der „verlorenen" Zyklen ohne Embryotransfer und Fertilisationsraten (bezogen auf die Zahl der inseminierten bzw. injizierten Eizellen) nach IVF und ICSI in den Auswertungen des Deutschen IVF-Registers 1994–1998.

	Rate der Zyklen ohne Embryotransfer (in %)		Fertilisationsrate (in %)	
	IVF	ICSI	IVF	ICSI
1994	29	15	52	48
1995	24	12	67	51
1996	17	8	54	46
1997	18	9	40	45
1998	9	4	53	62

breite Anwendung der ICSI mit dem Ziel, in möglichst vielen begonnenen Zyklen Embryonen transferieren zu können, da in einem Zyklus ohne Embryotransfer alle bis dahin durchgeführten Maßnahmen im Hinblick auf den Eintritt einer Schwangerschaft verloren sind. Erfreulicherweise war der *Anteil der „verlorenen" Zyklen* ohne Transfer zwischen 1994 und 1998 bei beiden Fertilisationsmethoden (IVF und ICSI) um etwa zwei Drittel *rückläufig*. Offenbar wurden von den behandelnden Zentren während der Zyklusstimulation und im Gametenlabor erhebliche Anstrengungen unternommen, um die Rate der Zyklen mit Embryotransfer (Transferrate) zu steigern. Die Fertilisationsraten nach IVF und nach ICSI waren in etwa vergleichbar.

18.1.2 Zyklusstimulation und Komplikationen

Bei der Art der *Zyklusstimulation* wurden die Kombinationen von hMG und FSH mit GnRH-Agonisten eindeutig bevorzugt, wobei das „lange" Protokoll aufgrund der Häufigkeit der Anwendung (> 75 % der Zyklen) derzeit als der therapeutische Standard gelten kann. Allerdings war die Inzidenz einer schweren ovariellen Überstimulation (OHSS) bei den Zyklen, die mit GnRH-Agonisten im „langen" Protokoll behandelt wurden mit 1 bis 3 % im Vergleich mit anderen Verfahren der Zyklusstimulation am höchsten. Komplikationen bei der Eizellentnahme wurden in etwa 0,5 % der

Zyklen berichtet, meist handelte es sich um vaginale Nachblutungen ohne Notwendigkeit einer operativen Revision.

18.1.3 Kryokonservierung und -transfer

Die Kryokonservierung von Pronukleusstadien oder, im Ausnahmefall, von Embryonen mit Kryotransfer erfreut sich einer zunehmenden Beliebtheit, allerdings lag die berichtete Schwangerschaftsrate pro Transfer nur etwa halb so hoch wie nach Transfer frischer Embryonen (Tab. 18-5).

18.2 Klinische Schwangerschaften

Die Zahl der klinischen Schwangerschaften eines Jahres stieg zwischen 1994 und 1998 entsprechend der Zahl der durchgeführten Behandlungszyklen an. Die Schwangerschaftsraten lagen sowohl nach IVF als auch nach ICSI in diesem Zeitraum recht konstant bei 18 bis 25 % pro begonnenem Zykus und 22 bis 25 % pro Transfer (Tab. 18-6). Trotz vielfältiger wissenschaftlicher und klinischer Bemühungen konnte die Schwangerschaftsrate unter den restriktiven Bedingungen des deutschen Embryonenschutzgesetzes in diesen Jahren nicht wesentlich gesteigert werden. Auch in den Auswertungen des Deutschen Registers

Tab. 18-5   Transferzyklen von kryokonservierten befruchteten Eizellen oder, im Ausnahmefall, Embryonen in den Auswertungen des Deutschen IVF-Registers 1994–1998.

	Zahl der Transferzyklen	**Schwangerschaftsrate pro Transfer (in %)**
1994	499	16
1995	1375	13
1996	2660	10
1997	2656	11
1998	4616	11

Tab. 18-6 Zahl der Schwangerschaften eines Jahres und Schwangerschaftsraten pro begonnenem Zyklus und pro Transfer nach IVF und ICSI in den Auswertungen des Deutschen IVF-Registers 1994–1998.

| | Schwangerschaften* | | | | | |
| | pro Jahr | | pro begonnenem Zyklus (in %) | | pro Embryotransfer (in %) | |
	IVF	ICSI	IVF	ICSI	IVF	ICSI
1994	2896	1202	18	21	25	24
1995	3515	2891	19	25	22	24
1996	2879	3524	20	22	24	24
1997	1980	3248	20	21	24	23
1998	2498	4525	21	23	23	24

*DIR 1994 und 1995: β-hCG > 100 U/l oder klinische Schwangerschaft, DIR 1996–1998: nur klinische Schwangerschaft

zeigte sich die aus der Literatur bekannte Abhängigkeit der Schwangerschaftsrate vom Alter der Frau mit einem deutlichen Absinken der Rate pro Zyklus (auf < 15 %) bei Frauen über 39 Jahren.

18.2.1 Schwangerschaftsverläufe

Bei der Interpretation der Häufigkeit von *Aborten, Tubargraviditäten und Mehrlingen* sowie *perinatologischer Daten* nach IVF und verwandten Verfahren ist zu bedenken, daß trotz erheblicher Anstrengungen durch die beteiligten Zentren der Ausgang der an das Zentralregister gemeldeten Schwangerschaften nicht in allen Fällen in Erfahrung gebracht und dokumentiert werden konnte. Meist suchen die Schwangeren zur Mutterschaftsvorsorge ihren behandelnden Frauenarzt und zur Entbindung eine nahegelegene geburtshilfliche Abteilung auf, so daß sich der Ausgang der Schwangerschaft zunächst *der Kenntnis des IVF-Zentrums* entzieht. Die Frauen sind zur Erteilung von Auskünften nicht verpflichtet. Selbst auf schriftliche oder fernmündliche Nachfrage hin gelingt es bei bis zu 20 % der Frauen aus einer Reihe von Gründen (Wechsel des Wohnorts oder des Frauenarztes, Wegzug ins Ausland, mangelnde Kooperation, Sprachprobleme usw.) nicht, Informationen über den

Verlauf der Schwangerschaft und die Entbindung zu erhalten, so daß die Auswertung der Verläufe und Komplikationen der Schwangerschaften im DIR stets eine Rubrik „keine Angaben" enthält.

Die *Rate an klinischen Aborten* war nach konventioneller IVF und ICSI in den Registermeldungen der Jahre 1994–1998 vergleichbar hoch und schwankte bei beiden Fertilisationsmethoden zwischen 13 und 22 % – ohne eindeutigen Trend (Tab. 18-7). Damit ist die an das DIR gemeldete Abortrate der Rate in anderen nationalen Registern vergleichbar. Die höhere Rate extrauteriner (meist tubarer) Graviditäten nach IVF im Vergleich zur ICSI dürfte auf die Häufigkeit von Tubenschäden im mit IVF behandelten Kollektiv zurückzuführen sein.

18.2.2 Mehrlinge

Bei weitgehend konstanter Schwangerschaftsrate pro Zyklus und Transfer war die Häufigkeit von *Mehrlingen* bei den an das DIR gemeldeten Schwangerschaften der letzten Jahre *rückläufig* (Tab. 18-8). Diese erfreuliche und *im internationalen Vergleich bemerkenswerte Entwicklung* dürfte wohl in erster Linie auf eine *restriktive Transferpolitik* mit elektivem Transfer von nur zwei Embryonen bei Frauen

Tab. 18-7 Rate der klinischen Aborte und Extrauteringraviditäten, bezogen auf die Gesamtzahl der Schwangerschaften, in den Auswertungen des Deutschen IVF-Registers 1994–1998.

	klinische Aborte (in %)		Extrauteringraviditäten (in %)	
	IVF	ICSI	IVF	ICSI
1994	20	21	4	3
1995	15	13	2	1
1996	19	20	4	2
1997	15	15	2	1
1998	22	22	3	2

Tab. 18-8 Rate der Mehrlinge, bezogen auf die Gesamtzahl der klinischen Schwangerschaften und Geburten, in den Auswertungen des Deutschen IVF-Registers 1994–1998. Die Häufigkeit von Vierlingen nach IVF oder ICSI innerhalb eines Jahres betrug stets weniger als 0,1 %.

	Zwillinge (in %)		Drillinge (in %)	
	IVF	ICSI	IVF	ICSI
1994	17	19	3	3
1995	20	21	6	5
1996	17	18	4	6
1997	14	14	3	3
1998	11	10	2	2

unter 35 Jahren in den ersten beiden Behandlungszyklen zurückzuführen sein. In der Auswertung des DIR für 1998 betrug nach dem Transfer von zwei Embryonen die Rate an Mehrlingen – fast ausschließlich an Zwillingen – 18 Prozent; nach dem Transfer von drei Embryonen entwickelten sich dagegen in 33 % der Schwangerschaften Mehrlinge (davon 5 % Drillinge). Die Limitierung der Zahl der zurückgesetzten Embryonen kann somit zur *Vermeidung von Drillingsgraviditäten* mit hohem geburtshilflichen und perinatologischen Risikopotential (durch Frühgeburt, Wachstumsretardierung und Präeklampsie) beitragen. Das mittlere Gestationsalter der an das Register gemeldeten Zwillinge nach reproduktionsmedizinischen Verfahren betrug 36 Wochen, das der Drillinge 33 Wochen.

18.2.3 Fehlbildungen

Weiterhin enthalten die Auswertungen des Deutschen IVF-Registers 1994–1998 Angaben zur Häufigkeit von Fehlbildungen bei Kindern, die nach reproduktionsmedizinischen Verfahren geboren wurden. Darin enthalten sind auch die Schwangerschaften, die nach pränataler Feststellung einer schweren Malformation aus mütterlicher Indikation abgebrochen wurden. Die berichteten Raten an fetalen Fehlbildungen lagen in diesem Zeitraum in der Regel unter 2 %. Diese Quote entspricht der unteren Grenze des „Basisrisikos" von 3–7 % für das Vorliegen schwerer und leichter Malformationen („major and minor malformations"), dem jede Schwangerschaft und jedes geborene Kind unterliegt. Allerdings ist bei der Bewertung des Fehlbildungsrisikos zu berücksichtigen, daß trotz vielfältiger Anstrengungen der beteiligten Zentren bei weitem nicht alle nach reproduktionsmedizinischen Verfahren geborenen Kinder im Hinblick auf das Vorkommen von Fehlbildungen erfaßt und an das Deutsche IVF-Register gemeldet werden konnten. Die Eltern sind zu Mitteilungen über den gesundheitlichen Zustand ihres Kindes nicht verpflichtet, und Geburts- und Kinderkliniken sowie niedergelassene Kinderärzte können unter Berufung auf die Schweigepflicht und die Belange des Datenschutzes die Weitergabe von Informationen über Art und Häufigkeit fetaler Fehlbildungen ablehnen. Hinzu kommt, daß der Begriff der „fetalen Fehlbildung" von den verschiedenen Geburtshelfern und Kinderärzten, die die ersten Vorsorgeuntersuchungen (U 1 bis U 3) des Kindes und damit auch die Beurteilung von Malformationen vornehmen, durchaus unterschiedlich ausgelegt werden kann. Die Abgrenzung des Begriffes „Fehlbildung" von Normvarianten ist nicht scharf definiert, und eine Reihe sogenannter kleiner „Fehlbildungen" sind entweder leicht korrigierbar (z.B. Syndaktylie, Hypospadie) oder beeinträchtigen kaum das spätere Leben der betroffenen Kinder (z.B. Feuermal).

Angesichts dieser Probleme bei der Erfassung und Beurteilung fetaler Fehlbildungen ist die in den Auswertungen des Deutschen IVF-Registers enthaltene Fehlbildungsrate nach reproduktionsmedizinischen Verfahren mit einer gewissen Vorsicht zu interpretieren.

Literatur

Deutsches IVF-Register. Jahrbuch 1994, vorgestellt auf dem IX. Jahrestreffen der deutschen IVF-Gruppen, Lübeck 1995.

Deutsches IVF-Register. Jahrbuch 1995, vorgestellt auf dem X. Jahrestreffen der deutschen IVF-Gruppen, Freiburg 1996.

Deutsches IVF-Register. Jahrbuch 1996, vorgestellt auf dem XI. Jahrestreffen der deutschen IVF-Gruppen, Heidelberg 1997.

Deutsches IVF-Register. Jahrbuch 1997, vorgestellt auf dem XII. Jahrestreffen der deutschen IVF-Gruppen, Bonn 1998.

Deutsches IVF-Register. Jahrbuch 1998, vorgestellt auf dem XIII. Jahrestreffen der deutschen IVF-Gruppen, München 1999.

Felberbaum R. Das Deutsche IVF-Register (DIR). Reproduktionsmedizin 1999; 15: 249–53.

Felberbaum R, Dahnke W. DIR – Deutsches IVF-Register, Ergebnisse der Datenerhebung für das Jahr 1996. Der Frauenarzt 1997; 38: 1296–308.

Rjosk HK, Haeske-Seeberg H, Seeberg B, Kreuzer E. IVF, ICSI, KRYO, GIFT – Ergebnisse in Deutschland 1995. Der Frauenarzt 1997; 38: 237–53.

19 Psychologische und psycho-therapeutische Aspekte

Die Prozedur der assistierten Reproduktion wird von den betroffenen Paaren vielfach als unangenehm, psychisch *belastend und erniedrigend* beschrieben. Zu diesem negativen Erlebnis tragen der invasive und häufig langwierige Charakter ebenso bei wie das bereits zu Beginn vorherrschende *erhöhte Niveau von Streß, Angst und Depressivität* und die im Verlauf eintretenden Enttäuschungen. Es ist daher sowohl für das Erleben und die Verarbeitung als auch für den Erfolg der Behandlung von großer Wichtigkeit, in allen Phasen klare Informationen und Kommunikation sowie ausreichend Zeit für die Beratung anzubieten. Das Angebot professioneller psychologischer Unterstützung trägt oft zur Verbesserung der Befindlichkeit und des Selbstwertgefühls bei.

19.1 Beginn der Behandlung

Die erste Phase der Behandlung dient der Herstellung des Kontakts und dem Aufbau einer tragfähigen therapeutischen Beziehung. Die Paare, die zum Beginn einer Kinderwunschbehandlung in einem IVF-Zentrum erscheinen, haben in der Regel eine *mehrjährige Vorgeschichte* der Kinderlosigkeit hinter sich.
Der Entschluß zur Konsultation wurde häufig lange durchdacht und erst nach Erreichen eines bestimmten *Leidensdrucks* und einer persönlichen Betroffenheit getroffen. Meist blieb in der Vergangenheit die Traumatisierung durch die Sterilität vor dem Aufsuchen einer professionellen Kinderwunschbehandlung ein

Tabuthema, das nicht offen angesprochen werden konnte. In manchen Fällen erreicht der Kinderwunsch eine derart große Wertigkeit, daß er andere Bereiche des Lebens dominiert (Abbruch sozialer Kontakte, Veränderung der beruflichen Tätigkeit usw.).

19.1.1 Bedeutung des Erstgesprächs

Die vorherrschende *Befindlichkeit* im Erstgespräch ist gekennzeichnet von Gefühlen der Ohnmacht, Schuld, Depressivität, Angst und Isolation sowie von Selbstvorwürfen. Bei etwa *20 %* der Paare besteht bereits zu Beginn der Behandlung eine *depressive Befindlichkeitsstörung*. Die *Einstellung zur IVF oder verwandten Verfahren* ist abhängig von der eigenen Ursprungsfamilie, Bildung und beruflichen Herkunft, Alter und Dauer der Kinderlosigkeit, Motivation für den Kinderwunsch und der Zeitspanne, die für eine erfolgreiche oder erfolglose assistierte Reproduktion eingeplant wird (Tab. 19-1).
Die psychologische Bedeutung des *Erstgesprächs* liegt in der Thematisierung der Kinderlosigkeit als krankhaftem Zustand, der ohne eigenes Verschulden eingetreten ist und der Ermittlung des Ausmaßes des Problems sowie der *Erwartungen* an den Erfolg der Behandlung. Vorbestehende psychische und psychosomatische Störungen und Partnerschaftsprobleme sollten bereits im Erstgespräch als solche erkannt und eine paar-, gesprächs- oder verhaltenstherapeutische Maßnahme eingeleitet werden.

Tab. 19-1 Einflußfaktoren auf die Einstellung zu Maßnahmen der assistierten Reproduktion.

- eigene Ursprungsfamilie
- Beruf und Bildung
- Wissen um Sexualität, Konzeption und Schwangerschaft
- vorhandene Informationen über die Prozedur der IVF
- Alter und Dauer der Kinderlosigkeit
- Motivation für den Kinderwunsch, Erwartungen an das Kind
- vorbestehende psychische und psychosomatische Störungen
- soziale Unterstützung oder Isolation
- eingeplante Zeitspanne für die Behandlung

19.1.2 Streßniveau

Bei der Verteilung des Streßniveaus zwischen beiden Partnern spielt die *Ursache* der Kinderlosigkeit eine wesentliche Rolle. Vor Beendigung der diagnostischen Abklärung, solange die auslösenden Faktoren für die Sterilität noch nicht bekannt sind, sind negative Gefühle (Streß, Depressivität) zwischen beiden Partnern häufig nicht gleich verteilt, sondern werden *vermehrt vom weiblichen Partner* berichtet. Auch bei ungeklärter Kinderlosigkeit fühlt sich die Frau für das Ausbleiben der Empfängnis mehr verantwortlich als der männliche Partner. Der weibliche Partner fühlt sich in dieser Situation ungeliebt, unattraktiv und nicht respektiert. Beim Vorliegen einer männlichen Subfertilität als hauptsächlicher oder alleiniger Ursache sind die Verhältnisse umgekehrt, negative Emotionen (Ohnmacht und Schuldgefühl) finden sich vermehrt beim männlichen Partner. Die Höhe des Streßniveaus ist insgesamt bei der konventionellen IVF und der ICSI vergleichbar. Zwischen der Selbsteinschätzung des Befindens und der Einschätzung durch den Partner gibt es erhebliche Unterschiede (Tab. 19-2). Subjektive *Streßfaktoren* müssen nicht unbedingt mit den tatsächlichen Verhältnissen übereinstimmen.

19.2 Verlauf der Behandlung

Während der laufenden Behandlung nehmen Angst, Selbstvorwürfe und Depressivität in vielen Fällen zu, besonders beim ersten und letzten Zyklus. Als *belastend* werden insbesondere die tägliche Injektion der Gonadotropine, der Zeitaufwand für das Monitoring einschließlich der Wartezeit, die Nebenwirkungen der GnRH-Agonisten (im „langen" Protokoll) und die quälende *Ungewißheit bis zur Mitteilung konkreter Ergebnisse* empfunden. Jedoch spielen auch die Beziehung zum behandelnden Team und dessen Erreichbarkeit eine wesentliche Rolle (Tab. 19-3). Die Erhöhung des Streßniveaus hat zur Folge, daß nach jedem Zyklus etwa ein Fünftel der Paare die Behandlung ohne Eintritt einer Schwangerschaft *abbricht*. Ein weiteres Drittel

Tab. 19-2 Subjektive Streßfaktoren zu Beginn.

- Dauer der Kinderlosigkeit und Umfang der Vorbehandlung
- Ursache der Kinderlosigkeit
- zunehmendes Alter der Frau
- erhöhtes Risiko für Aborte und Fehlbildungen
- fehlende Kostenübernahme durch Krankenversicherung, Sorge um Finanzierbarkeit
- ethische, moralische und religiöse Bedenken

Tab. 19-3 Streßfaktoren der laufenden Behandlung.

- tägliche Injektion der Gonadotropine
- Zeitaufwand für das Monitoring (einschließlich Wartezeit)
- Auswirkungen auf die berufliche und private Sphäre (Fehlzeit am Arbeitsplatz, Unterbringung von Kleinkindern)
- Ungewißheit bis zur Mitteilung konkreter Ergebnisse (Zahl der gefundenen Eizellen, Fertilisation, Möglichkeit der Kryokonservierung, Embryonalentwicklung und Transfer)
- persönliche Beziehung zum behandelnden Team
- ständige telefonische Erreichbarkeit, günstige Sprechzeiten
- positives und negatives „feedback"

schiebt zur Erholung der persönlichen Ressourcen die Behandlung um mehrere Monate *hinaus*.

19.2.1 Reduktion des Streßniveaus

In der Behandlungsphase ergeben sich zahlreiche und einfach zu realisierende Möglichkeiten, auch ohne professionelle Hilfe zur *Reduktion des Streßniveaus* beizutragen, die von der Kooperation mit einem niedergelassenen Arzt (zur Verabreichung der Injektionen) über die sofortige Mitteilung psychologisch wichtiger Befunde bis hin zur verbesserten telefonischen Erreichbarkeit bei günstigen Sprechzeiten reichen. Das Streßempfinden ist zwischen der Eizellentnahme und dem Embryotransfer und während der Warteperiode auf den Schwangerschaftstest besonders ausgeprägt.

19.2.2 Positives und negatives „feedback"

Vielfach wird der günstige oder ungünstige Verlauf der Zyklusstimulation oder Eizellentnahme beabsichtigt oder unbeabsichtigt, verbal oder nonverbal als *positives oder negatives „feedback"* mitgeteilt, was beim betreffenden Paar das Ausmaß der Depressivität und Isolation *reduziert oder verstärkt*. Einzelne – positiv oder negativ zu bewertende – Parameter während der Behandlung (z.B. Serumkonzentration von Östradiol, Zahl der gewonnenen Eizellen) werden in ihrer tatsächlichen Relevanz von den Partnern überschätzt und tragen zur ohnehin bestehenden Depressivität und Erhöhung des Streßniveaus bei. Die Mitglieder des IVF-Teams müssen sich der Existenz dieser Mechanismen bei der Mitteilung von Befunden bewußt sein.

Die Möglichkeit der Kryokonservierung überzähliger Pronukleusstadien gibt vielfach Anlaß zum Optimismus. Das Warten auf den Befund des Schwangerschaftstests stellt eine Phase besonderer psychischer Anspannung

dar, und das Ausbleiben der Schwangerschaft mit dem Eintritt der Menstruation hat häufig eine mehrtägige Phase der Niedergeschlagenheit und Wut zur Folge. Aber auch nach dem Eintritt einer Konzeption reicht das vermehrte Streßniveau häufig bis weit in die Schwangerschaft hinein.

19.3 Professionelle psychologische oder psychotherapeutische Unterstützung

Trotz der erheblichen psychischen Belastung durch die assistierte Reproduktion ist die *Hemmschwelle bis zum Wunsch nach professioneller Hilfe* hoch. In Abhängigkeit vom Stadium der Behandlung sind allenfalls *20 bis 40 % der Paare* im IVF-Programm bereit, gezielte psychologische oder psychotherapeutische Unterstützung vor, während und nach der Behandlung in Anspruch zu nehmen. Die Bereitschaft zu professioneller Hilfe nimmt nach mehreren fehlgeschlagenen Versuchen zu. Das hauptsächliche Anliegen der Paare in der aktuellen Behandlungsphase ist das Erlangen und die Interpretation von Informationen – weniger als 20 % der telefonischen Anfragen betreffen emotionale Aspekte. Diese recht *geringe Nachfrage nach professioneller Begleitung* beruht auf mehreren Faktoren. Manche Paare verfügen über ausreichende eigene oder soziale *Ressourcen* (Partner, Freunde und Verwandte), um das erhöhte Streßniveau zu verarbeiten, andere verspüren ein gewisses *Unbehagen* bei der Konsultation eines Psychologen oder Psychotherapeuten oder kennen keine konkrete Anlaufstelle.

19.3.1 Ziele

Die *Beratung* verfolgt zwar das Ziel, die Behandlung der assistierten Reproduktion zu unterstützen, ist jedoch prinzipiell *ergebnisoffen* und kann auch den Abbruch der Therapie oder eine Adoption zur Folge haben. Die Beratung beinhaltet die Vermittlung und *Erläuterung von Informationen*, die Diskussion von *Implikationen* für den Partner und die Familie, die *Unterstützung der Streßverarbeitung* und der persönlichen Ressourcen und schließlich die therapeutische Beratung, die auf eine langfristige *Anpassung* von Ansichten, Einstellungen und Lebenszielen, aber auch auf eine Verbesserung der Lebensqualität hinarbeitet (Tab. 19-4).

Der Therapeut ist in das Team der Sprechstunde *integriert* und in gleicher Weise Zuhörer, Moderator und Lenker. Bei der therapeutischen Beratung kommen auch sexuelle Störungen, Belastungen der Paarbeziehung und Elternkonflikte zur Sprache.

19.3.2 Streßverarbeitung

Ein wesentlicher Bestandteil der therapeutischen Hilfe ist die *Streßverarbeitung* über Entspannungsübungen oder Verhaltenstherapie. Die kognitive Verarbeitung des mit der assistierten Reproduktion verbundenen negativen Streßpegels über Ablenkung, Vermeidung von Konfrontation oder Akzeptanz ist bei beiden Partnern häufig unterschiedlich (Tab. 19-5). Beim Mann gelingt die Verarbeitung häufig besser, da bei der Frau der

Tab. 19-4 Inhalte und Ziele der professionellen psychologischen und psychotherapeutischen Beratung.

- Vermittlung von Informationen über den Ablauf der Behandlung, Klärung von widersprüchlichen Informationen
- Diskussion der Motivation und der Implikationen (für das Paar, die Familie, das persönliche und berufliche Umfeld)
- Unterstützung der Streßverarbeitung und der persönlichen Ressourcen
- therapeutische Beratung (Aussicht auf definitive Kinderlosigkeit, Schwangerschaftskonflikt, Neudefinition des Selbst und der Lebensziele)

Tab. 19-5 Kognitive Verarbeitung des erhöhten Streßniveaus („coping").

- Akzeptanz
- Ablenkung
- Vermeidung von Konfrontation
- neutrale Einstellung

Leidensdruck tendenziell höher ist. Diese *geschlechtsspezifische Verarbeitung* von Streß bei der künstlichen Befruchtung reflektiert die Tatsache, daß in erster Linie die Frau in die Ovarstimulation, Eizellentnahme und den Transfer eingebunden ist und die am Mann durchgeführten medizinischen Maßnahmen sich in der Regel auf die Abgabe einer Samenprobe und deren Präparation beschränken.

Die professionelle psychologische Hilfe ist besonders für Paare mit einem gewohnt passiven Stil der Streßverarbeitung von Vorteil. Die psychologische und psychotherapeutische Beratung erhöht nicht die Schwangerschaftsrate. Auch *nach der Beendigung der Behandlung* wird eine Gesprächs- oder Paartherapie vielfach als hilfreich für die Bewältigung der mit dem Mißerfolg verbundenen Frustrationen, der Einschränkung des Selbstwertgefühls und der negativen Emotionen gegen sich selbst und den Partner, aber auch gegen das Personal der IVF-Sprechstunde empfunden.

19.4 Selbsthilfegruppen

Die Bildung von *Selbsthilfegruppen* mit weniger als 15 Teilnehmern stellt eine höchst effektive Methode zur Bewältigung und Verarbeitung der Belastungen dar. Der regelmäßige Austausch in einer Selbsthilfegruppe erhöht die gegenseitige emotionale Unterstützung, hilft bei der Klärung verwirrender oder widersprüchlicher Informationen, fördert das Vertrauen zwischen den Paaren und dem Personal des IVF-Zentrums und unterstützt den Aufbau von neuem Selbstvertrauen (Tab. 19-6).

Tab. 19-6 Ziele einer Selbsthilfegruppe (< 15 Teilnehmer) ungewollt kinderloser Paare.

- Klärung von verwirrenden oder widersprüchlichen medizinischen Informationen
- Förderung des Verständnisses zwischen den Paaren und den Mitarbeitern des IVF-Zentrums
- Beseitigung von Vereinsamung und Isolation
- Artikulation von Frustrationen
- Aufbau neuen Selbstvertrauens

Die in einer Selbsthilfegruppe angesprochenen Themenkreise reflektieren meist das *Erleben* der Behandlung, ihre Auswirkung auf die eigene *Identität* und *Paarbeziehung* und die Interaktion mit Freunden und Bekannten. Darüber hinaus spielen Probleme am *Arbeitsplatz*, Fragen im Zusammenhang mit der Kostenübernahme, der Austausch von örtlichen *Adressen und Anlaufstellen* und die möglichen Alternativen zur Behandlung eine Rolle. Auch die einfache Erzählung der eigenen Leidensgeschichte kann befreiend wirken.

Eine verbindende Funktion zwischen dem Team der IVF-Sprechstunde und der Selbsthilfegruppe kann ein *Sozialarbeiter* übernehmen, der bei der Organisation der Treffen behilflich ist, Vorträge abhält, zu bestimmten Zeiten eine telefonische Sprechstunde anbietet und auch die Nachbetreuung nach Therapieende vermittelt.

19.5 Eltern-Kind-Beziehung

Die Qualität der Paarbeziehung unterliegt während der Schwangerschaft, bei und nach der Geburt eines Kindes nach assistierter Reproduktion zwar gewissen Veränderungen, die jedoch denen nach spontaner Konzeption vergleichbar sind.

Die *Eltern-Kind-Beziehung* bei den nach IVF und verwandten Verfahren geborenen Kindern ist dadurch gekennzeichnet, daß die Eltern ihr Kind in verstärktem Ausmaß als ein „*beson-*

deres" Kind empfinden. Natürlich treffen diese allgemeinen Aussagen nicht auf alle Familien zu, gewisse Tendenzen sind jedoch feststellbar. Die Beziehung zwischen den Eltern und einem nach assistierter Reproduktion geborenen Kind ist im Durchschnitt *intensiver* als zu einem Kind nach natürlicher Konzeption. Die Eltern neigen eher zu einer gewissen *Überfürsorge*. Die Angst vor dem Verlust oder der Trennung vom Kind ist ausgeprägt, und die *Unabhängigkeit* des Kindes wird in seiner Erziehung weniger gefördert als im Durchschnitt der Kinder nach spontaner Konzeption. Insgesamt ist das mit der Erziehung eines Einlingskindes nach assistierter Reproduktion verbundene Streßniveau dem nach spontanem Eintritt der Schwangerschaft vergleichbar.

Die psychomotorische Entwicklung der nach IVF geborenen Kinder entspricht dem Durchschnitt ihrer Altersgenossen. Die Mehrzahl der Eltern ist darauf bedacht, die Tatsache, daß die Schwangerschaft nach einer assistierten Reproduktion eintrat, sowohl dem Kind als auch dem Familien- und Freundeskreis gegenüber möglichst *geheimzuhalten*, da sie entweder selbst moralische, ethische oder religiöse *Vorbehalte* gegenüber der extrakorporalen Befruchtung empfinden oder eine solche Einstellung in ihrem Umfeld vermuten und negativen Reaktionen oder gar Sanktionen aus dem Weg gehen wollen. Andererseits kann der Wunsch nach Geheimhaltung gegenüber dem Kind auf Dauer praktische Probleme aufwerfen.

Literatur

Bitzer J. Modell des Counselling bei Paaren mit unerfülltem Kinderwunsch. Reproduktionsmedizin 1999; 15: 348–55.

Beaurepaire J, Jones M, Thiering P, Saunders D, Tennant C. Psychosocial adjustment to infertility and its treatment: male and female responses at different stages of IVF/ET treatment. J Psychosom Res 1994; 38: 229–40.

Boivin J, Takefman JE. Stress level across stages of in-vitro fertilization in subsequently pregnant and nonpregnant women. Fertil Steril 1995; 64: 802–10.

Boivin J, Takefman JE. Impact of the in-vitro fertilization process on emotional, physical and relational variables. Hum Reprod 1996; 11: 903–7.

Emery JA, Slade P, Lieberman BA. Patterns of progression and nonprogression through in-vitro fertilization treatment. J Assist Reprod Genet 1997; 14: 600–2.

Eugster A, Vingerhoets AJ. Psychological aspects of in-vitro fertilization: a review. Soc Sci Med 1999; 48: 575–89.

Könnecke R, Küchenhoff J. Die Bewältigung des unerfüllten Kinderwunsches. Reproduktionsmedizin 1998; 14: 124–30.

Kowalcek I. Thematische Schwerpunkte einer Gesprächsgruppe ungewollt kinderloser Frauen. „Die anderen reden von ihrem Kind – wir reden von unserem Wunsch." Reproduktionsmedizin 1999; 15: 419–23.

Maier B. Reproduktionsmedizin als Technologie – Reproduktionsmedizin als Herausforderung. Reproduktionsmedizin 1999; 15: 258–67.

Marneros A, Diedrich K, Rohde A, Fischer J, Krebs D. Das Bonner Psychiatrisch-Psychologische Projekt zur In-vitro-Fertilisation. I. Projektbeschreibung. Fertilität 1996; 12: 172–9.

Oddens BJ, den Tonkelaar I, Nieuwehuyse H. Psychosocial experiences in women facing fertility problems – a comparative survey. Hum Reprod 1999; 14: 255–61.

Pook M, Krause W. Streß und männliche Fertilität. Reproduktionsmedizin 1999; 15: 108–14.

Rohde A, Fischer C, Fischer J, Grieb I, Marneros A, Diedrich K. Das Bonner Psychiatrisch-Psychologische Projekt zur In-vitro-Fertilisation. II. Der männliche Patient in der Kinderwunschsprechstunde. Vorgeschichte und Kinderwunschmotivation. Fertilität 1996; 12: 212–20.

Slade P, Emery J, Lieberman BA. A prospective, longitudinal study of emotions and relations in in-vitro fertilization treatment. Hum Reprod 1997; 12: 183–90.

Weaver SM, Clifford E, Hay DM, Robinson J. Psychosocial adjustment to unsuccessful IVF and GIFT treatment. Patient Educ Couns 1997; 31: 7–18.

Wischmann T, Stammer H, Gerhard I, Verres R. Inhalte und Effekte psychologischer Paarberatung bei unerfülltem Kinderwunsch. Reproduktionsmedizin 1999; 15: 37–44.

20 Qualitätskontrolle und -management

Die Qualität der Arbeit eines Labors für assistierte Reproduktion ist auf der Basis der Kennzahlen für die Ergebnisse leicht überprüfbar (Tab. 20-1). Manche dieser Kennzahlen sind von der *subjektiven Beurteilung* des Embryologen abhängig (z.B. Fertilisationsrate) und daher zur Verwendung der Qualitätskontrolle weniger geeignet als *objektive Parameter* (z.B. Rate klinischer Schwangerschaften). Weichen diese Raten über einen längeren Zeitraum (einige Wochen) vom Durchschnitt der vergangenen Monate ab, sollte mit der Suche nach möglichen Fehlerquellen und Schwachstellen begonnen werden.

Ziel des permanenten *Qualitätsmanagements* ist es, ein Absinken der Qualität (gemessen z.B. an der Fertilisations- oder Implantationsrate) gar nicht erst eintreten zu lassen, sondern alle Faktoren innerhalb des Labors, die für die Qualität der Arbeitsabläufe Bedeutung haben, in gewissen zeitlichen Abständen zu kontrollieren und zu optimieren.

Tab. 20-1 Kennzahlen der Qualität der Arbeitsabläufe im IVF-Labor.

- Zahl motiler Spermien nach Präparation (Parameter der Präparation)
- Fertilisationsrate (Parameter der IVF, ICSI)
- Embryonal- und Blastozystenentwicklung in der Kultur
- Schwangerschaftsrate pro Transfer und pro zurückgesetztem Embryo (Parameter des gesamten IVF-/ICSI-Programms)
- funktionelle Überlebensrate nach Einfrieren und Auftauen von Pronukleusstadien (Parameter der Kryokonservierung)

20.1 Interne Qualitätskontrollen

Die *interne Kontrolle* der Abläufe im Labor beinhaltet die Überprüfung und Kalibrierung der Inkubatoren (Temperatur, Begasung), Kühlschränke (Temperatur), Waagen und Zentrifugen, die Messung von pH-Wert und Osmolarität in den Kulturmedien, die Anlage bakteriologischer und mykologischer Kulturen in den Inkubatoren und Medien und die Überprüfung der Haltbarkeit der Medien und Substanzen (Tab. 20-2). Alle im Labor eintreffenden Substanzen werden auf Brauchbarkeit und Haltbarkeit geprüft und protokolliert. Innerhalb des Laborbereichs ist das Tragen von Laborkitteln und beim Umgang mit Gameten und Embryonen die Verwendung von Handschuhen angebracht. Essen und Trinken ist innerhalb des Labors nicht gestattet.

20.1.1 Substanzen und Medien

Bei der *Eigenherstellung* der Medien ist besondere Sorgfalt auf die sterile Ultrafiltration des verwendeten Wassers, das den überwiegenden Bestandteil aller bei der assistierten Reproduktion verwendeten Kulturmedien ausmacht, zu verwenden. Als Proteinzusatz sind Patientinnenserum und Humanalbumin gleich effektiv, jedoch bevorzugen wir aufgrund der Verwechslungsgefahr und des zusätzlichen Aufwandes bei der Herstellung von individuellem Serum die Zugabe von virussicherem Humanalbumin. Bei jeder Herstellung von

Tab. 20-2 Überprüfung und Kalibrierung der Geräte und Substanzen.

- Überprüfung der Inkubatoren, Kühlschränke, Waagen und Zentrifugen
- Einhaltung der Wartungsintervalle
- Messung von pH-Wert und Osmolarität in den Kulturmedien
- Anlage bakteriologischer und mykologischer Kulturen
- Kontrolle der Haltbarkeit der Substanzen und Medien

Medien sind das Datum, pH-Wert (7,3–7,4) und Osmolarität (280–286 mOsm) zu notieren. Die Medien können vor Gebrauch durch biologische Tests (Überlebensrate menschlicher Spermien, Entwicklung von Mausembryonen) getestet werden.

20.1.2 Umgang mit Gameten und Embryonen

Alle Röhrchen und Schälchen mit Gameten und Embryonen werden eindeutig *beschriftet* und die Laborschritte genau und nachvollziehbar *protokolliert*. Über jede Präparation von Spermien, operative Spermiengewinnung, assistierte Reproduktion und Kryokonservierung wird ein *Protokoll* angefertigt, das zusammen mit den Patientenunterlagen auf Dauer aufbewahrt wird (Buchführung). Beim *Umgang mit Gameten, Zygoten und Embryonen* sind eine Reihe von Regeln zu beachten. Die Dauer der Lagerung außerhalb des Inkubators ist wegen des unweigerlich eintretenden Abfalls von pH-Wert und Temperatur auf ein Minimum zu reduzieren. Die Kultivierung unter Mineralöl und die Verwendung einer Wärmeplatte bieten einen gewissen, aber nur teilweisen Schutz vor Abkühlung und Verdunstung. Um den Umgang mit Gameten und Embryonen zu beschleunigen, sollten vor deren Entnahme aus dem Inkubator alle benötigten Substanzen gebrauchsfertig bereitliegen. Erfahrung, Sicherheit und Schnelligkeit

bei der Behandlung der Eizellen und Zygoten (z.B. Entfernung der Cumuluszellen, Injektion, Beurteilung auf Fertilisation) sind wesentliche Voraussetzungen für die Erzielung einer überdurchschnittlichen Schwangerschaftsrate. Helle Beleuchtung der Zygoten und Embryonen sollte vermieden werden (Tab. 20-3).

Beim Umgang mit *Spermien* stellen interindividuelle Schwankungen in der Beurteilung der Ejakulatparameter (Motilität, Morphologie usw.) häufig ein Problem dar. Da regelmäßige Ringversuche in andrologischen Laboratorien nicht üblich sind, empfiehlt es sich, in gewissen zeitlichen Abständen die subjektive Beurteilung der Ejakulatparameter zu überprüfen. Mögliche Hilfsmittel sind hierbei das Erstellen monatlicher Mittelwerte, die Berechnung der Variabilität zwischen zwei Analysen einer Samenprobe durch einen und zwei verschiedene Untersucher oder die Diskussion von Videoaufzeichnungen.

20.2 Qualitätsmanagement

Zum Qualitätsmanagement im IVF-Labor gehören die zeitliche *Organisation* und Koordination der Arbeitsabläufe (um Verzögerungen zu vermeiden), die ständige Aus- und Weiterbildung des Personals und die Sicherstellung der internen Qualitätsstandards. Ein wesentlicher Bestandteil ist die *Eliminierung möglicher Fehlerquellen*.

Tab. 20-3 Regeln beim Umgang mit Eizellen, Pronukleusstadien und Embryonen.

- Aufbewahrung in beschrifteten Röhrchen und Schälchen
- Reduzierung der Zeit außerhalb des Inkubators auf das absolute Minimum
- Schutz vor Auskühlung durch Lagerung auf Wärmeplatte und Inkubation unter Mineralöl
- Vermeidung von hellem Licht
- Routine und Schnelligkeit als wesentliche Voraussetzungen überdurchschnittlicher Schwangerschaftsraten

20.2.1 Elimination möglicher Fehlerquellen

Die Verwendung *kommerziell hergestellter Medien* ist zwar kostspielig, jedoch bietet sie den Vorteil eines gleichbleibend hohen Standards (Testung an tierischen Embryonen, Überprüfung der Keimfreiheit). Die Eigenherstellung der Medien ist preisgünstig, jedoch abhängig von der gleichbleibenden Qualität der Bestandteile, die von verschiedenen Herstellern bezogen werden, und anfällig gegenüber Fehlern beim Einwiegen von Substanzen oder der Adjustierung des pH-Werts. Eine einzige Flasche selbst hergestellten Mediums mit nicht adäquatem pH-Wert, falscher Osmolarität oder bakterieller Kontamination kann den Erfolg mehrerer Embryokulturen zunichte machen. Auch der *Wechsel des Lieferanten* einer Substanz oder eines gebrauchsfertigen Mediums stellt eine *potentielle Schwachstelle* im IVF-Programm dar. Neu eingeführte Substanzen sollten möglichst zeitgleich mit einem bewährten Produkt auf ihre Tauglichkeit geprüft werden.

In ähnlicher Weise wird auch durch die Verwendung von *Punktionskanülen als Einmalartikel* gegenüber dem mehrfachen Gebrauch gereinigter und erneut sterilisierter Kanülen die Qualität der Eizellentnahme erhöht, da nach mehrfachem Gebrauch stumpf gewordene und an ihrer Innenseite verunreinigte oder verstopfte Punktionskanülen die vollständige Aspiration der Follikel erheblich erschweren.

20.2.2 Personal

Unabdingbare Grundlage der konstanten Qualität der im IVF-Labor geleisteten Arbeit ist die konstante Zusammensetzung des Personals, klare Regelungen der Zuständigkeiten und die Motivation und Weiterbildung der Mitarbeiter. Zu Beginn unterliegen die meisten Laborprozeduren einer *„Lernkurve"*, so

daß die Ausbildung neuer Mitarbeiter ebenso wie die Überbrückung von Urlaubs- und sonstigen Fehlzeiten bewährter Mitarbeiter ein merkliches Absinken der Kennzahlen (z.B. Fertilisations- und Schwangerschaftsrate) zur Folge haben kann.

20.2.3 Laborhandbuch

Die im Labor gebräuchlichen Prozeduren können in einem *Handbuch* zusammengefaßt werden, das für alle dort tätigen Embryologen und technischen Assistenten verbindlich ist. Individuelle Schwankungen bei der Ausführung des im Handbuch vorgegebenen Laborprotokolls sollen zur Vergleichbarkeit der Abläufe auf ein Minimum reduziert werden.

Das Qualitätsmanagement kann durch eine *Zertifizierung der Arbeitsabläufe nach der ISO 9001* nach außen hin sichtbar dokumentiert werden. Jedoch sind der finanzielle Aufwand für die professionelle Hilfe bei der Vorbereitung und der Zertifizierung selbst beträchtlich.

20.3 Externe Qualitätskontrollen

Zur externen Kontrolle der Qualität des gesamten Programms ist die Teilnahme an der prospektiven Datenerfassung und -auswertung des *Deutschen IVF-Registers (DIR)* inzwischen in den Richtlinien der Bundesärztekammer zur assistierten Reproduktion verankert und somit obligatorisch. Jedes teilnehmende IVF-Zentrum erhält zusammen mit der Jahresstatistik aller deutschen Teilnehmer eine individuelle Auswertung, in der die eigenen Kennzahlen (z.B. Fertilisations- und Schwangerschaftsraten) mit dem Durchschnitt aller deutschen IVF-Zentren in Bezug gesetzt werden. Allerdings ist bei der Interpretation dieser individuellen Auswertung eine gewisse Zurückhaltung geboten, da die Auswahl der behandelten Paare (Alter der Frau, Vorbehandlung usw.) und die Leitung der Stimulationsphase (Abbruch bei „low responder") die zu erwartende Schwangerschaftsrate – unabhängig von der Qualität der Arbeit im IVF-Labor – wesentlich mitbestimmen.

Eine weitere externe Kontrolle erfolgt durch die jährlichen Meldungen der Kennzahlen der Behandlungszyklen an die *Genehmigungsbehörde* und die Landesärztekammer.

Literatur

McCulloh DH. Quality control and quality assurance: record keeping and impact on ART performance and clinical outcome. Infertil Reprod Med Clin North Am 1998; 9: 285-309.

Dawson KJ. Quality control and quality assurance in IVF laboratories in the UK. Hum Reprod 1997; 12: 2590–1.

Hammitt DG, Rogers PR, Rublek A, Syrop CH, Hood CC. The human sperm-survival, two-cell zona-free, and one-cell zona-intact assays for IVF quality control. Int J Fertil 1993; 38: 347–54.

Van den Bergh M, Baszo I, Biramane J, Bertrand E, Devreker F, Englert Y. Quality control in IVF with mouse bioassays: a four years' experience. J Assist Reprod Genet 1996; 13: 733–8.

Van Kooij RJ, Peeters MF, te Velde ER. Quality control and quality assurance in IVF. Twins of mixed races: consequences for Dutch IVF laboratories. Hum Reprod 1997; 12: 2585–7.

Wiemer KE, Anderson A, Stewart B. The importance of water quality for media preparation. Hum Reprod 1998; 13, Suppl 4: 166–72.

Anhang

21 Gesetze und Richtlinien

Der Rahmen der Fortpflanzungsmedizin in Deutschland wird durch das *Embryonenschutzgesetz* (vom 13. 12. 1990) geregelt. Die Voraussetzungen für die Übernahme der Behandlungskosten durch die gesetzlichen Krankenversicherungen sind im *Fünften Buch Sozialgesetzbuch* (gültig ab 01. 07. 1990) und in den darauf basierenden *Richtlinien des Bundesausschusses der Ärzte und Krankenkassen zur künstlichen Befruchtung* vom 14. 08. 1990 (gültig ab 01. 10. 1990) detailliert festgelegt. Diese Richtlinien haben unmittelbar bindende Wirkung nur für die Versicherten der gesetzlichen Krankenkassen. Darüber hinaus hat die Bundesärztekammer am 04. 12. 1998 *Richtlinien zur Durchführung der assistierten Reproduktion* veröffentlicht, die zu zahlreichen – im Embryonenschutzgesetz nicht enthaltenen – Verfahren Empfehlungen abgibt. Schließlich haben auch die Bundesländer *Richtlinien zur Durchführung des intratubaren Gametentransfers, der In-vitro-Fertilisation mit Embryotransfer und anderer verwandter Methoden* in die Berufsordnungen der Länder aufgenommen (z.B. Berufsordnung der Ärzte Bayerns, beschlossen am 10. 10. 1993).

21.1 Embryonenschutzgesetz

§ 1 Mißbräuchliche Anwendung von Fortpflanzungstechniken

(1) Mit Freiheitsstrafe bis zu drei Jahren oder mit Geldstrafe wird bestraft, wer

1. einer Frau eine fremde unbefruchtete Eizelle überträgt,
2. es unternimmt, eine Eizelle zu einem anderen Zweck künstlich zu befruchten, als eine Schwangerschaft der Frau herbeizuführen, von der die Eizelle stammt,
3. es unternimmt, innerhalb eines Zyklus mehr als drei Embryonen auf eine Frau zu übertragen,

4. es unternimmt, durch intratubaren Gametentransfer innerhalb eines Zyklus mehr als drei Eizellen zu befruchten,
5. es unternimmt, mehr Eizellen einer Frau zu befruchten, als ihr innerhalb eines Zyklus übertragen werden sollen,
6. einer Frau einen Embryo vor Abschluß seiner Einnistung in die Gebärmutter entnimmt, um diesen auf eine andere Frau zu übertragen oder ihn für einen nicht seiner Erhaltung dienenden Zweck zu verwenden, oder
7. es unternimmt, bei einer Frau, welche bereit ist, ihr Kind nach der Geburt Dritten auf Dauer zu überlassen (Ersatzmutter), eine künstliche Befruchtung durchzuführen oder auf sie einen menschlichen Embryo zu übertragen.

(2) Ebenso wird bestraft, wer künstlich bewirkt, daß eine menschliche Samenzelle in eine menschliche Eizelle eindringt, oder eine menschliche Samenzelle in eine menschliche Eizelle künstlich verbringt, ohne eine Schwangerschaft der Frau herbeiführen zu wollen, von der die Eizelle stammt.

(3) Nicht bestraft werden:
in den Fällen des Absatzes 1 Nr. 1, 2 und 6 die Frau, von der die Eizelle oder der Embryo stammt, sowie die Frau, auf die die Eizelle übertragen wird oder der Embryo übertragen werden soll, und
in den Fällen des Absatzes 1 Nr. 7 die Ersatzmutter sowie die Person, die das Kind auf Dauer bei sich aufnehmen will.

(4) In den Fällen des Absatzes 1 Nr. 6 und des Absatzes 2 ist der Versuch strafbar.

§ 2 Mißbräuchliche Verwendung menschlicher Embryonen

(1) Wer einen extrakorporal erzeugten oder einer Frau vor Abschluß seiner Einnistung in die Ge-

bärmutter entnommenen menschlichen Embryo veräußert oder zu einem nicht seiner Erhaltung dienenden Zweck abgibt, erwirbt oder verwendet, wird mit Freiheitsstrafe bis zu 3 Jahren oder mit Geldstrafe bestraft.

(2) Ebenso wird bestraft, wer zu einem anderen Zweck als der Herbeiführung einer Schwangerschaft bewirkt, daß sich ein menschlicher Embryo extrakorporal weiterentwickelt.

(3) Der Versuch ist strafbar.

§ 3 Verbotene Geschlechtswahl

Wer es unternimmt, eine menschliche Eizelle mit einer Samenzelle künstlich zu befruchten, die nach dem in ihr enthaltenen Geschlechtschromosom ausgewählt worden ist, wird mit Freiheitsstrafe bis zu einem Jahr oder mit Geldstrafe bestraft. Dies gilt nicht, wenn die Auswahl der Samenzelle durch einen Arzt dazu dient, das Kind vor der Erkrankung an einer Muskeldystrophie vom Typ Duchenne oder einer ähnlich schwerwiegenden geschlechtsgebundenen Erbkrankheit zu bewahren, und die dem Kind drohende Erkrankung von der nach Landesrecht zuständigen Stelle als entsprechend schwerwiegend anerkannt worden ist.

§ 4 Eigenmächtige Befruchtung, eigenmächtige Embryonenübertragung und künstliche Befruchtung nach dem Tode

(1) Mit Freiheitsstrafe bis zu drei Jahren oder mit Geldstrafe wird bestraft, wer
1. es unternimmt, eine Eizelle künstlich zu befruchten, ohne daß die Frau, deren Eizelle befruchtet wird, und der Mann, dessen Samenzelle für die Befruchtung verwendet wird, eingewilligt haben,
2. es unternimmt, auf eine Frau ohne deren Einwilligung einen Embryo zu übertragen, oder
3. wissentlich eine Eizelle mit dem Samen eines Mannes nach dessen Tode künstlich befruchtet.

(2) Nicht bestraft wird im Fall des Absatz 1 Nr. 3 die Frau, bei der die künstliche Befruchtung vorgenommen wird.

§ 5 Künstliche Veränderung menschlicher Keimbahnzellen

(1) Wer die Erbinformation einer menschlichen Keimbahnzelle künstlich verändert, wird mit Freiheitsstrafe bis zu fünf Jahren oder mit Geldstrafe bestraft.

(2) Ebenso wird bestraft, wer eine menschliche

Keimzelle mit künstlich veränderter Erbinformation zur Befruchtung verwendet.

(3) Der Versuch ist strafbar.

(4) Absatz 1 findet keine Anwendung auf
1. eine künstliche Veränderung der Erbinformation einer außerhalb des Körpers befindlichen Keimzelle, wenn ausgeschlossen ist, daß diese zur Befruchtung verwendet wird,
2. eine künstliche Veränderung der Erbinformation einer sonstigen körpereigenen Keimbahnzelle, die einer toten Leibesfrucht, einem Menschen oder einem Verstorbenen entnommen worden ist, wenn ausgeschlossen ist, daß
   a) diese auf einen Embryo, Fötus oder Menschen übertragen wird oder aus ihr eine Keimzelle entsteht, sowie
   b) Impfungen, strahlen-, chemotherapeutische oder andere Behandlungen, mit denen eine Veränderung der Erbinformation von Keimbahnzellen nicht beabsichtigt ist.

§ 6 Klonen

(1) Wer künstlich bewirkt, daß ein menschlicher Embryo mit der gleichen Erbinformation wie ein anderer Embryo, ein Fötus, ein Mensch oder ein Verstorbener entsteht, wird mit Freiheitsstrafe bis zu fünf Jahren oder mit Geldstrafe bestraft.

(2) Ebenso wird bestraft, wer einen in Absatz 1 bezeichneten Embryo auf eine Frau überträgt.

(3) Der Versuch ist strafbar.

§ 7 Chimären- und Hybridbildung

(1) Wer es unternimmt,
1. Embryonen mit unterschiedlichen Erbinformationen unter Verwendung mindestens eines menschlichen Embryos zu einem Zellverband zu vereinigen,
2. mit einem menschlichen Embryo eine Zelle zu verbinden, die eine andere Erbinformation als die Zellen des Embryos enthält und sich mit diesem weiter zu differenzieren vermag, oder
3. durch Befruchtung einer menschlichen Eizelle mit dem Samen eines Tieres oder durch Befruchtung einer tierischen Eizelle mit dem Samen eines Menschen einen differenzierungsfähigen Embryo zu erzeugen, wird mit Freiheitsstrafe bis zu fünf Jahren oder mit Geldstrafe bestraft.

(2) Ebenso wird bestraft, wer es unternimmt,
1. einen durch eine Handlung nach Absatz 1 entstandenen Embryo auf
   a) eine Frau oder
   b) ein Tier

zu übertragen, oder einen menschlichen Embryo auf ein Tier zu übertragen.

§ 8 Begriffsbestimmung

(1) Als Embryo im Sinne dieses Gesetzes gilt bereits die befruchtete, entwicklungsfähige menschliche Eizelle vom Zeitpunkt der Kernverschmelzung an, ferner jede einem Embryo entnommene totipotente Zelle, die sich bei Vorliegen der dafür erforderlichen weiteren Voraussetzungen zu teilen und zu einem Individuum zu entwickeln vermag.

(2) In den ersten vierundzwanzig Stunden nach der Kernverschmelzung gilt die befruchtete menschliche Eizelle als entwicklungsfähig, es sei denn, daß schon vor Ablauf dieses Zeitraumes festgestellt wird, daß sich diese nicht über das Einzellstadium hinaus zu entwickeln vermag.

(3) Keimbahnzellen im Sinne dieses Gesetzes sind alle Zellen, die in einer Zell-Linie von der befruchteten Eizelle bis zu den Ei- und Samenzellen der aus ihr hervorgegangenen Menschen führen, ferner die Eizelle vom Einbringen oder Eindringen der Samenzelle an bis zu der mit der Kernverschmelzung abgeschlossenen Befruchtung.

§ 9 Arztvorbehalt

Nur ein Arzt darf vornehmen:
1. die künstliche Befruchtung,
2. die Übertragung eines menschlichen Embryos auf eine Frau,
3. die Konservierung eines menschlichen Embryos sowie einer menschlichen Eizelle, in die bereits eine menschliche Samenzelle eingedrungen oder künstlich eingebracht worden ist.

§ 10 Freiwillige Mitwirkung

Niemand ist verpflichtet, Maßnahmen der in § 9 bezeichneten Art vorzunehmen oder an ihnen mitzuwirken.

§ 11 Verstoß gegen den Arztvorbehalt

(1) Wer, ohne Arzt zu sein,
1. entgegen § 9 Nr. 1 eine künstliche Befruchtung vornimmt, oder
2. entgegen § 9 Nr. 2 einen menschlichen Embryo auf eine Frau überträgt, wird mit Freiheitsstrafe bis zu einem Jahr oder mit Geldstrafe bestraft.

(2) Nicht bestraft werden im Fall des § 9 Nr. 1 die Frau, die eine künstliche Insemination bei sich vornimmt, und der Mann, dessen Samen zu einer künstlichen Insemination verwendet wird.

§ 12 Bußgeldvorschriften

(1) Ordnungswidrig handelt, wer, ohne Arzt zu sein, entgegen § 9 Nr. 3 einen menschlichen Embryo oder eine dort bezeichnete menschliche Eizelle konserviert.

(2) Die Ordnungswidrigkeit kann mit einer Geldbuße bis zu fünftausend Deutsche Mark geahndet werden.

§ 13 Inkrafttreten

Dieses Gesetz ist am 01.01.1991 in Kraft getreten.

21.2 Fünftes Buch Sozialgesetzbuch (SGB V)

Das **Fünfte Buch Sozialgesetzbuch** (Artikel 1 des Gesetzes vom 20.12.1988, BGBl. I S. 2477), zuletzt geändert durch Artikel 4 des Gesetzes vom 18.12.1989 (BGBl. I S. 2261) **wird wie folgt geändert:**

§ 27 a Künstliche Befruchtung (nach § 27 eingefügt)

(1) Die Leistungen der Krankenbehandlung umfassen auch medizinische Maßnahmen zur Herbeiführung einer Schwangerschaft, wenn
1. diese Maßnahmen nach ärztlicher Feststellung erforderlich sind,
2. nach ärztlicher Feststellung hinreichende Aussicht besteht, daß durch die Maßnahmen eine Schwangerschaft herbeigeführt wird; eine hinreichende Aussicht besteht in der Regel nicht mehr, wenn die Maßnahme viermal ohne Erfolg durchgeführt worden ist,
3. die Personen, die diese Maßnahmen in Anspruch nehmen wollen, miteinander verheiratet sind,
4. ausschließlich Ei- und Samenzellen der Ehegatten verwendet werden und
5. sich die Ehegatten vor Durchführung der Maßnahmen von einem Arzt, der die Behandlung nicht selbst durchführt, über eine solche Behandlung unter Berücksichtigung ihrer medizinischen und psychosozialen Gesichtspunkte haben unterrichten lassen und der Arzt sie an einen der Ärzte oder eine der Einrichtungen überwiesen hat, denen eine Genehmigung nach § 121 a erteilt worden ist.

(2) Absatz 1 gilt auch für Inseminationen, die nach Stimulationsverfahren durchgeführt werden und bei denen dadurch ein erhöhtes Risiko von

Schwangerschaften mit drei oder mehr Embryonen besteht. Bei anderen Inseminationen ist Absatz 1 Nr. 2 zweiter Halbsatz und Nr. 5 nicht anzuwenden.

(3) Die Krankenkasse übernimmt nur die Kosten der Maßnahmen, die bei ihrem Versicherten durchgeführt werden.

(4) Der Bundesausschuß der Ärzte und Krankenkassen bestimmt in den Richtlinien nach § 92 die medizinischen Einzelheiten zu Voraussetzungen, Art und Umfang der Maßnahmen nach Absatz 1.

§ 121 a Genehmigung zur Durchführung künstlicher Befruchtungen (nach § 121 eingefügt)

(1) Die Krankenkassen dürfen Maßnahmen zur Herbeiführung einer Schwangerschaft (§ 27 a Abs. 1) nur erbringen lassen durch
  1. Kassenärzte,
  2. ermächtigte Ärzte,
  3. ermächtigte ärztlich geleitete Einrichtungen oder
  4. zugelassene Krankenhäuser,
  denen die zuständige Landesbehörde eine Genehmigung nach Absatz 2 zur Durchführung dieser Maßnahmen erteilt hat. Satz 1 gilt bei Inseminationen nur dann, wenn sie nach Stimulationsverfahren durchgeführt werden, bei denen dadurch ein erhöhtes Risiko von Schwangerschaften mit drei oder mehr Embryonen besteht.

(2) Die Genehmigung darf den im Absatz 1 Satz 1 genannten Ärzten oder Einrichtungen nur erteilt werden, wenn sie
  1. über die für die Durchführung der Maßnahmen zur Herbeiführung einer Schwangerschaft (§ 27 a Abs. 1) notwendigen diagnostischen und therapeutischen Möglichkeiten verfügen und nach wissenschaftlich anerkannten Methoden arbeiten und
  2. die Gewähr für eine bedarfsgerechte, leistungsfähige und wirtschaftliche Durchführung von Maßnahmen zur Herbeiführung einer Schwangerschaft (§ 27 a Abs. 1) bieten.

(3) Ein Anspruch auf Genehmigung besteht nicht. Bei notwendiger Auswahl zwischen mehreren geeigneten Ärzten oder Einrichtungen, die sich um die Genehmigung bewerben, entscheidet die zuständige Landesbehörde unter Berücksichtigung der öffentlichen Interessen und der Vielfalt der Bewerber nach pflichtgemäßem Ermessen, welche Ärzte oder welche Einrichtungen den Erfordernissen einer bedarfsgerechten, leistungsfähigen und wirtschaftlichen Durchführung von

Maßnahmen zur Herbeiführung einer Schwangerschaft (§ 27 a Abs. 1) am besten gerecht werden.

Art. 13 Übergangsvorschriften, Inkrafttreten

(1) Dieses Gesetz tritt am 01.07.1990 in Kraft, soweit nicht in den Absätzen 2 bis 7 etwas anderes bestimmt ist.

21.3 Richtlinien des Bundesausschusses der Ärzte und Krankenkassen

Der Bundesausschuß der Ärzte und Krankenkassen hat in seiner Sitzung am 14.08.1990 folgende Richtlinien über ärztliche Maßnahmen zur künstlichen Befruchtung beschlossen:

Die vom Bundesausschuß der Ärzte und Krankenkassen gemäß § 27 a Abs. 4 i. V. m. § 92 Abs. 1 Satz 2 Nr. 10 des 5. Buches Sozialgesetzbuch (SGB V) beschlossenen Richtlinien bestimmen die medizinischen Einzelheiten zu Voraussetzungen, Art und Umfang der den gesetzlichen Erfordernissen der § 27 a Abs. 1 SGB V entsprechenden ärztlichen Maßnahmen zur Herbeiführung einer Schwangerschaft durch künstliche Befruchtung.

Leistungsvoraussetzungen

1. Ärztliche Maßnahmen nach diesen Richtlinien sind nur durchzuführen, wenn die Maßnahmen zur Herstellung der Empfängnisfähigkeit nach § 27 SGB V (z.B. Fertilisierungsoperation, allgemeine hormonelle Stimulation), die nicht Gegenstand dieser Richtlinien sind, keine hinreichende Aussicht auf Erfolg bieten, nicht durchführbar oder nicht zumutbar sind.

2. Leistungen zur künstlichen Befruchtung nach diesen Richtlinien werden nur gewährt, wenn sie im homologen System durchgeführt werden, wenn also die Personen, die diese Maßnahmen in Anspruch nehmen wollen, miteinander verheiratet sind. Es dürfen ausschließlich Ei- und Samenzellen der Ehegatten verwendet werden. Nach Geburt eines Kindes besteht – sofern die sonstigen Voraussetzungen nach diesen Richtlinien gegeben sind – erneut ein Anspruch auf Herbeiführung einer Schwangerschaft durch künstliche Befruchtung. Nach einer Sterilisation besteht grundsätzlich kein Anspruch auf Leistungen zur künstlichen Befruchtung. Ausnahmen bedürfen der Genehmigung durch die Krankenkasse.

3. Die Krankenkasse ist nur für diejenigen Leistungen zuständig, die bei ihrem Versicherten durchgeführt werden. Hierzu gehören im Rahmen der Maßnahmen zur künstlichen Befruchtung ggf. erforderliche Leistungen beim Ehegatten des Versicherten nicht, wenn dieser nicht bei derselben Krankenkasse versichert ist. Für die Maßnahmen in Zusammenhang mit der Untersuchung und Aufbereitung, ggf. einschließlich der Kapazitation, des männlichen Samens sowie für den HIV-Test beim Ehemann ist die Krankenkasse des Ehemannes leistungspflichtig. Für die Beratung des Ehepaares nach Nr. 14 sowie für die extrakorporalen Maßnahmen im Zusammenhang mit der Zusammenführung von Eizellen und Samenzellen ist die Krankenkasse der Ehefrau zuständig, sofern beide Ehegatten gesetzlich krankenversichert sind.

4. Die Maßnahmen nach diesen Richtlinien umfassen solche Leistungen nicht, die über die künstliche Befruchtung hinausgehen – wie etwa die Kryokonservierung von Samenzellen, imprägnierten Eizellen oder noch nicht transferierten Embryonen.

5. Diese Richtlinien gelten ausschließlich für ambulant durchgeführte ärztliche Maßnahmen durch zugelassene Ärzte, ermächtigte Ärzte oder ermächtigte ärztlich geleitete Einrichtungen, denen die zuständige Behörde gemäß § 121 a SGB V eine Genehmigung zur Durchführung der betreffenden Maßnahmen erteilt hat. Die ärztlichen Maßnahmen zur künstlichen Befruchtung sollen – soweit möglich – ambulant durchgeführt werden. Soweit ärztliche Maßnahmen zur künstlichen Befruchtung im Rahmen von Krankenhausbehandlungen durchgeführt werden, gelten die Bestimmungen gemäß § 112 Abs. 2 Satz 1 Nummer 6 SGB V.

6. Voraussetzung für die Durchführung von Maßnahmen zur künstlichen Befruchtung nach diesen Richtlinien ist, daß beide Ehegatten zum Zeitpunkt der Durchführung der Maßnahmen HIV-negativ sind und daß bei der Frau ein ausreichender Schutz gegen die Rötelninfektion besteht.

7. Maßnahmen zur künstlichen Befruchtung nach den Nummern 10.2, 10.3 und 10.4 dürfen nur durchgeführt werden, wenn die Ehegatten zuvor von einem Arzt, der die Maßnahmen nicht selbst durchführt, über die medizinischen, psychischen und sozialen Aspekte der künstlichen Befruchtung beraten worden sind (Nr. 14) und sie an einen der Ärzte oder eine der Einrichtungen überwiesen worden sind, die zur Durchführung dieser

Maßnahmen berechtigt sind (Nr. 16). Maßnahmen zur künstlichen Befruchtung können insofern nur auf Überweisung in Anspruch genommen werden.

8. Maßnahmen zur künstlichen Befruchtung dürfen nur durchgeführt werden, wenn hinreichende Aussicht besteht, daß durch die gewählte Behandlungsmethode eine Schwangerschaft herbeigeführt wird. Eine hinreichende Erfolgsaussicht besteht für die jeweiligen Behandlungsmaßnahmen in der Regel dann nicht, wenn sie

- bei der Insemination im Spontanzyklus (Nr. 10.1) bis zu achtmal,
- bei der Insemination nach hormoneller Stimulation (Nr. 10.2) bis zu sechsmal,
- bei der In-vitro-Fertilisation (Nr. 10.3) bis zu viermal,
- beim intratubaren Gametentransfer (Nr. 10.4) bis zu zweimal,

vollständig durchgeführt wurden, ohne daß eine klinisch nachgewiesene Schwangerschaft eingetreten ist. Darüber hinausgehende Behandlungsversuche bedürfen der Genehmigung durch die Krankenkasse.

Sofern eine Indikation sowohl nach Nr. 11.3 für Maßnahmen zur In-vitro-Fertilisation als auch nach Nr. 11.4 für Maßnahmen zum intratubaren Gametentransfer vorliegt, dürfen die betreffenden Maßnahmen grundsätzlich nur alternativ, d.h. entweder die Maßnahmen zur In-vitro-Fertilisation oder die Maßnahmen zum intratubaren Gametentransfer, durchgeführt werden. Ausnahmen bedürfen der Genehmigung durch die Krankenkasse.

Bei der In-vitro-Fertilisation nach Nr. 10.3 gelten die Maßnahmen als vollständig durchgeführt, wenn die Eizellkultur angesetzt worden ist. Bei der In-vitro-Fertilisation besteht im übrigen – abweichend von der zuvor genannten Zahl – eine hinreichende Erfolgsaussicht bereits nach zweimaliger vollständiger Durchführung der Maßnahmen dann nicht, wenn in beiden Fällen eine Befruchtung nicht eingetreten ist und sich bei der Analyse der hierfür maßgeblichen Ursachen erkennen läßt, daß eine In-vitro-Fertilisation nicht möglich ist.

9. Da das Alter der Frau im Rahmen der Sterilitätsbehandlung einen limitierenden Faktor darstellt, sollen Maßnahmen zur künstlichen Befruchtung bei Frauen, die das 40. Lebensjahr vollendet haben, nicht durchgeführt werden. Ausnahmen sind nur bei Frauen zulässig, die das 45. Lebensjahr noch nicht vollendet haben und sofern die Kran-

kenkasse nach gutachterlicher Beurteilung der Erfolgsaussichten eine Genehmigung erteilt hat.

Methoden

10. Ärztliche Maßnahmen zur künstlichen Befruchtung gemäß § 27 a SGB V kommen im Rahmen folgender Verfahren zum Einsatz:

10.1 intrazervikale, intrauterine oder intratubare Insemination im Spontanzyklus, ggf. nach Ovulationstiming – ohne Polyovulation (drei und mehr Follikel),

10.2 intrazervikale, intrauterine oder intratubare Insemination nach hormoneller Stimulation zur Polyovulation (drei und mehr Follikel),

10.3 In-vitro-Fertilisation (IVF) mit Embryotransfer (ET), ggf. als Zygotentransfer oder als intratubarer Embryotransfer (EIFT = Embryo-Intrafallopian-Transfer),

10.4 intratubarer Gametentransfer (GIFT).

Medizinische Indikationen

11. Als medizinische Indikationen zur Durchführung von ärztlichen Maßnahmen zur künstlichen Befruchtung gelten:

11.1 Für die Insemination nach Nr. 10.1:
*   somatische Ursachen (z.B. Impotentia coeundi, retrograde Ejakulation, Hypospadie, Zustand nach Konisation, Dyspareunie),
*   gestörte Spermatozoen-Mukus-Interaktion,
*   Subfertilität des Mannes,
*   immunologisch bedingte Sterilität.

11.2 Für die Insemination nach Nr. 10.2:
*   Subfertilität des Mannes,
*   immunologisch bedingte Sterilität.

Homologe Inseminationen nach Nr. 10.2 sollen – von medizinisch begründeten Ausnahmefällen (z.B. bestimmte Formen der Subfertilität des Mannes) abgesehen – wegen des Risikos hochgradiger Mehrlingsschwangerschaften nur durchgeführt werden, wenn nicht mehr als drei Follikel gereift sind.

11.3 Für die In-vitro-Fertilisation (IVF) mit – ggf. intratubarem – Embryotransfer (ET bzw. EIFT):
*   Zustand nach Tubenamputation,
*   anders (auch mikrochirurgisch) nicht behandelbarer Tubenverschluß,
*   anders nicht behandelbarer tubarer Funktionsverlust, auch bei Endometriose,
*   idiopathische (unerklärbare) Sterilität, sofern – einschließlich einer psychologischen Exploration – alle diagnostischen und sonstigen therapeutischen Möglichkeiten der Sterilitätsbehandlung ausgeschöpft sind,
*   Subfertilität des Mannes, sofern Behandlungsversuche nach Nr. 10.2 keinen Erfolg versprechen oder erfolglos geblieben sind,
*   immunologisch bedingte Sterilität, sofern Behandlungsversuche nach Nr. 10.2 keinen Erfolg versprechen oder erfolglos geblieben sind.

11.4 Für den intratubaren Gametentransfer (GIFT):
*   anders nicht behandelbarer tubarer Funktionsverlust, auch bei Endometriose,
*   idiopathische (unerklärbare) Sterilität, sofern – einschließlich einer psychologischen Exploration – alle diagnostischen und sonstigen therapeutischen Möglichkeiten der Sterilitätsbehandlung ausgeschöpft sind,
*   Subfertilität des Mannes, sofern Behandlungsversuche nach Nr. 10.2 keinen Erfolg versprechen oder erfolglos geblieben sind.

Umfang der Maßnahmen

12. Im einzelnen kommen im Zusammenhang mit der Durchführung der Maßnahmen nach den Nummern 10.1 bis 10.4 – je nach gewählter Methode – folgende Leistungen in Betracht:

12.1 Untersuchung auf HIV-Antikörper bei beiden Ehegatten sowie auf HBsAg bei der Frau,

12.2 Maßnahmen im Zusammenhang mit der Untersuchung und der Aufbereitung – ggf. einschließlich der Kapazitation – des männlichen Samens,

12.3 Durchführung der hormonellen Stimulationsbehandlung (nur bei Maßnahmen nach den Nrn. 10.2, 10.3 und 10.4),

12.4 Laboratoriumsmedizinische Bestimmungen von luteinisierendem Hormon, Östradiol und Progesteron,

12.5 Sonographische Untersuchungen,

12.6 Ultraschallgezielte oder laparoskopische Eizellentnahme (nur bei Maßnahmen nach den Nrn. 10.3 und 10.4),

12.7 Maßnahmen im Zusammenhang mit der Zusammenführung von Eizellen und Samenzellen, einschließlich der mikroskopischen Beurteilung der Reifestadien der Eizellen (bei Maßnahmen nach 10.4) oder der Eizellkultur (bei Maßnahmen nach Nr. 10.3),

12.8 Insemination (bei Maßnahmen nach den Nrn. 10.1 und 10.2), Embryotransfer (bei Maßnahmen nach Nr. 10.3) und intratubarer Gametentransfer (bei Maßnahmen nach Nr. 10.4).

Beratung des Ehepaares und Überweisung zur Durchführung der Maßnahmen

13. Die Beratung des Ehepaares soll – bei Vorliegen der übrigen leistungsrechtlichen Voraussetzungen – erst durchgeführt werden, wenn zuvor unter Einsatz geeigneter diagnostischer und ggf. therapeutischer Maßnahmen das Vorliegen einer der in Nr. 11 genannten medizinischen Indikationen gesichert worden ist. Sofern der die Indikation stellende Arzt nicht mit dem beratenden Arzt identisch ist, soll die Beratung nach Nr. 7 nur aufgrund einer entsprechenden Überweisung des die Indikation stellenden Arztes in Anspruch genommen werden.

14. Die Beratung nach Nr. 7 soll sich gezielt auf die individuellen medizinischen, psychischen und sozialen Aspekte der künstlichen Befruchtung beziehen. Dabei sollen nicht nur die gesundheitlichen Risiken und die Erfolgsquoten der Behandlung angesprochen, sondern auch die körperlichen und seelischen Belastungen insbesondere für die Frau sowie mögliche Alternativen zum eigenen Kind (z.B. Adoption) eingehend erörtert werden.

15. Über die erfolgte Beratung ist eine Bescheinigung auszustellen, die zusammen mit der Überweisung dem Arzt vorgelegt werden soll, der die Maßnahmen zur künstlichen Befruchtung durchführt.

Berechtigte Ärzte

16. Maßnahmen zur künstlichen Befruchtung nach diesen Richtlinien dürfen nur solche zugelassenen Ärzte, ermächtigten Ärzte oder ermächtigten ärztlich geleiteten Einrichtungen erbringen, denen die zuständige Behörde gemäß § 121 a SGB V eine Genehmigung zur Durchführung dieser Maßnahmen erteilt hat. Dies gilt bei Inseminationen nur dann, wenn sie nach Stimulationsverfahren durchgeführt werden, bei denen dadurch ein erhöhtes Risiko von Schwangerschaften mit drei oder mehr Embryonen besteht.

17. Homologe Inseminationen ohne vorangegangene Stimulationsbehandlung (Nr. 10.1) dürfen nur von solchen Ärzten durchgeführt werden, die zur Führung der Gebietsbezeichnung „Frauenarzt" berechtigt sind.

18. Regelungen in ärztlichen Berufsordnungen zur Durchführung von Maßnahmen der künstlichen Befruchtung bleiben unberührt.

19. Beratungen nach Nr. 14 dürfen nur von Ärzten, die zum Führen der Gebietsbezeichnung „Frauenarzt" berechtigt sind sowie von solchen anderen Ärzten durchgeführt werden, die über spezielle Kenntnisse auf dem Gebiet der Reproduktionsmedizin verfügen. Voraussetzung für die Durchführung von Beratungen nach Nr. 14 ist ferner der Nachweis der Berechtigung zur Teilnahme an der psychosomatischen Grundversorgung.

Inkrafttreten

20. Die Richtlinien treten am 01. 10. 1990 in Kraft und gelten für alle Maßnahmen zur künstlichen Befruchtung, die nach dem 01. 10. 1990 eingeleitet werden, wobei für die Verfahren nach den Nrn. 10. 2 bis 10. 4 die Beratung nach Nr. 14 als Beginn der Maßnahmen anzusehen ist.

21.4 Anlage zur Berufsordnung für die Ärzte Bayerns

Richtlinien zur Durchführung des intratubaren Gametentransfers, der In-vitro-Fertilisation mit Embryotransfer und anderer verwandter Methoden (Neufassung vom 01.01.1994):

1. Definitionen

Unter GIFT (Gamete-Intrafallopian-Transfer = intratubarer Gametentransfer) versteht man den Transfer der männlichen und weiblichen Gameten in den Eileiter. Mit EIFT (Embryo-Intrafallopian-Transfer = intratubarer Embryotransfer) wird die Einführung des Embryos in die Eileiter bezeichnet. Unter In-vitro-Fertilisation (IVF), auch als „extrakorporale Befruchtung" bezeichnet, versteht man die Vereinigung einer Eizelle mit einer Samenzelle außerhalb des Körpers. Die Einführung des Embryos in die Gebärmutterhöhle wird als Embryotransfer (ET) bezeichnet. ZIFT (Zygote-Intrafallopian-Transfer = tubarer Zygotentransfer) bezeichnet ebenfalls die Einführung des Embryos in die Eileiter.

2. Medizinische und ethische Vertretbarkeit

Der intratubare Gametentransfer (GIFT) und die In-vitro-Fertilisation (IVF) mit anschließendem Embryotransfer (ET) und verwandte Methoden stellen Therapien bestimmter Formen von Sterilität dar, bei denen andere Behandlungsmethoden versagt haben oder aussichtslos sind. Sie sind in geeigneten Fällen medizinisch und ethisch vertretbar, wenn bestimmte Zulassungs- und Durchführungsbedingungen eingehalten werden (siehe hierzu 3. und 4.).

3. Zulassungsbedingungen

3.1   Berufsrechtliche Voraussetzungen
Die künstliche Befruchtung einer Eizelle außerhalb des Mutterleibes und die anschließende Einführung des Embryos in die Gebärmutter oder die Einbringung von Gameten oder Embryonen in den Eileiter seiner genetischen Mutter sind als Maßnahmen zur Behandlung der Sterilität ärztliche Tätigkeiten und nur im Rahmen der von der Ärztekammer als Bestandteil der Berufsordnung beschlossenen Richtlinien zulässig. Die Verwendung fremder Eizellen (Eizellspende) ist beim Einsatz der Verfahren verboten. Jeder Arzt, der solche Maßnahmen durchführen will und für sie die Gesamtverantwortung trägt, hat sein Vorhaben der Ärztekammer anzuzeigen und nachzuweisen, daß die berufsrechtlichen Anforderungen erfüllt sind. Änderungen der für die Zulassung maßgeblich gewesenen Voraussetzungen sind der Ärztekammer unverzüglich anzuzeigen. Kein Arzt kann gegen sein Gewissen verpflichtet werden, an einer In-vitro-Fertilisation, einem intratubaren Gametentransfer oder einem Embryotransfer (in die Gebärmutter oder Eileiter) mitzuwirken. Werden diese Behandlungsmethoden im Rahmen der kassenärztlichen Versorgung angewandt, sind die Vorschriften des § 27 a Sozialgesetzbuch V (SGB V) und des § 121 a SGB V zu beachten.

3.2   Medizinische und soziale Voraussetzungen

3.2.1   Medizinische Voraussetzungen

3.2.1.1 In-vitro-Fertilisation mit intrauterinem Embryotransfer (IVF und ET)
  - Uneingeschränkte Indikationen: (Mikrochirurgisch) nicht therapierbarer Tubenverschluß bzw. tubare Insuffizienz.
  - Eingeschränkte Indikationen: Einige Formen männlicher Fertilitätsstörungen, immunologisch bedingte Sterilität sowie tubare Funktionseinschränkungen bei Endometriose. Eine unerklärbare (idiopathische) Sterilität kann nur als Indikation angesehen werden, wenn alle diagnostischen und sonstigen therapeutischen Möglich-

keiten der Sterilitätsbehandlung erschöpft sind.

3.2.1.2 Intratubarer Gametentransfer (GIFT) und In-vitro-Fertilisation mit intratubarem Embryotransfer (EIFT) sowie verwandte Methoden
  - Indikationen: Einige Formen männlicher – mit anderen Therapien einschließlich der intrauterinen Insemination nicht behandelbarer – Fertilitätsstörungen sowie immunologisch bedingte Sterilität. Eine unerklärbare (idiopathische) Sterilität kann nur als Indikation angesehen werden, wenn alle diagnostischen Maßnahmen durchgeführt und alle sonstigen therapeutischen Möglichkeiten ausgeschöpft sind.

3.2.2   Medizinische Kontraindikationen
  - Absolute Kontraindikationen: Alle Kontraindikationen gegen eine Schwangerschaft.
  - Eingeschränkte Kontraindikationen: Durch Anwendung der Methode entstehende, im Einzelfall besonders hohe medizinische Risiken für die Gesundheit der Frau oder Entwicklung des Kindes. Psychogene Sterilität.

3.2.3   Elterliche Voraussetzungen
Der Arzt soll im Rahmen einer Sterilitätsbehandlung darauf hinwirken, daß dem Paar zusätzlich eine fachkompetente Beratung über dessen mögliche psychische Belastung und die für das Wohl des Kindes bedeutsamen Voraussetzungen zuteil wird. Beim Einsatz der genannten Methoden dürfen nur die Eizellen der Frau befruchtet werden, von der die Eizelle stammt und bei der die Schwangerschaft herbeigeführt werden soll. Grundsätzlich darf nur Samen des Ehepartners Verwendung finden (homologes System). Ausnahmen sind nur zulässig nach vorheriger Anrufung der bei der Kammer eingerichteten Kommission. Die Anwendung der Methode ist verboten, wenn die Frau, bei der die Schwangerschaft herbeigeführt werden soll, ihr Kind nach der Geburt auf Dauer Dritten überlassen will (Ersatzmutterschaft).

3.3   Diagnostische Voraussetzungen
Jeder Anwendung dieser Methode hat eine sorgfältige Diagnostik bei den Ehepartnern vorauszugehen, die alle Faktoren berücksichtigt, die sowohl für den unmittelbaren

Therapieerfolg als auch für die Gesundheit des Kindes von Bedeutung sind.

3.4   Aufklärung und Einwilligung

Die betroffenen Ehepaare müssen vor Beginn der Behandlung über die vorgesehenen Eingriffe, die Einzelschritte des Verfahrens, seine Erfolgsaussichten, Komplikationsmöglichkeiten und Kosten informiert werden. Sie sind auch darüber aufzuklären, welche Maßnahmen für den Fall möglich sind, daß Embryonen aus unvorhergesehenen Gründen nicht transferiert werden können. Die erfolgte Aufklärung und die Einwilligung der Ehepartner zur Behandlung müssen schriftlich fixiert und von beiden Ehepartnern und dem aufklärenden Arzt unterzeichnet werden.

3.5   Fachliche, personelle und technische Voraussetzungen als Zulassungsbedingungen

Die Zulassung zur Durchführung dieser Methode als Therapieverfahren setzt die Erfüllung der nachfolgend festgelegten fachlichen, personellen und technischen Mindestanforderungen voraus. Die Anzeigepflicht umfaßt den Nachweis, daß die sachgerechte Durchführung der erforderlichen Leistungen sowohl fachlich (Ausbildungs- und Qualifikationsnachweis) als auch personell und sachlich (räumliche und apparative Ausstattung) auf den nachstehend genannten Teilgebieten gewährleistet ist.

3.5.1   Fachlich personelle Qualifikation

a) Endokrinologie der Reproduktion
b) Gynäkologische Sonographie
c) Operative Gynäkologie
d) Experimentelle oder angewandte Reproduktionsbiologie mit dem Schwerpunkt der In-vitro-Kultur
e) Andrologie
f) Psychosomatische/psychotherapeutische Versorgung.

Von diesen sechs Teilbereichen können jeweils nur zwei Bereiche gleichzeitig von einem Arzt oder Wissenschaftler der Arbeitsgruppe verantwortlich geführt werden.

3.5.2   Sachliche Qualifikation

Folgende Einrichtungen müssen ständig und ohne Zeitverzug verfügbar bzw. einsatzbereit sein:

a) Hormonlabor
b) Ultraschalldiagnostik
c) Operationsbereitschaft mit Anästhesieteam

d) Labor für Spermiendiagnostik
e) Labor für In-vitro-Fertilisation und In-vitro-Kultur.

3.5.3   Qualifikation des Arbeitsgruppenleiters

Der Leiter der Arbeitsgruppe muß Arzt für Frauenheilkunde sein und über die fakultative Weiterbildung „Gynäkologische Endokrinologie und Reproduktionsmedizin" verfügen. Über abweichende Qualifikationen und deren Gleichwertigkeit entscheidet die Kammer. Dem Leiter der Arbeitsgruppe obliegt die verantwortliche Überwachung der in diesen Richtlinien festgeschriebenen Maßnahmen. Diese schließen sowohl die technischen Leistungen als auch die psychische Betreuung der eine Sterilitätsbehandlung suchenden Ehepaare ein.

4. Durchführungsbedingungen

4.1   Gewinnung von Gameten und Transfer von Gameten und Embryonen

Für die Sterilitätsbehandlung mit den genannten Methoden dürfen nur drei Embryonen erzeugt und einzeitig auf die Mutter übertragen werden (§ 1 Abs. 1 Nr. 3 ESchG). An den zum Transfer vorgesehenen Embryonen dürfen keine Maßnahmen vorgenommen werden, die nicht unmittelbar dem Wohle des Kindes dienen. Auch bei den übrigen verwandten Methoden dürfen ebenfalls nur drei Pronukleusstadien oder Embryonen intratubar übertragen werden (§ 1 Abs. 1 Nr. 3 u. 4 ESchG).

4.2   Kryokonservierung

Kryokonservierung ist nur im Stadium der Vorkerne zulässig. Kryokonservierung von Embryonen ist nur in Ausnahmefällen zulässig, wenn die im Behandlungszyklus vorgesehene Übertragung aus medizinischen Gründen nicht möglich ist. Die weitere Kultivierung darf nur zum Zwecke des Transfers und nur mit der Einwilligung beider Eltern vorgenommen werden.

4.3   Verfahrens- und Qualitätssicherung

Zum Zweck der Verfahrens- und Qualitätssicherung hat der Leiter der Arbeitsgruppe einen Jahresbericht bis zum Ende des I. Quartals des folgenden Jahres an die zuständige Kommission der Kammer abzugeben, in dem die Zahl der behandelten Patientinnen, die Behandlungsindikationen und -methoden, die Zahl der gewonnenen Eizellen, die

Fertilisierungs-, Schwangerschafts- und Geburtsraten sowie die Schwangerschaftsrate pro Indikation enthalten sind.

4.4   Kommerzielle Nutzung
Es ist unzulässig, einen extrakorporal erzeugten Embryo oder einen einer Frau vor Abschluß einer Einnistung in die Gebärmutter entnommenen Embryo zu veräußern, oder zu einem nicht seiner Erhaltung dienenden Zweck abzugeben, zu erwerben oder zu verwenden. Ebenso ist es unzulässig, die Entwicklung eines Embryos zu einem anderen Zwecke als zu der Herbeiführung einer Schwangerschaft zu bewirken.

21.5 Richtlinien der Bundesärztekammer

Nach Einführung der IVF Anfang der achtziger Jahre hat die Bundesärztekammer „Richtlinien zur Durchführung von In-vitro-Fertilisation (IVF) und Embryotransfer (ET) als Behandlungsmethode der menschlichen Sterilität" erarbeitet. Diese Richtlinien sind durch Beschluß des 88. Deutschen Ärztetages 1985 Bestandteil der Berufsordnung geworden. Sie wurden nach Inkrafttreten des Embryonenschutzgesetzes zuletzt 1991 novelliert und vom Deutschen Ärztetag als „Richtlinien zur Durchführung des intratubaren Gametentransfers, der In-vitro-Fertilisation und anderer verwandter Methoden" verabschiedet. Wegen neuer Techniken auf dem Gebiet der Reproduktionsmedizin wurde eine weitere Überarbeitung dieser Richtlinien erforderlich. Die Modifizierung der Verfahren und die Entwicklung neuer diagnostischer und therapeutischer Verfahren erfordern eine Fortschreibung der genannten Richtlinien.

0. Was ist assistierte Reproduktion?
Als assistierte Reproduktion wird die ärztliche Hilfe zur Erfüllung des Kinderwunsches eines Paares durch medizinische Hilfen und Techniken bezeichnet, wenn nicht zu erwarten ist, daß dieser Kinderwunsch auf natürlichem Weg erfüllt werden kann. Zu dieser assistierten Reproduktion gehören der intratubare Gametentransfer (GIFT), der intratubare Zygotentransfer (ZIFT) und intratubare Embryotransfer (EIFT), die In-vitro-Fertilisation mit Embryotransfer (IVF und ET) und die intrazytoplasmatische Spermieninjektion (ICSI) sowie verwandte Methoden. Diese Richtlinien schließen die Anwendung der assistierten Reproduktion zum Zweck der Präimplantationsdiagnostik (Preimplantation Genetic Diagnosis = PGD) nicht ein, ebenso befassen sich die Richtlinien nicht mit der intrauterinen Insemination und der hormonellen Stimulationsbehandlung als alleinige Maßnahmen.

1. Definitionen
Unter GIFT (Gamete-Intrafallopian-Transfer = intratubarer Gametentransfer) versteht man den Transfer der männlichen und weiblichen Gameten in den Eileiter. Mit EIFT (Embryo-Intrafallopian-Transfer = intratubarer Embryotransfer) wird die Einführung des Embryos in den Eileiter bezeichnet. Unter In-vitro-Fertilisation (IVF), auch als „extrakorporale Befruchtung" bezeichnet, versteht man die Vereinigung einer Eizelle mit einer Samenzelle außerhalb des Körpers. Die Einführung des Embryos in die Gebärmutter wird als Embryotransfer (ET) bezeichnet. Mit ZIFT (Zygote-Intrafallopian-Transfer = intratubarer Zygotentransfer) bezeichnet man die Einführung der Zygote in den Eileiter. Unter der intrazytoplasmatischen Spermieninjektion (ICSI) versteht man ein Verfahren, bei dem eine menschliche Samenzelle in eine menschliche Eizelle injiziert wird mit dem Ziel, eine Schwangerschaft bei der Frau herbeizuführen, von der die Eizelle stammt. Die dazu verwandten männlichen Samenzellen können aus dem Ejakulat, aus dem Nebenhoden (MESA) oder aus dem Hoden (TESE) gewonnen werden (siehe 3.2.1.3).

2. Medizinische und ethische Vertretbarkeit
Der intratubare Gametentransfer (GIFT) und die In-vitro-Fertilisation (IVF) mit anschließendem Embryotransfer (ET) und die intrazytoplasmatische Spermieninjektion (ICSI) und verwandte Methoden stellen Therapien bestimmter Formen von Unfruchtbarkeit dar, bei denen andere Behandlungsmethoden versagt haben oder aussichtslos sind.

3. Zulassungsbedingungen für die assistierte Reproduktion
3.1   Rechtliche Voraussetzungen
Bei der assistierten Reproduktion handelt es sich um ein besonderes medizinisches Verfahren gemäß § 13 der (Muster-) Berufsordnung für Ärzte (MBO-Ä). Der Arzt hat bei der Anwendung dieser Verfahren diese Richtlinien und das Embryonenschutzgesetz zu beachten. Jeder Arzt, der solche Maßnah-

men durchführen will und für sie die Gesamtverantwortung trägt, hat sein Vorhaben der Ärztekammer anzuzeigen und nachzuweisen, daß die berufsrechtlichen Anforderungen erfüllt sind. Änderungen der für die Zulassung maßgeblich gewesenen Voraussetzungen sind der Ärztekammer unverzüglich anzuzeigen. Kein Arzt kann gegen sein Gewissen verpflichtet werden, an einer assistierten Reproduktion mitzuwirken.

3.2 Medizinische und soziale Voraussetzungen

3.2.1 Medizinische Indikation

Eine unerklärbare (idiopathische) Unfruchtbarkeit kann nur als Indikation für eine assistierte Reproduktion angesehen werden, wenn alle diagnostischen Maßnahmen durchgeführt und alle primären therapeutischen Möglichkeiten geklärt wurden.

3.2.1.1 In-vitro-Fertilisation mit intrauterinem Embryotransfer (IVF und ET)
- Uneingeschränkte Indikationen: Tubenverschluß beziehungsweise tubare Insuffizienz.
- Eingeschränkte Indikationen: Einige Formen männlicher Fertilitätsstörungen, immunologisch bedingte Unfruchtbarkeit sowie tubare Funktionseinschränkungen bei Endometriose. Idiopathische und psychogene Infertilität.

3.2.1.2 Intratubarer Gametentransfer (GIFT) und In-vitro-Fertilisation mit intratubarem Embryotransfer (EIFT) sowie verwandte Methoden
- Indikationen: Einige Formen männlicher – mit anderen Therapien einschließlich der intrauterinen Insemination nicht behandelbarer – Fertilitätsstörungen und immunologisch bedingte Unfruchtbarkeit.

3.2.1.3 Intrazytoplasmatische Spermieninjektion (ICSI)
Vor einer ICSI-Therapie muß eine genaue Anamnese, insbesondere eine Stammbaumanalyse beider Partner (unter anderem Fehlgeburten, Totgeburten, Personen mit körperlichen oder geistigen Behinderungen, andere Familienmitglieder mit Fertilitätsstörungen) durchgeführt werden. Ergeben sich Hinweise auf Erkrankungen, die genetisch bedingt sein könnten, so muß eine Beratung durch einen Humangenetiker erfolgen.
- Indikationen: Eine Indikation zur ICSI ist dann gegeben, wenn bei schwerer männlicher Infertilität oder aufgrund anderer Ge-

gebenheiten (zum Beispiel erfolglose Befruchtungsversuche) die Herbeiführung einer Schwangerschaft höchst unwahrscheinlich ist.
- Gewinnung der Spermien: Die für die ICSI verwandten Spermien können aus dem Ejakulat, aus dem Hoden oder den ableitenden Samenwegen (vorwiegend aus dem Nebenhoden) gewonnen werden. Bei obstruktiver Azoospermie können Spermien aus dem Nebenhoden aspiriert werden (zum Beispiel „microsurgical epididymal sperm aspiration" = MESA oder unter Umständen „percutaneous epididymal sperm aspiration" = PESA). Bei nicht-obstruktiver Azoospermie und schwerster Oligoasthenoteratozoospermie lassen sich Spermien unter Umständen aus dem Hoden aspirieren („testicular sperm aspiration" = TESA) oder aus dem bioptisch gewonnenen Hodengewebe extrahieren („testicular sperm extraction" = TESE). Die Verwendung von haploiden Keimzellen vor der Entwicklung zu Spermien befindet sich noch in der Erprobungsphase und kann noch nicht generell empfohlen werden.

3.2.2 Medizinische Kontraindikationen
- Absolute Kontraindikationen: Alle Kontraindikationen gegen eine Schwangerschaft.
- Eingeschränkte Kontraindikationen: Durch Anwendung der Methode entstehende, im Einzelfall besonders hohe medizinische Risiken für die Gesundheit der Frau oder die Entwicklung des Kindes. Psychogene Unfruchtbarkeit.

3.2.3 Elterliche Voraussetzungen
Der Arzt soll im Rahmen einer Unfruchtbarkeitsbehandlung darauf hinwirken, daß dem Paar eine kompetente Beratung über dessen mögliche psychische Belastung und die für das Wohl des Kindes bedeutsamen Voraussetzungen zuteil wird. Beim Einsatz der genannten Methoden dürfen nur die Eizellen der Frau befruchtet werden, bei der die Schwangerschaft herbeigeführt werden soll. Grundsätzlich darf nur Samen des Ehepartners Verwendung finden (homologes System). Die Anwendung dieser Methode bei nicht verheirateten Paaren in stabiler Partnerschaft darf nur nach vorheriger Beratung durch die bei der Ärztekammer eingerichtete

Kommission durchgeführt werden. Die Anwendung der Methoden bei alleinstehenden Frauen und in gleichgeschlechtlichen Beziehungen ist nicht zulässig. Sollen bei der Anwendung dieser Methoden fremde Samenzellen verwendet werden, bedarf dies eines zustimmenden Votums der bei der Ärztekammer eingerichteten Kommission. Die Anwendung der Methoden ist unzulässig, wenn erkennbar ist, daß die Frau, bei der die Schwangerschaft herbeigeführt werden soll, ihr Kind nach der Geburt auf Dauer Dritten überlassen will (Ersatzmutterschaft).

3.3   Diagnostische Voraussetzungen
Jeder Anwendung dieser Methode hat eine sorgfältige Diagnostik bei den Ehepartnern vorauszugehen, die alle Faktoren berücksichtigt, die sowohl für den unmittelbaren Therapieerfolg als auch für die Gesundheit des Kindes von Bedeutung sind.

3.4   Aufklärung und Einwilligung
Die betroffenen Ehepaare müssen vor Beginn der Behandlung über den vorgesehenen Eingriff, die Einzelschritte des Verfahrens, seine Erfolgsaussichten, Komplikationsmöglichkeiten und Kosten informiert werden. Sie sind auch darüber aufzuklären, welche Maßnahmen für den Fall möglich sind, daß Embryonen aus unvorhersehbarem Grunde nicht transferiert werden können. Die erfolgte Aufklärung und die Einwilligung der Ehepartner zur Behandlung müssen schriftlich fixiert und von beiden Ehepartnern und dem aufklärenden Arzt unterzeichnet werden. Vor Durchführung einer assistierten Reproduktion sollte die Aufklärung des Ehepaares die relevanten medizinischen, juristischen und sozialen Gesichtspunkte berücksichtigen.

3.5   Fachliche, personelle und technische Voraussetzungen als Zulassungsbedingungen
Die Zulassung zur Durchführung dieser Methoden als Therapieverfahren setzt die Erfüllung der nachstehend festgelegten fachlichen, personellen und technischen Mindestanforderungen voraus. Die Anzeigepflicht umfaßt den Nachweis, daß die sachgerechte Durchführung der erforderlichen Leistungen sowohl fachlich (Ausbildungs- und Qualifikationsnachweis) als auch personell und sachlich (räumliche und apparative Ausstattung) auf den nachstehend genannten Teilgebieten gewährleistet ist.

3.5.1   Qualifikation des Arbeitsgruppenleiters
Der Leiter der Arbeitsgruppe muß Facharzt für Gynäkologie und Geburtshilfe sein und über die fakultative Weiterbildung „Gynäkologische Endokrinologie und Fortpflanzungsmedizin" verfügen. Über die Gleichwertigkeit anderer Qualifikationen entscheidet die Ärztekammer. Dem Leiter der Arbeitsgruppe obliegt die verantwortliche Überwachung der in diesen Richtlinien festgeschriebenen Maßnahmen.

3.5.2   Die Mitglieder der Arbeitsgruppe müssen über folgende Kenntnisse und Erfahrungen verfügen:
• Endokrinologie der Reproduktion,
• Gynäkologische Sonographie,
• Operative Gynäkologie,
• Reproduktionsbiologie mit dem Schwerpunkt der In-vitro-Kultur,
• Andrologie.
Von diesen fünf Bereichen können jeweils nur zwei gleichzeitig von einem Arzt oder Wissenschaftler der Arbeitsgruppe verantwortlich geführt werden. Grundsätzlich müssen andrologisch qualifizierte Ärzte (Urologen, Dermatologen, Internisten mit Schwerpunkt Endokrinologie) in Diagnostik und Therapie im Rahmen der assistierten Reproduktion integriert sein. Die regelmäßige Kooperation mit einem Humangenetiker und einem ärztlichen Psychotherapeuten muß gewährleistet sein.

3.5.3   Sachliche Voraussetzungen
Folgende Einrichtungen müssen ständig und ohne Zeitverzug verfügbar beziehungsweise einsatzbereit sein:
• Hormonlabor,
• Ultraschalldiagnostik,
• Operationsbereitschaft mit Anästhesieteam,
• Labor für Spermiendiagnostik und -präparation,
• Labor für In-vitro-Fertilisation, In-vitro-Kultur und gegebenenfalls Mikroinjektion,
• EDV-gestützte Datenerfassung.

4. Durchführungsbedingungen

4.1   Gewinnung von Gameten und Transfer von Gameten und Embryonen
Für die Unfruchtbarkeitsbehandlung mit den genannten Methoden dürfen maximal 3 Eizellen befruchtet und 3 Embryonen einzeitig auf die Mutter übertragen werden (§ 1 Abs. 1

Nr. 3 ESchG). An den zum Transfer vorgesehenen Embryonen dürfen keine Maßnahmen vorgenommen werden, die nicht unmittelbar dem Wohle des Kindes dienen. Höhergradige Mehrlinge (mehr als Zwillinge) sollten verhindert werden, da hierbei sowohl das Leben der Mutter gefährdet als auch die Morbidität und Mortalität der meist frühgeborenen Kinder deutlich erhöht ist. Daher sollen Schwangere mit höhergradigen Mehrlingen immer frühzeitig hospitalisiert werden.

Das Risiko, besonders für höhergradige Mehrlinge, mit allen gesundheitlichen und sozialen Problemen für Kinder und Eltern, wiegt so schwer, daß ihm das alleinige Ziel des Schwangerschaftserfolges untergeordnet werden muß. Zur Senkung des Mehrlingsrisikos müssen folglich die wesentlichen Parameter wie Alter der Mutter und Indikation zur Therapie abgewogen werden. Die Drillingsrate nach In-vitro-Fertilisation liegt nach weltweiten Erhebungen der letzten fünf Jahre bei 4–5 % und für die intrazytoplasmatische Spermieninjektion bei 6–7 % aller Schwangerschaften. Hierbei handelt es sich meistens um Patientinnen, die jünger als 35 Jahre alt sind. Es ist deshalb anzuraten, bei Patientinnen unter 35 Jahren nur zwei Eizellen zu befruchten und zwei Embryonen zu transferieren. Wenn von dem Paar der Transfer von drei Embryonen gewünscht wird, sollte dies nach entsprechender Aufklärung über das Drillingsrisiko und die genannten damit verbundenen Gefahren dokumentiert werden. Auch bei den übrigen verwandten Methoden dürfen ebenfalls maximal drei Pronukleusstadien oder Embryonen intratubar übertragen werden (§ 1 Abs. 1 Nr. 3 u. 4 ESchG).

4.2   Kryokonservierung
Kryokonservierung ist nur im Stadium der Vorkerne zulässig. Kryokonservierung von Embryonen ist nur in den im Embryonenschutzgesetz geregelten Ausnahmefällen zulässig, wenn die im Behandlungszyklus vorgesehene Übertragung nicht möglich ist (§ 9 Abs. 3 ESchG). Die weitere Kultivierung von Eizellen im Vorkernstadium darf nur zum Zwecke des Transfers und nur mit der Einwilligung beider Eltern vorgenommen werden. Es sind Vereinbarungen zu treffen, nach denen Eizellen im Vorkernstadium weder kryokonserviert noch weiter kultiviert

werden dürfen, wenn dies von einem Elternteil verlangt wird oder wenn ein Elternteil verstorben ist. Die Kryokonservierung von ejakulierten, epididymalen und testikulären Spermien beziehungsweise von Hodengewebe kann ohne Einschränkung durchgeführt werden.

4.3   Verfahrens- und Qualitätssicherung
4.3.1 Zum Zwecke der Verfahrens- und Qualitätssicherung richten die Ärztekammern gemeinsam ein Dokumentationszentrum ein (Deutsches IVF-Register = DIR). Jede Arbeitsgruppe hat eine EDV-gestützte Dokumentation entsprechend dem Fragenkatalog des Deutschen IVF-Registers zu erstellen.

4.3.2 Die Ärztekammer beauftragt das Dokumentationszentrum (DIR), jährlich einen Bericht über die Arbeit der zugelassenen IVF/ET-Zentren zu erstellen und zu veröffentlichen. Die erhobenen Daten sollen regelmäßig so ausgewertet werden, daß dem Arzt die individuelle Beurteilung seiner Tätigkeit ermöglicht wird.

4.3.3 Verdacht auf Verstöße gegen die Richtlinien, auch auffälliges Ausbleiben der Dokumentationen, sind der Ärztekammer zu melden.

4.4   Kommerzielle Nutzung
Es ist unzulässig, einen extrakorporal erzeugten oder einer Frau vor Abschluß einer Einnistung in die Gebärmutter entnommenen Embryo zu veräußern oder zu einem nicht seiner Erhaltung dienenden Zweck abzugeben, zu erwerben oder zu verwenden. Ebenso ist es unzulässig, die Entwicklung eines Embryos zu einem anderen Zweck als zu der Herbeiführung einer Schwangerschaft zu bewirken (§ 2 ESchG).

4.5   Berufsrechtliche Folgen
Die Nichtbeachtung der unter Punkt 3.2 bis 4.4 genannten Voraussetzungen kann berufsrechtliche Sanktionen nach sich ziehen.

Kommentar

Zu 1: Die Befruchtung der instrumentell entnommenen Eizelle durch die Samenzelle erfolgt bei der In-vitro-Fertilisation in der Regel in einem Kulturgefäß (in vitro). Bei der intrazytoplasmatischen Spermieninjektion (ICSI) wird eine männliche Keimzelle in die Eizelle injiziert. Nach erfolgter Befruchtung und Beobachtung von Zellteilungen erfolgt der Embryotransfer in die Gebärmutter (ET) oder in den Eileiter (EIFT). Da nicht in jedem Falle eine Einnistung gelingt, können unter bestimmten Bedingungen maximal drei Embryonen transferiert werden, um die Chancen für den Eintritt einer Schwangerschaft zu verbessern.

Zu 2: Der intratubare Gametentransfer, die In-vitro-Fertilisation mit Embryotransfer, die intrazytoplasmatische Spermieninjektion und die übrigen verwandten Methoden gründen sich auf eine umfangreiche naturwissenschaftliche Forschung sowie erfolgreiche klinische Anwendung beim Menschen. Sie sind so weit ausgereift, daß ihre Anwendung zur Behandlung bestimmter Formen der menschlichen Unfruchtbarkeit gerechtfertigt ist. Nach den heute vorliegenden Erfahrungen ist bei Frauen über 40 Jahren ohne klimakterische Umstellung (gemessen an der Erhöhung von Gonadotropinwerten) ein Ausschluß von der Therapie nicht gerechtfertigt. Allerdings ist die Zahl von Fehlgeburten bei Frauen über 40 Jahren nach zunächst erfolgreicher Behandlung eindeutig erhöht. Nach vier vergebens durchgeführten Embryo- und Gametentransfers nimmt die Wahrscheinlichkeit, eine Schwangerschaft zu erzielen – unabhängig vom Alter – deutlich ab.

Zu 3.2.1.3: Da bei einigen männlichen Fertilitätsstörungen auch mit der homologen Insemination gegebenenfalls eine Schwangerschaft erzielt werden kann, sollte diese in der Regel als das weniger eingreifende Verfahren zuvor angewandt werden. Bei schweren männlichen Fertilitätsstörungen (zum Beispiel bei ausgeprägter Oligoasthenoteratozoospermie, Globozoospermie oder immunologischer Infertilität) können durch intrazytoplasmatische Spermieninjektion (ICSI) die Chancen eines Schwangerschaftseintrittes erhöht werden. Bei nichtobstruktiver Azoospermie oder schwerer Oligozoospermie (< 5 Mill./ml) wird aufgrund von zur Zeit vorliegenden empirischen Daten empfohlen, vor Beginn der ICSI-Behandlung eine Chromosomenanalyse bei beiden Partnern durchzuführen. Die molekulargenetische Untersuchung Yq11 (Azoospermiefaktor, AZF) kann bei Azoospermie (außer bei gesicherter obstruktiver Azoospermie) und hochgradiger Oligozoospermie angeboten werden. Bei kongenitalem beidseitigem Verschluß der ableitenden Samenwege (CBAVD = „congenital bilateral aplasia of the vas deferens") muß eine Beratung des Paares durch einen Humangenetiker erfolgen. In diesem Fall sind eine detaillierte Mutationsanalyse im Gen für die Zystische Fibrose (CFTR-Gen) und gegebenenfalls ein Schweißtest sowie eine Ultraschalluntersuchung des Urogenitaltraktes notwendig. Von dem Ergebnis ist es abhängig, ob eine entsprechende molekulargenetische Untersuchung bei der Partnerin erforderlich ist.

Zu 3.2.3: Seine aktive Rolle bei der Entstehung der Schwangerschaft legt dem Arzt gegenüber dem Kind eine besondere Verantwortung auf. Für die Entscheidung des Arztes über die Behandlung einer Fertilitätsstörung durch Verfahren der assistierten Reproduktion oder verwandter Methoden ist daher nicht nur der – auf anderem Wege nicht erfüllbare – Kinderwunsch seiner Patientin maßgeblich, sondern mit zumindest ebenso starker Gewichtung das künftige Wohl des erhofften Kindes.

Zu 4.2: Eizellen im Vorkernstadium – nach Eindringen der Samenzelle, aber vor der Kernverschmelzung – überstehen die Kryokonservierung und das Auftauen besser als nicht imprägnierte Eizellen. Erst während der nach dem Auftauen erfolgenden Kultivierung in vitro kommt es durch Kernverschmelzung zum Abschluß der Befruchtung. Durch Kryokonservierung von Eizellen im Vorkernstadium entfallen die mit der Kryokonservierung von Embryonen verbundenen ethischen Probleme, weil vor dem Abschluß des Befruchtungsvorganges noch kein neues personales Leben entstanden ist.

Zu 4.3: Die Qualitätssicherung in der assistierten Reproduktion macht die Erfassung der für die Beurteilung des therapeutischen Ergebnisses unabdingbaren Informationen notwendig. Zu diesem Zwecke errichten die Ärztekammern gemeinsam ein Dokumentationszentrum (DIR). Erhoben werden alle Daten, die

- den Erfolg der Therapie beeinflussen können (zum Beispiel Alter der Partner, vorangegangene Schwangerschaften, vorangegangene Sterilitätstherapie),
- die Wahl der Therapie bestimmen (zum Beispiel Spermiogramm, auffällige Befunde bei der Frau),
- helfen, auffällige Befunde kausal zu interpretieren (zum Beispiel genetische Diagnosen),
- den Verlauf der Stimulation dokumentieren (zum Beispiel Wahl des Stimulationsprotokolls, Wahl der verwendeten Medikamente, Menge der eingesetzten Hormonmedikation, Dauer der Stimulation),
- den primären Erfolg dokumentieren (zum Beispiel Anzahl der Eizellen, Eizellqualität, Befruchtungsrate, Anzahl der transferierten Embryonen),
- den Behandlungsausgang dokumentieren (zum Beispiel Schwangerschaftseintritt, Schwangerschaftsverlauf, Geburt, Fehlbildungen der geborenen Kinder).

Die Beurteilung dieser Kriterien ist nur auf der Grundlage einer prospektiven Datenerfassung möglich. Konkret bedeutet die Prospektivität der Datenerhebung, daß die ersten Angaben zum Behandlungszyklus innerhalb von 8 Tagen nach Beginn der hormonellen Stimulation eingegeben werden müssen. Dies ist notwendig, um eine nachträgliche Selektion nach erfolgreichen und nicht erfolgreichen Behandlungszyklen und somit eine bewußte oder unbewußte Manipulation der Daten zu vermeiden. Durch die prospektive Erfassung der Daten wird eine Auswertung im Sinne der Qualitätssicherung ermöglicht, die nicht nur dem interessierten Arzt, sondern auch der interessierten Patientin den Behandlungserfolg sowie die Bedeutung eventuell beeinflussender Faktoren transparent macht.

Anhang

I. Vermeidung sozialer und rechtlicher Nachteile für ein durch IVF gezeugtes Kind

1. Im Rahmen der Anwendung der genannten Methoden ist sicherzustellen, daß dem Ehepaar neben der ärztlich-somatischen Behandlung eine psychosomatische und psychotherapeutische Behandlung eröffnet wird. Dieses ist nicht zuletzt notwendig, um auch soziale und rechtliche Nachteile für ein künftiges Kind zu vermeiden. Gelangt der Arzt aufgrund seiner Gespräche mit dem Ehepartner und konsiliarischer Beratung mit psychotherapeutisch tätigen Fachkollegen oder Psychologen – insbesondere in Fällen, in denen ein Kinderwunsch geäußert wird, um bestehende Probleme in einer Partnerschaft zu überwinden – zu der Überzeugung, daß sich durch die Geburt eines Kindes diese Probleme der Partnerschaft nicht bewältigen lassen, so soll er keine der aufgeführten Behandlungsmethoden der Fortpflanzungsmedizin anwenden.

2. Die grundsätzliche Bindung der Anwendung der Methoden der assistierten Reproduktion an eine bestehende Ehe findet ihre Rechtfertigung in dem verfassungsrechtlich verankerten besonderen Schutz von Ehe und Familie. Die Verfassung stellt Ehe und Familie unter den besonderen Schutz des Staates (Art. 6 Abs. 1 GG). Sie geht dabei davon aus, daß eine Familie auf der Basis einer Ehe gegründet wird und dadurch ihren rechtlichen und sittlichen Zusammenhalt findet. An diese Wertentscheidung der Verfassung ist auch der Arzt gebunden, der durch die Methoden der assistierten Reproduktion zur Bildung einer über die Partnerschaft zweier Menschen hinausgehenden Familie beitragen soll.

3. Bei der Zeugung durch die Methoden der assistierten Reproduktion im homologen System (Anwendung bei bestehender Ehe) bestehen hinsichtlich des Verwandtschaftsverhältnisses des Kindes zu seinen Eltern keine Unterschiede gegenüber einer natürlichen Zeugung. Bei bestehender Ehe ist der Rechtsstatus des durch Methoden der assistierten Reproduktion gezeugten Kindes daher eindeutig bestimmt. Daraus rechtfertigt sich die grundsätzliche Bindung der Methoden an eine bestehende Ehe und die Anwendung im homologen System. Nach neuerem Verfassungsrechtsverständnis ist davon auszugehen, daß die das bisherige Recht prägende Unterscheidung zwischen ehelicher und nichtehelicher Abstammung und der dem nichtehelichen Kind anhaftende Sonderstatus nicht mehr als mit Art. 6 Abs. 5 GG vereinbar anzusehen ist (BVerfG 84, 168 ff. und 92, 158 ff.). Auch Väter nichtehelicher Kinder sind Träger des Elternrechtes aus Art. 6 Abs. 2 GG. Entsprechend diesen verfassungsrechtlichen Vorgaben wurde das Kindschaftsrecht durch das Kindschaftsrechtsreformgesetz, das am 01.07.1998 in Kraft getreten ist, novelliert. Durch dieses Gesetz sollen rechtliche Unterschiede zwischen ehelichen und nichtehelichen Kindern, die in Teilbereichen noch bestehen, soweit wie möglich abgebaut werden. Es soll die Ehelichkeit beziehungsweise die Nichtehelichkeit eines Kindes künftig kein der Person anhaftendes Statusmerkmal mehr sein. Allerdings führt die Änderung des Kindschaftsrechtsreformgesetzes nicht zu einer vollständigen abstammungsrechtlichen Gleichbehandlung ehelicher und nichtehelicher Kinder.

Das Fehlen dieser abstammungsrechtlichen Gleichstellung sowie die Tatsache, daß das Anfechtungsrecht des „Vaters" bei der assistierten Reproduktion gesetzlich nicht ausgeschlossen wurde, läßt es trotz der gesetzlichen Neuregelung des Kindschaftsrechtes gerechtfertigt erscheinen, vor der Anwendung von Methoden der assistierten Reproduktion außerhalb einer bestehenden Ehe ein beratendes Votum der Kommission für assistierte Reproduktion einzuholen. Dabei sollte in jedem Fall sichergestellt werden, daß ein Vaterschaftsanerkenntnis abgegeben wird. Im Hinblick auf das Kindeswohl verbietet es sich, einer alleinstehenden Frau oder gleichgeschlechtlichen Paaren einen Kinderwunsch zu erfüllen. Im übrigen besteht in den genannten Fällen gegenüber dem Arzt kein Anspruch auf Anwendung der Methoden der assistierten Reproduktion, da es nach wie vor kein positives Recht auf „nichteheliche Fortpflanzung" gibt.

4. Darüber hinaus wirft die Durchführung von Methoden der assistierten Reproduktion mit Spendersamen Dritter ebenso wie die artefizielle heterologe Insemination besondere Probleme auf, wenn diese Methoden im heterologen System zur Anwendung kommen. Diese Probleme bestehen in dem Auseinanderfallen der sozialen und genetischen Vaterschaft. Der Gesetzgeber hat im Rahmen der Novellierung des Kindschaftsrechtsreformgesetzes zwar die Frage diskutiert (vgl. Bundestags-Drs. 13/4899, S. 146, S. 166 sowie Bundesrats-Drs. 710/1/97), ob durch einen Ausschluß des Anfechtungsrechtes dieses Problem gelöst werden könne, eine gesetzliche Regelung jedoch nicht getroffen, da die Gesamtproblematik der heterologen Insemination nach Auffassung des Gesetzgebers nicht einer isolierten Teilregelung zugeführt werden sollte, sondern in einem gesonderten Gesetz insgesamt zu regeln sei. Nach der Gesetzesänderung besteht daher nach wie vor die Möglichkeit, daß die Vaterschaft sowohl von dem sozialen Vater des Kindes als auch von dem Kind selbst angefochten werden kann, wenn auch nach der Rechtssprechung des Bundesgerichtshofes (BGH-NJW 95, S. 2028) die Anfechtung eines Partners, der seine Zustimmung zur Anwendung der assistierten Reproduktion im heterologen System gegeben hat, nicht zwingend zu einem Verlust des Unterhaltsanspruchs des Kindes führen muß.

Das Anfechtungsrecht des Kindes dient der Sicherung des Rechtsanspruches des Kindes auf Kenntnis seiner genetischen Herkunft. Aber auch wenn die Ehelichkeit beziehungsweise die Vaterschaft nicht angefochten wird, hat das durch heterologe Insemination gezeugte Kind einen Anspruch auf Bekanntgabe seines biologischen Vaters, da die biologische Vaterschaft, zum Beispiel im Eingehen einer Ehe, im Hinblick auf seine Gesundheit und die seiner Nachkommenschaft von wesentlicher Bedeutung ist. Der Arzt kann dem Samenspender daher keine Anonymität zusichern, zumal nach der Rechtssprechung des Bundesverfassungsgerichts (BVerfG-Entscheidung vom 31.01.89-1 BvL 17/87) das allgemeine Persönlichkeitsrecht auch das Recht auf Kenntnis der eigenen Abstammung erfaßt. Der Arzt muß den Samenspender vielmehr darauf hinweisen, daß er gegenüber dem Kind zur Nennung des Spendernamens verpflichtet ist und sich insoweit

auch nicht auf die ärztliche Schweigepflicht berufen kann.

Dies alles macht es erforderlich, die Anwendung der Methode der assistierten Reproduktion im heterologen System erst dann durchzuführen, wenn ein zustimmendes Votum der zuständigen Kommission der Ärztekammer eingeholt worden ist, und zwar unabhängig davon, ob diese Methode bei Ehepartnern oder bei auf Dauer angelegten Partnerschaften zur Anwendung gelangt. In der Regel kann ein zustimmendes Votum nur abgegeben werden, wenn

● eine der Methoden der assistierten Reproduktion im homologen System wegen Unfruchtbarkeit des Mannes nicht möglich ist,

● die Verwendung von Mischsperma ausgeschlossen ist, da durch sie die spätere Identifikation des biologischen Vaters erschwert würde,

● der Samenspender sich mit der Bekanntgabe seines Namens an das Kind durch den Arzt für den Fall ausdrücklich einverstanden erklärt, daß ein entsprechendes Auskunftsersuchen an den Arzt gestellt wird,

● die Eheleute/Partner und der Samenspender über die Möglichkeit der Anfechtung der Ehelichkeit/Vaterschaft und die sich daraus ergebenden Rechtsfolgen und das hiervon bestehende Recht des Kindes auf Namensnennung des Samenspenders aufgeklärt worden sind und diese Aufklärung ausreichend dokumentiert worden ist,

● bei nicht verheirateten Paaren zuverlässig festgestellt werden kann, daß diese in einer auf Dauer angelegten Partnerschaft leben.

5. Durch das am 01.01.1991 in Kraft getretene Embryonenschutzgesetz sind sowohl die Eizellspende als auch die Ersatzmutterschaft gesetzlich verboten worden. Der Gesetzgeber wollte durch diese Verbotsvorschrift verhindern, daß es zu einer sogenannten gespaltenen Mutterschaft kommt und damit die austragende und die genetische Mutter nicht mehr identisch sind. Dem liegt die Erkenntnis zugrunde, daß das Kind in seiner gesamten körperlichen und seelischen Entwicklung sowohl durch die von der genetischen Mutter stammenden Erbanlagen wie auch durch die enge während der Schwangerschaft bestehende Beziehung zwischen ihm und der austragenden Mutter entscheidend geprägt wird. Eine gespaltene Mutterschaft läßt besondere Schwierigkeiten bei der Selbstfindung des Kindes und negative Auswirkungen auf seine seelische Entwick-

lung befürchten. Dieses Ziel soll durch ein Verbot der Verwendung fremder Eizellen bei der Herbeiführung einer Schwangerschaft sowie durch das Verbot einer Ersatzmutterschaft erreicht werden.

II. Ständige Kommission bei den Ärztekammern

Von den Landesärztekammern sind ständige Kommissionen zu bilden, welche die Einhaltung der Zulassungs- und Durchführungsbedingungen prüfen.

Ihnen sollen Ärzte und Juristen mit Sachkompetenz in medizinischen und rechtlichen Fragen der Methoden der assistierten Reproduktion angehören. Die Kommission kann sich in speziellen Fragen durch Vertreter anderer Gebiete ergänzen. Betroffene in eigener Sache sind ausgeschlossen.

Um eine möglichst einheitliche Anwendung dieser Richtlinien zu erreichen, sollten von mehreren Ärztekammern gemeinsam getragene Kommissionen gebildet und/oder bei der Bundesärztekammer eine Kommission zur Beurteilung grundsätzlicher Auslegungsfragen gebildet werden.

22 Formblätter

Überweisung zur Beratung

....

(Name und Anschrift des IVF-Zentrums)

Aufgrund der vorliegenden Untersuchungsergebnisse besteht bei dem Ehepaar
Frau .... und
Herrn ....
gemäß den Richtlinien des Bundesausschusses der Ärzte und Krankenkassen eine Indikation zur Durchführung von Maßnahmen zur künstlichen Befruchtung.

Indikation(en): ....

Geplante Behandlung: ....

Da eine ausreichende Aussicht auf Erfolg besteht, bitte ich um Durchführung eines Beratungsgesprächs über
die medizinischen, psychischen und sozialen Aspekte der künstlichen Befruchtung nach den Nummern 7
und 13–15 der Richtlinien „Künstliche Befruchtung" (§ 27 a, Abs.1 Nr. 5 SGB V).

....

(Ort, Datum und Unterschrift)

Bescheinigung der Durchführung der Beratung

Das Ehepaar
Frau .... und
Herr ....
wurde nach den Nummern 7 und 13–15 der Richtlinien „Künstliche Befruchtung" gemäß § 27 a, Abs. 1 Nr.
5 SGB V über die medizinischen, psychischen und sozialen Aspekte der künstlichen Befruchtung beraten.

Eventuelle gesundheitliche Risiken, körperliche und seelische Belastungen infolge der Behandlung sowie
die möglichen Erfolgsaussichten wurden angesprochen, und Alternativen zum eigenen Kind (z.B. Adoption)
wurden erörtert.

....

(Ort, Datum, Stempel und Unterschrift des beratenden Arztes)

Antrag zur Kostenübernahme einer ICSI-Behandlung

– bei Versicherten der gesetzlichen Krankenkassen –

Bei dem Ehepaar Frau .... und
Herrn ....
wohnhaft ....

liegt seit ...... Jahren eine organisch bedingte, ungewollte Kinderlosigkeit vor, deren hauptsächliche Ursache nach den vorliegenden Befunden in einer schwerwiegenden Einschränkung der männlichen Fruchtbarkeit liegt. Aussichtsreiche Möglichkeiten einer medikamentösen oder operativen Behandlung der männlichen Fruchtbarkeitsstörung stehen nicht zur Verfügung. Hinreichende Aussicht auf die Erzielung einer Schwangerschaft besteht nur, wenn zusätzlich zur In-vitro-Fertilisation (IVF) das Verfahren der intrazytoplasmatischen Spermienmikroinjektion (ICSI) angewendet wird. Es ist davon auszugehen, daß durch keine alternative Möglichkeit der Behandlung, auch nicht durch alleinige Anwendung der IVF, eine vergleichbar hohe Chance auf den Eintritt einer Schwangerschaft zu erzielen ist.

Folgende Indikation liegt in diesem Fall vor:
- [ ] hochgradige Oligoasthenoteratozoospermie (OAT)
- [ ] Zustand nach operativer Spermiengewinnung
- [ ] langjährige schwere männliche Subfertilität mit ungünstiger Prognose
- [ ] ausbleibende Befruchtung bei einer zuvor durchgeführten In-vitro-Fertilisation (IVF)

Die intrazytoplasmatische Spermienmikroinjektion (ICSI) ist bisher nicht Bestandteil des Leistungskataloges der gesetzlichen Krankenversicherung. Da die ICSI im vorliegenden Fall die einzige Behandlungsform darstellt, die eine realistische Aussicht des betroffenen Ehepaares auf Erfüllung des Kinderwunsches eröffnet, und da die Wirksamkeit der ICSI-Methode nachgewiesen ist, bitten wir im Einvernehmen mit dem Ehepaar um Überprüfung, ob eine schriftliche Zusage der Übernahme der Behandlungskosten außerhalb der vertragsärztlichen Versorgung möglich ist.

....
(Ort, Datum, Stempel des Reproduktionsmedizinischen Zentrums, Unterschrift des Arztes)

Antrag zur Durchführung einer In-vitro-Fertilisation bei nichtehelicher Partnerschaft

Formblatt der Bayerischen Landesärztekammer

....
(Name, Vorname der Antragstellerin, Geburtsdatum)

....
(Name, Vorname des Partners, Geburtsdatum)

....
(Anschrift der Antragsteller)

Befürwortende Stellungnahme des behandelnden Arztes zu oben genanntem Paar

....

....

....

....
Eventuelle Anlagen beifügen, Rückseite mit verwenden.

Bitte dieses Formular nur zusammen mit der Stellungnahme des unverheirateten Paares bei der Bayerischen Landesärztekammer, IVF-Kommission, Mühlbaurstr. 16, 81677 München einreichen.

....
(Ort, Datum und Unterschrift des behandelnden Arztes, Stempel der Praxis)

Dokumentierte Patientenaufklärung zur Durchführung einer extrakorporalen Befruchtung einschließlich Mikroinjektion und Kryokonservierung

Auf den folgenden Seiten 335–340 sind die Formblätter zur dokumentierten Patientenaufklärung zur extrakorporalen Befruchtung mit Mikroinjektion und Kryokonservierung dargestellt. (Abdruck mit freundlicher Genehmigung des perimed Compliance Verlags Dr. Straube GmbH, Erlangen. Nachdruck – auch auszugsweise – und fotokopieren verboten.)

ICPM 9-270 bis 9-278

DOKUMENTIERTE PATIENTENAUFKLÄRUNG®

Gyn 17
D

Basisinformation zum Aufklärungsgespräch

Extrakorporale Befruchtung
(In-vitro-Fertilisation, IVF)

Vorschlag des Arztes

1. **Stimulationsbehandlung**
   - ❑ Spritzen
   - ❑ sonstige: _____

2. **Eizellentnahme durch**
   - ❑ ultraschallgesteuerte Punktion durch die Scheide
   - ❑ _____

3. **IVF mit**
   - ❑ Mikro-Insemination (ICSI)
   - ❑ Kryokonservierung
   - ❑ Eizellbehandlung durch _____
   - ❑ chirurgischer Samenzellentnahme beim Mann

4. **Übertragung der Embryonen**
   - ❑ falls möglich 3
   - ❑ weniger als 3

Patientendaten/Aufkleber

Sehr geehrtes, liebes (Ehe-)Paar,

Bei Ihnen besteht unerfüllter Kinderwunsch. Die nähere Abklärung hat ergeben, dass zur Behandlung eine extrakorporale Befruchtung sinnvoll sein kann. Vor Beginn der Therapie wird Ihnen die Ärztin/der Arzt die bestehenden Möglichkeiten sowie die geplanten Maßnahmen erläutern. Sie müssen typische Risiken, Belastungen und Folgen der Behandlung kennen, um sich entscheiden zu können. Dieses Aufklärungsblatt soll helfen, das Gespräch vorzubereiten und die wichtigsten Punkte zu dokumentieren.

Was ist die extrakorporale Befruchtung (in-vitro-Fertilisation; IVF)?

Für die extrakorporale Befruchtung werden den Eierstöcken - in der Regel nach **hormoneller Stimulationsbehandlung** - Eizellen entnommen (**Follikelpunktion**) und außerhalb des Körpers (**extrakorporal**) in einem Gefäß (**in vitro**) mit dem vorbereiteten Samen (Sperma) vermischt. Im Idealfall kommt es zur Befruchtung einer oder mehrerer Eizellen (**Fertilisation**) sowie zu deren Weiterentwicklung zu einem oder mehreren Embryonen (s. Abb. 1). Maximal drei Embryonen werden anschließend in die Gebärmutter zurückübertragen und können sich dort einnisten.

Wann ist die IVF sinnvoll?

Mögliche medizinische Gründe für eine IVF-Behandlung sind:

- Verschluss, Schädigung oder Fehlen beider Eileiter, beispielsweise nach Entzündungen, Eileiterschwangerschaften und Operationen (**tubare Sterilität**);
- Schäden an anderen Organen im kleinen Becken der Frau durch Entzündungen, Verwachsungen oder Endometriose;

- erhebliche Einschränkung der Zeugungsfähigkeit des Mannes durch zu geringe Zahl oder Qualität der Samenzellen (**männliche Subfertilität**);
- Nachweis von Antikörpern gegen Ei- oder Samenzellen (**immunologische Sterilität**);
- nicht aufklärbare Ursache eines unerfüllten Kinderwunsches (**ungeklärte Sterilität**).

Die extrakorporale Befruchtung bringt körperliche und seelische Belastungen mit sich, die unterschiedlich stark empfunden werden. Die Chance auf eine Schwangerschaft besteht nur in den Monatszyklen die behandelt werden. Andere Behandlungsmaßnahmen (z.B. Operationen) könnten die Sterilität womöglich dauerhaft beseitigen. Die IVF sollte deshalb erst dann angewandt werden, wenn diese anderen Behandlungsmethoden bereits ausgeschöpft oder von vornherein ausgeschlossen sind.

Gibt es alternative Befruchtungsmethoden?

In manchen Fällen kann die Befruchtung nach unterstützenden medizinischen Maßnahmen auch im Mutterleib (**intrakorporal**) stattfinden. Beim sogenannten **Intratubaren Gametentransfer** beispielsweise werden die zuvor gewonnenen Eizellen und

Dokumentierte Patientenaufklärung • Herausgeber: Dr. med. D. Straube • Autoren: Dr. med. W. Frobenius, PD. Dr. med. E. Siebzehnrübl • Juristisch geprüft durch RAe Dr. jur. B. Joch, Dr. jur. A. Schwerdtfeger, Kanzlei Schwarz Kurtze Schniewind Kelwing Wicke, München • © 2000 by perimed COMpliance Verlag Dr. Straube GmbH, 91058 Erlangen • **Nachdruck – auch auszugsweise – und fotokopieren verboten.** • Bestell-Nr. 607-266 • Bestell-Adresse: perimed COMpliance Verlag Dr. Straube GmbH, Weinstr. 70, 91058 Erlangen, Tel. 09131/609-202, Fax 09131/609-217 • www.perimed.de

Red. 12/2000

DOKUMENTIERTE PATIENTENAUFKLÄRUNG®

Extrakorporale Befruchtung

die aufbereiteten Samenzellen außerhalb des Körpers in einer Kulturflüssigkeit vermischt und dann noch vor der Verschmelzung mit Hilfe eines dünnen Katheters direkt in einen Eileiter eingespült. Bei der **Inseminati-on** überträgt die Ärztin/der Arzt zum Zeitpunkt des Eisprungs speziell aufbereitete Samenzellen mit Hilfe einer Spritze und eines dünnen Katheters direkt in die Gebärmutterhöhle oder in die Eileiter. Falls eine dieser Methoden in Ihrem Falle in Betracht kommt, wird Ihre Ärztin/Ihr Arzt dies gesondert mit Ihnen besprechen.

Wie erfolgt die IVF?

Vor der eigentlichen IVF-Behandlung ist es meist sinnvoll, die Eizell-Reifung hormonell anzuregen (**hormonelle Stimulation**). Dadurch lassen sich die Zahl der reifen Eizellen pro Behandlungszyklus erhö-hen und so die Behandlungsaussichten verbessern. Für die Stimulation gibt es folgende Möglichkeiten:

- Behandlung mit **Hormonspritzen** (Gonadotropi-nen); je nach Dosierung können eine, mehrere oder sehr viele Eizellen heranreifen. Die Spritzen werden vom Stimulationsbeginn an (oft dem 2. Zyklustag) täglich verabreicht. Um Störungen der Stimulation durch unerwünschte körpereigene Hormone zu ver-hindern, werden meist zusätzliche Injektionen ge-geben. Da sich die Behandlungsprotokolle der ein-zelnen IVF-Zentren im Detail unterscheiden kön-nen, wird die Ärztin/der Arzt Ihnen den Ablauf der in Ihrem Fall geplanten Behandlung im Aufklärungs-gespräch genau darlegen;

- in besonderen Fällen lässt sich die Behandlung mit **Hormontabletten** (Antiöstrogenen) oder einer Kombination aus Tabletten und Spritzen durchfüh-ren; auch bei der alleinigen Tablettenbehandlung ist die gleichzeitige Reifung mehrerer Eizellen möglich. Diese Methode wird meist angewandt, wenn eine übermäßig starke Reaktion der Eierstö-cke vermieden werden soll;

- da Frauen sehr unterschiedlich auf die Stimulati-onsbehandlung reagieren, kann Ihre Ärztin/Ihr Arzt in Ihrem Fall auch ein Behandlungsverfah-ren für erforderlich halten, das im Aufklärungs-blatt nicht besprochen ist. Darüber werden Sie je-doch gesondert informiert.

Während der Stimulation wird das Wachsen der Ei-bläschen, in denen sich die Eizellen befinden, meist durch mehrere Ultraschalluntersuchungen kontrolliert. Außerdem werden die Hormone im Blut regelmäßig bestimmt, damit Rückschlüsse auf den Fortschritt im Reifeprozess der Eizellen gezogen werden können.

Zeigen diese Untersuchungen nach etwa 11 Tagen, dass die Entwicklung der Eizellen ausreichend ist, so beendet man ihre Reifung durch die Injektion eines weiteren Hormons (HCG). Die entsprechende Sprit-ze wird der Patientin in der Regel abends oder nachts verabreicht, damit die Eizellentnahme am Vormittag des übernächsten Tages durchgeführt werden kann.

Die Eizellgewinnung erfolgt heute in der Regel am-bulant und in Kurznarkose durch **ultraschallge-steuerte Punktion**. Dazu führt die Ärztin/der Arzt eine Ultraschallsonde in die Scheide ein, mit deren Hilfe sich die Eibläschen genau lokalisieren lassen. Dann werden die Eibläschen mit einer Nadel durch Scheidenwand und Bauchfell punktiert und die Ei-zellen abgesaugt. Die Ultraschallpunktion ist auf Wunsch auch ohne Narkose nur mit einer Beruhigungs- und/oder Schmerzspritze möglich.

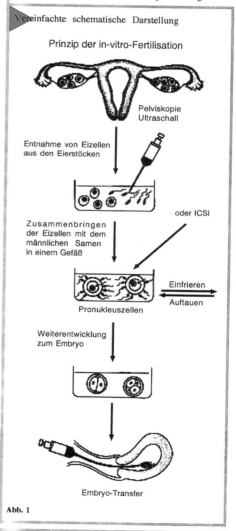

Vereinfachte schematische Darstellung

Prinzip der in-vitro-Fertilisation

Pelviskopie
Ultraschall

Entnahme von Eizellen
aus den Eierstöcken

oder ICSI

Zusammenbringen
der Eizellen mit dem
männlichen Samen
in einem Gefäß

Einfrieren
Auftauen

Pronukleuszellen

Weiterentwicklung
zum Embryo

Embryo-Transfer

Abb. 1

DOKUMENTIERTE PATIENTENAUFKLÄRUNG® Gyn 17 D

Extrakorporale Befruchtung

In seltenen Fällen kann es sinnvoll erscheinen, die Eizellen im Rahmen einer **Bauchspiegelung** zu entnehmen (laparoskopische Punktion). Sollte dieses Verfahren bei Ihnen angezeigt sein, klärt Sie die behandelnde Ärztin/der Arzt gesondert darüber auf.

Am Tag der Eizellentnahme wird der (Ehe-)Mann zur Abgabe einer Samenprobe ins IVF-Zentrum gebeten. Über den genauen Ablauf und die notwendigen Formalitäten (z.B., ob Sie einen Personalausweis mitbringen müssen) informieren Sie Ihre Ärztin/Ihr Arzt oder das zuständige Laborpersonal. Die Samenprobe wird dann im Labor für die IVF vorbereitet (z.B. durch Abtrennung der befruchtungsfähigen Spermien von den übrigen Bestandteilen des Ejakulates).

Die reifen Eizellen werden in einem speziellen Gefäß mit den Spermien gemischt und in einer Nährlösung in einen Brutschrank gestellt. Am nächsten Tag überprüft das Laborpersonal, ob sich in den Eizellen je ein weiblicher und männlicher Vorkern (Pronukleus) gebildet haben und damit die eigentliche Befruchtung (Vereinigung des Erbgutes) unmittelbar bevorsteht. In diesem Stadium können ggf. überzählige Pronukleuszellen eingefroren (kryokonserviert) und für einen neuen Behandlungsversuch aufbewahrt werden. Ausgewählte Pronukleuszellen verbleiben in der Nährlösung, entwickeln sich im Idealfall zu Embryonen und werden in die Gebärmutter übertragen.

Dieser **Embryonentransfer** erfolgt meist zwei Tage nach der Eizellentnahme mit Hilfe eines dünnen, biegsamen Plastikschlauches, der durch den Muttermund eingeführt wird (Abb. 1). Dieser Vorgang ist normalerweise ungefährlich und schmerzlos. Mit geringen Beschwerden (z.B. leichten Schmerzen) muss nur in den seltenen Fällen gerechnet werden, in denen eine Aufdehnung des Gebärmutterhalskanals nötig wird.

Welche zusätzlichen Maßnahmen sind möglich?

Wenn es den Samenfäden bei der IVF nicht gelingt, in die Eizelle einzudringen und eine Befruchtung herbeizuführen, empfiehlt die Ärztin/der Arzt unter Umständen zusätzliche Maßnahmen. Dabei kann es sich um Folgendes handeln:

- eine **Eizellbehandlung** (Assisted hatching), wobei die Eihaut verdünnt wird, oder

- eine **Mikro-Insemination**, wobei die Spermien unter mikroskopischer Sicht direkt in die Eizelle eingebracht werden (s. Abb. 2). Das Erbgut von Ei- und Samenzellen bleibt dabei unberührt. Diese Methode wird als **intrazytoplasmatische Spermieninjektion** (ICSI) bezeichnet.

Liegen extrem wenige, gar keine oder zu wenige lebende Spermien in der Samenspende vor, so kann eine operative Samenzellentnahme sinnvoll werden. Sollte diese Maßnahme in Ihrem Fall in Betracht gezogen werden, so werden Sie darüber gesondert aufgeklärt.

Mit welchen Risiken/Problemen ist bei der IVF zu rechnen?

Hormonelle Stimulation

- Bei der Behandlung mit **Hormonspritzen** tritt - je nach Dosierung und Veranlagung - eine erhebliche <u>Vergrößerung der Eierstöcke</u> auf, die zu starken Bauchschmerzen führen kann. Zusätzlich sind <u>Wasseransammlungen</u> im Bauch (Aszites) und in der Lunge (Pleuraergüsse) möglich. Die Wasseransammlungen haben häufig Atemnot und Übelkeit zur Folge. Eine ebenfalls mögliche „Blutverdickung" erhöht das Thrombose- bzw. Embolierisiko (u.U. <u>lebensgefährlicher Verschluss von Blutgefäßen</u>).

  Diese Nebenwirkungen werden als **Überstimulationssyndrom** bezeichnet. Sie lassen sich in der Regel medizinisch gut beherrschen. Meist ist jedoch eine stationäre Behandlung erforderlich. <u>Lebensbedrohliche Zustände</u> und <u>Todesfälle</u> treten extrem selten auf;

- bei <u>unzureichender Reaktion der Eierstöcke</u> kann der Arzt es für ratsam halten, die hormonelle Stimulation zu beenden. In manchen Fällen muss die Stimulation auch zur Vermeidung eines drohenden Überstimulationssyndroms abgebrochen werden;

- die Behandlung mit **Hormontabletten** (Antiöstrogenen) und **GnRH-Analoga bzw. -Antagonisten** führt gelegentlich zu weitgehend harmlosen Nebenwirkungen wie z.B. <u>Hitzewallungen</u>, <u>Kopfschmerzen</u>, <u>Völlegefühl</u>, <u>schmerzhaftem Ziehen im Unterbauch</u> oder <u>Eierstockzysten</u>. Diese Symptome bedürfen keiner besonderen Behandlung. Überstimulation ist sehr selten;

- möglicherweise kann es zu <u>Langzeitfolgen</u> der hormonellen Stimulationsbehandlung (z.B. <u>Tumorleiden</u>) kommen. Es existieren zur Zeit jedoch keine gesicherten Erkenntnisse darüber, ob Erkrankungen in späteren Jahren auf die Stimulationsbehandlung zurück zu führen sind;

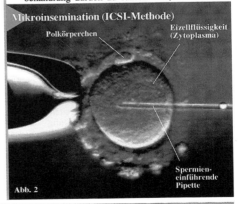

Mikroinsemination (ICSI-Methode)

Polkörperchen

Eizellflüssigkeit (Zytoplasma)

Spermieneinführende Pipette

Abb. 2

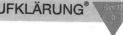

DOKUMENTIERTE PATIENTENAUFKLÄRUNG®

Extrakorporale Befruchtung

Eizellgewinnung

- Verletzungen innerer Organe (z.B. Darm, Blutgefäße, Harnwege) durch die Punktionsnadel bei der Eizellentnahme; das Verletzungsrisiko ist erhöht bei ungünstigen anatomischen Bedingungen, vor allem nach Voroperationen mit Verwachsungen;

- stärkere Blutungen durch Verletzungen während der Punktion; sie werden meist sofort erkannt und behandelt. Unter Umständen kann eine Übertragung von Blut/-bestandteilen erforderlich werden. Eine Übertragung von Fremdblut kann sehr selten zu Infektionen, z.B. mit Hepatitis-Viren (Folge: Leberentzündung) oder extrem selten mit HIV (Spätfolge AIDS) führen. Eine Eigenblutspende ist in aller Regel jedoch nicht notwendig;

- leichte Nachblutungen und Blutergüsse auf Grund von Verletzungen müssen meist nicht zusätzlich behandelt werden;

- Durchblutungsstörungen durch Verschluss oder Schädigung von Blutgefäßen sind sehr selten. Sie können extrem selten - auch noch längere Zeit nach dem Eingriff - zum Absterben von Gewebe (z.B. Haut) oder Organen (z.B. Darm) führen;

- sehr selten Infektionen durch die Eizellentnahme oder die Embryonen-Übertragung; z.B. eine Keimverschleppung in die Blutbahn (Bakteriämie) bis hin zur Blutvergiftung (Sepsis), die eine intensivmedizinische Behandlung erfordert und u.U. lebensbedrohlich verlaufen kann. Lokale Infektionen haben unter Umständen z.B. eine Abszessbildung im Eierstock zur Folge. Im Extremfall können dadurch große Bauchoperationen u.a. mit Entfernung der Gebärmutter und der Eierstöcke nötig werden. Dies führt zur endgültigen Sterilität und kann auch psychosexuelle Störungen zur Folge haben;

Embryonentransfer und Schwangerschaft

- auch beim Embryonentransfer in die Gebärmutter kann es in sehr seltenen Fällen zu einer Infektion mit den oben genannten Folgen kommen;

- nach einem Embryonentransfer kommt es gelegentlich zu einer Eileiterschwangerschaft, die operativ entfernt werden muss; insgesamt ist dieses Risiko etwas größer als bei einer normalen Schwangerschaft;

- sehr selten treten nach der Übertragung der Embryonen krampfartige Bauchschmerzen auf, die jedoch medikamentös behandelt werden und/oder nach einiger Zeit von selbst verschwinden können;

- je nach dem, wie viele Embryonen übertragen werden, sich einnisten und weiterentwickeln, kann es nach IVF-Behandlung häufig zu einer Mehrlingsschwangerschaft kommen. Damit verbunden können Schwangerschaftskomplikationen auftreten, die ggf. eine stationäre Überwachung und/oder Behandlung über lange Zeit erforderlich machen. Bei höhergradigen Mehrlingsschwangerschaften (Drillinge und mehr) kann auch eine Frühgeburt stattfinden. Möglicherweise

ist auch die Krankheitsanfälligkeit und Sterblichkeit der Kinder erhöht.

Schwangerschaften nach IVF mit nur einem Kind unterscheiden sich in ihren Risiken unwesentlich von „normalen" Schwangerschaften. So liegt die Rate an Fehlgeburten etwas höher. Bei den Kindern wurde bisher kein vermehrtes Auftreten von Fehlbildungen beobachtet.

Bei Schwangerschaften nach ICSI sind die Untersuchungen darüber, ob es vermehrt zu Störungen im Erbgut der Kinder kommt, noch nicht endgültig abgeschlossen. Nach den bisher vorliegenden Erkenntnissen ist es jedoch nicht auszuschließen, dass Eltern, deren Sterilität genetisch bedingt ist, diese auf ihre Kinder vererben.

Allgemeine Behandlungsrisiken

Neben den speziellen Risiken und Problemen der in-vitro-Fertilisation existieren noch allgemeine Risiken, die jeder medizinischen Behandlung anhaften. Zu nennen sind:

- selten beeinträchtigte Atemfunktion bis hin zum Atemstillstand, sehr selten Herz- Kreislaufstörungen, insbesondere bei der Gabe von Beruhigungs-/Schmerzmitteln oder als schwere allergische Reaktion auf eingespritzte Medikamente. Störungen dieser Art erfordern eine intensivmedizinische Behandlung und können u.U. lebensbedrohlich sein. Die dabei mögliche mangelnde Organdurchblutung hat u.U. bleibende Schäden zur Folge (z.B. Nierenversagen, Hirnschädigung, Krampfanfälle). Die Überwachung während und auch nach der Untersuchung durch den Arzt und seine Assistenten reduziert diese Gefahr jedoch erheblich; ggf. notwendig werdende Behandlungsmaßnahmen können sofort eingeleitet werden;

- sehr selten Komplikationen wie z.B. Haut- und Weichteilschäden (Spritzenabszess, Absterben von Gewebe, Nerven- und Venenreizungen) infolge von Einspritzungen und/oder Verletzungen durch Lagerung vor, während oder nach der Eizellentnahme/dem Embryonentransfer. Solche Komplikationen verschwinden meist nach einiger Zeit von selbst bzw. sind gut behandelbar. In ungünstigen Fällen können sie jedoch auch langandauernde oder dauerhafte Beschwerden (Narben, schmerzhafte Missempfindungen, Taubheitsgefühl) zur Folge haben;

- Bildung von Blutgerinnseln in Venen (Thrombosen), die u.U. in lebenswichtige Organe verschleppt werden und einen Verschluss von Blutgefäßen (Embolie) verursachen (z.B. Lungenembolie, Schlaganfall). Dies kann zu lebensbedrohlichen Zuständen und Organschäden durch mangelnde Durchblutung führen. Das Thromboembolie-Risiko erhöht sich bei langer Bettlägerigkeit. Sofern Medikamente zur Beeinflussung der Blutgerinnung verabreicht werden (Thromboseprophylaxe), können diese zu vermehrten Nachblutungen führen.

DOKUMENTIERTE PATIENTENAUFKLÄRUNG®

Extrakorporale Befruchtung

Wie sind die Erfolgsaussichten?

Ein Erfolg der IVF kann trotz sachgemäßer Durchführung der Behandlung nicht garantiert werden. Er ist auch sehr stark vom Alter der Frau, den Ursachen der Kinderlosigkeit und der gewählten Behandlungsform abhängig.

Unter natürlichen Bedingungen liegt die Wahrscheinlichkeit einer Schwangerschaft für jeden Menstruationszyklus bei etwa 25%. Auch mit dem Embryonentransfer kann diese Rate erreicht werden, wenn mehrere Embryonen übertragen werden. Diese Schwangerschaften tragen - vor allem in den ersten drei Monaten - ein etwas erhöhtes Risiko für einen Abgang.

Nach den Daten des Deutschen IVF Registers enden etwa 10 % aller Embryotransfers mit der Geburt eines Kindes. Allerdings sinkt die Erfolgsrate sehr stark mit dem Alter der Frau.

Wie sehen die gesetzlichen Bestimmungen aus?

Nach dem Embryonenschutzgesetz ist im Rahmen der Behandlung die Erzeugung und der Transfer von höchstens drei Embryonen erlaubt. Alle bei einer extrakorporalen Befruchtung entstandenen Embryonen müssen auch tatsächlich übertragen werden.

Pronukleuszellen fallen allerdings nicht unter diese Bestimmungen. Sie dürfen eingefroren (**Kryokonservierung**) und zu einem späteren Zeitpunkt aufgetaut und übertragen werden. Dieses Vorgehen kann Vorteile für die Patientin haben, da ein erneuter Behandlungsversuch ohne aufwendige Stimulation sowie Ei- und Samenzellgewinnung möglich ist. Allerdings überstehen nicht alle Pronukleuszellen das Einfrieren und Wiederauftauen.

In Deutschland soll die IVF/ICSI-Behandlung nur bei verheirateten Paaren durchgeführt werden. Ausnahmen sind nach Genehmigung durch die zuständige Landesärztekammer aber möglich.

Die Kosten für eine normale IVF-Behandlung werden unter bestimmten Voraussetzungen von den Krankenkassen erstattet. Dies gilt gegenwärtig nicht für eine ICSI-Therapie, sowie deren vorbereitende und begleitende Maßnahmen (z.B. Stimulation, Hormon- und Ultraschalluntersuchungen etc.). Auch zusätzliche Behandlungsmaßnahmen (z.B. Kryokonservierung, Eizellbehandlung) tragen die Krankenkassen in der Regel nicht.

Da sich die Bestimmungen häufig ändern, sollten Sie sich in jedem Fall vor Behandlungsbeginn bei Ihrer Krankenkasse/Beihilfestelle genau informieren.

Was ist besonders zu beachten?

Sprechen Sie vor der Behandlung mit Ihrer Ärztin/Ihrem Arzt darüber, ob es sinnvoll ist, bei beiden (Ehe-)

Partnern eine Untersuchung zum **Ausschluss einer** evt. vorhandenen **Chromosomenstörung** durchzuführen. Eine Verpflichtung zu dieser Untersuchung besteht jedoch nicht.

Die IVF-Behandlung erfordert **häufige und zeitlich aufeinander abgestimmte Arztbesuche**. Beachten Sie die Anweisungen Ihrer Ärztin/Ihres Arztes diesbezüglich genau, um die Erfolgschancen Ihrer Behandlung nicht zu reduzieren. So sollten Sie z.B. für die Hormonspritzen pünktlich zur vereinbarten Zeit erscheinen.

Auch die von Ihrer Ärztin/Ihrem Arzt empfohlenen Verhaltensregeln für die Zeit nach bestimmten Eingriffen (z.B. körperliche Schonung auch während der hormonellen Stimulation) müssen exakt eingehalten werden.

Nach einer **Narkose**, einer **Beruhigungs- und/oder** einer **Schmerzspritze** dürfen Sie **24 Stunden** lang **nicht aktiv am Straßenverkehr** teilnehmen, keine wichtigen Entscheidungen treffen und nicht an gefährlichen Maschinen arbeiten.

Fragen zum Aufklärungsgespräch

Im Aufklärungsgespräch sollten Sie nach allem fragen, was Ihnen wichtig oder noch unklar erscheint. Hier haben Sie die Möglichkeit, Ihre Fragen zu notieren, damit Sie diese beim Gespräch nicht vergessen.

_____

_____

_____

_____

Wichtige Fragen,

die Sie sorgfältig beantworten sollten, um Gefahrenquellen rechtzeitig erkennen und spezielle Risiken in Ihrem Fall besser abschätzen zu können:

1. Sind **Störungen des Stoffwechsels** (z.B. Diabetes) oder **wichtiger Organe** (Gefäße, Herz, Nieren, Leber, Lungen, Schilddrüse, Nervensystem) bekannt? ❑ nein ❑ ja

2. Besteht eine **akute/chronische Infektionskrankheit** (z.B. Hepatitis, HIV/AIDS) oder ein anderes **schwerwiegendes chronisches Leiden** (z.B. grüner Star, Epilepsie, Lähmungen)? ❑ nein ❑ ja

3. Besteht eine **Allergie/Überempfindlichkeit** (z.B. Asthma, Heuschnupfen oder gegen Medikamente, Pflaster, Latex, Nahrungsmittel, örtliche Betäubungsmittel)? ❑ nein ❑ ja

4. Besteht eine **Bluterkrankung/erhöhte Blutungsneigung** (z.B. häufiges Nasenbluten, Neigung zu Blutergüssen oder blauen Flecken)? ❑ nein ❑ ja

DOKUMENTIERTE PATIENTENAUFKLÄRUNG®

Extrakorporale Befruchtung

5. Kam es zur Bildung/Verschleppung von Blutgerinnseln (**Thrombose, Embolien**)?   ❏ nein   ❏ ja

6. Nehmen Sie **regelmäßig Medikamente** ein (z.B. Herz-, Schmerz-, blutdrucksenkende oder blutgerinnunghemmende Mittel wie Marcumar oder Aspirin, Hormone)?   ❏ nein   ❏ ja

Wenn ja, welche? _____

7. Rauchen Sie Zigaretten?   ❏ nein   ❏ ja

Wenn ja, wieviele pro Tag?_____

8. Trinken Sie Alkohol?   ❏ nein   ❏ ja

Wenn ja, was und wieviel pro Tag?_____

Ärztliche Anmerkungen zum Aufklärungsgespräch

(z.B. individuelle Risiken, zusätzliche Informationswünsche, Beschränkung hinsichtlich der Zahl der zu befruchtenden Eizellen, Abwandlung der Methodik, Beschränkung der Einwilligung z.B. hinsichtlich der Blutübertragung)

_____
_____
_____
_____
_____
_____
_____
_____
_____
_____
_____
_____
_____
_____
_____
_____
_____
_____

_____
_____
_____

Ort/Datum/Uhrzeit

_____

Unterschrift der Ärztin/des Arztes

Einwilligungserklärung

❏ Über die vorgeschlagene Behandlungsmethode sowie evtl. erforderliche Erweiterungen wurden wir in einem Aufklärungsgespräch mit Frau/Herrn   Dr._____ ausführlich informiert. Dabei konnten wir sämtliche uns wichtig erscheinenden Fragen stellen, die Art und Bedeutung der Behandlung, spezielle Risiken und mögliche Komplikationen sowie Neben- und Folgeeingriffe (z.B. Bluttransfusion) und deren spezifische Risiken betreffen.

❏ Wir haben **keine weiteren Fragen**, fühlen uns **ausreichend aufgeklärt** und **wünschen** die uns vorgeschlagene Behandlungsmethode sowie alle dazu erforderlichen Untersuchungen und Nebeneingriffe. Mit einer während der Behandlung notwendig werdenden Änderung und/oder Erweiterung des ursprünglich abgesprochenen Vorgehens sind wir ebenfalls einverstanden. Unser Einverständnis bezieht sich auch auf eine ggf. medizinisch notwendige Blutübertragung.

Zusätzliche Vereinbarungen:

Die **Eizellreifung** soll durch folgendes **Stimulationsverfahren** angeregt werden:
   ❏ Behandlung mit Spritzen (Gonadotropinen)
   ❏ Sonstige Verfahren: _____

Im Rahmen der IVF sind folgende **Zusatzmaßnahmen** erwünscht:
   ❏ Mikro-Insemination (ICSI)
   ❏ Eizellbehandlung
   ❏ Kryokonservierung

Es sollen (Anzahl der erwünschten Embryonen)
   ❏ nur ein
   ❏ maximal zwei
   ❏ falls möglich drei
Embryonen transferiert werden.

_____

Ort/Datum/Uhrzeit

_____

Unterschrift der (Ehe-)Frau

_____

Unterschrift des (Ehe-)Mannes

23 Abkürzungen

Abkürzung	Bezeichnung	Erklärung
AH	assisted hatching	teilweise Entfernung der Hülle des Embryos
AID	artificial insemination (donor)	Samenspende
AIH	artificial insemination (husband)	homologe Insemination
DIPI	direct intraperitoneal insemination	Insemination in den Douglas-Raum
DOST	direct ovum and sperm transfer	Transfer von Eizellen und Spermien in den Uterus
EIFT	embryo intrafallopian transfer	Transfer des Embryos in die Tube(n)
ELSI	elongated spermatid injection	intrazytoplasmatische Injektion einer länglichen Spermatide
ET	embryo transfer	Transfer von Embryonen in den Uterus
FREDI	fallopian replacement of eggs and delayed insemination	Transfer von Eizellen in die Tube(n) und spätere intrauterine Insemination
FSP	fallopian sperm perfusion	Perfusion der Tube(n) mit präparierten Spermien
GIFT	gamete intrafallopian transfer	Transfer von Eizellen und Spermien in die Tube(n)
ICI	intracervical insemination	Insemination in den Zervikalkanal
ICSI	intracytoplasmic sperm injection	Injektion eines Spermiums in das Zytoplasma der Eizelle
IUI	intrauterine insemination	Insemination in den Uterus
IVC	intravaginal culture	intravaginale Kultur der Eizellen und Embryonen
IVF	in-vitro fertilization	extrakorporale Befruchtung
IVM	in-vitro maturation	extrakorporale Reifung von Eizellen

Abkürzung	Bezeichnung	Erklärung
MESA	microsurgical epididymal sperm aspiration	mikrochirurgische Gewinnung von Spermien aus dem Nebenhoden mittels Aspiration
OD	oocyte donation	Eizellspende
PESA	percutaneous epididymal sperm aspiration	transkutane Aspiration von Spermien aus dem Nebenhoden
PGD	preimplantation genetic diagnosis	genetische Diagnostik an einer oder mehreren Blastomeren eines Embryos
PZD	partial zona dissection	teilweise Entfernung der Zona pellucida der Eizelle
ROSI	round spermatid injection	intrazytoplasmatische Injektion einer runden Spermatide
SUZI	subzonal insemination	Injektion eines oder mehrerer Spermien hinter die Zona pellucida der Eizelle
TC	transcervical	über den Zervikalkanal
TESA	testicular sperm aspiration	transkutane Aspiration von Spermien aus dem Hoden
TESE	testicular sperm extraction	Gewinnung von Spermien aus einer Hodenbiopsie
TE(S)T	tubal embryo (stage) transfer	Transfer von Embryonen in die Tube(n)
TV	transvaginal	von der Vagina aus
VITI	vaginal intratubal insemination	Insemination in die Tube(n) von der Vagina aus
ZC, ZD	zona cutting, zona drilling	mechanische oder chemische Durchlöcherung der Zona pellucida der Eizelle
ZIFT	zygote intrafallopian transfer	Transfer von befruchteten Eizellen (Pronukleusstadien) in die Tube(n)

24 Adressen

Arbeitsgemeinschaft für Gynäkologische Endokrinologie und Fortpflanzungsmedizin der Deutschen Gesellschaft für Gynäkologie und Geburtshilfe e. V. (DGGG), Prof. Dr. T. Rabe (Sprecher), Abt. für Gynäkologische Endokrinologie und Fertilitätsstörungen, Universitäts-Frauenklinik, Voßstr. 9, 69115 Heidelberg, Tel.: 06221–56 79 13, Fax: 06221–56 57 13, Mail: thomas_rabe @med.uni-heidelberg.de

Berufsverband der Frauenärzte, Geschäftsstelle, Pettenkoferstr. 35, 80336 München, Tel.: 089–523 84 32, Fax: 089–538 91 10, Mail: bvf@bvf.de, Internet: www.bvf.de

Bundesverband Reproduktionsmedizinischer Zentren e. V., Geschäftsstelle, Dudweilerstr. 58, 66111 Saarbrücken, Tel.: 0681–37 35 51, Fax: 0681–37 35 39, Mail: brz@repromed.de, Internet: www.repromed.de

Bundeszentrale für gesundheitliche Aufklärung, 51101 Köln, Mail: order@bzga.de

Deutsche Gesellschaft für Andrologie e. V., Prof. Dr. W.-B. Schill (Präsident), Zentrum für Dermatologie und Andrologie, Gaffkystr. 14, 35385 Gießen

Deutsche Gesellschaft für Reproduktionsmedizin e. V. (früher: Deutsche Gesellschaft zum Studium der Fertilität und Sterilität), Prof. Dr. H. W. Michelmann (Schriftführer), Universitäts-Frauenklinik, Robert-Koch-Str. 40, 37075 Göttingen, Internet: www.fertinet.de/dgrm

Deutsches IVF-Register, Bundesgeschäftsstelle, Ärztekammer Schleswig-Holstein, Bismarckallee 8–12, 23795 Bad Segeberg, Tel.: 04551–80 31 42, Fax: 04551–80 31 80, Mail: aerztekammer_sh@t.online.de

Wunschkind e. V., Verein der Selbsthilfegruppen für Fragen ungewollter Kinderlosigkeit, Rungestr. 3–6, 10179 Berlin, Tel.: 030–69 04 08 09, Fax: 030–69 04 08 38

Internet-Adressen der pharmazeutischen Industrie mit Informationen über Reproduktionsmedizin: www.fertinet.de (gesponsert durch Serono, Unterschleißheim), www. fertiring.de (gesponsert durch Ferring, Kiel), www.organon.de (gesponsert durch Organon, Oberschleißheim)

Weitere Internet-Adressen mit nützlichen Links: www.frauenklinik.uni-duesseldorf.de/ gyn2000.htm; www.meb.uni-bonn.de/frauen/ DIR

25 Stichwortverzeichnis